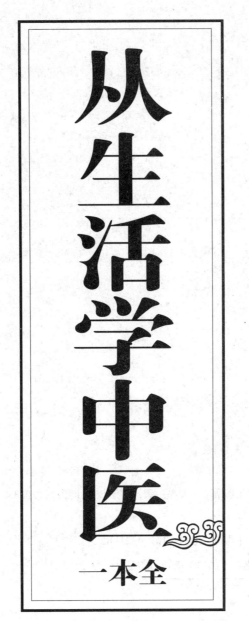

从生活学中医

一本全

张彩山　编著

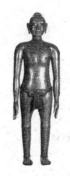

天津出版传媒集团

天津科学技术出版社

图书在版编目（CIP）数据

从生活学中医一本全 / 张彩山编著 . —天津：天津科学技术出版社，2013.4（2015.3 重印）

ISBN 978-7-5308-7818-7

Ⅰ．①从… Ⅱ．①张… Ⅲ．①中医学—基本知识 Ⅳ．① R2

中国版本图书馆 CIP 数据核字（2013）第 062448 号

责任编辑：袁向远

责任印制：兰　毅

天津出版传媒集团

天津科学技术出版社 出版

出版人：蔡　颢

天津市西康路 35 号　　　邮编　300051

电话（022）23332490

网址：www.tjkjcbs.com.cn

新华书店经销

北京一鑫印务有限责任公司印刷

开本 1 020×1 200　1/10　印张 44　字数 810 000

2015 年 5 月第 1 版第 2 次印刷

定价：59.80 元

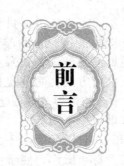

前言

有病看医生总比自己乱吃药要好，现在很多医院都是以西医为主、中医为辅，引用西医的消炎镇痛等疗法，可能药到病除，但有的疾病并不是身体机能直接出问题而是调养不足，这时就需要看中医了。以调养身体、提高身体免疫力为主的中医不仅可以治病，还可以调养人的"元气"，增强免疫力。平时学点中医，不仅在生病的时候能用，还可以起到良好的保健作用，远离疾病的干扰。

随着"中医热"的不断升温，想要学中医来养生的人越来越多，可是中医博大精深，很多人一看到中医的一些专业术语，读到中医里面的一些理论，不免望而却步，觉得专业、枯燥、乏味，很难有信心也很少人有恒心真正学下去。为了让更多的人能够认识中医、了解中医、学习中医，我们本着"深奥中医简单学，学过之后一定要有收获"的理念，将中医的一些基础知识融于日常生活中，力求将晦涩的中医理论用通俗易懂的语言呈现给大家，于是就有了这本《从生活学中医一本全》。

很多人可能会有以下的一些疑问：

1. 真的能够从生活中学习中医吗？

中医理论都不是凭空产生的，是古人在长期与疾病做斗争的过程中，不断积累临床的医疗经验所总结出的医学理论，是祖国传承千年的瑰宝。中医原本就从生活中来，又为什么不能从生活中学中医呢？

2. 中医与生活到底有多亲密？

望闻问切、四性五味、阴阳五行等深奥的中医学道理已成为大众常识，点穴、按摩、针灸、食疗等简便易行却疗效灵验的保健方法屡见不鲜，美容、养生、益寿等更是中医领域永恒的话题，早就无法与日常饮食、起居作息、心情起伏等生活常态剥离开来。所以，中医是一门学问，是关于如何生活得更好的学问。

3. 我们从生活中去学习中医，应该学习哪些内容呢？

（1）应该学习中医的一些基础理论，了解中医的核心思想，明白人体的阴阳平衡，知道人体的五脏六腑，学习一些人体经络的常识，从而认识到人体蕴含着什么样的巨大宝藏。

（2）从生活实际出发，学习一些关于穴位的知识，了解这些穴位对于我们人体有些什么作用。我们日常生活中可以利用这些穴位防治哪些疾病。

（3）应该学习一些简单实用的疾病自诊的方法。根据我们自身眼、耳、口、鼻、手、足等相关部位的颜色和条理的变化进行诊断，判断身体是否健康。力求做到未病先预防、有病早发现、大病早治疗。

（4）活学活用人体特效经络穴位，认识中医治疗疾病的一些常用方法，运用特有的针灸推拿、刮痧拔罐、穴位按摩等方法，防范疾病于未然，让身体更加健康。

（5）学习一些祖辈相传，从生活提炼而来的老偏方，了解为什么这些老偏方能够治病防病，从生活实际中学习中药的一些知识，并理解中医治病防病的一些理念。

学习中医，只要抓住生活这个关键词，边学边用，就能逐渐掌握基础的中医知识，形成良好的生活习惯。

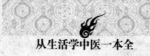
4. 普通人能学会中医？

中医没有学习的门槛，不论性别，不论年龄，只要您对中医感兴趣就可以加入学习队伍当中。将兴趣化为动力，让中医学习变得更加有趣。

想知道如何养生防病？想知道如何更健康、长寿？中医包罗万象，运用特有的按摩推拿、针灸、刮痧、拔罐以及中药食疗方法，防范疾病于未然，让身体更加健康。中医养生并不是虚无缥缈，只要您走进中医的世界，健康之门将为您打开。

从"学"转变到"医"是中医学习一个质变的过程，"医"需要"学"的知识积累，本书结合诊断和治疗两方面的知识，从日常生活入手，由浅及深，循序渐进，让大家能够一看就懂，一学就会，一用就灵，易于操作，便于实践，让大家轻轻松松就能掌握中医知识，将中医运用到生活当中，从而使学习中医保健身体不再是件难事。

希望本书能够给您带来一些有用的健康知识，帮您做好中医的入门学习。当然，限于知识水平有限、筹备仓促等因素，本书难免有瑕疵之处，恳请广大读者和同仁批评指正。

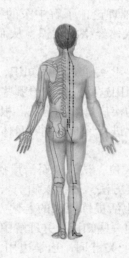

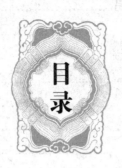

目录

第一篇 中医入门，一学就会

第三篇　相面查体知健康

第四篇 灸除百病，艾灸是最古老的中医疗法

第五篇　刮痧保健——排出血毒，让疾病远离

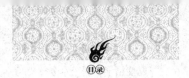

第六篇　拉筋拍打，国人健康长寿的保健之法

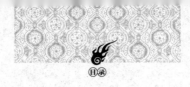

第一篇

中医入门，
一学就会

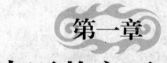

中医其实不难学

中医，传承千年的瑰宝

中医学是在中国古代的唯物论和辩证法思想的影响和指导下，通过长期的医疗实践，不断积累，反复总结而逐渐形成的具有独特风格的传统医学科学，是中国人民长期同疾病做斗争的极为丰富的经验总结，具有数千年的悠久历史，是中国传统文化的重要组成部分。

中医学的理论体系

中医学是研究人体生理、病理以及疾病的诊断和防治等的一门科学，它有独特的理论体系和丰富的临床经验。中医学的理论体系是受到古代的唯物论和辩证法思想——阴阳五行学说的深刻影响，以整体观念为主导思想，以脏腑经络的生理、病理为基础，以辨证论治为诊疗特点的医学理论体系。

中医的基础理论是对人体生命活动和疾病变化规律的理论概括，它主要包括阴阳、五行、运气、脏象、经络等学说，包括病因、病机、诊法、辨证、治法、预防、养生等内容。

中医临床的诊断方法包括望诊、闻诊、问诊、切诊四种方法，称为四诊。四诊各有其独特作用，不能相互取代，在临床上必须综合运用，才能对病症做出正确的判断。

中医临床的治疗方法主要包括针灸疗法、刮痧疗法、推拿、拔罐疗法等。针灸疗法是指针刺或火灸人体穴位来治疗疾病；刮痧疗法是使体内的痧毒，即体内的病理产物得以外排，从而达到治愈痧证的目的；推拿是在人体经络腧穴及一定部位上施以特定的操作手法或肢体活动来防治疾病和保健强身的方法；拔罐则是能使施治部位造成充血现象，从而产生治疗作用的方法。

中医的起源与发展

中医有着悠久的历史。远古时代，我们的祖先在与大自然做斗争中就创造了原始医学。人们在寻找食物的过程中，发现某些食物能减轻或消除某些病症，这就是发现和应用中药的起源；在烘火取暖的基础上，发现用兽皮、树皮包上烧热的石块或沙土作局部取暖可消除某些病痛，通过反复实践和改进，逐渐产生了热熨法和灸法；在使用石器作为生产工具的过程中，发现人体某一部位受到刺伤后反能解除另一部位的病痛，从而创造了运用砭石、骨针治疗的方法，并在此基础上，逐渐发展为针刺疗法，进而形成了经络学说。

两千多年前，《黄帝内经》问世，是中国现存最早的中医理论专著。该书系统总结了在此之前的治疗经验和医学理论，结合当时的其他自然科学成就，对人体的解剖、生理、病理以及疾病的诊断、治疗与预防，做了比较全面的阐述，初步奠定了中医学的理

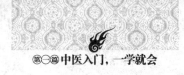

论基础。

汉之前，相传秦越人编著成《难经》，是一部与《黄帝内经》相媲美的古典医籍，内容包括生理、病理、诊断、治疗等各方面，补充了《黄帝内经》之不足。

秦汉时期，广大劳动人民和医药学家经过探索实践，编著出《神农本草经》，是中国现存最早的药物学专著。它总结了汉以前人们的药物知识，载药 365 种，并记述了君、臣、佐、使、七情和合、四气五味等药物学理论。

公元 3 世纪，东汉著名医家张仲景著成《伤寒杂病论》。该书以六经辨伤寒，以脏腑辨杂病，确立了中医学辨证施治的理论体系与治疗原则，为临床医学的发展奠定了基础。

西晋医家皇甫谧（公元 215—282）撰成《针灸甲乙经》。该书为中国现存最早的一部针灸专书，其内容包括脏腑、经络、腧穴、病机、诊断、针刺手法、刺禁、腧穴主治等。书中经过考查确定了当时的腧穴总数和穴位 349 个（包括单穴 49 个，双穴 300 个），论述了各部穴位的适应证与禁忌，总结了操作手法等，对世界针灸医学影响很大。

公元 610 年，巢元方等人集体编写了《诸病源候论》，是中国现存最早的病因证候学专著。该书分别论述了内、外、妇、儿、五官等各疾病的病因病理和症状。

公元 657 年，唐政府组织人集体编修《唐·新修本草》（又名《唐本草》）。这是中国古代由政府颁行的第一部药典，也是世界上最早的国家药典。它比欧洲纽伦堡政府公元 1542 年颁行的《纽伦堡药典》早 883 年。

唐代医家孙思邈（公元 581—682）集毕生之精力，著成《备急千金要方》《千金翼方》。二书对临床各科、针灸、食疗、预防、养生等均有论述。尤其在营养缺乏性疾病防治方面，成就突出。

公元 752 年，王焘著成《外台秘要》，全书共 40 卷，1104 门（据今核实为 1048 门），载方 6000 余首，可谓集唐以前方书之大成。

宋代，宋政府设立"太医局"，是培养中医人才的最高机构。教学方法也有很大改进，如针灸医官王唯一曾设计铸造铜人两具（公元 1026 年），精细刻制了十二经脉和 354 个穴位，作为针灸教学和考试医师之用。考试时，试官将铜人穴位注水，外用蜡封。受试者如取穴正确，可针进水出。是这中国医学教育事业的创举。

公元 1057 年，宋政府专设"校正医书局"，有计划地对历代重要医籍进行了搜集、整理、考证和校勘，目前我们所能读到的《素问》《伤寒论》《金匮要略》《针灸甲乙经》《诸病源候论》《千金要方》《千金翼方》和《外台秘要》等，都是经过此次校订、刊行后流传下来的。

公元 12 至 14 世纪的金元时代，中医学出现了许多各具特色的医学流派。其中具代表性的有四大家。

寒凉派。代表人物刘完素（公元 1120—1200），认为伤寒（泛指发热性疾病）的各种症状多与"火热"有关，因而在治疗上多用寒凉药物。

攻下派。代表人物张从正（约公元 1156—1228），认为病由外邪侵入人体所生，一经致病，就应祛邪，故治疗多用汗、吐、下三法以攻邪。

补土派。代表人物李东垣（公元 1180—1251），提出"内伤脾胃，百病由生"，治疗时重在温补脾胃，因脾在五行学说中属"土"，故被后世称之为"补土派"。

养阴派。代表人物朱震亨（公元 1281—1358），认为人体常常阳气过盛，阴气不足，治疗疾病应以养阴降火为主。

明代医药学家李时珍（公元 1518—1593）历时 27 年之久，写成了《本草纲目》，收载药物 1892 种，附方 10000 多个，对中国和世界药物学的发展做出了杰出的贡献。

大约在公元 11 世纪，中医即开始应用"人痘接种法"预防天花，成为世界医学免疫学的先驱。公元 17 至 19 世纪，由于传染病的不断流行，人们在同传染病做斗争的过程中，形成并发展了温病学派。如明代吴有性认为传染病的发生，"非风非寒，非暑非湿，乃天地间别有一种异气所感"，他称之为"戾气。"他指出"戾气"的传染途径是自口鼻

第一篇 中医入门，一学就会

而入，无论体质强弱，触之皆病。这就突破了中医学历来认为的病邪是由体表进入人体的传统理论，在细菌学尚未出现的 17 世纪中叶，这无疑是一伟大创举。

到了清代，中医在治疗温病（包括传染性和非传染性发热性疾病）方面的代表著作有叶桂的《温热论》、薛雪的《湿热条辨》、吴瑭的《温病条辨》及王士雄的《温热经纬》等。

清代医家王清任（1768—1831）根据尸体解剖和临床经验写成《医林改错》，改正了古代医书在人体解剖方面的一些错误，强调了解剖知识对医生的重要性，并发展了瘀血致病理论与治疗方法。

近百年来，随着西医在中国广泛的传播，形成中医、西医、中西医结合并存的局面。一些医家逐渐认识到中西医各有所长，因此试图把两种学术加以汇通，逐渐形成了中西医汇通学派。其代表人物及其著作是：唐宗海（1862—1918）之《中西汇通医书五种》；朱沛文（约 19 世纪中叶）之《华洋脏腑图像合纂》；张锡纯（1860—1933）之《医学衷中参西录》等。

中医药学是中华民族灿烂文化的重要组成部分。几千年来为中华民族的繁荣昌盛做出了卓越的贡献，并以显著的疗效、浓郁的民族特色、独特的诊疗方法、系统的理论体系、浩瀚的文献史料，屹立于世界医学之林，成为人类医学宝库的共同财富。

学中医首先要打好基础

中医学是中国古代的一门比较系统的学科，在探索人体生命运动规律时，把当时先进的哲学理论和医学理论熔铸成为一个不可分割的整体，属于自然哲学形态。但中医学是在古代医学中远较古希腊古罗马医学理论完善且医术高超的自然哲学，它以气一元论、阴阳学说和五行学说为自己的哲学基础，运用综合思维方式分析和解决医学理论和医疗实践，体现出中国传统文化的特点。时至今日，还无法用分析手段使其脱离自然哲学而成为独立存在的实证医学。因此，要学习和研究中医学，就必须弄懂中医学中所包含的哲学内容。做到这一点，才能深刻理解中医学理论的本质和特点。

哲学是人们对于整个世界（自然、社会和思维）的根本观点和体系，即研究世界观的学问，是对自然知识和社会知识的概括和总结。

医学研究生命运动的特殊规律，而哲学则研究自然、社会和思维发展的普遍规律。要探索生命的奥秘和健康与疾病的运动规律，医学就必须以先进的哲学思想为建构自己理论体系的世界观和方法论。中医学属于中国古代自然科学范畴，以中国古代朴素的唯物论和自发的辩证法思想即气一元论、阴阳学说和五行学说为哲学基础，来建构理论体系，并使之成为中医学理论体系的重要组成部分。

1. 气一元论

关于气的文字记载，最早见于甲骨文，《说文解字·气部》说："气，云气也，象形。"可见，气的原意是对云气的表述。春秋战国时期，气作为哲学概念逐步形成。最初，以《管子内业》为代表的宋钘、尹文学派主张"精气学说"，认为"精者也，气之精者也"。当时，精、精气、气的概念基本相同。精气学说提出，气（精气）是物质，是构成天地万物的本原，即"气一元论"的思想。精气学说是气的学说的早期概念。作为中医学理论体系形成标志之一的《黄帝内经》，在其成书的时期正是精气学说风靡社会科学、自然科学领域的时代。因此，在中医学理论体系内，至今仍然或多或少地保留着精气学说的思想。

东汉时期，以王充为代表的古代哲学家继承"精气学说"，创立"元气学说"。《论衡·谈天》说："元气未分，混沌为一。"又在"言毒"篇说："万物之生，皆禀元气。"说明宇宙开始是一个混沌状态，气在宇宙巨变中产生，作为产生和构万宇宙万物的原始物质，由无形之气变化而生成有形之物。同时代的《难经》也相应地第一次使用"原（元）

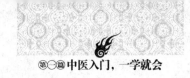

气"的概念。其后，唐、宋、明、清的哲学家几乎言必称气，例如，宋代张载《正蒙》等著作，提出"太虚即气"的学说，肯定气是构成万物的实体，由于气的聚散变化，形成各种事物现象。明清之际，方以智、顾炎武、王夫之和戴震等思想家进一步发展气一元论，使气成为中国古代哲学的最高范畴。

中国古代哲学气一元论学说是随着社会的发展而不断地完善、丰富和发展的。及至近代，鸦片战争之后，随着西学东进，中国哲学气范畴的发展表现出与古代不同的特色，气范畴被赋予了近现代科学的说明与规定，视气为光、电、质点、原子、量子、场等，现代理论物理学界更趋向以"场"释气。因此气由抽象的物质概念，越来越趋向于某种特定的具体存在，其抽象性、普遍性的程度越来越低。其所包含着的抽象性与具体性、普遍性与个别性的内在矛盾更加明显。这种变化反映在中医学中，气范畴的哲学功能不断地淡化，并倾向于被阴阳五行学说取而代之。

2. 阴阳学说

阴阳学说是在气一元论的基础上建立起来的中国古代的朴素的对立统一理论，属于中国古代唯物论和辩证法范畴，体现出中华民族辩证思维的特殊精神。

阴阳学说认为，世界是物质性的整体，世界本身是阴阳二气对立统一的结果。阴阳学说的基本内容包括阴阳对立、阴阳互根、阴阳消长和阴阳转化四个方面。

阴阳对立即指世间一切事物或现象都存在着相互对立的阴阳两个方面，如上与下、天与地、动与静、升与降等，其中上属阳，下属阴；天为阳，地为阴；动为阳，静为阴；升属阳，降属阴。而对立的阴阳双方又是互相依存的，任何一方都不能脱离另一方而单独存在。如上为阳，下为阴，而没有上也就无所谓下；热为阳，冷为阴，而没有冷同样就无所谓热。所以可以说，阳依存于阴，阴依存于阳，每一方都以其相对的另一方的存在为自己存在的条件。这就是阴阳互根。

阴阳之间的对立制约、互根互用并不是一成不变的，而是始终处于一种消长变化过程中的，阴阳在这种消长变化中达到动态的平衡。这种消长变化是绝对的，而动态平衡则是相对的。比如白天阳盛，人体的生理功能也以兴奋为主；而夜间阴盛，机体的生理功能相应的以抑制为主。从子夜到中午，阳气渐盛，人体的生理功能逐渐由抑制转向兴奋，即阴消阳长；而从中午到子夜，阳气渐衰，则人体的生理功能由兴奋渐变为抑制，这就是阳消阴长。

阴阳双方在一定的条件下还可以互相转化，即所谓物极必反。比如，某些急性温热病，由于热毒极重，大量耗伤机体元气，在持续高热的情况下，可突然出现体温下降、四肢厥冷、脉微欲绝等症状，就是由阳证转化为阴证的表现。可以说，阴阳消长是一个量变的过程，而阴阳转化则是质变的过程。阴阳消长是阴阳转化的前提，而阴阳转化则是阴阳消长发展的结果。

3. 五行学说

五行学说是中国古代的一种朴素的唯物主义哲学思想，属元素论的宇宙观，是一种朴素的普通系统论。五行学说认为：宇宙间的一切事物，都是由木、火、土、金、水五种物质元素所组成的，自然界各种事物和现象的发展变化，都是这五种物质不断运动和相互作用的结果。天地万物的运动秩序都要受五行生克制化法则的统一支配。五行学说用木、火、土、金、水五种物质来说明世界万物的起源和多样性的统一。自然界的一切事物和现象都可按照木、火、土、金、水的性质和特点归纳为五个系统。五个系统乃至每个系统之中的事物和现象都存在一定的内在关系，从而形成了一种复杂的网络状态，即所谓"五行大系"。五行大系还寻求和规定人与自然的对应关系，统摄自然与人事。人在天中，天在人中，你中有我，我中有你，天人交相生胜。五行学说认为大千世界是一个"变动不居"的变化世界，宇宙是一个动态的宇宙。

五行学说是说明世界永恒运动的一种观念。一方面认为世界万物由木、火、土、金、水五种基本物质所构成，对世界的本原做出了正确的回答；另一方面又认为任何事物都

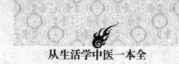

不是孤立的、静止的，而是在不断的相生、相克的运动之中维持着协调平衡。所以，五行学说不仅具有唯物观，而且含有丰富的辩证法思想，是中国古代用以认识宇宙，解释宇宙事物在发生发展过程中相互联系法则的一种学说。

4. 气一元论、阴阳学说、五行学说的关系

气、阴阳和五行，均为中国古代唯物主义哲学关于世界的物质构成的哲学范畴，属于世界本原的物质概念。气一元论、阴阳学说和五行学说是中国朴素的唯物论和辩证法，是中国传统文化认识世界的根本观点和方法，体现了中华民族 特有的智慧和才能。

气一元论、阴阳五行学说渗透到医学领域后，促进了中医学理论体系的形成和发展，并贯彻中医学理论体系的各个方面。其中，气一元论作为一种自然观，奠定了中医学理论体系的基石，如果说中医学理论体系的全部学说都是建立在气一元论基础之上的，也并不为过。而阴阳学说和五行学说作为方法论，则构筑了中医学理论体系的基本框架。气一元论、阴阳学说和五行学说，既各有所指和特点，又相互关联。

（1）气一元论

气一元论认为，气是不断地运动着的物质实体，是世界万事万物的本原（或本体），为宇宙天体和天地万物统一的物质基础。运动是气的根本特性，阴阳是气的固有属性，气是阴阳的矛盾统一体，气的胜复作用即阴阳的矛盾运动是物质世界运动变化的根源，气聚而成形，散而为气，形（有形）与气（无形）及其相互转化是物质世界存在和运动的基本形式。物质世界是一个不断地发生着气的升降出入的气化运动的世界。气分而为阴阳，阴阳合而生五行，而五行之中复有阴阳。

就世界的本原而言，作为一种自然观，气一元论是阴阳学说和五行学说的基础。"人以天地之气生，四时之法成"，人是天地自然之气合乎规律的产物。人体就是一个不断地发生着升降出入的气化运动的机体。人体的气可分为阴气和阳气两类。阴阳匀平，命曰平人。生命过程就是阴阳二气对立统一运动的结果。人体的脏腑、形体、官窍等各个部分，又可按五行分为心、肺、脾、肝、肾五个系统。五行之中复有阴阳和五行。机体就是这样联系密切、错综复杂的巨系统。

（2）阴阳学说

阴阳是在气一元论的物质概念基础上发展起来的，具有深刻辩证性质的气本体论的概念。阴阳学说对世界本原的认识从属于气一元论，不仅具有自然观的特征，而且更具有方法论的性质。气一元论注重分析世界万物产生的本原，认为气是天地万物的无限多样性的统一的物质基础，以气之聚散来说明有形与无形之间的内在联系，强调事物的产生和消灭只是气的存在形式的转化，坚持了宇宙万物的形态多样性和物质统一性，着重回答哲学"本体论"的问题。而阴阳学说则注重研究气自身运动的根源和规律，认为气，一物两体，是阴阳矛盾的统一体。阴阳二气的相互作用是气自身运动的根源和一切事物运动变化的根本原因。用"一分为二"的辩证观点阐述相关事物或事物内部两个方面存在着的相互对立互根、消长转化和协调平衡。

在气一元论基础上，体现了朴素的对立统一观念，认为整个宇宙是一个阴阳相反相成的对立统一体，阴阳的对立统一是天地万物运动变化的总规律。人体内部以及人与自然也是一个阴阳对立统一体。阴阳对立理论用来分析人体健康和疾病的矛盾，阐明生命运动的根本规律。阴阳学说在本体论上虽根源于气一元论，但在方法论上更具辩证法思想，进一步发展了中国传统哲学。气的观念和阴阳矛盾的观念有机地结合，从而建立起对立统一的气一元论物质概念。

（3）五行学说

五行学说对世界本原的认识也从属于气一元论，不仅具有自然观的特征，更具有朴素的普遍系统论性质。五行学说对宇宙本原的认识侧重于世界的物质构成，认为木、火、土、金、水是构成世界万物的物质元素，与气一元论主要说明世界的物质本原不同。五行学说用五行的生克制化、乘侮胜复规律，来说明自然界万事万物整体动态平衡性，视

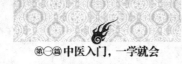

五行为宇宙的普遍规律，以五行为基础阐述事物之间生克制化、乘侮胜复的相互关系。由气而生成的天地万物，是由木、火、土、金、水五行结构系统所组成的整体，赖五行结构系统之间的生克制化、乘侮胜复机制，维持自然界的整体动态平衡。

人体是一个以五脏为中心的五行结构系统所组成的有机整体。人与环境也是一个有机整体。中医学应用五行学说，从系统结构观点分析了人体局部与局部、局部与整体之间的有机联系，以及人体与外界的统一，论证了人体是一个统一整体的整体观念。五行生克乘侮胜复的调节机制，是人体脏腑经络结构系统保持相对稳定和动态平衡的原因。故曰："造化之机，不可无生，亦不可无制。无生则发育无由，无制则亢而为害。"（《类经图翼·运气》）必须生中有制，制中有生，才能运行不息，相反相成。"气有余，则制己所胜而侮所不胜。其不及，则己所不胜，侮而乘之；己所胜，轻而侮之。"（《素问·五运行大论》）"有胜之气，其必来复也。"（《素问·至真要大论》）"微者复微，甚者复甚，气之常也。"（《素问·五常政大论》）气有阴阳，阴阳合而生五行，五行和阴阳结合而化生万物。五行系统结构的矛盾运动是宇宙的普遍规律，也是生命运动的普遍规律。阴阳五行的矛盾运动是人体之气运动的具体表现，是人体脏腑经络的运动规律，是生命运动的普遍规律。

总之，气一元论与阴阳五行学说相比较，更具"本体论"性质，旨在说明天地万物的物质统一性，人之生死，全在乎气。阴阳五行学说更具方法论特征。

阴阳学说和五行学说相比较，阴阳学说旨在说明一切生命现象都包含着阴阳两个矛盾方面。就人体而言，"人生有形，不离阴阳"（《素问·宝命全形论》），"生之本，本于阴阳"（《素问·生气通天论》），"阴阳者，一分为二也"（《类经·阴阳类》），从而揭示了生命运动的动因、源泉和最一般最普遍的联系和形式。而五行学说则具体地说明了人体脏腑经络的结构关系及其调节方式，即人体整体动态平衡的特殊规律。所以，中医学言脏腑必及阴阳而寓五行，论脏腑的生克制化又必赅阴阳。健康的本质是机体内部，以及机体与外界环境的动态平衡，而平衡的破坏则导致疾病。调节阴阳，以求得机体整体平衡是中医治疗疾病的根本原则，所谓"治病必求其本"，"本者，本于阴阳也"。而五行相生相胜的多路调节则是调节阴阳的具体化。

阴阳言气的矛盾对立，五行说明气有生克，两者相互渗透，相互包含，"举阴阳则赅五行，阴阳各具五行也；举五行即赅阴阳，五行各具阴阳也"（戴震《孟子字义疏证·天道》）。"五行，即阴阳之质；阴阳，即五行之气。气非质不立，质非气不行。行也者，所以引阴阳之气也。"（《类经图翼·运气》）气化流行，生生不息。气化是一个自然过程，气运动变化的根本原因，在于其自身内部的阴阳五行的矛盾运动。阴阳有动静，五行有生克，于是形成了气的运动变化。

总之，中医学按着气—阴阳—五行的逻辑结构，从气—阴阳—五行的矛盾运动，阐述了生命运动的基本规律，构筑了中医学的理论体系。

气一元论、阴阳学说和五行学说是中国古代朴素的自然观和方法论。中医学在哲学与自然科学尚未彻底分开的古代，把当时先进的气一元论、阴阳学说和五行学说与医学理论熔铸成一个不可分割的整体。用哲学概念说明医学中的问题，同时又在医学理论的基础上，丰富和发展了哲学思想。哲学帮助了医学，医学丰富了哲学，相辅相成，相得益彰。但是，在气一元论、阴阳学说和五行学说基础上的中医学理论也不可能从根本上超出朴素直观的水平。

因此，我们应当站在现代最先进的认识水平上，从现代科学和哲学的最新成就中去寻找与中医学有联系的东西，从中发现可以使中医学迅速走向现代化的最适合的方法与工具，让中医学在现代开出更鲜艳的花朵，结出更丰硕的果实。

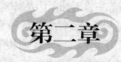

第二章
阴阳平衡百病消

中医与阴阳的关系

中医认为，治病的目的就在于通过调节人体的阴阳，使其达到平衡状态。这样一来，了解阴阳学说的内容对于理解中医来说，就有着至关重要的帮助。阴阳学说的基本内容包括以下几个方面。

1. 阴阳是对立制约的

对立，就是说双方性质相反，是死对头，如天为阳、地为阴；白天为阳、黑夜为阴；上为阳、下为阴；热为阳、寒为阴等。任何事物，都是对立存在宇宙间的，但是，事物的阴阳属性不是绝对的，而是相对的，必须根据互相比较的条件而定。就人体而言，体表为阳，内脏为阴；就内脏而言，六腑属阳，五脏属阴；就五脏而言，心肺在上属阳、肝肾在下属阴；就肾而言，肾所藏之"精"为阴，肾的"命门之火"属阳。由此可见，事物的阴阳属性是相对的。

制约，就是说由于两方对立，就可以牵制、约束对方。就像草原上的兔子，如果没有狼来制约，那么兔子无限繁殖下去，迟早要把草原给吃光的，没有兔子，狼也就不能活下来。

2. 阴阳存在消长和平衡

阴阳双方是在永恒地运动变化着，双方的力量不可能是每时每刻都完全对等，会不断出现"阴消阳长"与"阳消阴长"的现象，这是一切事物运动发展和变化的过程。例如，四季气候变化，从冬至春至夏，由寒逐渐变热，是一个"阴消阳长"的过程；由夏至秋至冬，由热逐渐变寒，又是一个"阳消阴长"的过程。由于四季气候阴阳消长，所以才有寒热温凉的变化。万物才能生长收藏。如果气候失去了常度，出现了反常变化，就会产生灾害。

平衡，是说以上的这种你消我长，在全过程来看，总体上是力量平衡的。比如一个昼夜，在正午时分，太阳当空，是光明（阳）的成分最多而黑暗（阴）的成分最少的时候，但正午一过，黑暗的成分就开始慢慢增长，而光明的成分慢慢减少，等到黄昏太阳西斜，则黑暗和光明的成分基本相当了，再往后夜晚降临，黑暗处于优势，到子夜黑暗的成分到达顶点，而光明的成分降到最低；但随后，光明的成分开始增长而黑暗的成分开始减退，到早晨光明又超过了黑暗：一整天，光明和黑暗就是在这样一种你消我长的过程中，但总体来看，二者的力量是基本相当的，也就是说是平衡的。

3. 阴阳是"互根"和可以转化的

中医认为"阳根于阴，阴根于阳"，这正如"祸兮福所倚，福兮祸所伏"，也如再黑的夜也有星光，太阳当空也会有阴影，再寒冷的冬天也有阳光下的一些暖意，再炎热的

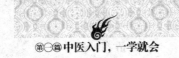

夏天也有风吹过的清凉一样，阴阳是互根的，没有阴，也就谈不上有阳。如果单独的有阴无阳，或者有阳无阴，则一切都归于静止寂灭了。

由于阴阳互根，在条件转变时，事物总体的阴阳属性就可以互相转化。《素问》所谓"重阴必阳，重阳必阴"，"寒极生热，热极生寒"，正如夏天炎热到了极点，就会开始凉爽，向秋天过渡；冬天三九严寒之后，春天就将来到。可见，阴阳互根与转化从另一个侧面说明了阴阳的消长平衡。

通过上面的论述我们可以知道，阴阳有和谐的一面，也有冲突的一面，对于阴阳我们应该采取这样的态度，以保证它们的平衡，从而达到养生长寿的目的。

阴阳平衡是五行和谐的基础

我们在很多中医著作中经常会看到"四时五行"，我们知道四时指的是四季，那么五行指的是什么呢？《说文解字》中说："行，道也。"这里的"行"暗指着4个方向、4种行动的意思。如果说一个人站在这个"行"字的中央，也就相当于站在十字路口，这时面临着5种选择：前进、后退、左拐、右行、不选择。从字面上看，"行"字本身就是4种行动方向的象形，当然同时也就包括了那个无形的"中"。五行与"金、木、水、火、土"有什么关系呢？中医典籍《黄帝内经》中说：凡是天地之间，四方上下之内的一切事物，无论是地上划分的九州，或者是人体中的九窍、五脏、十二关节，都是与自然界阴阳之气相互贯通的。由自然界阴阳之气变化而产生了金、木、水、火、土五行，并且可以根据五行的性质，将一切事物加以概括和分类。《黄帝内经》又说："东方生风，风生木"，"南方生热，热生火"，"中央生湿，湿生土"，"西方生燥，燥生金"，"北方生寒，寒生水"。这样，五行便演变成了我们所说的"金、木、水、火、土"。从中医观点来看，阴阳平衡是五行和谐的基础。五行之间同样保持着阴阳消长转化的关系，其中，金、木、水、火、土又分阴阳。中医认为，只有阴阳保持平衡，五行之间才能保持和谐。

"金曰从革"：从者，顺存，革者，变革，指金有克刚、清润、变革之特性，凡具有清润、敛降特性者统属"金"。"木曰曲直"：指树木生长的状态，有升发、向上、向外、舒展等特性，凡具有升发、向上、向外、舒畅之特性的事物均属"木"。"水曰润下"：指水有滋润或向下的特性，凡具有寒凉、滋润、向下特性的事物统属为"水"。"火曰炎上"：炎上指火具有温热、上升之特性，凡具有温热、升腾、向上之特性的事物均属"火"。"土曰稼穑"：稼者，育种；穑者、收获；指土有播种和收获的作用，凡具有生化、承载、受纳特性的事物均属"土"。五行相生相克：即五行顺位相生，金生水、水生木、木生火、火生土、土生金；五行相克，五行隔位相克，金克木、木克土、土克水、水克火、火克金。五行相生相克，有利于保持阴阳的相对平衡。生与克是紧密联系、相互依存的。无生，就不足以保持旺盛的生命力；无克，就不足以保持平衡，形成紊乱。中医有"虚则补其母，实则泻其子"的治疗方法，根治的办法常常是治母也治子。有一位针灸医师曾为一位患者治疗腰痛病，扎针20天之后，患者的腰痛渐渐痊愈，甚至连原本的咳嗽也好了很多。这是由于金生水，肺金是肾之母，因此治其子竟将母病也治好了。值得一提的是不一定所有人都适合这个方法，因为人体是复杂的。

如果想要五行和谐，就一定要注重食补。《黄帝内经》认为：黑色食品入肾和膀胱；红色食品入心和小肠；白色食品入肺和大肠；黄色食品入脾、胃；绿色食品入肝、胆。所以说，肾虚者宜多吃黑芝麻、黑木耳之类黑色食品；肝病者要多吃青菜和水果；脾胃病，肺病患者宜吃黄色与白色食品，如胡萝卜、黄豆、百合、银耳、莲子等；心脏病患者宜吃荔枝（壳红）、红皮花生米等。不过，这些只是一般规律，生活中选择进食时要注意因人而异，补也要补得适当，要注意饮食多样化，不宜挑食、偏食、滥食，否则人体会发生紊乱，造成阴阳失衡，疾病也就会紧随而至了。

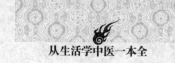

阴阳是中医八纲辨证中的总纲

近年来，在中国、在西方，甚至在全世界，中医的地位逐渐上升，这是为什么呢？因为中医自身存在着不可磨灭的生命力，这种生命力是它在治病救人方面的功绩。阴阳学说是中医理论的核心，也是中医理论的根本。我国古代医学家，在长期医疗实践的基础上，将阴阳学说广泛地运用于医学领域，用以说明人类生命起源、生理现象、病理变化，指导着临床的诊断和防治，成为中医理论的重要组成部分，对中医学理论体系的形成和发展，都有着极为深远的影响。可以说，没有阴阳学说就没有我们现在的中医。

《素问·阴阳应象大论》中这样说："阴阳者，天地之道也，万物之纲纪，变化之父母，生杀之本始，神明之府也，治病必求于本。"什么是"本"？这里的"本"指的就是阴阳。而所谓的天地之道，就是探讨宇宙万物生生变化的自然规律，应用到我们人体就是阴阳两纲，并在此基础上引申出的表、里、虚、实、寒、热六要，至此为中医中的八纲辨证。

我们研究中医时，离不开天地，而阴阳是天地之道，是万物的纲纪，没有什么东西可以离得开阴阳。阴阳是变化的根本，一切事物的变化都离不开阴阳。阴阳是中医认识疾病的总纲。中医对人体的结构、功能、人体的病理变化，都是用阴阳理论进行解释的。而且中医诊断中的八纲辨证最后还是要归到阴阳这个根本上来。"六要"可分属于阴阳，所以八纲应以阴阳为总纲，如阳证可概括表证、热证、实证，多见于正邪两旺，抗病力强或疾病初期；阴证可概括里证、寒证、虚证，多见于正邪两衰，抗病力低或疾病的后期。

中医诊病治病之根本，全在阴阳辨证，而后是虚实、表里、寒热。明代名医张景岳说："凡诊病施治，必须先审阴阳，乃为医道之纲领，阴阳无谬，治焉有差。医道虽繁，而可一言蔽之者，曰阴阳而已。"所以中医在临床诊病中之首务，在于辨明是阴证还是阳证，如果失去这个前提，后面的事情也许全是错误，因为失去了根本。一个中医水平的高低，也就是鉴别病因和病机是属阴还是属阳的能力。

中医几千年前的法则为什么还可以治今天的病？它的真正精髓就在于——辨证论治。人们在诊断病情时，如说话声音比正常洪亮者属阳，声音低微者则属阴；面部色泽比正常人偏鲜明者通常属阳，面色晦暗者则属阴；如果脉搏跳动比平时速度更快、位置更表浅、力量更大的属阳，相反脉搏跳动更慢、更深、力量更小的则属阴等。

中医通过这些内容辨证施治，就可以逐步辨清疾病的部位、性质、程度以及病理变化趋势等，从而进一步区分整个疾病的阴阳属性。如疾病的位置在人体的浅表，疾病是由于人体阴阳物质或功能比正常偏多引起的（中医称为实证），病人体温升高或自己感到身体发热（称为热证）之类的疾病属阳；而相反，病位更深、虚证、寒证则属阴。

既然疾病是由于阴阳失去平衡引起的，那么治疗疾病也围绕调整阴阳来进行，目标是恢复阴阳的平衡协调。因此，如果是寒病（阴），就用可以发热的药（阳）来平衡；反之热病用寒药来治；如果是阴阳某方面绝对过剩，就用有驱除作用的药，把多出来的部分"泻"掉；如果是阴阳某方面相对不足，就用有补益作用的药来补足……这些都是中医"热者寒之""寒者热之""实者泻之""虚者补之"等治疗原则，这些原则也是根据阴阳关系而确定的。即使治疗疾病所用的药物，也要分阴阳属性，如寒凉性药物属阴，温热性药物属阳等。

阴阳学说贯穿了中医学理论的各个方面，是中医学最基本的概念和思维方式。阴阳的概念在现代人眼中也显得有点太玄妙神秘，似乎很难理解，但其实只要了解了中国古代哲学的独特思考方式和思考角度，理解阴阳概念其实并不难。

中医不是治病而是调理阴阳

现实生活中，经常有这样一些案例，比如有一个人感觉不舒服了，老中医就会用中草药给其熬药喝，或者用针灸的方法就让其恢复健康了。这是为什么？这是因为这个人

在平时饮食、起居中，破坏了身体的平衡，老中医用针灸、药物帮助其身体恢复平衡，从而把病祛除。

中医的精髓是辨证施治，最重要、最核心的东西就是一分为二，也就是阴阳。阴阳是看不到、摸不着的，但却是我们身体的"内核"，我们的方方面面都要围绕它，如果离开了它，我们的世界将会是一片混沌，我们将不会有生命，健康也就无从说起了。

相信大家都听说过这样的理论："西医治标，中医治本。"中医怎么治本呢？通过什么来治本呢？其实，这个"本"就是指的阴阳，意思是治病还是要在阴阳里寻求。

一直以来，中医都是以阴阳五行相生相依的原理用以指导养生防病治病的。中医的神奇其实就在于它调节了人体的阴阳动态平衡，同样的发热，可能不是用同样的方法，而是因人而异。这是"同病异治"。如同是痢疾病，有属湿热和虚寒等不同的"证"，要用不同的治疗方法；而不同疾病，只要证候相同，便可以用同一方法治疗，这就是"异病同治"。如有3个患者，医生为他们开了一样的药。这时病人会问：我是高血压，他是失眠，另一个人是眩晕怎么给我们开了一样的药呢？但从脉象上看，这3个人是同一个"证"。中医学运用辨证论治的规律，不在于病的异同，而在于"证"的区别，不同的证治法不同，相同的证治法相同。

中医认为，人体内部其实是一个有机的统一整体，在组织结构、生理功能、病理变化上都相互联系、相互协调和相互影响的，并认为人体与外界自然环境也是一个相适应的统一整体，并且这一统一整体必须符合阴阳平衡的原则。在诊治疾病上，要求从整体观念出发，通过查看五官、形体、舌脉等外在表现，可知道体内阴阳变化，进而确定如何治疗。总而言之，从某种意义上说，中医不是在单纯地有病治病，而是在帮助患者调整体内的阴阳，从而使其达到平衡的状态。

判断身体阴阳的简单方法

有这样一名女性患者，更年期症状十分明显，时有多汗、烦躁、心情不佳、头晕等症状。有人告诉她，这是肾亏的表现，应当适当进补，她就根据别人的建议服用桂圆、大枣、核桃等，而是越补汗越多，心情也没有好转迹象，反而越来越烦躁不安，后来还出现了血压偏高等症状。为什么会这样呢？这是因为她没有弄清楚自己体质阴阳失衡的性质和程度。她的一系列病症属于"肾亏"，但是在中医看来"肾亏"分肾阴不足与肾阳不足，即所谓的"肾阴虚"和"肾阳虚"，这两者是有本质区别的。

一般更年期女性多为"肾阴不足"，阴不足则见"虚火"之象，出现汗多、烦躁、心慌等症状。既然有"虚火"，就不可再用温热之性的食物，只可食用莲子、百合、绿豆等性凉的食物，所谓"以水（寒）灭火"。也有一些更年期女性是肾阳不足，成为实火，就需要清热解毒。为了便于理解，下面介绍一些简单的方法来帮助大家判别自己的体质是偏阴还是偏阳。

1. 阴性体质

（1）畏寒怕冷，喜暖喜热。

（2）皮肤较白，欠光泽或略显苍白。

（3）说话语速慢，声音小，易沙哑。

（4）尿液颜色浅而透明，量多。

（5）四肢不温，手掌、手指细长绵软。

（6）体形肥胖或是细瘦高挑。

（7）身体僵硬、缺乏柔韧性。

（8）性情温驯，不爱说话。

（9）行动缓慢，不爱活动。

（10）不爱喝水或只爱喝热水。

（11）运动时不流汗或少流汗。

（12）肌肉松弛、虚胖。

（13）皮肤温度较低，爱洗热水澡。

（14）感冒时很少出现发热。

（15）发质干、早生白发。

2. 阳性体质

（1）喜冷喜寒，不耐热暑。

（2）皮肤颜色发红而滋润或多油脂。

（3）语速较快，声音洪亮且富有激情。

（4）尿液颜色深而黄，量少。

（5）四肢温暖，手掌方正厚实有力。

（6）五短身材，肌肉丰满、结实。

（7）身体柔软，屈曲性佳。

（8）活泼乐观，急躁易怒。

（9）行动快而矫健，喜爱运动。

（10）喜爱喝水，爱喝凉茶、吃冷饮。

（11）容易发热流汗，体味较重。

（12）肌肉丰满，胖而且结实。

（13）皮肤温度较高，爱洗温水、冷水澡。

（14）一旦感冒就会发热。

（15）头发油脂多，脱发早。

说明：上述阳性体质和阴性体质特征各15个，选择一下，看你哪一类的特征比较多。哪一类吻合较多，就属于哪类体质。当然，也有一些人并不严格属于这两类体质之一，而属介于两类体质之间的平和体质。

人增一分阳气，就多一分寿命

中医认为，人类从出生到成长再到衰老的过程，就是阳气减少、阴气增加的过程，所以，增强阳气就能延缓我们的衰老。俗语常说"人活一口气"，这里的气指的就是阳气，人有阳气，才能够维持身体各个器官的运转，以支撑人的生命；阳气没了，人也就没得救了。

阳气是我们的元气、正气，是我们安身立命之本。《黄帝内经》中说："阳气者，若天与日，失其所则折寿而不彰。"《扁鹊心书》中也说："阳精若壮千年寿，阴气如强必毙伤。"这些中医典籍都很明白地告诉我们这样一个道理，就是说如果一个人阳气不足，肯定寿命不会太长。既然阳气的盛衰事关我们的生死，那么，怎样才能更好地保阳、增阳，延续生命呢？

古人把婴儿称为"纯阳之体"，这是因为每个人刚生下来时，阳气都很充足的，而且应该是没有疾病，当然除了少数患有先天疾病的人。老子曾经说过，婴儿虽然筋骨柔弱，但是可以紧紧地抓住小物件，这是他阳气旺盛的表现；婴儿出生后经常整天号哭不止，嗓子却不会沙哑，这是阳气畅通的表现。家里有小孩子的人应该都会有这样的体会，那就是孩子很多时候并不像他们外表看起来那么柔弱，而且他们的某些表现常常令大人们也会感到不可思议。

1. 不怕冷

小孩子全身就像一个小火炉一样，蕴藏了无尽的热量，无论冬天下多大的雪，他在雪地上玩起来都不觉得冷。

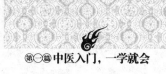

2. 特别爱笑

高兴是人体阳气充足的表现，据统计，孩子平均一天要笑 170 次，他们的笑是发自内心的，是纯纯净净没有一点虚伪的笑容。这种笑具有巨大的感染力，以至于成年人看到孩子笑的时候，往往会不由自主地跟着笑起来。

3. 精力旺盛，能折腾

孩子连续玩上一整天都不觉得疲劳，陪着玩的大人却往往先扛不住了。

亚健康是轻度阴阳失衡

"亚健康"这个概念越来越多地出现在人们的生活中，那么，什么样的身体状态是亚健康呢？按照医学界的说法，亚健康是"介于健康与疾病之间的一种生理功能低下的状态"。实际上就是我们常说的"慢性疲劳综合征"。因为其表现复杂多样，现在国际上还没有一个具体的标准化诊断参数。

一般来说，如果你没有什么明显的病症，但又长时间处于以下的一种或几种状态中，注意亚健康已向你发出警报了：失眠、乏力、无食欲、易疲劳、心悸，抵抗力差、易激怒、经常性感冒或口腔溃疡、便秘等。处在高度紧张工作、学习状态的人应当特别注意这些症状。

亚健康状态下，人体虽然没有发病，但身体或器官中已经有危害因子或危害因素的存在，这些危害因子或危害因素，就像是埋伏在人体中的定时炸弹，随时可能爆炸；或是潜伏在身体中的毒瘤，缓慢地侵害着机体，如不及时清除，就可导致发病。

其实，亚健康和疾病都属于人体内部的阴阳失衡状态，只不过亚健康是轻度阴阳失衡，而疾病是重度的阴阳失衡。但是，如果身体内的"阴阳"长期处于不平衡状态，就会从量变发展到质变，也就是说身体就会从亚健康状态转化成生病状态，这时候再加以调治，就有一定难度了。

按中医的理论："正气存内，邪不可干，邪之所凑，其气必虚"，就是说在正常的状态下，如果阴阳处在一个很平衡的状态，即使遇见了大风大雨异常的气候变化，也不会得病。但如果外受风、寒、暑、湿、燥、火，内受喜、怒、忧、思、悲、恐、惊，让人体自身的正常状态被打破，这些伺机而动的致病因子就可能从 10 个变成 100 个，100 个变成 1000 个……当它达到一定数量时，就可能侵害人体健康了，而此时人体正处于亚健康状况，防御水平很低没办法抵抗，自然就生病了。

所以，当我们意识到自己亚健康了，就一定要及时调整自己的阴阳平衡，使身体恢复到健康状态，防止疾病的发生。

第三章
五脏六腑你知多少

藏象说来很简单

"藏象"二字首先见于《素问·六节藏象论》，藏，是指藏于体内的内脏。象，是指表现于外的生理、病理现象。藏象学说，即是通过对人体生理、病理现象的观察，研究人体各个脏腑的生理功能、病理变化及其相互关系的学说。它是历代医家在医疗实践的基础上，在阴阳五行学说的指导下，概括总结而成的，是中医学理论体系中极其重要的组成部分，对于阐明人体的生理和病理，指导临床实践具有普遍的意义。

藏象学说以脏腑为基础，脏腑是内脏的总称。按脏腑生理功能特点，可分为脏、腑、奇恒之腑三类：心、肝、脾、肾、肺合称为五脏；胆、胃、小肠、大肠、膀胱、三焦称为六腑；奇恒六腑即脑、髓、骨、脉、胆、女子胞（子宫）。

五脏共同生理特点是化生和贮藏精气；六腑共同生理特点则是受盛和传化水谷。奇恒之腑，就是说这一类腑的形态及其生理功能均有异于"六腑"，不与水谷直接接触，而是一个相对密闭的组织器官，而且还具有类似于脏的贮藏精气的作用，因而称为奇恒之腑。

藏象学说的形成，主要有三个方面。一是古代的解剖知识。如《灵枢·经水》说："夫八尺之士，皮肉在此，外可度量切循而得之，其死，可解剖而视之。其脏之坚脆，腑之小大，谷之多少，脉之长短，血之清浊……皆有大数。"脏腑学说的形成，在形态学方面奠定了基础。二是长期来对人体生理、病理现象的观察。例如，皮肤受凉而感冒，会出现鼻塞、流涕、咳嗽等症状，因而认识了皮毛、鼻和肺之间存在着密切的联系。三是反复的医疗实践，从病理现象和治疗效应来分析和反证机体的某些生理功能。例如，许多眼疾，从肝着手治疗而获愈，久之，便得出了"肝开窍于目"的理论；再如，在使用某些补肾药物后，可以加速骨折的愈合，因而认识到肾的精气有促进骨骼生长的作用，从而产生"肾主骨"之说。

藏象学说的基本观点是认为人是以五脏为中心的统一体并与自然界保持着统一，体现了中医学所具有的整体观的特点。在人的生命活动中，心、肝、脾、肺、肾五脏是中心，每脏都配以相应的腑：心配小肠，肝配胆，脾配胃，肺配大肠，肾配膀胱，脏对相配之腑的功能起主导与决定作用。其他形体官窍、四肢百骸均与五脏相关：心与血脉、舌、面，肝与筋、目、爪，脾与肉、口、唇，肺与皮毛、鼻，肾与骨、髓、耳、发等均具有特殊的联系。

气、血、精、津液既是脏腑功能活动的物质基础，又是脏腑功能的产物，它们与五脏关系密切：肾藏精，肝藏血，脾藏营，肺主气，心主血。津液的生成，输布与排泄，则主要是肺、脾、肾三脏协调完成的。人的精神情志活动称为"七情"（喜、怒、忧、思、悲、恐、惊）或"五志"（喜、怒、思、悲、恐），"五志"归属五脏：心在志为喜，肝在

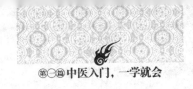

志为怒，脾在志为思，肺在志为忧（或悲），肾在志为恐，但这不是机械的划分。作为人体机能活动表现的情志，是以五脏精气作为物质基础的，脏气失调会引起异常的情志，而异常的情志同样会影响脏腑的功能。将五志分属五脏，也是脏腑学说中以五脏为中心的内在统一性的体现。人与自然界季节变化有密切的关系，心气通于夏，肝气通于春，脾气通于长夏，肺气通于秋，肾气通于冬。而昼夜阴阳的变化亦与四时特点相类似，如《灵枢·顺气一日分为四时》："以一日分为四时，朝则为春，日中为夏，日入为秋，夜半为冬。"人体的阴阳消长亦与之相适应，保持着与外界环境的统一。

阴阳五行学说对脏腑的功能、特性、相互关系作了深刻的揭示。就阴阳而言，脏属阴主里，腑属阳主表，肾与膀胱、肺与大肠等都具有阴阳表里的配合关系。五脏的主要功能是"藏精气而不泻"（《素问·五脏别论》），即贮藏精气，勿使外泄；六腑的主要功能是"传化物而不藏"《素问·五脏别论》，即受盛和传化水谷，排出糟粕。就五行而言，金、木、水、火、土归属五脏，如根据木性能曲能直，喜升发，而肝藏血，主疏泄，喜条达，恶郁滞，类比推理出肝属木。同样的道理，推演出心属火，肺属金，肾属水，脾属土。根据五行相生相克的规律，五脏的相生为肝生心，心生脾，脾生肺，肺生肾，肾生肝；五脏的相克为心克肺，肺克肝，肝克脾，脾克肾，肾克心。生克正常为生理现象，反常则为病理现象。藏象的阴阳五行模式，绝不是玄虚臆测的理论，而是为历代医家反复实践所证实了的，因此具有科学的内涵。

应当指出的是，中医学里的脏腑，除了指解剖的实质脏器官，更重要的是对人体生理功能和病理变化的概括。因此虽然与现代医学里的脏器名称大多相同，但其概念、功能却不完全一致，所以不能把两者等同起来。中医藏象学说中一个脏腑的生理功能，可能包含着现代解剖生理学中几个脏器的生理功能；而现代解剖生理学中的一个脏器的生理功能，亦可能分散在藏象学说的某几个脏腑的生理功能之中。

心为君主之官，君安人体才健康

《黄帝内经》对心是这样描述的："心者，君主之官。神明出焉。故主明则下安，主不明，则十二官危。"君主，是古代国家元首的称谓，有统帅、高于一切的意思，是一个国家的最高统治者，是全体国民的主宰者。把心称为君主，就是肯定了心在五脏六腑中的重要性。

现代医学认为，人的精神、意识、思维活动属于大脑的生理功能，是大脑对外界客观事物的反映。但是，中医学从整体观念出发，认为人体的精神、意识、思维活动是各脏腑生理活动的反映，因此把神分为5个方面，分别与五脏相应。故《素问》说："心藏神、肺藏魄、肝藏魂、脾藏意、肾藏志。"人体的精神、意识、思维活动，虽然与五脏都有关系，但主要还是归属于心的生理功能。

所谓"心藏神"，是指精神、思维、意识活动及这些活动所反映的聪明智慧，它们都是由心所主持的。心主神明的功能正常，则精神健旺，神志清楚；反之，则神志异常，出现惊悸、健忘、失眠、癫狂等症候，也可引起其他脏腑的功能紊乱。另外，心主神明还说明，心是人的生命活动的主宰，统帅各个脏器，使之相互协调，共同完成各种复杂的生理活动，以维持人的生命活动，如果心发生病变，则其他脏腑的生理活动也会出现紊乱而产生各种疾病。因此，以君主之官比喻心的重要作用与地位是一点儿也不为过的。

心的第二大功能就是主管血脉，它包括主血和主脉两个方面。全身的血，都在脉中运行，依赖于心脏的推动作用而输送到全身。脉，即血脉，是气血流行的通道，又称为"血之府"。心脏是血液循环的动力器官，它推动血液在脉管内按一定方向流动，从而运行周身，维持各脏腑组织器官的正常生理活动。中医学把心脏的正常搏动、推动血液循环的动力和物质，称之为心气。另外，心与血脉相连，心脏所主之血，称之为心血，心血除参与血液循环、营养各脏腑组织器官之外，又为神志活动提供物质能量，同时贯注

到心脏本身的脉管，维持心脏的功能活动。因此，心气旺盛、心血充盈、脉道通利，心主血脉的功能才能正常，血液才能在脉管内正常运行。

在生活中，人们常用"心腹之患"形容问题的严重性，却不明白为什么古人要将心与腹部联系起来。所谓"心"，即指心脏，对应手少阴心经，属里；"腹"就是指小肠，为腑，对应手太阳小肠经，属表。"心腹之患"就是说，互为表里的小肠经与心经，它们都是一个整体，谁出现了问题都是很严重的。

总之，在中医理论中，心对于人体，就如同君主在国中处于主宰地位，如果心能保持正常，身体其他器官也就能有条不紊地发挥其作用；如果心里充满着各种嗜欲杂念，身体的其他器官也要受影响，各个器官也就会失去各自应有的作用。因此，我们一定要好好保护心脏。

肝为将军之官，藏血疏泄都靠它

肝为将军之官，对人体健康具有总领全局的重要意义，我们要呵护好自己的肝脏，切勿因一些不良生活习惯，使肝脏成为最大的受害者。在保养肝脏之前，我们不妨先来认识一下人体内的这位"将军之官"。

肝脏的位置是在东边，就像春天，所以肝脏主生发。中医理论认为，肝主要有两大功能，即主藏血和主疏泄。

1. 肝主藏血

肝藏血，一部分是滋养肝脏自身，一部分是调节全身血量。血液分布全身，肝脏自身功能的发挥，也要有充足的血液滋养。如果滋养肝脏的血液不足，人就会感觉头晕目眩、视力减退。另外，肝脉与冲脉相连，冲为血海，主月经，当肝血不足时，冲脉就会受损，于是女性容易出现月经不准、经血量少、色淡，甚至闭经的情况。另外，肝调节血量的功能主要体现在：肝根据人体的不同状态，分配全身血液。当人从安静状态转为活动状态时，肝就会将更多的血液运送到全身各组织器官，以供所需。当肝的藏血功能出现问题时，则可能导致血液逆流外溢，并出现呕血、衄血、月经过多、崩漏等病症。

2. 肝主疏泄

疏泄，即传输、疏通、发泄。肝脏属木，主生发。它把人体内部的气机生发、疏泄出来，使气息畅通无阻。气机如果得不到疏泄，就是"气闭"，气闭就会引起很多的病理变化，譬如出现水肿、淤血、女性闭经等。肝就是起到疏泄气机的功能。如果肝气郁结，全身各组织器官必然长期供血不足，影响其生长和营运功能，这样，体内毒素和产生的废物不能排出，长期堆积在体内，就会发展成恶性肿瘤，也就是我们闻之色变的"癌"。

此外，肝还有疏泄情志的功能。人都有七情六欲、七情五志，也就是喜、怒、哀、乐这些情绪。这些情志的抒发也靠肝脏。假如一个人怒气冲天，实际上就是肝的功能失调。谋略、理智全没了，全靠情绪去做事，这就会造成很多严重的后果。所以，我们在这里要强调的是：要想发挥聪明才智最重要的是保证肝的功能正常。

脾为谏议之官，主管统血和肌肉

脾在人体中的地位非常重要。《黄帝内经·素问》的遗篇《刺法论》中说："脾者，谏议之官，知周出焉。"意思是说，脾能够知道方方面面的问题都出在哪儿，即"知周"，然后通过自己的作用改善这个问题。脾在中央，所以它的主要服务对象是心肺。如果对照现代社会，谏议之官就相当于检察院系统，负责看各方出现什么问题，然后再把这些问题传达给中央。

另外，中医还认为："脾为后天之本。"我们怎么理解这个"后天之本"呢？你不妨想一想土地。虽然现在人们的生活水平提高了，有汽车、电脑、高楼等，但是这些不是

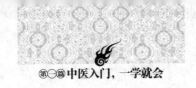

人类生存所必需的，没有这些人类照样生活了几千年，那么什么才是人类不可或缺的呢？那就是土地，离开了土地，人类将面临毁灭。在中医理论中，脾属土，它就是人的后天之本，是人体存活下去的根本。

脾的功能主要在4个方面：主运化，主升清，主统血，主肌肉。

1. 脾主运化

脾的最大功能是主运化，相当于"后勤部长"，即脾可以运化水液，运化水谷，把吃进去的粮食、水谷精微营养的物质以及水液输送给其他的脏器，起到一个传输官的作用。脾的这种传输作用对生命来说至关重要，这也是中医把它称为后天之本的原因。

2. 脾主升清

脾把胃里的食物进行消化，其中的精华通过脾的"升清"送到心肺而转输到全身，糟粕则被排出。脾和胃是互为表里的，"脾胃和"，脾可以把清气往上升，而跟脾相对应的是胃，胃主降，脾主升。两者共同起着运化升清、降浊的作用。如果升清的功能减弱了，那脾气就会往下降，就会导致胃脏的下垂或脱肛。

3. 脾主统血

肝藏血，心主血，而脾统血。血和这三脏的关系最为密切，脾在中间起统领的作用。如果脾统血功能不足，就会导致诸如血崩、血漏或尿血等疾病的发生。

4. 脾主肌肉

肌肉是归脾来主管的，肌肉的营养是从脾的运化吸收而来的。一般而言，脾气健运，营养充足，则肌肉丰盈。如果脾有病，消化吸收发生障碍，人往往就会逐渐消瘦。

综上所述，养护我们的脾应从日常保健的重点来抓。尤其是多注意饮食和运动。多运动对人体来说非常重要，因为脾主运化，也就是干活的，如果你不让脾干活了，反而会对它的损害更大，吃好睡好运动好是养脾最好的方法。

肺为相傅之官，脏腑情况它全知

肺在五脏六腑的地位很高，《黄帝内经》中说："肺者，相傅之官，治节出焉。"也就是说，肺相当于一个王朝的宰相，一人之下，万人之上。宰相的职责是什么？他了解百官、协调百官，事无巨细都要管。肺是人体内的宰相，它必须了解五脏六腑的情况，所以《黄帝内经》中有"肺朝百脉"，就是说全身各部的血脉都直接或间接地会聚于肺，然后敷布全身。因此，各脏腑的盛衰情况，必然在肺经上有所反映，中医通过观察肺经上的"寸口"就能了解全身的状况。寸口在两手桡骨内侧，手太阴肺经的经渠、太渊二穴就处在这个位置，是桡动脉的搏动处，中医号脉其实就是在观察肺经。

肺主要有以下三大功能，即肺主气，主肃降，主皮毛。

1. 肺主气

肺主全身之气，它不仅是呼吸器官，还可以把呼吸之气转化为全身的一种正气、清气而输布到全身。《黄帝内经》提到"肺朝百脉，主治节"。百脉都朝向于肺，因为肺是皇帝之下，万人之上，它是通过气来调节治理全身的。

2. 肺主肃降

肺居在西边，就像秋天。秋风扫落叶，落叶簌簌而下。因此，肺在人身当中，起到肃降的作用，即可以肃降人的气机。肺是肺循环的重要场所，它可以把人的气机肃降到全身，也可以把人体内的体液肃降和宣发到全身各处，肺气的肃降是跟它的宣发功能结合在一起的，所以它又能通调水道，起到肺循环的作用。

3. 肺主皮毛

人全身表皮都有毛孔，毛孔又叫气门，是气出入的地方，都由肺直接来主管。呼吸主要是通过鼻子，所以肺又开窍于鼻。

因此，肺的三大功能决定了它在身体中的地位是宰相。那么该如何养护我们的肺呢？

中医提出"笑能清肺"，笑能使胸廓扩张，肺活量增大，胸肌伸展，笑能宣发肺气、调节人体气机的升降、消除疲劳、驱除抑郁、解除胸闷、恢复体力，使肺气下降、与肾气相通，并增加食欲。清晨锻炼，若能开怀大笑，可使肺吸入足量的大自然中的"清气"，呼出废气，加快血液循环，从而达到心肺气血调和的作用，保持人的情绪稳定。

注重饮食，饮食养肺还应多吃玉米、黄豆、黑豆、冬瓜、番茄、藕、甘薯、猪皮、贝、梨等，但要按照个人体质、肠胃功能酌量选用。此外，养肺要少抽烟，注意作息，保持洁净的居室环境等。

另外，还有一点就是保持周围空气的清新，因为肺的主要生理功能是进行体内外气体交换，吸清呼浊，即吸入氧气，呼出二氧化碳，保证机体对氧的需求，所以日常生活中肺的养生保健最重要的是周围空气的清新，所以不管是家里还是单位，多开窗通风，保持干净，不要让垃圾长时间在屋里滞留。

肾为作强之官，藏精纳气要靠它

《黄帝内经》说："肾者，作强之官，技巧出焉。"这就是在肯定肾功能强大，能使人强壮。我们知道，"强"从弓，就是弓箭，要拉弓箭首先要有力气。"强"就是特别有力，也就是肾气足的表现，其实我们的力量都是从肾来，肾气足是人体力量的来源。那么，"技巧出焉"是什么意思呢？技巧，就是父精母血运化胎儿，这个技巧是你无法想象的，是由父精母血来决定的，是天地造化而来的。

肾的功能主要有3个方面：主藏精，主纳气，主骨生髓。

1. 肾主藏精

中医认为，精可分为先天之精和后天之精。肾主要是藏先天的精气。精是什么？精是维持生命的最基本的物质。这种物质基本上呈液态，所以精为水，肾精又叫肾水。肾还主管一个人的生殖之精，是主生殖能力和生育能力的，肾气的强盛可以决定生殖能力的强弱，所以养肾是生命的根本。同时，肾主水，各种液体、水的东西都储藏于肾，都由肾升发、运载。

2. 肾主纳气

纳气，也就是接收气。气是从口鼻吸入到肺，所以肺主气。肺主的是呼气，肾主的是纳气，肺所接收的气最后都要下达到肾。

3. 肾主骨生髓

肾主管骨头的生长，生的是髓，《黄帝内经》中髓主要有3种：脑髓、骨髓、脊髓。因此牙齿也是一种骨头，肾还主管牙齿，《黄帝内经》有一句话是"齿为骨之余"，如果肾虚则会导致牙齿早早掉落。脑髓不足、骨髓不足都属于肾精不足，肾气不足，所以养肾是非常重要的。

胃为仓廪之官，为人体提供能源

《素问·刺法论》曰："胃为仓廪之官，五味出焉。"仓廪：仓，谷藏也；廪，发放。仓廪，即管理财物并按时发放的官员，人体所需要的能量都来源于胃的摄取。

胃上承食道，下接十二指肠，是一个中空的由肌肉组成的容器。金朝医学家说："胃者，脾之腑也……人之根本。胃气壮则五脏六腑皆壮也。"胃为水谷之海，其主要生理功能是受纳腐熟水谷、主通降，以降为和。由于胃在食物消化过程中起着极其重要的作用，与脾一起被称为"后天之本"，故有"五脏六腑皆禀气于胃"之说，胃气强则五脏功能旺盛。因此，历代医家都把固护胃气当作重要的养生和治疗原则。

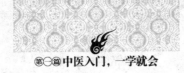

所谓"胃气"，在中医理论中泛指以胃肠为主的消化功能。在中医经典著作《黄帝内经》中有这样的记载："有胃气则生，无胃气则死。"也就是说，胃气决定着人的生与死。对正常人来说，胃气充足是机体健康的体现；对病人而言，胃气则影响到康复能力。

那么，如何判断一个人有无胃气呢？这就要看一个人是否有饥饿感。

婴儿饿了，就哇哇地哭，这就是饥饿感；小孩子饿了，就闹着要吃饭，这就是饥饿感；成年人早晨起来想吃东西，这就是饥饿感；病人病好点了，就有吃东西的欲望，这就是饥饿感。人能有饥饿感，就说明这个人是正常人、健康人，这也说明此人的胃气很好。

胃气是人赖以生存的根气，只可养，不可伤。因此在诊断上要审察胃气，在治疗上要顾盼胃气，在养生上要调摄胃气。胃气强壮，则气血冲旺，五脏和调，精力充沛，病邪难侵，可祛病延年。

中医认为，胃以降为顺，就是胃在人体中具有肃降的功能。胃气是应该往下行、往下降的，如果胃气不往下降，就会影响睡眠，导致失眠，这就叫做"胃不和则卧不安"。与此同时，胃还有一个重要的功能——生血。"血变于胃"，胃将人体吸纳的精华变成血，母亲的乳汁其实就是血的变现，血是由食物的精华变成的，在抚养孩子的时候，母亲的血又变成了乳汁。

另外，胃还和我们的情绪关系密切。虽然我们看不见自己的胃，但它每时每刻都反映着我们的情绪变化。当你处于兴奋、愉悦、高兴的情绪状态时，胃的各种功能发挥正常甚至超常，消化液分泌增加、胃肠运动加强、食欲大增。如果你处于生气、忧伤、精神压力很大的消极情绪状态，就会使胃液酸度和胃蛋白酶含量增高，胃黏膜充血、糜烂并形成溃疡。在你悲伤或恐惧的时刻，胃的情形更糟——胃黏膜会变白、胃液分泌量减少、胃液酸度和胃蛋白酶含量下降，导致消化不良。因此，我们要想养护我们的胃，最好先从情绪开始。

胆为中正之官，是阳气生发的原动力

《黄帝内经》里说："胆者，中正之官，决断出焉。凡十一脏，取决于胆也。"什么是"中正"呢？中正就是不偏不倚，符合规矩，上下通彻。决断这两个字用在胆的职能上，是非常贴切的。决断含义主要有两个：一是拿主意做决定；二是决定事情的魄力。胆不像其他脏腑的功能显而易见，如胃化食，小肠分清浊，大肠吸收水分。胆只是一个装着绿色胆汁的囊。可是它的职能是诚实专一的，就是决断事物。比如说左是阴右是阳，胆就在中间，它就是交通阴阳的枢纽，让两边都不出现问题。另外，胆是少阳之气，胆又是春木，是人体一天的阳气生发的起点和动力。

那么，为什么说"凡十一脏，取决于胆"呢？为什么不取决于心，取决于肺，取决于肝、肾、脾？有关这个问题有许多争论，也有许多解释，更有众多的怀疑。按一般人的想法应该是心脏第一，而《黄帝内经》为什么把胆提到那么高的位置？

人要生存下去，首先必须有足够养分。没有养分小孩无法成长，没有养分成人活不下去，没有养分人体生命需要的血就造不出来，没有血人体的五脏六腑的气机不能升腾，甚至无法维持。养分的来源主要就是人们每天的进食。人们吃了足够的食物，虽然有牙齿的帮助、胃肠的蠕动，如果没有胆囊疏泄的胆汁参与或胆汁分泌疏泄不足，我们人体是吸收不到足够的养分的。胆的好坏影响到胆汁的分泌疏泄，而胆汁的分泌疏泄又会影响到食物的分解，食物分解的好坏影响到食物营养成分的吸收与转化，而营养成分的吸收转化又直接影响到人体能量的补充供给，能量补充供给又影响到其他脏腑的能量需求（五谷、五味、五畜、五禽、五色等入五脏）。也就是说，气血上来以后，机体会根据所需造血原料的缺乏而选择食物的种类。比如这一段时间喜欢吃甜食，过一段时间又想吃酸的，这一段时间喜欢吃肉类，过一段时间又想吃水果。这时我们可以适当多吃点想吃的，想吃就吃，因为机体需要这种东西，脏器如果没有足够的能量补给就会出现问题。所以就有了"凡十一脏，取决于胆"的说法。

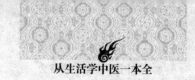

小肠为受盛之官，担任吸收精微之职

小肠是食物消化吸收的主要场所，盘曲于腹腔内，上连胃幽门，下接盲肠，全长 3～5 米，分为十二指肠、空肠和回肠三部分。十二指肠位于腹腔的后上部，全长 25 厘米。它的上部（又称球部）连接胃幽门，是溃疡的好发部位。肝脏分泌的胆汁和胰腺分泌的胰液，通过胆总管和胰腺管在十二指肠上的开口，排泄到十二指肠内以消化食物。空肠连接十二指肠，占小肠全长的 2/5，位于腹腔的左上部。回肠位于右下腹，占小肠全长的 3/5。空肠和回肠之间没有明显的分界线。

《素问·灵兰秘典论》曰："小肠者，受盛之官，化物出焉。"受盛就是"承受和兴盛"，就是小肠接受由胃传送下来的水谷，将其解析变化成精微物质，并大量吸收，使体内的精微物质非常富足，故称"兴盛"。这些精微物质就是"精"，精就是能兴盛人体脏腑功能和真阳元气的最基本的物质。

小肠将经过进一步消化后的食物，分为水谷精微和食物残渣两部分，前者上输于脾，后者下注于大肠。同时，也吸收大量的水液，而无用的水液则渗入于膀胱排出体外。因而，小肠辨别清浊的功能，还和大便、小便的质量有关。如小肠辨别清浊的功能正常，则二便正常；反之，则大便稀薄而小便短少。

小肠与心相表里。受盛之官与君主之官互为表里，可见小肠地位非同小可。小肠正常与否，直接关系贵为君主的心的安康。所以，我们要学会保养小肠。

大肠为传道之官，负责传化糟粕

大肠居于腹中，上口在阑尾处与小肠相接，下口紧接肛门。其上中部绕行于腹部的左右，先升后降，所以古人称为"回肠"；下部管腔扩大，沿脊椎的下部下行到魄门（即肛门），所以古人称为"广肠"。回肠相当于现代解剖学之结肠、盲肠，广肠即直肠。与小肠相对来说，大肠较短而宽大，全长约 1.5 米。结肠依次又分为升结肠、横结肠、降结肠和乙状结肠四部分。

《素问·灵兰秘典论》曰："大肠者，传道之官，变化出焉。"大肠的这一功能是胃的降浊功能的延伸，同时与肺的肃降有关。水谷化为血，血里边更加精致的东西一旦被吸收就成为津液。液不一定在脾胃处被彻底消化吸收，有一部分要经过大肠和小肠的进一步吸收和分泌，分出清和浊，清为液，由小肠吸收，浊为糟粕，由大肠传导出去。把精华的液渗透出来，就是"津"。大肠就像管理道路运输一样，能够传达糟粕，也能传达津液，所以称之为"传道之官"。

大肠的功能，是将体内的垃圾排出体外。如果大肠在排出垃圾的过程中，不能充分发挥自己的功能，那么滞留在肠内的垃圾就会在肠内腐烂、发臭，制造出大量的有害物与有害气体和毒素。

一般来讲，现代人的饮食纤维素不足，因此大大减少了肠的蠕动，使肠运动低下，生出便秘。如果体内产生毒素物质，就会在大肠壁上引发大肠炎等各种疾病。另外，由于现代人的饮食在加工过程中，营养大量流失，使得机体免疫力下降，有害细菌、病毒等就会感染大肠，也会引发肠炎、肠无力等各种疾病。

因此，我们要想维护身体健康，少生疾病，维护大肠生理机能也是非常关键的。

膀胱为州都之官，是身体的排毒通道

《素问·灵兰秘典论》曰："膀胱者，州都之官，津液藏焉，气化则能出矣。"膀胱的特点有三：其一，与肾相表里，肾为先天之根，故为都；其二，人体水分泻下之前停留于此，水来土囤，故有州意；其三，人体水分由火之气化于此，如同大地清气上升为云，云遇寒降下为水，完成天地相交。

膀胱位于小腹中，与尿道相通，主要功能是将多余的水液、有害物质转化为尿。人体内的水分以及许多有害物质在肾脏的作用下，进入膀胱转化为尿，最后再由尿道排出体外。膀胱将多余的水液、有害物质转化为尿，离不开肾的大力协助，单靠膀胱"单打独斗"，此过程根本无法顺利进行。

中医指出，肾与膀胱相表里。肾是作强之官，肾精充盛则身体强壮，精力旺盛；膀胱是州都之官，负责贮藏水液和排尿。它们一阴一阳，一表一里，相互影响。所以说，如果排尿有问题，就是肾的毛病。另外，生活中我们经常会说有的人因为惊吓小便失禁，其实这就是"恐伤肾"，恐惧对肾脏造成了伤害，而肾脏受到的伤害又通过膀胱表现出来了。

同样，肾的病变也会导致膀胱的气化失调，引起尿量、排尿次数及排尿时间的改变，而膀胱经的病变也常常会转入肾经。"风厥"多是由于膀胱经的病症转入了肾经所致。《黄帝内经》中说："巨阳主气，故先受邪，少阴与其表里也，得热则上从之，从之则厥也。"足太阳膀胱经统领人体阳气，为一身之表，外界的风邪首先侵袭足太阳膀胱经，膀胱与肾相表里，膀胱经的热邪影响到肾经，肾经的气机逆而上冲便形成了"风厥"。

另外，膀胱还是人体最大的排毒通道，而其他诸如大肠排便、毛孔发汗、脚气排湿毒、气管排痰浊，以及涕泪、痘疹、呕秽等虽也是排毒的途径，但都是局部分段而行，最后也要并归膀胱。所以，要想祛除体内之毒，膀胱必须畅通无阻。

三焦为决渎之官，负责调动运化元气

《素问·灵兰秘典论》曰："三焦者，决渎之官，水道出焉。"决渎：决，行流也；渎，沟渠也。决渎指通调水道。

三焦就是装载全部脏腑的大容器，也就是整个人的体腔。古人将三焦分为三部分：上焦、中焦、下焦。上焦是指横膈以上的部位，包括胸、头部、上肢和心肺两脏，是以心肺之气的"开发"和"宣化"，将气、血、津液和水谷精微等"若雾露之溉"布散于全身，为其主要生理特点，故称"上焦如雾"。中焦是指横膈以下、脐以上的上腹部，是以脾胃的运化水谷、化生精微，"泌糟粕，蒸津液"为其主要生理特点，故称"中焦如沤"。下焦是脐以下的部位和有关脏器，如小肠、大肠、肾和膀胱等，其主要生理特点是传化糟粕和尿液，故称"下焦如渎"。

三焦就像是一场婚礼的司仪，一台晚会的导演，一个协会的秘书长，一个工程的总指挥，它使得各个脏腑间能够相互合作，步调一致，同心同德去为身体服务。对于它的具体形状，现代有的医学家把它等同于淋巴系统、内分泌系统，以及组织间隙、微循环等，但都不能涵盖三焦实际的功用。按中医经典《黄帝内经》的解释，三焦是调动运化人体元气的器官，这时它更像是一个财务总管，负责合理分配全身的气血和能量。简而言之，三焦有两大主要功用：通调水道和运化水谷。

所以，要想身体健康，三焦就一定要保持通畅。如果三焦不通了，人就会生病，而一旦三焦都病了的话，那就很危险了。

第四章

了解经络，治病更容易

经络总系统：经脉和络脉

经络实际上是"内连五脏六腑，外连筋骨皮毛"，在人体中纵横交错地形成了一个有机的整体，而身体的气血精微都运行于经络当中。它就像人体内的河流，从大河到小溪，分布于身体不同的位置，所有的脏腑和器官都通过它相互联系。

按照中医的解释，经络实际上分别指两种系统，其中大的为经脉，就像人体内的环路，连接重要的部位；小的叫络脉，仿佛主路旁的辅路，既是对主路的补充，又可以增加细微之处的联系。

经脉又有"正经"和"奇经"之分，正经有十二条，包括手三阴经（手太阴肺经、手厥阴心包经、手少阴心经）、手三阳经（手阳明大肠经、手少阳三焦经、手太阳小肠经）、足三阳经（足阳明胃经、足少阳胆经、足太阳膀胱经）、足三阴经（足太阴脾经、足厥阴肝经、足少阴肾经）。奇经有八条，即任脉、督脉、冲脉、带脉、阴跷脉、阳跷脉、阴维脉、阳维脉，通常称作"奇经八脉"。在奇经八脉中，只有任脉和督脉有独立所属腧穴，其他六脉皆与十二正经共用腧穴，故有人又将任、督二脉与十二经合称为"十四经"。

十二正经、奇经八脉是经络系统的两大重要支柱。古人把十二正经比喻成奔流不息的江河，把奇经八脉比喻成湖泊。这样的比喻恰如其分，平时十二正经的气和血奔流不息时，奇经八脉也会很平静地正常运行，而一旦十二正经气血不足流动无力时，奇经八脉这个湖泊储存的"水"就会补充到江河中；反之，十二正经里的气血太多、太汹涌了，湖泊也会增大储备，使气血流动过来，只有这样，人的身体正常功能才会平衡。从医学上来说，奇经八脉对全身经脉实际上起着联络和调节气血盛衰的作用。奇经八脉和十二正经就是要相互间调节、相互配合，才能保证身体的平安无事，就像土地跟大自然的降雨配合才能保证庄稼的收成。

络脉是经脉的分支，有别络、浮络和孙络之分，起着人体气血输布的作用。别络是其中最大的部分，别络的名称来源于本经别走邻经之意，十二经脉和任、督二脉各自别出一络，加上脾之大络，共计15条，称为十五络脉，分别以十五络所发出的腧穴命名。具有沟通表里经脉之间的联系，统率浮络、孙络，灌渗气血以濡养全身的作用。从别络分出最细小的分支称为"孙络"，它的作用同浮络一样输布气血，濡养全身。在全身络脉中，浮行于浅表部位的称为"浮络"，它分布在皮肤表面。主要作用是输布气血以濡养全身。

这样一分析，人体经络运行图仿佛一张城市道路交通图一样，循行全身。有了这些主干和分支，当然气血就在这些道路上有机地往复循行。一旦经络出现问题，不通畅了，身体里的气血就会出现堵车，再严重的话，整个交通也就瘫痪了，人体也就生病了。所以平时我们一定要保持这些道路的通畅，只有这样才能保持健康。

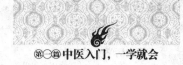

十二正经：流动在身体中的河流

人体的十二经脉又被称为"十二正经"，可以说是经络的主干线，它就像人体中的河流，连接着五脏六腑，并滋养着全身。十二经脉对称地分布于人体的两侧，并分别循行于上肢或下肢的内侧或外侧。每一条经脉分别归于一个脏或一个腑。故十二经脉的名称包括三部分，即手或足经、阴或阳经、脏或腑经，如手太阴肺经。一般来说，手经行于上肢，足经行于下肢；阴经行于四肢内侧而属脏，阳经行于四肢外侧而属腑。下面，我们就从十二经脉在体表的分布开始，对它的方方面面进行详细的了解。

1. 十二经脉的分布规律

头面分布：阳明经行于面部、额部；太阳经行于面颊、头顶及后头部；少阳经行于头侧部。

躯干分布：手三阳经行于肩胛部；足三阳经则足阳明经行于前（即胸腹面）、足太阳经行于后背、足少阳经行于身侧面；手三阴经均从腋下走出；足三阴经则均行于腹面。循行于腹面的经脉，其排列顺序，自内向外为足少阴经、足阳明经、足太阴经、足厥阴经。

四肢分布：四肢内侧为阴，外侧为阳，各分三阴三阳。上肢内侧面前缘及大指桡侧端，为手太阴，内侧面中间及中指端，为手厥阴；内侧面后缘及小指桡侧端，为手少阴。次指桡侧端至上肢外侧前缘，为手阳明；无名指侧端至上肢外侧面中间，为手少阳，小指尺侧端至上肢外侧后缘，为手太阳。下肢外侧前缘及次趾外侧端，为足阳明；外侧中间及第四趾外侧端为足少阳，外侧后缘及小趾外侧端，为足太阳。大趾内侧端及下肢内侧中间转至前缘，为足大阴；大趾外侧端及下肢内侧前缘转至中间，为足厥阴；小趾下经足心至下肢内侧后缘，为足少阴。

2. 十二经脉的表里属络关系

十二经脉在体内与脏腑相连属，其中阴经属脏络腑，阳经属腑络脏，一脏配一腑，一阴配一阳，形成了脏腑阴阳表里属络关系，即手足太阳与少阴为表里、手足少阳与厥阴为表里、手足阳明与太阴为表里。相为表里的两条经脉，都在四肢末端交接，并分别循行于四肢内外两个侧面的相对位置。相为表里的经脉分别络属于相为表里的脏腑，如手太阴属肺络大肠，手阳明属大肠而络肺；足少阴属肾络膀胱，足太阳属膀胱络肾等。

3. 十二经脉的流注次序

十二经脉的流注是从手太阴肺经开始，阴阳相贯，首尾相接，逐经相传，到肝经为止，从而构成了周而复始、如环无休的流注系统。将气血周流全身，起到濡养的作用。其次序是手太阴肺经在食指端流注于手阳明大肠经，并依次为：经鼻翼旁流注于足阳明胃经，经足大趾端流注于足太阴脾经，经心中流注于手少阴心经，经小指端流注于手太阳小肠

十二经脉的流注次序表

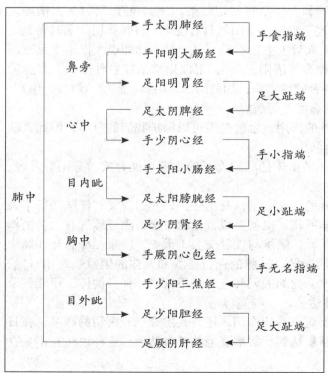

经，经目内眦流注于足太阳膀胱经，经足小趾端流注于足少阴肾经，经胸中流注于手厥阴心包经，经无名指端流注于手少阳三焦经，经目外眦流注于足少阳胆经，经足大趾流注于足厥阴肝经，经肺中则流注于手太阴肺经，完成一个循环（详见上页表）。

奇经八脉：人体中的湖泊

奇经八脉与十二正经不同，既不直属脏腑，又无表里配合关系，其循行别道奇行，故称奇经。奇经八脉互相交错地循行，对于十二经脉就好像一个湖泊，分别统摄有关经脉气血、协调阴阳。当十二经脉及脏腑气血旺盛时，奇经八脉就能够蓄积多余的气血；人体功能活动需要时，奇经八脉可以渗灌供应气血。

奇经八脉分别为督脉、任脉、冲脉、带脉、阴维脉、阳维脉、阴跷脉、阳跷脉。其中，督脉、任脉、冲脉这三条经脉，同是起源在人体的胞中，就像三胞胎一样，所以叫"一源三歧"。但是这个三胞胎各自延伸，每条经脉走行的方向都完全不一样，督脉行于腰背正中，上抵头面；任脉行于胸腹正中，上至颏部；冲脉与十二正经的足少阴肾经一同上行，最后环绕口唇。

除此之外，带脉是所有经脉中最特殊的一个，人体的其他经脉都是纵向的，唯独带脉起于胁下，横向环行腰间一周。阴维脉起于小腿内侧，沿着腿股内侧上行，到咽喉与任脉会合。阳维脉起于足跗外侧，沿着腿膝外侧上行，至颈部后面与督脉会合。阴跷脉起于足跟内侧，随着足少阴等经上行，到目内眦与阳跷脉会合。阳跷脉起于足跟外侧，随着足太阳等经上行，到目内眦与阴跷脉会合，沿着足太阳经上额，到颈后与足少阳经会合。

在奇经八脉中，冲脉、带脉、阴维脉、阳维脉、阴跷脉、阳跷脉六脉腧穴，都寄附于十二经与任脉、督脉之中，只有任、督二脉各有其所属腧穴，因此又与十二经相提并论，合称为"十四经"。

督脉，"督"有总管、统率的意思，督脉总管人体一身的阳气，人体的六条阳经都交会于此，而督脉又有调节全身阳经气血的作用，所以督脉被称为"阳脉之海"。

督脉起于胞中，下出会阴，主干主要循行在人体后背正中线和头正中线，就是顺着脊梁骨从下往上走，一直到嘴，与脑和脊髓都有密切联系。"脑为髓海"，"头为诸阳之会"，"背为阳"，督脉的循行特点决定了它对全身阳气具有统率、督领作用。平时要是能抬头挺胸，就能激发督脉的经气，使人看上去很有精、气、神。比如说大椎是手足三阳经和督脉交会的地方，因此，也被称为"诸阳之会"，可以用来治疗各种热病。督脉腧穴随其分布部位的不同，可以疗治各种脏腑疾病，如肛门部、阴器、肠腑、腰部、胞宫、膀胱、背部、胃、肺、心、头项部、鼻面部等病症。

督脉总督六条阳经，阳气有卫外的作用，也就是说可以保护我们的身体，因此，疏通督脉可以增强我们的抵抗力，不容易生病。

任脉为阴脉之海，可濡养周身，又由于任脉跟女子的生育功能有关，有调节月经、孕育胎儿的作用，是人体的生养之本。

任脉是人体奇经八脉之一，任脉的"任"字，有担任、妊养的含义。任脉循行于人的前正中线，凡精血、津液均为任脉所司，也就是说，任脉对全身阴经脉气有总揽的作用。如足三阴与任脉交会于中极、关元，阴维与任脉交会于天突、廉泉，冲脉与任脉交会于阴交，足三阴经脉上交于手三阴经脉。任脉的循行路线和人体的生殖系统相对应，而且从古至今这条经的穴位都是要穴，比如关元和气海，不仅能够强身健体，还能调节人的性激素的分泌，促进性功能的发达。

任脉不仅对诸多女性生殖系统疾病有治疗作用，还与人的衰老有密切的联系，在日常生活中注意保养任脉，疏通了任脉就达到了缓解衰老的神奇功效。这种说法并不是在夸大经络的作用。

十二经别：江河中别行的水道

如果说十二经脉是人体经络河流的主干，那么经别就是主要干道分出去的岔道，但相比于络脉来说，它仍然属于主要干道。十二正经，每条分出一条循行在身体较深部的经脉干线，于是便形成了十二经别。十二经别的循行方式主要是从正经经脉分出后经过躯干、脏腑、头顶等处，最后仍流回到正经经脉中，在循行过程中除了六阳经的经别均流回原来的阳经之外，六阴经的经别也均流入与其相表里的阳经，因此十二经别的主要作用，不仅是作为正经经脉循行的补充径路，而且还可以加强沟通互为表里的阴经与阳经的联系。

十二经别的循行特点，可以用"离、合、出、入"四个字来概括。十二经别多从四肢肘膝关节以上的正经别出（离），经过躯干深入体腔与相关的脏腑联系（入），再浅出体表上行头项部（出），在头项部，阳经经别合于本经的经脉，阴经的经别合于其表里的阳经经脉（合），由此将十二经别汇合成6组，称为"六合"。

一合：足太阳与足少阴经别

（1）足太阳经别：从足太阳经脉的腘窝部分出，其中一条支脉在骶骨下五寸处别行进入肛门，上行归属膀胱，散布联络肾脏，沿脊柱两旁的肌肉到心脏后散布于心脏内；直行的一条支脉，从脊柱两旁的肌肉处继续上行，浅出项部，脉气仍注入足太阳本经。

（2）足少阴经别：从足少阴经脉的腘窝部分出，与足太阳的经别相合并行，上至肾，在十四椎（第二腰）处分出，归属带脉；直行的一条继续上行，系舌根，再浅出项部，脉气注入足太阳的经别。

二合：足少阳与足厥阴经别

（3）足少阳经别：从足少阳经脉在大腿外侧循行部位分出，绕过大腿前侧，进入毛际，同足厥阴的经别会合，上行进入季胁之间，沿胸腔里，归属于胆，散布而上达肝脏，通过心脏，挟食道上行，浅出下颌、口旁，散布在面部，系目系，当目外眦部，脉气仍注入足少阳经。

（4）足厥阴经别：从足厥阴经脉的足背上处分出，上行至毛际，与足少阳的经别会合并行。

三合：足阳明与足太阳经别

（5）足阳明经别：从足阳明经脉的大腿前面处分出，进入腹腔里面，归属于胃，散布到脾脏，向上通过心脏，沿食道浅出口腔，上达鼻根及目眶下，回过来联系目系，脉气仍注入足阳明本经。

（6）足太阴经别：从足太阴经脉的股内侧分出后到大腿前面，同足阳明的经别相合并行，向上结于咽，贯通舌中。

四合：手太阳与手少阴经别

（7）手太阳经别：从手太阳经脉的肩关节部分出，向下入于腋窝，行向心脏，联系小肠。

（8）手少阴经别：从手少阴经脉的腋窝两筋之间分出后，进入胸腔，归属于心脏，向上走到喉咙，浅出面部，在目内眦与手太阳经相合。

经别离入出合表

经别		别，入	胸腹部	出（颈项穴）	合（阳经）
一合	足太阳	入腘中，入肛（承扶）	属膀胱，之肾，散心	出于项（天柱）	足太阳
	足少阴	至腘中，合太阳	至肾，系舌本至14椎出属带脉		

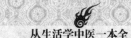

	经别	别，入	胸腹部	出（颈项穴）	合（阳经）
二合	足少阳	入毛际（维道），入季肋间	属胆，上肝，贯心，挟咽与别俱行	出颐颔中（天容）	足少阳
	足厥阴	至毛际，合少阳三合			
三合	足阳明	至髀，入腹里（气冲）	属胃，散脾，通心，循咽与别俱行，络咽，贯舌本	出于口（人迎）	足阳明
	足太阴	至髀，合阳明四合			
四合	手太阳	入腋	走心，系小肠	出于面（天窗）	手太阳
	手少阴	入腋（极泉）	属心，走喉咙		
五合	手少阳	入缺盆	走三焦，散胸中	出耳后（天牖）	手少阳
	手厥阴	下腋三寸入胸中（天池）	属三焦，循喉咙		
六合	手阳明	入柱骨	走大肠，属肺，循喉咙	出缺盆（扶突）	手阳明
	手太阴	入腋（中府）	入走肺，散大肠		

五合：手少阳与手厥阴经别

（9）手少阳经别：从手少阳经脉的头顶部分出，向下进入锁骨上窝。经过上、中、下三焦，散布于胸中。

（10）手厥阴经别：从手厥阴经脉的腋下三寸处分出，进入胸腔，分别归属于上、中、下三焦，向上沿着喉咙，浅出于耳后，于乳突下同手少阳经会合。

六合：手阳明与手太阴经别

（11）手阳明经别：手阳明经别：从手阳明经脉的肩髃穴分出，进入项后柱骨，向下者走向大肠，归属于肺；向上者，沿喉咙，浅出于锁骨上窝。脉气仍归属于手阳明本经。

（12）手太阴经别：从手太阴经脉的渊腋处分出，行于手少阴经别之前，进入胸腔，走向肺脏，散布于大肠，向上浅出锁骨上窝，沿喉咙，合于手阳明的经别。

十二皮部：抵御外邪的森林

十二经脉在体表有一定的循行分布范围，与之相应，全身的皮肤也被划分为十二个部分，称为"十二皮部"。故《素问·皮部论》中说："欲知皮部，以经脉为纪考，诸经皆然。"同时，皮部不仅是经脉的分区，也是别络的分区，它同别络，特别是浮络有着密切的关系。所以《素问·皮部论》又说："凡十二经络脉者，皮之部也。"

皮部作为十二经脉的体表分区，与经脉和络脉的不同之处在于：经脉呈线状分布；络脉呈网状分布；而皮部则着重于面的划分。其分布之范围大致上属于该经络循行的部位，且比经络更为广泛。皮部在体表的分布如下。

手太阴肺经皮部：循手太阴肺经分布于足部、下肢、腹部。

手厥阴心包经皮部：循手厥阴心包经分布于手部、上肢。

手少阴心经皮部：循手少阴心经分布于手部、上肢。

手阳明大肠经皮部：循手阳明大肠经分布于手部、上肢、颈部、足部。

手少阳三焦经皮部：循手少阳三焦经分布于手部、上肢、肩部、颈部。

手太阳小肠经皮部：循手太阳小肠经分布于手部、上肢、肩部。

足阳明胃经皮部：循足阳明胃经分布于足部、胸腹部、颈部、面部。

足少阳胆经皮部：循足少阳胆经分布于足部、下肢、颈部、头部。

足太阳膀胱经皮部：循足太阳膀胱经分布于足部、下肢、腰背部、头部。

足太阴脾经皮部：循足太阴脾经分布于胸腹部、股部、足部。

足厥阴肝经皮部：循足厥阴肝经分布于足部、胸腹部。

足少阴肾经皮部：循足少阴肾经分布于足部、下肢、腹部。

皮部位居人体最外层，是机体的卫外屏障，当外邪侵犯时，皮部就像森林抵御风沙一样，发挥其保卫机体、抗御外邪的功能。当机体卫外功能失常时，病邪可通过皮部深入络脉、经脉以至脏腑。正如《素问·皮部论》所说："邪客于皮则腠理开，开则邪入客于络脉，络脉满则注入经脉，经脉满则入合于脏腑也。"反之，当机体内脏有病时，亦可通过经脉、络脉而反映于皮部，根据皮部的病理反应而推断脏腑病证，所以皮部又有反映病候的作用。

除此之外，还可以根据皮部理论来确定治疗原则和方法，达到治病效果。比如，外感疾病多为六淫邪气侵犯肌表，表邪不解则由表入里，同样里证也可出表。根据皮部理论，邪在表当发汗，以防病邪沿经络传变入里，发展为里证。若邪已入里，则亦可由里达表，使其通过皮部而解。在临床上，常见的某些皮肤疾患如疹、斑等的外病内治，即是皮部理论在临床上的应用。中医针灸临床常用的皮肤针（七星针、梅花针）、皮内针、穴位贴药治疗等均是通过皮部与经脉络脉乃至脏腑气血的沟通和内在联系而发挥作用的。

由于手三阴三阳皮部与络脉在上肢，足三阴三阳皮部与络脉在下肢，而在临床实践中进行望色及切肤时，上下同名经络皮部是相通的，故称作"上下同法"，所以十二皮部归为六经皮部，并专门加以命名。《素问·皮部论》云："阴阳之阳，名曰害蜚，上下同法，视其部中有浮络者，皆阳阴之络也。"其他经皮部皆以此论述。少阳经皮部名枢持；阳明经皮部名害蜚；太阳经皮部名关枢；厥阴经皮部名害肩；太阴经皮部名关蛰；少阴经皮部名枢儒。此六经皮部名称和理论与经络根结终始理论相关，从而形成关、阖、枢理论。

六经皮部名称对应表

六经	太阳	阳明	少阳	太阴	少阴	厥阴
皮部名	关枢	害蜚	枢持	关蛰	枢儒	害肩

在临床治疗中，除用药物贴敷等方法治疗皮肤病外，主要是在针灸、按摩治疗中，通过皮部、经脉的接受力学和热学的轻微物理性刺激，从而激发人体经络系统协调阴阳、调整虚实的作用而治疗疾病。无论体针、耳针、足针、面针、头皮针、皮肤针，或者艾灸、拔罐、挑刺、割治、药熨、水浴、蜡疗、泥疗等，都是首先作用于皮部的理疗方法。现代的一些治疗仪也是如此。

十二经筋：被河流滋养的土地

何谓经筋？"经"即十二经脉，"筋"为肌肉的总称。十二经筋是十二经脉之气濡养筋肉骨节的体系，是十二经脉的外周连属部分。经筋具有约束骨骼、屈伸关节、维持人体正常运动功能的作用，正如《素问·痿论》所说："宗筋主束骨而利机关也。"如果说十二经脉地上的十二条河流，那么十二经筋就是被河流滋养的土地。

经筋分布于外周，不入脏腑，有"起"有"结"，数筋结于一处为"聚"，散布成片称"布"。十二经筋各起于四肢末端，结聚于关节和骨骼，分布部位与十二经脉的外行部分相类。阳经之筋分布在肢体的外侧，分为手足三阳；阴经之筋分布在肢体的内侧，并进入胸腹腔，但是不联络脏腑，不像经脉有脏腑络属关系，因此，经筋的命名只分手足阴阳而不连缀脏腑名称。其中，手三阳之筋结于头脚，手三阴之筋结于胸膈，足三阳之筋结于目周围，足三阴之筋结聚于阴器。

经筋的分布，同十二经脉在体表的循行部位基本上是一致的，但其循行走向不尽相同。经筋的分布，一般都有在浅部，从四肢末端走向头身，多结聚于关节和骨骼附近，有的进入胸腹腔，但不属络脏腑。其具体分布如下。

1. 足太阳经筋

起于足小趾，向上结于外踝，斜上结于膝部，在下者沿外踝结于足跟，向上沿跟腱结于腘部，其分支结于小腿肚（腨外），上向腘内则，与腘部另支合并上行结于臀部，向上挟脊到达项部；分支入结入舌根；直行者结于枕骨，上行至头顶，从额部下，结于鼻；分支形成"目上网"（即上睑），向下结于鼻旁，背部的分支从腋行外侧结于肩髃；一支进入腋下，向上从缺盆出，上方结于耳行乳突（完骨）。又有分支从缺盆出，斜上结于鼻旁。

2. 足少阳经筋

起于第四趾，向上结于外踝，上行沿胫外侧缘，结于膝外侧；其分支起于腓骨部。上走大腿外侧，前边结于"伏兔"，后边结于骶部。直行者，经季胁，上走腋前缘，系于胸侧和乳部，结于缺盆。直行者，上出腋部，通过缺盆，行于太阳筋的前方，沿耳后，上额角，交会于头顶，向下走向下颌，上结于鼻旁。分支结于目外眦，成"外维"。

3. 足阳明经筋

起于第二、三、四趾，结于足背；斜向外上盖于腓骨，上结于膝外侧，直上结于髀枢（大转子部），向上沿胁肋，连属脊椎。直行者，上沿胫骨，结于膝部。分支结于腓骨部，并合足少阳的经筋。直行者，沿伏兔向上，结于股骨前，聚集于阴部，向上分布于腹部，结于缺盆，上颈部，挟口旁，会合于鼻旁，上方合于足太阳经筋——太阳为"目上网"（下睑）。其中分支从面颊结于耳前。

4. 足太阳经筋

起于大足趾内侧端，向上结于内踝；直行者，络于膝内辅骨（胫骨内踝部），向上沿大腿内侧，结于股骨前，聚集于阴部，上向腹部，结于脐，沿腹内，结于肋骨，散布于胸中；其在里的，附着于脊椎。

5. 足少阳经筋

起于足小趾的下边，同足太阳经筋并斜行内踝下方，结于足跟，与足太阳经筋会合，向上结于胫骨内踝下，同足太阴经筋一起向上，沿大腿内侧，结于阴部，沿脊里，挟膂，向上至项，结于枕骨，与足太阳经会合。

6. 足厥阴经筋

起于足大趾上边向上结于内踝之前。沿胫骨向上结于胫骨内踝之上，向上沿大腿内侧，结于阴部，联络各经筋。

7. 手太阳经筋

起于手小指上边，结于腕背，向上沿前臂内侧缘，结于肘内锐骨（肱骨内上踝）的后面，进入并结于腋下，其分支向后走腋后侧缘，向上绕肩胛，沿颈旁出走足太阳经筋的前方，结于耳后乳突；分支进入耳中；直行者，出耳上，向下结于下颌，上方连属目外眦。还有一条支筋从颌部分出，上下颌角部，沿耳前，连属目眦，上额，结于额角。

8. 手太阳经筋

起于和无名指末端，结于腕背，向上沿前臂结于肘部，上绕上臂外侧缘上肩，走向颈部，合于手太阳经筋。其分支当下颌角处进入，联系舌根；另一支从下颌角上行，沿耳前，连属目眦，上额，结于额角。

9. 手少阳经筋

起于食指末端，结于腕背，向上沿前臂外侧，结于肩髃；其分支，绕肩胛，挟脊旁；直行者，从肩髃部上颈；分支上面颊，结于鼻旁；直行的上出手太阳经筋的前方，上额角，络头部，下向对侧下颌。

10. 手太阳经筋

起于手大拇指上，结于鱼际后，行于寸口动脉外侧，上沿前臂，结于肘中；再向上沿上臂内侧，进入腋下，出缺盆，结于肩髃前方，上面结于缺盆，下面结于胸里，分散通过膈部，到达季胁。

11. 手少阳经筋

起于手中指，与手太阴经筋并行，结于肘内侧，上经上臂内侧，结于腋下，向下散布于胁的前后；其分支进入腋内，散布于胸中，结于膈。

12. 手少阳经筋

起于手小指内侧，结于腕后锐骨（豆骨），向上结于肘内侧，再向上进入腋内，交手太阴经筋，行于乳里，结于胸中，沿膈向下，系于脐部。

十五络脉：流在山谷中的溪水

络脉是由经脉分出行于浅层的支脉，络脉的主干脉被称为别络，共有15条，由手足三阴三阳经在腕踝关节上下各分出一支络脉，加上躯干部任脉之络、督脉之络及脾之大络所组成，故又称十五别络、十五络脉。从别络往下，还会分出许多细小的络脉，被称为孙络，即《灵枢》中所谓的"络之别者为孙"。另外，在全身络脉中，浮行于浅表部位的称为"浮络"，它分布在皮肤表面，其主要作用是输布气血以濡养全身。

十五别络分别以十五络所发出的腧穴命名，其中十二经的别络均从本经四肢肘膝关节以下的络穴分出，走向其相表里的经脉，即阴经别走于阳经，阳经别走于阴经，加强了十二经中表里两经的联系，沟通了表里两经的经气，补充了十二经脉循行的不足。任脉、督脉的别络以及脾之大络主要分布在头身部。任脉的别脉从鸠尾分出后散布于腹部；督脉的别络从长强分出后散布于头，左右别走足太阳经；脾之大络从大包分出后散布于胸胁，分别沟通了腹、背和全身经气。

1. 手太阴络——列缺

起始于手腕上部列缺穴两肌肉分歧处，与手太阴经相并而行，散布于手大鱼的边缘部（鱼际），由腕后一寸半（即列缺）处走向手阳明经。此络脉病候分为虚实两证：实证为手掌热；虚证为呵欠，气短，或尿频、遗尿等。

2. 手少阴络——通里

起始于腕横纹后一寸半（通里）处，由此向上与手少阴经并行于浅层，沿经脉而进入心中，联系舌根部，又联属于眼睛的根部；在掌后一寸半（通里）处走向手太阳小肠经。此络脉病候分为虚实两证：实证为胸胁及膈上撑胀不舒；虚证为不能言。

3. 手厥阴络脉——内关

在腕横纹后两寸（内关）处，于掌长伸肌腱与拇长伸肌腱之间分出，然后沿着手厥阴经循行部之浅层上行，联系心包络。此络脉病候分为虚实两证：实证为心痛；虚证为头项强直。

4. 手太阳络——支正

于腕横纹上五寸（支正）处出来后向内注入于手少阴经；另一支沿手太阳经之浅层上行至肘关节部，再上行络于肩髃穴处。此络脉病候分为虚实两证：实证为肘关节弛缓而不得屈伸，肘关节痿废；虚证为皮肤生赘疣，小的如同指间生的疥结痂。

5. 手阳明络——偏历

在腕横纹上三寸（偏历）处分出来后进入手太阴肺经；另一支沿上肢行于手阳明经浅层，上行至肩髃穴处，然后上行至面部颊侧屈曲处，即下颌角部，遍布于下齿中；另一支则入于耳中会合聚集于耳的宗脉。此络脉病候分为虚实两证：实证为龋齿、耳聋；虚证为牙齿寒凉、胸膈气塞不畅等。

6. 手少阳络——外关

在腕横纹上两寸（外关）处分出来后向上绕过前臂外侧上行，注入于胸中会合手厥阴经至心包络。此络脉病候分为虚实两证：实证为肘关节部痉挛；虚证为肘关节部纵缓不收，即不能屈。

7. 足太阳络——飞扬

在踝关节上七寸（飞扬）处分出后走向足少阴经。此络脉病候分为虚实两证：实证为鼻塞流涕，头背疼痛；虚证为鼻流清涕和鼻出血。

8. 足少阳络——光明

在踝关节以上五寸（光明）处分出后走向足厥阴经脉，向下络于足背部。此络脉病候分为虚实两证：实证为厥冷；虚证为痿躄，即筋肉萎缩或萎软无力，坐而不能站起。

9. 足阳明络——丰隆

在踝关节上八寸（丰隆）处分出后走向足太阴经脉；另一支沿胫骨外缘上行于同名经脉之浅层，直达头项部，会合诸经脉之气，向下络于喉部。此络脉病候分为气逆及虚实证：气逆，指本络脉之气上逆则喉痹，卒瘖，即喉部诸疾引起气塞不通之症，故常突然音哑；实证为狂证和癫证；虚证为足胫屈伸不得，胫部肌肉枯萎。

10. 足太阴络——公孙

在第一跖趾关节后一寸（公孙）处分出后走向足阳明经脉；另一支则沿同名经脉浅层上行直络于肠胃。此络脉病候分气逆及虚实证：气逆，即本络脉厥气上逆时则病发霍乱；实证为肠中切切而痛；虚证则腹部鼓胀。

11. 足少阴络——大钟

从大钟穴由足少阴经脉分出，在踝关节后面绕过足跟后走向足太阳经脉。另一支则与足少阴经相并行于浅层，上行走于心包之下，向外则贯穿腰脊部。此络脉病候分为气逆及虚实证：气逆证则心烦胸闷不舒；实证则小便不通或淋漓不尽；虚证为腰痛。

12. 足厥阴络——蠡沟

在踝关节内侧以上五寸（蠡沟）处分出后走向足少阳经脉；另一支沿着同名经脉的浅层经过胫骨内侧上行至睾丸处，结聚于阴茎。此络脉病候分为气逆及虚实证：气逆证为睾丸肿大，猝然发生疝气病；实证为阴器挺长不收；虚证为阴囊突然瘙痒。当取蠡沟穴治之。

13. 任脉之络——尾翳

由任脉之鸠尾穴上面分出后下行至鸠尾穴后再散络于腹部。此络脉病候分为虚实两证：实证为腹壁皮肤疼痛；虚证为腹壁皮肤瘙痒。

14. 督脉之络——长强

从长强穴处由督脉分出，然后在脊柱两旁肌肉边上上行，直达项部，散络于头上。下面则在肩胛部左右有分支走向足太阳经脉，穿入于脊柱两旁肌肉之内。此络脉病候分为虚实两证：实证为脊柱强直；虚证为头部沉重。

15. 脾之大络——大包

在腋窝部下三寸的渊腋穴（足少阳）下方三寸处分出后散布于胁肋及胸侧。此络脉病候分为虚实两证：实证为全身疼痛；虚证为各关节皆弛缓。

腧穴：运输气血的中转站

腧穴是人体输注气血、反映病候、防治疾病的重要部位。"腧"就是传输的意思，"穴"说明这个部位存在着空隙，所以一般都用"穴位"来称呼。实际上，穴位就是每条经络上最突出的地方，穴位对经络的重要就如同经络对于人体的重要。它位于经脉之上，而经脉又和脏腑相连，穴位、经脉和脏腑之间就形成了立体的联系。当然，穴位就成了这个相互联系的体系中最直接的因素，通过穴位来发现身体存在的问题，更可以利用它们来治疗疾病，保持身体的健康。

按照中医基础理论，人体穴位主要有四大作用，首先它是经络之气输注于体表的部位；其次它还是疾病反映于体表的部位，当人体生理功能失调的时候，穴位局部可能会发生一些变化，比如说颜色的变红或者变暗，或者局部摸起来有硬结或者条索状的东西等等；再者我们可以借助这些变化来推断身体到底是什么部位出了问题，从而协助诊断；最后，当人体出现疾病的时候，这些穴位还是针灸、推拿、气功等疗法的刺激部位，当然我们也可以用这些穴位来预防疾病的发生。

有专家说，正是由于腧穴的发现，才最终确立了经络学说，这种说法是有一定道理的。在远古时代，没有医生，没有医院，没有先进的设备，更没有灵丹妙药，当我们的祖先身体不舒服的时候，发现在病痛的局部按按揉揉，或者用小石头刺刺，小木棍扎扎，就能减轻或者消除病痛。其实这种"以痛为腧"的取穴方式，就是腧穴的原型。后来通过实践活动，古代人对腧穴有了进一步的认识，知道了按压哪个位置能起到什么样的治疗作用，为了便于记忆，便于交流，还给它们起了名字。在公元前1世纪的时候，有名字的穴位大概有160个。

随着对穴位主治功能认识的不断积累，古代医家发现这些穴位不是孤立的，这些穴位位于"经络"——能量的通路上，通过经络与脏腑相通。历代医家不断整理，到了清代，有名的穴位一共有361个，包括52个单穴，309个双穴。这361个穴位位于十二经和任、督二脉之上，有固定的名称和固定的位置。这也是我们现代人常说的"经穴"，或者"十四经穴"。

在这361处经穴中，有108个要害穴。要害穴中有72个穴一般采用按摩手法点、按、揉等不至于伤害人体，其余36个穴是致命穴，就是我们俗称的"死穴"。严格地说这36个致命穴，平常按摩不会有任何不良影响。所谓致命是指超乎正常的意外重力，造成了极大的打击。死穴又分为软麻、昏眩、轻和重四穴，每类都有9个穴。一共是36个致命穴。有些文学作品中甚至说，在生死搏斗中为"杀手"使用，还有歌诀做了描述："百会倒在地，尾闾不还乡；章门被击中，十人九人亡；太阳和哑门，必然见阎王；断脊无接骨，膝下急亡身。"

还有一些穴位，也有自己的名字，有固定的位置，但是却不属于十四经，它们属于另外一个系统，那就是"经外奇穴"，简称"奇穴"，其中也包括许多近代发现并获得认可的新穴，比如说四缝、八风、十宣、定喘等。常用的奇穴有40个左右。

其实还有一类穴位，没有固定的名字，也没有固定的位置，这就是"阿是穴"。相传在古时有中医为病人治病，但一直不得其法。有一次无意中按到病者某处，病者的痛症得到舒缓。医者于是在该处周围摸索，病者呼喊："啊……是这里，是这里了。"医者加以针灸，果然使疾病好转。于是把这一个特别的穴位命名为"阿是穴"，其实就是病痛局部的压痛点或者敏感点，这种叫法最早见于唐代。

可以看出，人们对腧穴的认识是不断发展的，关于究竟有多少穴位这个问题，也是在不同时代有着不同的答案。

特定穴：特殊职能的气血运行枢纽

在十四经穴中，有一部分腧穴被称之为"特定穴"，它们除具有经穴的共同主治特点外，还有其特殊的性能和治疗作用。根据其不同的分布特点、含义和治疗作用，将特定穴分为"五输穴""原穴""络穴""郄穴""下合穴""背腧穴""募穴""八会穴""八脉交会穴"和"交会穴"十类。特定穴其实是最常用的经穴，掌握特定穴的有关知识，对发生疾病时选穴具有很重要的指导意义。

1.五输穴

古代医家认为，经脉之中气血的流注运行就好像自然界之水流一样，由小到大、由浅入深，注于江河，汇于海洋。古人以此为依据，将"井、荥、输、经、合"五个名称

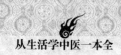

分别冠之于五个特定穴，即组成了五输穴。

五输穴从四肢末端向肘膝方向依次排列。井穴分布在指或趾末端，为经气所出，就像是水的源头。荥穴分布于掌指或跖趾关节之前，为经气开始流动，像刚出的泉水微流；输穴分布于掌指或跖趾关节之后，其经气渐盛，喻水流由小到大，由浅渐深；经穴多位于前臂、胫部，其经气盛大流行如水流宽大，通畅无阻；合穴多位于肘膝关节附近，其经气充盛且入合于脏腑，喻江河之水汇合入湖海。五输穴与五行相配，故又有"五行输"之称。

五输穴表

经脉名称	井（木）	荥（火）	输（土）	经（金）	合（水）
手太阴肺经	中府	鱼际	太渊	经渠	尺泽
手厥阴心包经	中冲	劳宫	大陵	间使	曲泽
手少阴心经	少冲	少府	神门	灵道	少海
足太阴脾经	隐白	大都	太白	商丘	阴陵泉
足厥阴肝经	涌泉	然谷	太溪	复溜	阴谷
足少阴肾经	大敦	行间	太冲	中封	曲泉
手阳明大肠经	商阳	二间	三间	阳溪	曲池
手少阳三焦经	关冲	液门	中渚	支沟	天井
手太阳小肠经	少泽	前谷	后溪	阳谷	小海
足阳明胃经	厉兑	内庭	陷谷	解溪	足三里
足少阳胆经	足窍阴	侠溪	足临泣	阳辅	阳陵泉
足太阳膀胱经	至阴	通谷	束骨	昆仑	委中

2. 原穴、络穴

原穴是脏腑原气（即元气）经过和留止于四肢的穴位。脏腑的原气源于肾间动气，是人体生命活动的原动力，通过三焦运行于五脏六腑，通达头身四肢，是十二经脉维持正常生理功能的根本。十二经脉在腕、踝关节附近各有一个原穴，合为十二原穴。十五络脉从经脉分出处各有一腧穴，称之为络穴，又称"十五络穴"。"络"，有联络、散布之意。十二经脉各有一络脉分出，故各有一络穴。原穴和络穴既可单独应用，也能配合使用，中医称之为"原络配穴"。

十二经原穴、络穴表

经脉	原穴	络穴
手太阴肺经	太渊	列缺
手厥阴心包经	大陵	内关
手少阴心经	神门	通里
手阳明大肠经	合谷	偏历
手少阳三焦经	阳池	外关
手太阳小肠经	腕骨	支正
足太阴脾经	太白	公孙
足厥阴肝经	太冲	蠡沟
足少阴肾经	太溪	大钟
足阳明胃经	冲阳	丰隆
足少阳胆经	丘墟	光明
足太阳膀胱经	京骨	飞扬

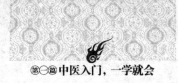

3. 郄穴

"郄"有孔隙之意。郄穴是指经脉之气深深藏聚部位的腧穴。十二经脉和奇经八脉中的阴跷、阳跷、阴维、阳维脉各有 1 个郄穴，共有 16 个。根据古代文献记载，阴经郄穴多用于治疗出血，阳经的郄穴多用于治疗急性疼痛。比如说我们前臂上的孔最穴就是手太阴肺经的郄穴，而肺与大肠相表里，所以孔最就有了这个作用。

十六郄穴表

经脉	郄穴	经脉	郄穴	经脉	郄穴
手太阴肺经	孔最	手阳明大肠经	温溜	足太阳膀胱经	金门
手厥阴心包经	郄门	手少阳三焦经	会宗	阴维脉	筑宾
手少阴心经	阴郄	手太阳小肠经	养老	阳维脉	阳交
足太阴脾经	地机	足阳明胃经	梁丘	阴跷脉	交信
足厥阴肝经	中都	足少阳胆经	外丘	阳跷脉	跗阳
足阴肾经	水泉				

4. 腧穴、募穴

脏腑之气输注于背腰部的腧穴，称为"腧穴"，又称"背腧穴"。"腧"，有转输、输注之意。腧穴一共有 12 个，都位于背腰部足太阳膀胱经第一侧线上，大体依脏腑位置的高低而上下排列，并分别冠以脏腑之名。

脏腑之气汇聚于胸腹部的腧穴，称为"募穴"，又称"腹募穴"。"募"，有聚集、汇合之意。募穴也有 12 个，都位于胸腹部有关经脉上，其位置与其相关脏腑所处部位相近。

腧穴和募穴既可以单独使用，也可以配合使用。一般而言，脏病和虚证多取腧穴，腑病和实证多用募穴。

十二脏腑腧穴、募穴

	肺	心包	心	肝	脾	肾	胃	胆	膀胱	大肠	三焦	小肠
腧穴	肺腧	厥阴腧	心腧	肝腧	脾腧	肾腧	胃腧	胆腧	膀胱腧	大肠腧	三焦腧	小肠腧
募穴	中府	膻中	巨阙	期门	章门	京门	中脘	日月	中极	天枢	石门	关元

5. 下合穴

六腑之气下合于足三阳经的腧穴，称为"下合穴"，又称"六腑下合穴"。下合穴共有 6 个，其中胃、胆、膀胱的下合穴位于本经，大肠、小肠的下合穴同位于胃经，三焦的下合穴位于膀胱经。

下合穴可用于治疗相应的腑的病症。比如，胆的下合穴是阳陵泉，如果胆出现问题，就可以用阳陵泉来治疗。胃的下合穴是足三里，所以足三里可以治疗各种胃炎、胃溃疡、消化不良等这些和胃有关的疾病。膀胱的下合穴是委中，委中可以用来治疗尿频、尿急、尿痛、尿血、尿潴留、遗尿等各种和膀胱有关的问题。大肠的下合穴是上巨虚，和大肠有关的便秘、腹泻、痔疮、便血等都可以用上巨虚来治疗。三焦的下合穴是委阳穴，这个穴位可以用来治疗水肿、肾炎、膀胱炎等和三焦有关的疾病。小肠的下合穴是下巨虚，因此，下巨虚可以用来治疗和小肠相关的疾病，比如说急慢性肠炎、消化不良等。

6. 八会穴

八会穴是指脏、腑、气、血、筋、脉、骨、髓等精气聚会的八个腧穴。具体来讲，

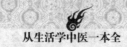

脏会章门，腑会中脘，气会膻中，血会膈腧，筋会阳陵泉，脉会太渊，骨会大杼，髓会绝骨。八会穴分散在躯干部和四肢部，其中脏、腑、气、血、骨之会穴位于躯干部；筋、脉、髓之会穴位于四肢部。

这八个穴位虽然分别属于不同的经脉，但对各自相对应的脏腑、组织的病症具有特殊的治疗作用。比如背部的膈腧穴是血会，也就是血汇聚的地方，当身体任何地方出现有出血、血亏或者血瘀等情况，都可以用这个穴位来治疗。再比如说任脉上的中脘穴是腑会，所以中脘不仅仅可以治疗和任脉相关的疾病，还可以用来治疗和六腑相关的疾病，尤其是经常用它来治疗胃的各种病症。

7. 交会穴

两经或数经相交会的腧穴，称为"交会穴"。交会穴多分布于头面、躯干部。这样的穴位有很多，它们既可以治疗本经的病症，也可以治疗相交会的经脉的病症。比如说三阴交，它既是足太阴脾经的腧穴，又是足三阴交会穴，所以，可以用它来治疗脾经病证，也可以治疗足厥阴肝经、足少阴肾经的病证。由于这样的穴位实在是太多了，在这里我们就不一一介绍了。

8. 八脉交会穴

十二经脉与奇经八脉相通的八个腧穴，称为"八脉交会穴"，又称"交经八穴"。八脉交会穴均位于腕踝部的上下。

八脉交会穴具有治疗奇经病症的作用，比如说后背部脊柱的疼痛、僵硬，这属于督脉的病症，我们就可以用通于督脉的后溪穴来治疗，而后溪穴本身是属于手太阳小肠经的穴位。公孙穴通冲脉，内关穴通阴维脉，这两个穴位配合使用，可以用来治疗心、胸、胃的疾病。后溪通督脉，申脉通阳跷脉，这连个穴位一起配合可以治疗眼内角、颈项、耳朵以及肩部的疾病。足临泣通带脉，外关通阳维脉，这两个穴位配合可以治疗眼内角、耳后、脸颊、颈肩部的相关疾病。列缺通任脉，照海通阴跷脉，这两个穴位配合起来，可以治疗肺、咽喉、胸膈的疾病。

八脉交会穴表

穴名	所属经脉	所通经脉	所合部位	主治范围
列缺照海	手太阴肺经	任脉	肺系，咽喉，胸膈	肺系，咽喉，胸膈病证
	足少阴肾经	阴跷脉		
后溪申脉	手太阳小肠经	督脉	目内眦、颈项、耳、肩	耳、目内眦、头颈项、肩胛、腰背病证
	足太阳膀胱经	阳跷脉		
公孙内关	足太阴脾经	冲脉	心、胸、胃	心、胸、胃病证
	少阴心包经	阴维脉		
足临泣外关	足少阳胆经	带脉	目内眦、耳后、颊、颈肩	耳、目锐眦、侧头、颈肩、胸胁病证
	手少阳三焦经	阳维脉		

经络的标本、根结、气街、四海

经络系统主要是从经络的分布和气血运行等方面来论述人体内脏和体表的相互关系，古代医家通过长期的实践，在认识了经络的分布和气血运行的基础上，总结出了经络腧穴上下内外的对应规律，从而揭示了人体四肢与头身的密切联系，突出了四肢远端的特定穴与头、胸、腹、背腧穴的关系，形成了标本、根结、气街、四海理论。

1. 标本

"标本"一词在这里是以树梢（标）和树根（本）来比喻经脉腧穴分布的上下对应

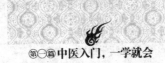

关系。"标"代表人体头面胸背部，"本"代表人体四肢下端。十二经脉皆有"标"部与"本"部。根据《灵枢·卫气》所载标本位置，结合相应腧穴列表如下。

十二经标本表

经脉	本（部位）	本（腧穴）	标（部位）	标（腧穴）
足太阳	跟以上5寸中	跗阳	两络命门（目）	晴明
足少阳	窍阴之间	足窍阴	窗笼（耳）之前	听会
足少阴	内踝下上3寸中	交信、复溜	背腧与舌下两脉	肾腧、廉泉
足阳明	厉兑	厉兑	颊下、挟颃颡	人迎
足厥阴	行间上5寸所	中封	背腧	肝腧
足太阴	中封前上4寸中	三阴交	背腧与舌本	脾腧、廉泉
手太阳	外踝之后	养老	命门（目）之上1寸	攒竹
手少阳	小指次指之间上2寸	中渚	目后上角、目外眦	丝竹空
手阳明	肘骨中上至别阳	曲池	颜下合钳上	迎香
手太阴	寸口之中	太渊	腋内动脉	中府
手少阴	锐骨之端	神门	背腧	心腧
手厥阴	掌后两筋之间2寸	内关	腋下3寸	天池

2. 根结

"根结"指经气的所起与所归。"根"指根本、开始，即四肢末端的井穴；"结"指结聚、归结，即头、胸、腹部。四肢末端和头、胸、腹又称为"四根三结"。根结的分布见下表。

十二经根结表

经脉	根（井穴）	结	
太阳	至阴	命门（目）	
阳明	厉兑	颡大（钳耳）	头
少阳	窍阴	窗笼（耳）	
太阴	隐白	太仓（胃）	
少阴	涌泉	廉泉	腹
厥阴	大敦	玉英、膻中	胸

十二经脉的"根"与"本"，"结"与"标"位置相近或相同，意义也相似。"根"有"本"意，"结"有"标"意，"根"与"本"部位在下，皆经气始生始发之地，为经气之所出；"结"与"标"部位在上，皆为经气归结之所。但它们在具体内容上又有所区别，即"根之上有本"，"结之上有标"，说明"标本"的范围较"根结"为广。"标本"理论强调经脉分布上下部位的相应关系，即经气的集中和扩散，而"根结"理论强调经气两极间的联系。

标本根结的理论补充说明了经气的流注运行情况，即经气循行的多样性和弥散作用，强调了人体头身与四肢的密切联系，为针灸临床中四肢肘膝以下的特定穴治疗远离腧穴部位的脏腑疾病、头面五官疾病，以及"上病下取""下病上取"等提供了理论依据。例如：《针灸聚英·肘后歌》中的"头面之疾寻至阴"的方法，就是上病（结部）取下（根部）之法；晴明配光明治目疾，是足太阳和足少阳标本互配之法。

3. 气街

经络理论指出，气街是经气汇集，纵横通行的共同道路。《灵枢·卫气》说："胸气有街，腹气有街，头气有街，胫气有街。"《灵枢·动输》说："四街者，气之径路也。"

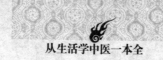

这说明，人体的胸、腹、头、胫部是经脉之气聚集循行的部位。

由于十二经脉的气血都是"上于面而走空窍"，所以《灵枢·卫气》说"气在头者，止之于脑"，即脑为头气之街。十二经脉脏腑之气均集聚于胸腹和背脊等部，故说"气在胸者，止之于膺与背腧，气在腹者，止之于背腧，与冲脉于脐左右之动脉者"，即胸气之街是在膺与背腧（心腧、肺腧等），腹之气街是在冲脉和背腧（肝、脾、肾）。下肢经脉的经气多汇集在少腹气街（气冲）部位，故说"气在胫者，止之于气街"，即气冲、承山、踝上以下为胫气之街。

气街部位多为"结"与"标"的部位。基于这一理论，针灸临床中可取头身腧穴治疗局部和内脏疾患，还可取头身的部分腧穴治疗四肢病症。例如，风池、风府均为头部穴，可主治头面五官疾病，下腹部的气冲穴主治奔豚、腹痛、阴痿及胎产诸疾。

4. 四海

海是百川归聚之所，凡庞大的汇合现象均可以"海"喻之，经络学说认为十二经脉像大地上的水流一样，故称为"十二经水"，十二经内流行的气血像百川归海一样汇集到一定的部位，由此形成了"海"的概念。《灵枢·海论》指出："人亦有四海……胃者水谷之海，其输上在气街，下至三里；冲脉者为十二经之海，其输上在大杼，下出于巨虚之上下廉；膻中者为气之海，其输上在于柱骨之上下，前在于人迎；脑为髓之海，其输上在于盖，下在风府。"所以，可据此并结合中医有关论述归纳"四海"部位及其功能意义如下。

脑为髓海，在头部，为神气的本源，是脏腑、经络活动的主宰。

膻中为气海，在胸部，为宗气所聚之处，推动肺的呼吸和心血的运行。

胃为水谷之海，在上腹部，是营气、卫气生化之源，即气血化生之处。

冲脉为血海，又称十二经之海。冲脉总领十二经气血之要冲，故冲脉为血海。又因冲脉起于胞中，伴足少阴经上行至"脐下，肾间动气者"，为十二经之根本，是原气生发的本源，而原气通过三焦分布全身，是人体生命活动的原动力，故冲脉又为十二经之海。

《灵枢·海论》指出，当四海有余或不足时，就会出现相应的病候，如"气海有余者，气满胸中，悗息面赤；气海不足，则少气不足以言。血海有余，则常想其身大，佛然不知其所病；血海不足，亦常想其身小，狭然不知其所病。水谷之海有余，则腹满；水谷之海不足，则饥不受谷食。髓海有余，则轻劲多力，自过其度；髓海不足，则脑转耳鸣，胫酸眩冒，目无所见，懈怠安卧"等。这时就要取四海中相应的腧穴，调其虚实而治疗，对针灸临床有一定的指导意义。

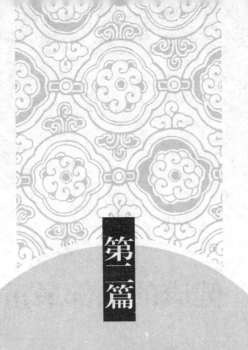

第二篇

人体特效穴位养生

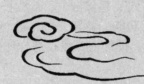

第一章

健康的头部最重要

百会穴：养胃降压找百会

中医认为：头为精明之府、百脉之宗，人体的十二经脉都汇聚在此，是全身的主宰。百会穴位于头顶部正中央，有"三阳五会"之称（即足三阳与督脉、足厥阴肝经的交会穴），是人体众多经脉汇聚的地方，是头部保健的重要大穴，它能够通达全身的阴阳脉络，连贯所有的大小经穴，是人体阳气汇聚的地方，有开窍醒脑、固阳固脱、升阳举陷的功效。

可以说，百会穴既是长寿穴又是保健穴，此穴经过锻炼，可开发人体潜能，增加体内的真气，调节心脑血管系统功能，益智开慧，澄心明性，轻身延年，现代临床上常用于治疗休克、遗尿、神经衰弱、抑郁症、竞技综合征、眼睑下垂、舞蹈病、精神分裂症、鼻炎、鼻窦炎、脚气等。

百会穴有一个很特别的作用就是可以治疗胃下垂，每天用手指在百会穴上旋转按摩30～50下，就可以很好地提升胃气，防治胃下垂。在按摩的时候可以微微闭上眼睛，慢慢感觉，随着按摩的时间加长，会感到头顶处微微发胀。按摩结束之后，睁开眼睛，会感到眼睛很明亮舒适。

百会穴还有一些妙用，首先是降血压。手掌紧贴百会穴呈顺时针旋转，每次做36圈，可以宁神清脑，降低血压。其次为美发。用食指或中指按压百会穴，逐渐用力深压捻动，然后用空拳轻轻叩击百会穴，每次进行3分钟。这样可以促进血液循环，增强头皮的抵抗力，从而减少脱发断发。它和正确的疏通方式一样关键，比如梳头时应顺着毛囊和毛发的自然生长方向，切忌胡乱用力拉扯。因为头部有督脉、膀胱经、胆经等多条经脉循行，所以最好顺着经络的循行梳头，这样轻而易举就能调理多条经脉了。

在日常生活中，百会穴的保健方法主要有以下四种。

（1）按摩法：睡前端坐，用掌指来回摩擦百会至发热为度，每次108下。

（2）叩击法：用右空心掌轻轻叩击百会穴，每次108下。

（3）意守法：两眼微闭，全身放松，心意注于百会穴并守住，意守时以此穴出现跳动和温热感为有效，时间约10分钟。

（4）采气法：站坐均可，全身放松，意想自己的百会穴打开，宇宙中的真气能量和阳光清气源源不断地通过百会进入体内，时间约10分钟。

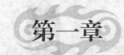

百会穴

【教你快速找穴位】

百会穴很容易就能找到，将双耳向前对折，取两个耳朵最高点连线的中点，即前后正中线的交点就是。或者将大拇指插进耳洞中，两手的中指朝头顶伸直，然后就是环抱头顶似

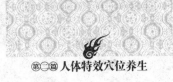

的，两手指按住头部。此时两手中指尖相触之处，就是百会穴。用指施压，会感到轻微的疼痛。

攒竹穴：随身携带止嗝穴

攒竹穴，别名眉本、眉头、员在、始光、夜光、明光、光明穴、员柱、矢光、眉柱、始元、小竹、眉中穴，隶属足太阳膀胱经。攒，聚集也。竹，山林之竹也。该穴名意指膀胱经湿冷水汽由此吸热上行。本穴物质为睛明穴上传而来的水湿之气，因其性寒而为吸热上行，与睛明穴内提供的水湿之气相比，由本穴上行的水湿之气量小，如同捆扎聚集的竹竿小头一般（小头为上部、为去部，大头为下部、为来部），故名攒竹。

攒竹位于面部，当眉头陷中，眶上切迹处。其气血循膀胱经上行，其气血温度比睛明穴的要高，但比面其他经脉穴位中的气血温度要低，主治头痛，口眼歪斜，目视不明，流泪，目赤肿痛，眼睑瞤动，眉棱骨痛，眼睑下垂。迎风流泪、眼睛充血、眼睛疲劳、眼部常见疾病、假性近视等。在学生的眼保健操中，其中有一节就是指压按摩此穴，可见其保健效果非同一般。

其实，攒竹穴还有一个非常重要的作用，那就是止嗝。打嗝的时候，用双手大拇指直接按压双侧的眉头，使劲一点，按压下去几秒钟，再松开。然后再按压，再松开。这样反复几次，打嗝就可以停止了，比起喝凉水等办法来说，更加健康，也更加方便。

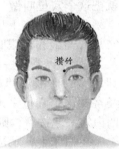

攒竹穴

【教你快速找穴位】

攒竹穴在面部，当眉头陷中，眶上切迹处。正坐仰靠或仰卧位，在眉毛内侧端，眶上切迹处取穴。

睛明穴：防治眼病第一穴

睛明穴，别名目内眦、泪孔穴、泪空穴、泪腔穴、目眦外，隶属足太阳膀胱经，为手足太阳、足阳明、阳跷、阴跷五脉之会穴。睛，指穴所在部位及穴内气血的主要作用对象为眼睛也。明，光明穴之意。睛明名意指眼睛接受膀胱经的气血而变得光明穴。本穴为太阳穴膀胱经之第一穴，其气血来源为体内膀胱经的上行气血，乃体内膀胱经吸热上行的气态物所化之液，亦即是血。膀胱经之血由本穴提供于眼睛，眼睛受血而能视，变得明亮清澈，故名睛明。

睛明穴最早出自《针灸甲乙经》，主治：迎风流泪，胬肉攀睛，内外翳障，雀目，青盲，夜盲，色盲，近视，及急、慢性结膜炎，泪囊炎，角膜炎，电光性眼炎，视神经炎等。可以说，该穴是防治眼睛疾病的第一大要穴。"睛明"二字便是指五脏六腑之精气，皆上注于目。

我们平时用眼过度，感觉到眼疲劳的时候一定要及时地停下手头的工作，好好地揉按几分钟睛明穴。按此穴时，最好指甲剪平了，先用两手大拇指指肚夹住鼻根，因为这个穴特别小，如果你很随意地去揉，很容易就杵到眼睛，而且还可能把旁边的皮也杵破了，只有这样按起来才能安全，而且对眼睛的诸多疾病都有效果。

我们知道，睛明穴与脑、膀胱、督脉经气相连。同时，睛明穴与脑还有更直接的联系。正如《黄帝内经·灵枢·寒热病》所言"其足太阳有通项入于脑者，正属目本，名曰眼系……乃别阴跷、阳跷，阴阳相交，阳入阴，阴出阳，交于目内眦（睛明穴），"此眼系即睛后与脑相连的组织，而且眼系通项入于脑，所以睛明穴通过

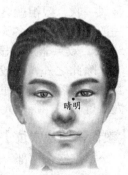

睛明穴

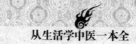
眼系通项入脑。经络所通,主治所及,所以深刺睛明穴还可治因脑神失用、膀胱失摄之尿失禁;落枕、急性腰扭伤,头痛等痛证属督脉、太阳经病变者、中风急症等。

值得注意的是,在按摩攒竹穴时,用力不宜重,宜缓不宜急,两手用力及速度均匀对称,而且这个穴位不适宜灸。

【教你快速找穴位】

睛明穴在面部,目内眦角稍上方凹陷处。正坐或仰卧位,在目内眦的外上方陷中取穴。

承泣穴:明眸亮眼揉承泣

承泣。承,受也。泣,泪也、水液也。承泣名意指胃经体内经脉气血物质由本穴而出。眼泪流出来的时候,受到重力因素的影响,最先流到眼眶下面承泣穴的部位,所以人们就把这个穴位叫做"承泣穴"。

承泣是胃经上比较重要的穴位。胃经多气多血,而承泣穴是胃经最靠近眼睛的穴位,中医里讲"穴位所在,主治所及",所以经常揉一揉这个穴位,会使眼部气血旺盛,眼睛得到足够的血液滋养。而目得血能视,它有了血才能看东西。经常揉这个穴位,可预防近视眼,缓解眼部疲劳。若能配上四白穴一起按摩,则效果更好。

在临床上,承泣穴是治疗眼病非常重要的穴位之一,具有祛风清热、明目止泪的功效。按摩承泣穴,除了可以治疗

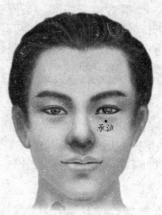

承泣穴

近视,缓解眼疲劳,对夜盲、眼睛疲劳、迎风流泪、老花眼、白内障、青光眼、视神经萎缩等各种眼部疾病都有疗效。

在中医理论看来,脾胃与眼睛在经络上有着或多或少的联系。目为肝之窍,肝受血而能视,而肝血禀受于脾胃。脾胃所化生的气血,散精于肝,通过经脉上荣于目,眼睛因为得到这些营养而变得明亮。由此可见,我们的眼睛之所以能看东西,除了与肝有关外,还与脾胃有关。事实上,无论是因为脾胃失调导致的,还是其他原因引起的眼病,或是日常对眼的保养,都可以通过刺激承泣穴解决。

对于女性朋友来说,眼袋可以说是头号公敌,形成后很难消除。而眼袋的形成与脾胃有着直接的关系,尤其是脾功能的好坏,直接影响到肌肉功能和体内脂肪的代谢。眼袋的出现正是因为胃燥化水功能衰退,使痰湿和水液积在下眼睑造成的。从经络图上可以看到,胃经是经过下眼睑的,眼袋的位置正好是承泣穴和四白穴的所在。因此,有眼袋的女性要经常按摩承泣穴、四白穴;同时再配合按摩足三里穴、丰隆穴,以提高脾胃功能。

生活中,还有一些人的眼睛并没有什么异常现象,既不红也不肿不痒,可是外出时被风一吹,眼泪就会不自觉地流下来,眼睛模糊,视力也下降了。这种情况叫迎风流泪,一般来说夏天比冬天症状明显。对于这种情况,我们可坚持每天按压承泣穴和四白穴各50次,效果非常明显。

除此之外,一般有足底、腹部发冷现象的寒证患者,以及常有便秘、下痢等肠胃症状的人,容易出现眼皮发沉、目中无神的症状。这时,只要按摩承泣穴、下关穴、中脘穴、胃腧穴,每个穴位每天按摩3~5分钟,效果就非常不错。

【教你快速找穴位】

承泣穴在面部,瞳孔直下,当眼球与眶下缘之间。

四白穴：护眼美白好帮手

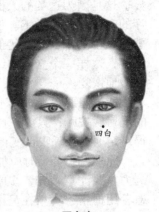

四白穴

四白穴是人身体一个重要的穴位。四，数词，指四面八方，亦指穴所在的周围空间；白，可见的颜色、肺之色也。该穴名意指胃经经水在本穴快速气化成为天部之气。本穴物质为承泣穴传来的地部经水，其性温热，由地部流至四白时，因吸收脾土之热而在本穴快速气化，气化之气形成白雾之状充斥四周，且清晰可见，故名。

四白穴有一个重要的作用，就是缓解眼疲劳。随着电脑、网络等办公自动化系统的普及，工作的紧张、休息不足，容易导致眼部疲劳。在感觉疲劳的时候，除了给予适当的休息外，按摩四白穴进行刺激，也是舒缓疲劳的好方法。使用双手的食指，略微用力进行按压；时间与次数：每次持续按压3秒，10次为1组，早、中、晚各一组。

四白穴还能治疗色盲症。色盲症是眼底网膜的视觉细胞异常，无法区分色彩。但是如果将这种情形视为并非视觉细胞异常而只是发育迟缓。这种状况只能刺激视觉细胞，使其发达，那就是按揉四白穴。用中指指腹按压四白穴，一面吐气一面用食指强压6秒钟。指压时睁眼和闭眼都可以。

因为四白穴在眼的周围，坚持每天点揉能很好地预防眼花、眼睛发酸发胀、青光眼、近视等眼病，还可以祛除眼部的皱纹。

除此之外，四白穴有"美白穴""养颜穴"之称，很多人不太相信，养颜美白靠这么一个小小的穴位就能实现吗？你不妨每天坚持用手指按压它，然后轻轻揉3分钟左右，一段时间以后，观察一下脸上的皮肤是不是变得细腻，而且比以前白了。四白穴也可用来治疗色斑，如果再加上指压人迎穴（位于前喉外侧3厘米处，在这里能摸到动脉的搏动），一面吐气一面指压6秒钟，重复30次。每天坚持，一段时间后，脸部的小皱纹就会消失，皮肤会变得更有光泽。这就是经络通畅的神力。

按摩四白穴时，为增强效果，首先要将双手搓热，然后一边吐气一边用搓热的手掌在眼皮上轻抚，上、下、左、右各6次，再将眼球向左右各转6次。此外，还可以通过全脸按摩祛除眼角皱纹，四白穴和睛明穴、丝竹空穴、鱼腰穴这些穴一起按摩，效果会更好。

【教你快速找穴位】

四白穴在眼眶下面的凹陷处。当你向前平视的时候，沿着瞳孔所在直线向下找，在眼眶下缘稍下方能感觉到一个凹陷，这就是四白穴。

迎香穴：鼻炎鼻塞特效穴

迎香穴，别名冲阳穴，是大肠经的穴位，故有宣肺通窍的作用。而且，这个穴对于增强鼻子功能，强化鼻黏膜对于外界不好空气的抵抗力都有很好的作用。"不闻香臭从何治，迎香两穴可堪攻"，就是古人对迎香穴最好的治疗总结。可以说，所有跟嗅觉和鼻子有关的疾病，都可以用这个穴位调治。尤其是治疗鼻炎、鼻塞，效果极为明显。

那么，究竟迎香穴在什么位置呢？其实非常好找，准确的位置是鼻翼的两旁，如果说人的鼻子就像两个括号一样的话，那么括号的中点位置就是迎香穴。由于它就在鼻子的两旁，所以想要打通鼻窍，让呼吸通畅就没有比迎香再适合的了。

刺激迎香穴的方法也非常简单，用拇指和食指同时放在鼻翼的两侧，也就是迎香穴的位置，掐住鼻子，同时屏住呼吸，间隔5秒钟后，放松手指，进行呼吸。反复进行多次就可以达到刺激迎香穴的作用。

迎香穴可以使鼻子的功能得到强化，鼻黏膜也会增强抵抗炎症的能力，当然鼻炎也

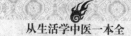
就不会再犯。但是实际上只通过刺激迎香穴的方法会让很多鼻炎严重的人感到效果不明显，这是因为这类的人群已经鼻子和肺脏的功能都相应的丧失了一部分，所以在进行治疗的时候就会不敏感。那么只要能配合足部的鼻子和肺的反射区，就完全避免了这样的事情发生。每天先在足部按摩刺激一下反射区，感到作用敏感的时候，再进行迎香穴的治疗，这样一个立体的综合治疗就建立起来了，鼻子和肺脏逐渐增加敏感性，功能也会慢慢地恢复。

所以想要鼻炎永远不存在，那么就记住迎香穴，辅助足部的反射区按摩，只要坚持一段时间，就能发现一窍不通已经变得窍窍通畅，呼吸也变得畅通无阻，嗅觉也越来越敏锐。

此外，患者平时应加强锻炼，适当进行户外活动，增强抵抗力。要注意营养，多吃维生素丰富的食物，保持大便通畅。患者用拇指、食指在鼻梁两边按摩，每天数次，每次几分钟，令鼻部有热感，具有保健预防的作用。

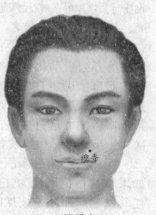

迎香穴

【教你快速找穴位】

迎香穴位于人体的面部，在鼻翼旁开约 1 厘米皱纹中。取穴时一般采用正坐或仰卧姿势，眼睛正视，在鼻孔两旁五分的笑纹（微笑时鼻旁八字形的纹线）中取穴。用食指的指腹垂直按压穴位，有酸麻感。

人中穴：醒神开窍急救穴

人中，又名水沟，位于鼻柱下，属于督脉，同时又是任督二脉的交汇处，在人中沟的上 1/3 与下 2/3 的交点处，具有醒神开窍、调和阴阳、镇静安神、解痉通脉等功用。在古代，这个穴位也叫"寿宫"，就是说长寿与否看人中；还叫"子停"，就是将来后代的发育的情况如何也要看人中，因为人中是阴经和阳经的沟渠，从它可以看出阴阳的交合能力如何。

在古代的相面学中，人中是一个重要的观察点，讲究人中要长、宽、深。如果人中平、短、浅，好好地休息几天就可以改善，人中的沟渠会慢慢变深。人中的深浅可以修，但是长短不能改变。古代相面时认为，人中特长的人会做官，而且长寿，后代的发育也会比较好，因为这样的人阴阳交合的能力比较强，后代比较强壮，他的精力也比较旺盛，能操心很多事。如果人中是歪的，说明阴阳交合出了问题，会出现腿痛或者脊背痛的问题。

人中在我们身体上就类似于"120"的作用，是个重要的急救穴，手指掐或用针刺该穴位就是简单有效的急救方法，可以用于治疗中暑、头晕、昏迷、晕厥、低血压、休克等。但是按压人中进行急救，时间、力度和按压手法都有讲究。如果是轻度的头昏或中暑，可以用指肚按揉人中穴，每次持续数秒，按揉 2 ~ 3 分钟一般即可缓解症状。如果病人已经晕厥、昏迷，则应该用指甲掐或针刺人中穴，适当的节律性刺激最为合适：每分钟掐压或捻针 20 ~ 40 次，每次持续 0.5 ~ 1 秒，持续 1 ~ 2 分钟即可。指掐人中穴是在模拟针刺效果，力度不要过大，以稍用力为宜。

需要注意的是，掐或针刺人中只是一种简便的应急措施，病人家属还应及时与医院联系，进一步抢救，以免延误病情。

为什么刺激人中就能让晕倒的人醒过来呢？在中医看来，人突然晕倒的原因可能就是阴阳失和，掐人中就是在刺激任督二脉，这是人体最重要的阴阳二脉，从而达到阴阳交合，人自然也就醒过来了。

在西医看来，刺激人中，一是具有升高血压的作用，血压是主要生命指征之一，任何原因造成的血压过低都会危及生命。在危急情况下，升高血压可以保证各脏器的血液供应，维持生命活动。二是刺激人中对另一主要生命指征——呼吸活动也有影响，适当的节律性刺激有利于节律性呼吸活动的进行。不管怎样，人中的重要性毋庸置疑，在遇到突发情况时使用，可能会挽救我们的生命。

【教你快速找穴位】

人中穴位于人体鼻唇沟偏上的位置，将鼻唇沟的长度分成三等份，从上往下的 1/3 就是人中穴所在的位置。

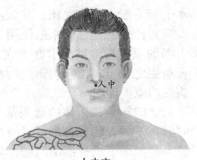

人中穴

地仓穴：不让孩子流口水

地仓穴，跷脉手足阳明之会。地，脾胃之土也。仓，五谷存储聚散之所也。该穴名意指胃经地部的经水在此聚散。本穴物质为胃经上部诸穴的地部经水汇聚而成，经水汇聚本穴后再由本穴分流输配，有仓储的聚散作用，故名。

地仓又名会维、胃维。会，相会也。胃，胃经气血也。维，维持、维系也。会维、胃维名意指穴内的气血物质对人体的正常运行有维系的作用。胃为人的后天之本，人的头部及身体中下部的气血要靠本穴输配，本穴气血的输配正常与否直接维系着人体的各种生理功能是否正常，故而名为会维、胃维。

中医认为，艾灸地仓穴具有疏风行气，通经活络，利口颊之功效。《明堂》中说，此穴能治"口缓不收，不能言语，手足痿躄不能行"。《金鉴》中说："口眼歪斜灸地仓，颊肿唇弛牙噤强，失音不语目不闭，瞤动视物目眃眃。"现代中医学界普遍认为，艾灸地仓穴对于面瘫、面肌痉挛、三叉神经痛、流涎、鹅口疮、面痒、口唇皲裂、面颊疔疮等症有疗效。

在日常生活中，地仓穴有一个很大的作用，尤其是对于小孩子来说，更是值得引起注意的一个穴位。因为，本穴是治疗口角流水，口角炎，面瘫最好的穴位。小孩子容易流口水的话，做妈妈的不妨在孩子睡觉之前，以一种亲子游戏的方式来帮助孩子刺激两角的地仓穴，只要用艾条灸 3 ~ 5 分钟即可，既不让孩子受吃药打针皮肉之苦，还能增进与孩子之间的感情。当然，如果孩子对艾灸不配合，按摩也可以，但值得注意的是，按摩本穴力度适中为好，给孩子按摩的时候要注意力度，不可太用力。每次施治时间为 3 ~ 5 分钟，一天 3 次左右。

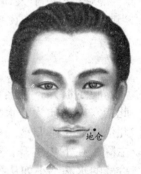

【教你快速找穴位】

地仓穴位于人体的面部，口角外侧，上直对瞳孔。

地仓穴

颊车穴：上牙齿痛找颊车

颊车穴。颊，指穴所在的部位为面颊。车，运载工具也。颊车名意指本穴的功用是运送胃经的五谷精微气血循经上头。本穴物质为大迎穴传来的五谷精微气血，至本穴后由于受内部心火的外散之热，气血物质循胃经输送于头，若有车载一般，故名颊车。

颊车还有许多别名，如曲牙、鬼床、机关、牙车等，每一个别名都是有原因的，显示了这个穴位对人体的作用。如曲牙：曲，隐秘之意。牙，肾所主之骨也，指穴内物质为水。曲牙名意指本穴上传头部的气态物中富含水湿。本穴物质为大迎穴传来的水湿气态物，水湿浓度较大，如隐秘之水一般，故名曲牙。如鬼床：鬼，与神相对，指穴内物质为地部经水。床，承物之器也。鬼床名意指穴内经水被它物承托而行。本穴物质为大迎穴传来的水湿气态物，其运行是循胃经上行下关穴，气态物中水湿浓度较大，如同载

水上行一般，故名鬼床。又如：机关。机，巧也。关，关卡也。机关名意指本穴有关卡大迎穴传来的地部经水的作用。本穴因位处上部，大迎穴外传的地部经水部分因地球重力场的原因自然被关卡在本穴之外，关卡的方式十分巧妙，故名机关。再如牙车：牙，肾所主之骨也，指穴内物质为水。车，运载工具也。牙车名意指本穴有运送胃经经水上头的功能。理同曲牙之解。

我们知道，人体的骨头都是很坚硬、固定的，只有下颌骨能够活动、像车子一样。同时，下颌骨还有一个重要的特点，它是牙槽生根的地方，即我们的牙齿都依附在下颌骨上，如果下颌骨出了问题，牙齿也会松动，甚至脱落。这就好比车子一样，我们在用车子运货的过程中，如果车子倒了，这些东西就不可能完好无损了。因此，这是一个相互依存的关系。在古代的车上，颊和"辅"是共同起作用的，颊车是下颌骨，辅车就相当于上颌骨，颊辅代表的就是牙床，也就是牙齿寄生的地方。

颊车穴有个很大的作用，就是可以治疗牙痛。在日常生活中，我们经常会因为一些外在因素，例如咬核桃、啤酒盖之类的硬物，牙齿经常用力，时间久了，腮帮子会酸痛。尤其是再次张口，或者大笑的时候，两耳前会疼痛得厉害。这时候，按摩颊车穴效果非常好。

我们知道，合谷穴也可以治疗牙痛，它们是有分工的。颊车治疗上牙齿痛，而合谷穴则是治疗下牙疼痛的好手。当感觉上牙齿痛的时候，鼓起腮帮子，找到颊车，轻轻地按摩 3 ~ 5 分钟。另外，颊车穴还可以缓解牙齿因为咬硬物造成的腮痛。这个时候，人们往往认为是牙齿出现了问题，会看牙医，其实我们自己就可以按摩颊车穴，效果也会不错。

值得注意的是，点、按颊车穴时力度稍大，使之有酸胀之感即可。对本穴的施治时间一般为 2 ~ 3 分钟即可，每天 2 ~ 3 次。

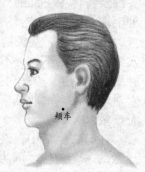

颊车穴

【教你快速找穴位】

颊车穴位于人体面颊部，下颌角前上方约 1 横指（中指），当咀嚼时咬肌隆起，按之凹陷处。

瞳子髎穴：除鱼尾纹有奇功

瞳子髎穴，别名前关穴、后曲穴。瞳子，指眼珠中的黑色部分，为肾水所主之处，此指穴内物质为肾水特征的寒湿水汽。髎，孔隙也。该穴名意指穴外天部的寒湿水汽在此汇集后冷降归地。本穴为胆经头面部的第一穴，胆及其所属经脉主半表半里，在上焦主降，在下焦主升，本穴的气血物质即是汇集头面部的寒湿水汽后从天部冷降至地部，冷降的水滴细小如从孔隙中散落一般，故名。

瞳子髎位于眼睛外侧 1 厘米处，不仅是足少阳胆经上的穴位，而且还是手太阳、手足少阳的交会穴，具有平肝熄风、明目退翳的功用。经常指压此穴，可以促进眼部血液循环，治疗常见的眼部疾病。除此之外，瞳子髎还有一个非常重要的美容作用，就是祛除鱼尾纹。

鱼尾纹是人体衰老的表现之一，出现在人的眼角和鬓角之间出现的皱纹，其纹路与鱼儿尾巴上的纹路很相似，故被形象地称为鱼尾纹。鱼尾纹的形成，是由于神经内分泌功能减退，蛋白质合成率下降，真皮层的纤维细胞活性减退或丧失，胶原纤维减少、断裂，导致皮肤弹性减退，眼角皱纹增多，以及日晒、干燥、寒冷、洗脸水温过高、表情丰富、吸烟等导致纤维组织弹性减退。

随着年龄的增长，眼角便容易出现一些细小的鱼尾纹，这是因为眼角周围的皮肤细腻娇嫩，皮下脂肪较薄，弹性较差。再加上眼睛是表情器官，睁眼、闭眼、哭、笑时眼角都要活动，故容易出现皱纹，而且一旦出现则较难消除。面对眼角出现的皱纹，很少有女人不心急的，名贵的化妆品买了不少，可就是难以消灭它们。其实，只要每天轻柔地按摩瞳子髎穴就能把皱纹赶跑。具体操作方法如下。

首先，将双手搓热，然后用搓热的手掌在眼皮上轻抚，一边吐气一边轻抚，上下左右各6次；其次，再以同样要领将眼球向左右各转6次，再用手指按压瞳子髎穴，一面吐气一面按压6秒钟，如此重复6次。

此外，还可使用指压手法来去除鱼尾纹。具体方法为：用双手的3个长指先压眼眉下方3次，再压眼眶下方3次。3～5分钟后可使眼睛格外明亮，每日可做数次。也可做眼体运动法，即眼球连续做上下左右转动，或连续做波浪状运动。

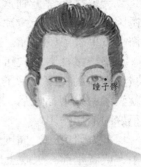

瞳子髎穴

【教你快速找穴位】

瞳子髎位于面部，目外眦旁，当眶外侧缘处。取穴时可正坐仰靠，闭目，在目外眦外侧，眶骨外侧缘凹陷中即是。

听宫穴：耳朵聪灵听力佳

听宫穴，别名多所闻穴、多闻穴，为手太阳小肠经穴。听，闻声也。宫，宫殿也。该穴名意指小肠经体表经脉的气血由本穴内走体内经脉。本穴物质为颧髎穴传来的冷降水湿云气，至本穴后，水湿云气化雨降地，雨降强度比颧髎穴大，如可闻声，而注入地之地部经水又如流入水液所处的地部宫殿，故名。

在临床上，听宫穴主治耳聋、耳鸣、三叉神经痛、头痛、目眩头昏、聤耳、牙痛、癫狂痫。尤其是对于耳鸣，效果非常显著。

心开窍于耳，肾开窍于耳，足少阳胆经入耳，手太阳小肠经路过耳——耳朵这个部位可以说相当于四省通衢的地方的，多条经络及脏腑之气在这里交汇，通常情况下这些不同的气保持相对的平衡状态，这样耳朵才正常工作。如果某日某种诱因把这个平衡状态打破了，那么耳朵的疾病也就来了。像耳中轰鸣这样的情况，是足少阳胆经中进入耳朵里的离火之气太多了，寒气来了，火气自消，所以治疗得打运行太阳寒水之气的小肠经的主意，因此选择听宫穴。

有些人会觉得耳朵边上总有知了鸣叫声，或者是火车轰鸣声，这就是耳鸣。这种情况多出现在中老年朋友的身上，而且很多情况下这种声音持续不断，影响听力，影响睡眠，让人很苦恼。听宫主要用来治疗耳部的各种疾患，尤其是治疗因为火旺导致的耳中轰鸣的效果很好。如果你身边的朋友正为此苦恼，你可以告诉他坚持按摩听宫穴，每天按摩，按摩的时间和力度以自己能够承受为度，多多益善，慢慢地就会发现这个问题消失了。

【教你快速找穴位】

听宫穴位于头部侧面耳屏前部，耳珠平行缺口凹陷中，耳门穴的稍下方即是。或者下颌骨髁状突的后方，张口时呈凹陷处。

翳风穴：一切风疾通治穴

翳风隶属手少阳三焦经。翳，用羽毛做的华盖穴也，为遮蔽之物，此指穴内物质为天部的卫外阳气。风，穴内之气为风行之状也。该穴名意指三焦经经气在此化为天部的阳气。本穴物质为天牖穴传来的热胀风气，至本穴后，热胀风气势弱缓行而化为天部的卫外阳气，卫外阳气由本穴以风气的形式输向头之各部，以此得名。

翳风能够对一切"邪风"导致的疾病有效，即"善治一切风疾"。风可分为内风及外风，内风常导致中风、偏瘫等疾病，外风则易导致伤风感冒。内风多是由于人体阴阳不协调、阳气不能内敛而生，比如肝阳上亢，动则生风，导致"肝风内动"而发生突然昏倒，相当于西医中的突发脑血管病。而外风是由于外界即自然界的不合乎正常时节的风，或者是正常的风但由于人的体质弱、免疫力下降致病。内风和外风可以相互转化。

大家能经常见到这种情况，有人睡了一觉后，嘴巴歪了，这就是面瘫。面瘫的主要诱因是受风。夏天贪凉，对着风扇或空调吹；开车时把窗户打开，任风吹；睡觉时不关窗，夜里着了风等等，这些都会引发面瘫。而按揉翳风穴能预防和治疗面瘫。

坚持按揉翳风穴可以增加身体对外感风寒的抵抗力，能减少伤风感冒的概率，也能减少面瘫的概率。受了风寒感冒后我们如果按揉翳风，头痛、头昏、鼻塞等症状一会儿就没了；发现面瘫后，按揉或针刺翳风穴，不管是中枢性面瘫还是周围性的面瘫，都有很好的治疗作用。

有人研究过，周围性面瘫发作前在翳风穴上有压痛，好多人一觉醒来之后发现嘴歪了，或者是前一天晚上睡觉时一直吹风扇，第二天早上刷牙时发现嘴角漏水，照镜一看，嘴歪眼斜，这时你会发现在翳风穴确实存在压痛。而且在治疗几天后，如果用同样的力量来按压穴位，如果感觉疼痛减轻，病情一般较轻，反之，则病情较重。

作为日常的保健常识，当我们从外面的风天雪地里回到屋子里面后，一定要先按揉翳风3分钟。另外，天热时一定不要让后脑勺一直对着空调或电风扇吹，因为这样后患无穷。

另外翳风穴，便可有效提神醒脑，放松精神。"春眠不觉晓"，尤其在春天，不少人都会觉得昏昏欲睡，这时就可以适当按摩一下翳风穴，来提提精神。按摩要领如下。

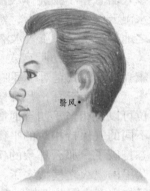

翳风

翳风穴

用双手拇指或食指缓缓用力按压穴位，缓缓吐气；持续数秒，再慢慢的放手，如此反复操作，或者手指着力于穴位上，做轻柔缓和的环旋转动。每次按摩10~15分钟为宜。此法适用于各种人群，且操作不拘于时，一天之中选择方便的时候做1~2次即可。

【教你快速找穴位】

翳风穴在耳垂后，当乳突与下颌骨之间凹陷处。

玉枕穴：生发固发有奇效

玉枕穴为足太阳膀胱经穴。玉，金性器物，肺金之气也。枕，头与枕接触之部位，言穴所在的位置也。该穴名意指膀胱经气血在此化为凉湿水气。本穴物质为络却穴传来的寒湿水气与天柱穴传来的强劲风气，至本穴后汇合而成天部的凉湿水气，其性表现出肺金的秋凉特征，故名玉枕。

玉枕穴在后脑勺，有一个非常好的作用就是防治脱发。现在很多人，精神时刻处于一种紧张状态，思虑过度，导致头发的毛细血管也经常处于收缩状态，供血不好，所以

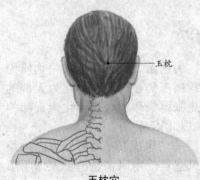

玉枕

玉枕穴

很容易掉头发。《黄帝内经》讲"头为诸阳之汇，四肢为诸阳之末"。"阳气者若天与日"，阳气就得动，不动就会老化。因而，按摩玉枕穴能够改善毛发的气血运行情况。用两手指腹对着两侧玉枕穴轻轻按摩，并且配合"手梳头"，即用五指自然的梳头，从前额梳到后脑勺，用指腹的位置，这样不容易伤到头皮，要稍微用劲一点，这样头皮才能受到刺激，梳50次左右，一直到头皮有酸胀的感觉为止。这样能够很有效防止脱发，也有利于新发的再生。

另外，在中医的养生保健方法中有一个著名的

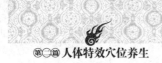
"掩耳弹脑"，"弹脑"常用的就是玉枕穴，此方法有调补肾元、强本固肾的作用，《黄帝内经》认为，肾开窍于耳，耳通于脑，脑为髓之海，肾虚则髓海不足，易致头晕、耳鸣。弹脑时掩耳和叩击的动作可对耳产生刺激，因此可起到，对头晕、健忘、耳鸣等肾虚证状有预防和康复作用。弹脑的具体操作方法是：两手掩耳，掌心捂住两耳孔，两手五指对称横按在两侧后枕部，两食指压中指，然后食指迅速滑下，叩击枕骨。双耳可闻及若击鼓声，可以击 24 下或 36 下。每天练习，长期坚持。会收到意想不到的效果。

【教你快速找穴位】

玉枕穴位于人体的后头部，当后发际正中直上 2.5 寸，旁开 1.3 寸平枕外隆凸上缘的凹陷处。从后发际，头发的起始处向上推，会摸到一个突起的骨头，在这个骨头的下面有一个凹陷的地方，这里就是玉枕。

风池穴：感冒头痛缓解穴

风池穴，别名热府穴。风，指穴内物质为天部的风气。池，屯居水液之器也，指穴内物质富含水湿。风池名意指有经气血在此化为阳热风气。本穴物质为脑空穴传来的水湿之气，至本穴后，因受外部之热，水湿之气胀散并化为阳热风气输散于头颈各部，故名风池。

根据中医经络学说，风池穴属足少阳胆经，主治感冒、头痛、头晕、耳鸣等。每天坚持按摩双侧风池穴，能十分有效地防治感冒。无感冒先兆时，按压风池穴酸胀感不明显。酸胀感若很明显，说明极易感冒，此时就要勤于按摩，且加大按摩力度。当出现感冒症状，如打喷嚏、流鼻涕时，按摩也有减缓病情的作用。这个防感冒良方效果明显，不妨一试。除此之外，风池穴还有以下两大功效。

1. 常按风池缓头痛

头痛是由多种因素引起的，临床上颇为常见。头为诸阳之会，又为髓海之所在，其正常的生理活动要求是经络通畅、气血供应正常，使髓海得以充养。对于紧张性头痛、血管神经性偏头痛、青少年性头痛及功能性头痛，《黄帝内经》认为是经脉瘀滞，气血运行不畅，不通则痛所致。

如果家里正在读书的孩子经常头疼，父母可以在孩子读书读累时，让孩子休息一会儿，在休息的过程中，一边跟孩子聊聊天，一边伸出双手，十指自然张开，紧贴后枕部，以两手大拇指的指腹按压在双侧风池穴上，适当用力地上下推压，以孩子能够稍微感觉酸胀为度，连续按摩 15 分钟左右。这样一方面可以加深亲子感情，使孩子精神放松，另一方面可以刺激颈后血液供应，使大脑的供血供氧充足，大脑的功能得到良好的发挥。

2. 常按风池助降压

风池穴具有清热降火、通畅气血、疏通经络的功能，有止痛作用迅速、效果良好的特点。不少高血压患者差不多都有这样经验，只要头颈后面"板牢了"，往往一量血压，就比较高了。现代针灸研究发现，针刺风池具有扩张椎基底动脉的作用，能增加脑血流量，改善病损脑组织的血氧供应，使血管弹性增强，血液阻力减少。因此，经常按风池穴可以预防高血压。血压已经高了怎么办？再配合刮刮人迎穴，血压会降下来一些。

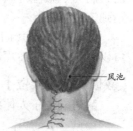

风池穴

【教你快速找穴位】

风池穴位置在后脑勺下方颈窝的两侧，由颈窝往外约两个拇指的位置即是。

第二章
胸腹疾病的黄金穴位

腧府穴：调动肾经通气血

腧府穴，别名腧中穴。腧，转输；府，会聚。腧府，腧，输也；府，体内脏腑也。该穴名意指肾经气血由此回归体内。本穴是肾经体内经脉与体表经脉在人体上部的交会点，或中穴传来的湿热水汽在本穴散热冷凝归降地部后由本穴的地部孔隙注入肾经的体内经脉，气血的流注方向是体内脏腑，故名腧府穴。

腧中者，其意与腧府同，中指内部。肾经的气血物质运行变化是体内气血由涌泉穴外出体表，自涌泉穴外出体表后是经水气化而上行，自大钟穴之后则是寒湿水汽吸热上行，自大赫穴始则是受冲脉外传之热而水湿之气散热上行，自幽门穴始是受胸部外传之热而上行，在灵虚穴肾经气血达到了温度的最高点，自灵虚至腧府的经脉气血是降温吸湿而下行。

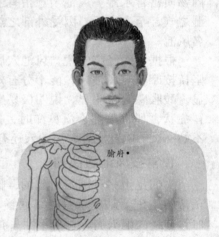

腧府穴

生活中，有些人总是饿了也不想吃饭，或是总感觉倒不上气来，觉得老打嗝儿，就是老有逆气上来。这些都是肾不纳气造成的，需要及时把气血调上来。经常按揉此穴，就可以调动肾经的气血到上边来。

一些中年女性还常有这样的症状：就是嗓子里像有一个东西，像有痰，但吐又吐不出来，咽又咽不下去，照X片又什么都没有，就是感觉有个梅子的核卡在嗓子里，就是梅核气。通过按腧府穴可以得到缓解，同时按摩太溪、复溜穴把整个气血都运转起来，效果更明显。

还有一些女性朋友常会感觉脚心发凉，中医认为，脚心发凉必是气血循环不畅造成的，用力点按腧府穴，几分钟过后就会觉得脚心发热，不凉了。这样坚持一段时间可以达到痊愈效果。

此外，如果我们碰到有人气喘突然发作的时候，也可以指压胸骨旁的腧府及膻中，可以起到一定的治疗效果。

【教你快速找穴位】
腧府穴位于人体的上胸部，人体正面中线左右三指宽，锁骨正下方。

中府穴：益气固金治哮喘

中府穴，别名膺中外腧、膺腧、膺中腧、肺募、府中腧，是调补中气的要穴。中，中气也，天地之气，亦指中焦、胸中与中间；府，聚也。中府是指天地之气在胸中聚积之处，因此中府穴有宣肺理气、和胃利水、止咳平喘、清泻肺热、健脾补气等功效。

现在人们的生活压力较大，因此经常会导致长期闷闷不乐、心情烦躁等现象，也伴有胸闷、气短等症状。遇到这种情况，只要我们按压下中府穴就会好很多。《针灸大成》中记载："治少气不得卧"最有效。从中医的病理来说，"少气"即气不足的人，"不得卧"是因为气郁积在身上半部分，所以，按摩中府穴可使体内的郁积之气疏利升降而通畅。

除此之外，中府穴又是手、足太阴之会，故又能健脾，治疗腹胀、肩背痛等病。在日常保健中，灸中府对小儿哮喘有显著疗效，其法如下。

通常中府穴要与膻中、定喘二穴配合治疗，其顺序为定喘、中府、膻中，艾条悬灸，以温和为度，每穴每次灸 10 ～ 15 分钟，每日 1 次，5 ～ 7 天为一个疗程，疗程期间需间隔两天。初期可集中治疗 2 ～ 3 个疗程，如效果明显，再进行两个疗程巩固一下；如效果不明显，须在集中治疗之后，每个月进行一个疗程，持续 5 ～ 6 个月方可见效。在具体治疗中，中府穴左右两侧可互换，这个疗程用左边，下个疗程用右边。

刺激中府穴，也可用按摩方法，但由于中府穴下方肌肉偏薄，日常保健建议不要使劲，稍稍施力按揉 1 ～ 2 分钟即可。所以日常保健与治疗疼痛不适时力度一定要区分好。

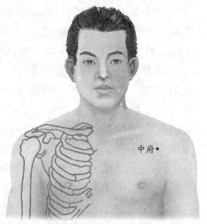

中府穴

【教你快速找穴位】

中府穴位于胸前壁外上方，距前正中线任脉华盖穴 6 寸，平第一肋间隙处。两手叉腰立正，锁骨外端下缘的三角窝处为云门，此窝正中垂直往下推一条肋骨（平第一肋间隙）即本穴。

极泉穴：宽胸养胃理气穴

极泉穴，手少阴心经的起始穴。极，高、极致的意思；泉，心主血脉，如水流之，故名泉；"极泉"的意思就是指最高处的水源，也就是说这处穴位在心经的最高点上，所以名叫"极泉穴"。

在日常生活中，吃得太多，身体会有很多不舒服的症状，如胃胀、胃酸、胃疼、打嗝等，遇到这些情况，该如何处理呢？我们只要按摩刺激左侧极泉穴，这些不适症状就可以很快缓解并消失。

《黄帝内经》认为"胃如釜"，胃能消化食物，是因为有"釜底之火"。这釜底之火是少阳相火。显然人体的少阳相火不是无穷的，大量的食物进入胃里后，使得人体用于消化的少阳相火不够，于是人体便调动少阴君火来凑数，即"相火不够，君火来凑"。可惜，少阴君火并不能用于消化，其蓄积于胃首先是导致胃胀难受。所以，要想消除胃胀，就得让少阴君火回去。左侧极泉穴属于手少阴心经上的穴位，刺激这个穴位，就可以人为造成心经干扰，手少阴心经自身受扰，就会赶紧撤回支援的少阴君火以保自身。当少阴君火撤回原位了，胃胀自然就顺利解除了。

具体操作方法（选择其中一种即可）：

（1）用右手在穴位处按压、放松，再按压、再放松，如此反复 5 分钟左右；

（2）用筷子的圆头在穴位处按压、放松，反复进行，至少 5 分钟；

（3）用小保健锤在该穴位处敲打，至少 5 分钟。

除此之外，极泉穴还有理气宽胸、活血止痛的作用。有的人，尤其是四五十岁的人，常会觉得自己前胸或者后背疼，但是到医院一检查发现什么问题也没有，这时极泉就可以帮你解决这个问题了。可以用手指弹拨极泉穴，可适当稍用些力，让局部有酸麻的感

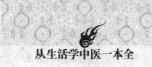

觉，要是觉得这种感觉顺着手臂向下传导直到手指就更好了。这个穴位还对心情郁闷的人有帮助，可以帮你赶走忧愁。

刺激极泉的方法是：施治者一手托起被治者左侧上肢，使其腋窝暴露，另一手食、中指并拢，伸入腋窝内，用力弹拨位于腋窝顶点的极泉穴，此处腋神经、腋动脉、腋静脉集合成束，弹拨时手指下会有条索感，注意弹拨时手指要用力向内勾按，弹拨的速度不要过急，被治者会有明显的酸麻感，并向肩部、上肢放散。

【教你快速找穴位】

按摩腋窝时，可明显感觉到有一条青筋，这条青筋的中间位置就是极泉穴。

膻中穴：疏通气机抗衰老

膻中穴隶属任脉，同时也是心包经的募穴，八会穴之气会。膻，指胸部；中，中央。膻中穴能为人体提供最重要的物质就是气。所以，但凡与气有关的疾病，如气机郁滞、气虚等病症都可以找膻中穴来医治。

刺激膻中穴的方法有很多，其中艾灸较为常见。在临床上，灸膻中具有理气活血、宽胸利膈，宁心安神，健胸丰乳，催乳等功效。现在临床常用艾灸膻中的方法来治疗支气管炎、胸膜炎、冠心病、心绞痛、心律失常、乳腺炎、乳腺增生、食管炎、食管痉挛、梅核气、肋间神经痛、肺痨等症。一般来说，艾灸膻中如果艾炷灸的话，须灸 3 ~ 5 壮；如果用艾条灸，则须 5 ~ 10 分钟。

除了上述病症之外，艾灸膻中还具有养生保健的功效，主要体现在两个方面：调理气机，让孩子不易生病；延缓衰老，防止衰老过快。下面一一详解。

在现实生活中，你会发现有些孩子特别容易生病，对此民间称之为"体弱多病"，但实际上这些孩子往往并不算体弱，筋骨骨肉的成长都比较好，只是容易生病。这是为什么呢？事实上，这种情况大多是因为气机不利，给外邪以可乘之机，或因为气机不利而导致脏腑功能出现异常，而并非阴阳虚弱，先天不足以致元阳衰弱的情况则更加少见。因此，保健的重点在于调理气机，即在于疏通，而非补养。前面我们说过，艾灸膻中能够调理气机。方法为：悬灸，感觉以温和为度，每次 5 ~ 10 分钟。每日 1 次，5 天为一个疗程，每月一个疗程，可以连续数月，也可以隔月进行。如果体质明显好转，即可停止灸疗。

接下来再说一说灸膻中延缓衰老。老年朋友经常会有这种一种现象，即感觉自己某段时间衰老得特别快，无论是体力还是精力，都比平时更迅速地流失了。但只是一个笼统的感觉，没有具体的症状，到医院检查也没什么问题。这种情况实际上并不是气血流失，而是气机失调造成的假象。人进入老年阶段后，会有一个逐渐的气血亏虚，但除非出现外伤或重大疾病，否则这是一个缓慢渐进的过程，不会出现突然间大量丢失气血的问题。如果有衰老过快的感觉，实际上是因为气血亏虚的时候容易发生气机逆乱。脉气不稳，气血营养就不能顺利到达身体各个部位，故会感到供应不足，导致短时间内体力精力感觉突然下降。这时，治疗的重点在于调理气机，而不是忙着大补气血。灸膻中就是最简便有效的方法：悬灸，每次 10 ~ 20 分钟，每日 1 次或隔日，5 ~ 7 次为一个疗程。灸时以感觉温热为度，不可火力过猛。治疗时应缓慢调整呼吸，使心情平静，呼吸匀整，等症状缓解之后即可停止，不必完成整个疗程。

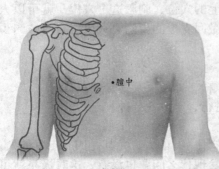

膻中穴

【教你快速找穴位】

膻中穴位于两个乳头连线的中点。

乳根穴：产后缺乳随手治

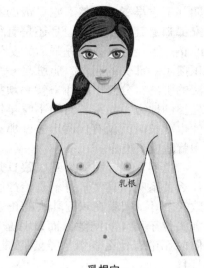

乳根穴隶属足阳明胃经。乳，穴所在部位也。根，本也。该穴名意指本穴为乳房发育充实的根本。本穴物质为胃经上部经脉气血下行而来，由于气血物质中的经水部分不断气化，加之膺窗穴外传体表的心部之火，因此，本穴中的气血物质实际上已无地部经水，而是火生之土。由于本穴中的脾土微粒干硬结实，对乳上部的肌肉物质（脾土）有承托作用，是乳部肌肉承固的根本，故名。

乳根穴是治疗产后缺乳的要穴，针刺该穴可通经活络，行气解郁，疏通局部气血，促进乳汁分泌。不过，为安全起见，实施针刺疗法时一定要借助医师的帮助才行。

乳根穴

具体操作方法：患者端坐，全身放松，医者用左手捏住患者右侧（或左侧）乳头，把乳房轻轻提起，取乳根穴。消毒后用2.5寸毫针，沿皮下徐徐向乳房中央进针1寸，用导气手法行针1分钟；使针感向四周放射后，退针至皮下，再将针尖向乳房内侧徐徐进针1寸，行针1分钟；再进1寸，行针1分钟，针感直达膻中穴，此时出现全乳房沉胀、满溢感，即可退针。

用上法治疗一次后，乳汁分泌即可大增，两次后即可不添加牛奶哺乳，三次后，乳汁够吃有余。

另外，导气手法是一种徐入徐出、不具补泻作用的手法。进针至一定深度时，均匀缓慢地提插、捻转，上、下、左、右的力量、幅度、刺激强度相当。用导气手法可诱发出乳房自身的精气，增强乳汁分泌。此法对肝气郁结者见效快、疗效佳。

除针刺疗法外，食疗对产后缺乳也有十分明显的治疗作用，因此，产后缺乳病人在用穴位治疗的同时，也可进行饮食调理。如气血不足者，应鼓励产妇多进食芝麻、茭白、猪蹄、鲫鱼等既有营养，又有通乳、催乳作用的食物；肝郁气滞者，应劝说宽慰产妇，多吃佛手、麦芽、桂花、鸡血、萝卜等具有疏肝理气、活血通络作用的食物。

产后缺乳者所选用的食品最好能制成汤、羹、粥之类，一是易于消化吸收，二是多汁可以生津，以增乳汁生化之源。忌食刺激性食物，如辣椒、大蒜、芥末等，禁酒、浓茶、咖啡等饮料。

【教你快速找穴位】

乳根穴也很好找，它位于人体胸部，乳头直下，乳房根部，第5肋间隙，距前正中线4寸。

日月穴：帮你缓解胆囊炎

日月穴，别名神光穴。日，太阳穴也，阳也。月，月亮也，阴也。日月名意指胆经气血在此位于天之人部。本穴物质一为辄筋穴传来的弱小寒湿水气，所处为半表半里的天之人部，即是天部之气的阴阳寒热分界之处，故名日月。

本穴有收募充补胆经气血的作用，故为胆经募穴，是可以防止肌肉老化，增强性能力的指压穴道之一。除此之外，这个穴位对胆囊炎极有疗效。胆囊炎是一个让医生和患者都非常头痛的问题，因为在胆囊炎的初期就是炎症的反应，西医并没有什么好办法，更加严重后主要用手术处理，而在整个过程中病人都在忍受着胆囊炎的疼痛，而且还对饮食直接造成影响。

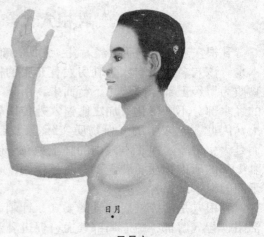

胆囊炎现在多发的一个原因就是因为现在工作压力大，工作繁忙，这样有很多人长期都不吃早餐。虽然不吃早饭的不良习惯大家都知道其严重性，但是还是有很多人无法改正。当经过一夜的睡眠后，身体中的胆脏积攒了一部分的胆汁，胆脏是一个分泌消化液的脏器，分泌出胆汁来就必须找到一个消耗掉的地方。如果长时间不吃早饭，这些胆汁也就长时间没有代谢出去，那么胆汁的淤积就造成了炎症。

日月穴

说到这里，胆囊炎到底跟日月这个穴有什么关系呢，其实日月就是治疗胆囊炎的特效穴。日月穴就在双侧乳头的正下方，人的乳头位于第 4 肋间隙，而日月是在第 7 肋间隙。在身体中胆脏就是辨别是非之官，人体内无论有什么事情都需要胆脏来辨别一下，所以就把胆经上最关键的一个穴位叫作日月。

日月这个穴能够迅速给身体提个醒，对胆脏做得不足的地方予以纠正。所以治疗胆脏最多见的胆囊炎就是日月穴的拿手好戏了。每天都找到日月穴按摩 5 分钟左右，就可以让胆囊时刻保持健康。

除了日月穴以外，还能用阳陵泉来治疗胆囊炎，因为它是胆的下合穴。在阳陵泉附近还有一个叫胆囊的经外奇穴，对急慢性胆囊炎都有一定的治疗作用。

【教你快速找穴位】

日月穴位于人体上腹部，当乳头直下，第七肋间隙，前正中线旁开 4 寸。正坐或仰卧位，在乳头下方，在第七肋间隙处取穴。

期门穴：消除胀痛有特效

期门穴，又名肝募，隶属于肝经。期的本意是期盼、期望，同时也有周期的意思；门，是出入的门户。中医讲，气血运行是有周期的，它从肺经的云门穴出来，历经肺经、大肠经……肝经，到期门穴为一个周期。

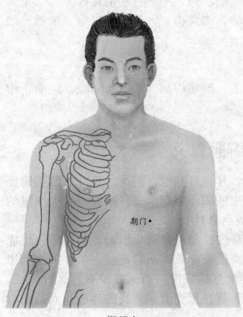

期门穴

期门穴所募集的肝经气血处于不稳定状态，它所募集的气血物质会根据穴周环境的条件变化而变化。期门穴处在胸胁侧面，属于不阴不阳的坐标位置（腹为阴背为阳），因此，期门穴所募集的气血物质也属于不阴不阳。可是在人体的经脉系统中，气血物质大致就分为两类，一是阴液，二是阳气，阴液归于背、阳气行于腹，人体中的阴阳两类物质它就有这样的运动特性。

期门穴一个最大的作用就是消除疼痛。我们知道，期门穴是肝经的气血汇聚点，揉开了期门穴，就是疏通了肝经。日常生活中，尤其是女性，心思细密，火气大，总是爱生闷气。这一类人可以每天按摩一下肝经在胸腹部这一块的经络，将手放在腋窝下面，然后从腋窝一直往下推，每次推 30 ～ 50 次，对于缓解两胁

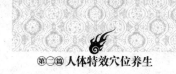

疼痛又很好的效果。而且，对于肝气的郁滞导致的其他病症也有很好的疗效。爱生气的人士，可以多经常按揉，对修身养性有很好的帮助。此穴还可以用灸法：艾炷灸5～9壮，艾条灸10～20分钟。

期门穴是人体足厥阴肝经上的主要穴道之一，期门穴、行间穴等穴对肝病十分有效。行间穴在脚上，施压会强痛。在这些穴道上指压或者用灸术治疗都有效果。但并不是说一开始进行穴道刺激马上就会见效，作为一种长期的健康法，须持续地进行穴道疗法。

熬夜是美容的大敌。23点到次日的凌晨1点是肝部排毒时间，如果这段时间不能入睡或睡眠质量不高，会影响肝脏排毒，导致肝火过胜，让脸色变得蜡黄粗糙，甚至出现痘痘。所以，调理肝脏是让美容觉发挥作用的关键。用双手拇指分别按压在两侧的期门穴上，圈状按摩，左右各60次，有疏肝养血、解除胸闷惊悸，促进睡眠的作用。

【教你快速找穴位】

期门穴在胸部，当乳头直下，第6肋间隙，前正中线旁开4寸。仰卧位，先定第四肋间隙的乳中穴，并于其下二肋（第6肋间）处取穴。对于女性患者则应以锁骨中线的第6肋间隙处定取。

中脘穴：温中健胃助消化

中脘穴，别名上纪穴，胃脘穴，大仓穴，太仓穴，胃管穴，三管穴，中管穴，中腕穴。中，指本穴相对于上脘穴、下脘穴二穴而为中也。脘，空腔也。该穴名意指任脉的地部经水由此向下而行。本穴物质为任脉上部经脉的下行经水，至本穴后，经水继续向下而行，如流入任脉下部的巨大空腔，故名。

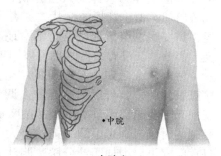

中脘穴

中脘穴有调胃补气、化湿和中、降逆止呕的作用。据《针灸甲乙经》记载："胃胀者腹满胃脘痛，鼻闻焦臭妨于食，大便难，中脘主之，亦取章门。"又载："伤忧思气积，中脘主之。"《玉龙歌》也说："黄疸四肢无力，中脘、足三里。"现代根据实验观察发现，艾灸中脘穴后能使胃的蠕动增强，幽门立即开放，胃下缘轻度提高，空肠黏膜皱襞增深、肠动力增强。艾灸中脘有利于提高脾胃功能，促进消化吸收和增强人的抵抗力，对于胃脘胀痛、呕吐、吞酸、食欲不振等有较好疗效。

一般来说，艾灸中脘穴可采用四种方法，下面我们一一进行介绍。

（1）艾炷直接灸。每次最好保持在3～5壮，艾炷一般要小一些，并且要用无瘢痕灸，通常或3～5日灸1次。

（2）艾炷隔姜灸。每次5～7壮，艾炷可以略大一些，如青豆，隔日1次，这种方法对于胃中虚寒怕冷的人尤其合适。

（3）艾条悬起灸。以温和灸为主，每次最好保持在20分钟左右，隔日1次，连续1～2个月方可收效。

（4）温灸器灸。每次温灸的时间需要稍长一些，大约30分钟，每日1次即可，但如果是在冬季，天气比较寒冷，或者自身虚寒较重，也可以每日灸2次。20天为一个疗程。间歇2～3天再灸，连灸2～3个月。

一些上了年纪的人会觉得胃肠的功能特别的差，吃什么也不消化，还会感到胃部经常出现疼痛，或者是恶心干呕，闹肚子也是家常便饭了。这种情况就需要艾灸的时候选择一下方法了，因为老年人一般都会阳气不足，而对寒凉的刺激就会非常敏感。所以在艾灸的时候一定要选择隔姜灸，选择比较新鲜的姜，切成合适的薄片，不要太薄，然后在姜片上扎几个孔，选在中脘穴和神阙穴上，对准姜片进行艾灸。随着姜的药气进入体内，到达胃部，寒凉的感觉就会消失，而消化不良等现象就逐渐得到改善。

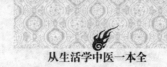
除了艾灸之外，摩揉法也是中脘穴的常用保健方法，即是双掌重叠或单掌按压在中脘穴上，顺时针或逆时针方向缓慢行圆周推动。注意手下与皮肤之间不要出现摩擦，即手掌始终紧贴着皮肤，带着皮下的脂肪、肌肉等组织做小范围的环旋运动。使腹腔内产生热感为佳。操作不分时间地点，随时可做，但以饭后半小时做最好，力度不可过大，否则可能出现疼痛和恶心。

【教你快速找穴位】

本穴位于腹部正中线，脐上4寸。

章门穴：消除黄疸命定穴

章门穴，别名长平、季胁，隶属于足厥阴肝经。章，通"障"；门是守护、出入的地方，刺激章门穴，就好像打开四围的屏障。本穴物质为急脉穴传来的强劲风气，至本穴后，此强劲风气风停气息，风气如同由此进入门户一般，故名。

作为肝经的大穴，章门穴对于肝脏上的疾病有特殊的功效。它最大的一个作用就是消除黄疸，强化肝功能。引发黄疸的原因有很多，但是表现症状很相似，如目黄、脸黄、尿黄、身黄等全身性的泛黄现象。在治疗上，不同的病机引发的黄疸要用不同的方法来治疗，但是作为人体的穴位来讲，却不存在这个问题。只要发现自己的肝功能不太好，或者出现类似于黄疸的症状，或者平时作为一种保肝护肝的措施，如情绪经常感到压抑、经常需要喝酒等，都可以时不时地刺激章门穴。有条件的可以每天拿艾炷在这里缓慢地灸十多分钟，没有条件的也可以用手指进行按摩，效果非常好。

另外，章门穴也是五脏的"会穴"，会是指五脏的"精气"都在此穴会聚，它是连接五脏的门户，可以通达五脏、调节五脏，是人身体八大要穴之一。刺激这一个穴，等于把五脏功能都调节了，经常按摩章门穴可以防治乳腺增生等妇科疾病。我们敲"带脉"减肥的时候，别忘了顺手把这个大穴也敲一敲，敲打章门穴可以增加胆汁分泌，胆汁分泌多了，人体消化能力就强了，就能把多余的脂肪消化掉。此穴还是脾经的"募穴"，募是聚集的意思，这个穴位可以清肝火补脾。此穴位还可以用灸法：艾炷灸5～9壮，艾条灸10～20分钟。

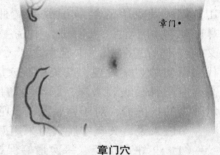

章门穴

【教你快速找穴位】

章门穴在腋中线，第一浮肋前端，屈肘合腋时肘尖正对的地方就是。

神阙穴：腹部健康守护神

脐，位于腹部正中央凹陷处，是新生儿脐带脱落后，所遗留下来的一个生命根蒂组织，属于中医经络系统中任脉的一个重要穴位——神阙穴。

对神阙穴名含义的解释，主要有两种：一种是指神之所舍其中，即生命力所在处；另一种是指神气通行出入的门户，为胎儿从母体获取营养的通道，维持胎儿的生命活动。

人体先天的禀赋与这个穴位关系密切，古人有"脐为五脏六腑之本""元气归脏之根"的说法。

肚脐皮薄凹陷，无皮下脂肪组织，皮肤直接与筋膜、腹膜相连，很容易受寒邪侵袭，但同时也便于温养，故神阙穴历来是养生要穴。

肚脐是最怕着凉的地方。肚脐和腹部的其他部位不同，脐下无肌肉和脂肪组织，血管丰富，作为腹壁的最后闭合处，皮肤较薄，敏感度高，具有渗透性强、吸收力快等特点。因屏障功能较差，它在人体又属相对虚弱之地，易受凉而染风寒。

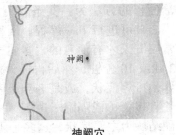

神阙穴

睡眠时要注意脐部的保暖，以免引起腹泻或感冒。尤其对于年轻女性而言，特别是经期女性，血管处于充血状态，穿露脐装最易因受凉而使盆腔血管收缩，导致月经血流不畅，时间长了会引起痛经、经期延长、月经不调等。

此外，穿着露脐装会使腰腹部裸露，容易受冷热的刺激引起胃肠功能的紊乱，导致病菌的入侵，出现呕吐、腹痛、腹泻等胃肠系统疾病。脐部肌肤较娇嫩，易于受损，脐眼又容易汇集污垢，如不小心也会引起感染。

按摩脐部可促进胃肠蠕动，有助于消化吸收，大便溏泻者可调，秘结者可通。仰卧，两腿弓起，先以右掌心按于脐部，左掌放于右手背上，顺时针轻轻按摩36圈。然后，换左掌心按于脐部，右掌放于左掌手背上，逆时针轻轻按摩36圈。

每晚睡前空腹，将双手搓热，掌心左下右上叠放贴于肚脐处，逆时针做小幅度的揉转，每次20～30圈，也可起到温养神阙穴的作用。

经常坚持揉按肚脐，可以健脑、补肾、帮助消化、安神降气、利大小便，促进肝脏肾脏的新陈代谢，使人体气血旺盛，对五脏六腑的功能有促进和调整作用，可以提高人体对疾病的抵抗能力。

【教你快速找穴位】

神阙穴，位于脐窝正中。

天枢穴：便秘腹泻都找它

天枢穴，隶属足阳明胃经穴位，是阳明脉气所发处。在这里，"枢"是枢纽的意思。《素问·六微旨大论》："天枢之上，天气主之；天枢之下，地气主之，气交之分，人气从之，万物由之。"张景岳注："枢，枢机也。居阴阳升降之中，是为天枢。"天地气相交之中点，古人穴位并不是瞎编的，每个穴位都有独到的含义。其实，天枢这个名称已经告诉我们吸收的营养物质从这个穴位开始分成清与浊，清归上，浊归下。说白了，就是精微物质变成血液，垃圾的东西从大肠排出体外，是个中转站。

事实上，天枢穴不仅是胃经上的重要穴位，还是大肠经的"募穴"。所谓募穴，就是集中了五脏六腑之气的胸腹部穴位。因为与脏腑是"近邻"，所以内外的病邪侵犯，天枢都会出现异常反应，起着脏腑疾病"信号灯"的作用。从位置上看，天枢正好对应着肠道，因此对此穴的刺激，能促进肠道的良性蠕动，增强胃动力。所以，腹泻、便秘之类的疾病都可以找天枢穴来解决。

《素问·灵兰秘典论》云："大肠者，传导之官，变化出焉。"大肠是胃降浊功能的延续，二腑以降为顺，大肠的传导功能失司可影响及胃。大肠的功能失常就会引起腹泻，六腑之病取其合，因此取大肠募穴天枢来治能取得非常好的效果。正如《胜玉歌》所说："肠鸣时大便腹泻，脐旁两寸灸天枢。"当然，除了艾灸之外，还可以用按摩天枢的方式来治腹泻。其方法为：先排便，然后仰卧或取坐位，解开腰带，露出肚脐部，全身尽量放松，分别用拇指指腹压在天枢穴上，力度由轻渐重，缓缓下压（指力以患者能耐受为度），持续4～6分钟，将手指慢慢抬起（但不要离开皮肤），再在原处按揉片刻。经过治疗，患者很快就会感觉舒适，腹痛、腹泻停止，绝大多数都能一次见效。

如果说天枢可治腹泻说得通，那么为什么还能治便秘呢？要知道，便秘和腹泻不正是相反的吗？我们知道，经络养生也讲补与泻，同一个穴位，采用不同的方法，就可以治疗不同的疾病。灸天枢

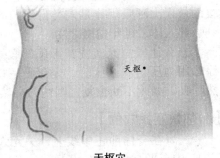

天枢穴

治便秘的方法为：艾条悬灸，每次10～20分钟，每日1次，5～7天为一个疗程，间隔2日可进行下一疗程。便秘兼有消化不良，大便并不干硬结块，只是排便困难或者经常三五天才有便意的，多属于脾气虚，可加灸脾腧穴，先灸脾腧穴，艾炷直接灸，每次3壮或10分钟，然后再灸天枢，疗程与天枢相同。如果是便秘兼有腰膝酸软、尿频、素体怕冷等症状，或是老年患者，多属肾阳虚，可加灸关元、肾腧，先灸关元、肾腧，艾炷直接灸（或隔附子灸），每次3壮或10分钟，最后灸天枢。如果是身体健壮，便秘干硬结块为主要症状，这多是阴虚热盛引起的，可加灸照海穴，悬灸，每次10～20分钟，先灸照海，再灸天枢，疗程与天枢相同。

【教你快速找穴位】

仰卧，人体中腹部，肚脐向左右三指宽处，即为天枢穴。

气海穴：平衡阴阳养生穴

气海穴隶属于任脉。气，就是人体呼吸出入的气息；海，就是海洋。气海与两肾相连，肾属水，水在身为阴，"孤阴不长，独阳不生"，必须阴阳相济才能保证身体的健康。人们吃饭、呼吸、睡眠，一切动静，无不是在调动人体的水火阴阳。所以，必须让心火下降肾脏，就好像天上的太阳照耀江海。这样，阴水得到阳火的照射，就能够化生云气，上达心肺，滋润身体，形成水升火降、通体安泰的局面。当身体处于一种和谐循环的状态中时，邪气自然不得近身，人也就不会得病。

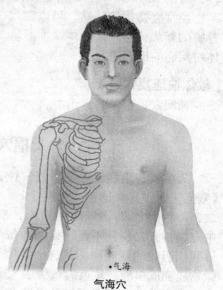

气海穴

古代医学家十分重视气海的作用，认为气海之气由精产生，气又生神，神又统摄精与气。精是本源，气是动力，神是主宰。气海内气的强弱，决定了人的盛衰存亡，主治性功能衰退。对妇科虚性疾病，如月经不调、崩漏、带下，或者男科的阳痿、遗精，以及中风脱症、脱肛都有很好的防治作用，特别对中老年人有奇效。

艾灸气海穴是一个很好的保健方法。气海在下腹部，而下腹部是女性的子宫、男性的精囊藏身之处，都是极其重要的部位。古人说"气海一穴暖全身"，就是强调这个穴的保健养生作用。实际上，现代研究也证实了，艾灸气海可以使免疫球蛋白明显增加。可见，气海穴的确是极有作用的一个穴位。

刺激此穴除了用按揉或艾灸的方法外，还可以通过调整呼吸达到保健功效。日常生活中，人们采用的多是胸式呼吸，靠胸廓的起伏达到呼吸的目的，这样肺的中下部就得不到充分的利用，同时也限制了人体吸入的氧气量。而腹式呼吸是加大腹肌的运动，常有意识地使小腹隆起或收缩，从而增加呼吸的深度，最大限度地增加氧气的供应，就可以加快新陈代谢，减少疾病的发生。气功中的吐纳一般都要求腹式呼吸，以达到深、匀、缓的效果。呼吸规律是人类自然的动律，调之使气息细长乃是顺其机能而延伸之，以达到强健人体、延年益寿之功。

怎么让气海充实呢？正确的腹式呼吸是怎样的呢？首先放松腹部，用手抵住气海，徐徐用力压下。在压时，先深吸一口气，缓缓吐出，缓缓用力压下。6秒钟后再恢复自然呼吸。如此不断重复，则精力必然日增。

【教你快速找穴位】

气海在身体前正中线上，关元穴和肚脐的中间，可以先四指并拢取脐下三寸（关元穴），中点即是气海穴。

关元穴：性保健必知大穴

关元穴也就是我们所说的丹田，是人体真气、元气生发的地方。中医认为，人活着就是靠一口气——元气，没有了元气，人就要死了。小孩子生下来的时候手是握着的，叫作握固，固的就是元气；人死的时候手摊开了，元气涣散，叫做撒手归西。关元穴就是关住元气，不让元气外泄的一个穴位，是人的救命大穴。

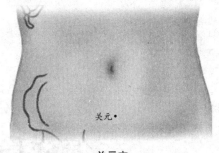

关元穴

关元穴同时为任脉穴位、小肠募穴和足三阴会穴，所以对足三阴、小肠、任脉这些经行部位发生的病都有疗效，有培补元气、肾气，暖下元的作用，治病范围广泛，包括妇科的白带病、痛经、各种妇科炎症，男科的阳痿、早泄、前列腺疾病等。前人有"当人身上下四旁之中，故又名大中极，为男子藏精、女子蓄血之处也"的说法。刺激关元穴用灸比较好，每天坚持灸 15 ~ 20 分钟，两周后就会感觉性功能有明显提高，对那些老是感觉腰部发凉、阳痿、早泄及体质虚弱导致的眩晕、无力、怕冷的人效果最好，还可以治疗突发的昏厥。

长期灸关元穴，会感觉后腰两肾部位有明显的发热感，有热气自关元穴斜向两侧上方，非常舒服。还有，很多老年人睡眠不好，灸一段时间的关元穴就能改善，效果很好。

如果艾灸不方便，不妨时常按摩关元穴，前提是一定要让手指热起来，不要用冷冰冰的手去刺激腹部皮肤。尤其是女性，一定要注意下腹部保暖。但是，关元和子宫靠得很近，未婚未育的女性不能乱灸关元穴，那样很可能造成不孕。

凡在腰部的穴位，不管腹部还是后背都很重要，因为腰部是肾之所在，穴位和肾气或多或少有关联。所以，即使平时没有刺激这些穴位，也一定要有个意识，就是保持腰部的温度。腰部是人最容易长肉的地方，这其实是身体在自主调控，因为它有更重要的职责——保护肾。所以对于腰腹，一个不变的养生法就是保暖。

【教你快速找穴位】

关元穴在肚脐下 3 寸，将大拇指之外的四指并拢，以中指的中间关节为准，这个宽度就是 3 寸。以它为准，四指下面之处就是关元穴。

第三章
怎样稳固生命的支柱

肩井穴：舒肩养脾揉肩井

肩井穴属于足少阳胆经，别名膊井、肩解穴。肩，指穴位在肩部；井，指地部孔隙。"肩井"是指胆经的地部水液从这个穴位流入地部，有祛风清热、活络消肿的功效。平时精神太集中或者压力太大的时候，颈部会不自主地往前探，这时候整个肩部就会拘谨、收紧，造成肩部肌肉过度紧张，或者是痉挛，按揉肩井穴会感到放松舒服，头晕头痛都能得到缓解。

在肩井治疗里，除了按揉肩井穴外，还有一个方法很好，即拇指和四指并拢放在肩部，捏起来，再放下去，再捏起来，这样反复做，会感到肩部很舒服。

除肩部疲劳外，很多工作的人会感觉全身疲劳、困倦、气色不足，这种情况往往是脾虚导致。脾虚表现在腹胀、无食欲、消化功能差，倦怠、疲劳，头晕，四肢无力，大便稀溏，怕冷，面色萎黄，腹泻，肥胖水肿，女性还可能出现月经不调。判断脾虚最简单的方法，是从镜子里看自己舌头边上是否有齿痕，舌头胖瘦如何，有无白色的苔，颜色是否正常，身体是否疲劳。

可用肩井穴缓解疲劳提高脾气，与大包穴配合治疗。大包穴是脾经最终末的一个穴位，叫脾之大络。脾管人体的后天之本，气血生化之源，气血生发出来以后，由这个大络把它散布到身体的各个地方去，如果脾的整个运化有问题了，就找大包。该穴位深部相对应的器官有胸膜腔、肺、膈、肝（右侧）、胃（左侧），故不可深刺。

首先双拳相握，对在一起，然后放到腋窝下，一般是放到与乳头相平的位置，用拳顶在这个地方，顶住的时候，拳的手指缝隙刚好顶到肋骨的缝隙，以这里为支点，往里稍微用力一点，转肩，顺时针转、逆时针转都可以。这个方法其实是以大包为支点清理肩井穴，因为自己很难摸到肩井穴。这个动作让肩部转起来，刺激到了大包穴，也刺激到了肩井穴。在做这个动作的时候，若能转肩以后再收肩，坚持 10 秒钟，然后仰头，坚持 10 秒钟放松，再转 2 分钟，如此反复，就连颈椎都锻炼了。

【教你快速找穴位】

肩井穴位于大椎穴与肩峰连线中点，肩部最高处。低头时，颈部后方会突出一块骨头，肩井穴就在这块骨头与肩膀末端连接线的中间点。

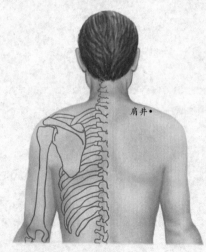

肩井穴

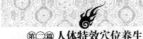

大椎穴：消炎退热是良方

大椎又名百劳穴，是督脉、手足三阳经、阳维脉之会，有"诸阳之会"和"阳脉之海"之称。这个穴位在背部的最高点，背部就是阳面的，所以大椎是阳中之王。如果怕冷，那是因为身体的阳气不足，那么我们就要在大椎施行艾灸，就能起到升阳之效。

我们这样说，大家就以为大椎穴仅仅是补阳的，那可就大错特错了。专家指出："（大椎）还可清脑宁神，增强智力，调节大脑功能。现代研究发现，大椎穴具有良好的消炎，退热，解痉，消除黄疸，预防流脑、流感，增加白细胞的作用。"事实上，一些相关资料也记载，大椎穴有解表、疏风、散寒，温阳、通阳、清心、宁神、健脑、消除疲劳、增强体质、强壮全身的作用。而现代研究则发现，艾灸大椎穴可以治疗感冒发热、百

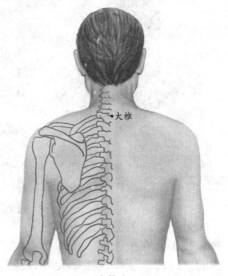

大椎穴

日咳、支气管炎、肺炎、肺结核、肺气肿、中暑、肝炎、黄疸、血液病、白细胞减少、脑炎、脑脊髓膜炎、咽炎、淋巴结炎、扁桃体炎、乳腺炎、乳腺增生、发际疮、疔疮、丹毒、静脉炎、风疹、荨麻疹、神经衰弱、神经分裂症、颈椎病、湿疹、银屑病、痤疮、面部黄褐斑。

艾灸大椎穴，采用艾条和艾炷都可以，如果是艾条灸，最好采用悬起灸，每次温和灸 15 ~ 20 分钟，以局部潮热微红为度，通常灸一次之后需要隔 1 ~ 2 日再灸。如果是艾炷灸，则须取麦粒大小的艾炷直接在穴位上施灸，每次 5 ~ 7 壮为宜，最好是发疱或无瘢痕灸，每周灸 1 次即可。

和身柱穴一样，大椎穴也是儿童的保健大穴，它对于小儿麻痹后遗症、小儿舞蹈病、小儿百日咳等多种病症都有奇效。长期使用本穴，还可有效治疗体内寄生虫、扁桃体炎、尿毒症等病。如果孩子不配合艾灸，父母可以采用按摩的方法，先让孩子背坐或俯卧，大拇指指尖向下，用指腹或指尖按揉；或者屈起食指在穴位上刮，效果会更好。每次按揉 2 ~ 3 分钟即可。

刺激大椎穴还有一个简易的方法，就是找个背部健身器材，用后背正中线挨着左右移动，这样会刺激到督脉上的很多穴位，是提升阳气的好方法。

【教你快速找穴位】

大椎穴位于后正中线上，第七颈椎棘突下凹陷中。

大杼穴：关节疾病找骨会

人体穴位中，跟大有关的一般都很重要，大杼穴也是如此。大，大也，多也。杼，古指织布的梭子，意指膀胱经水湿之气在此吸热快速上行。本穴物质为膀胱经背腧各穴吸热上行的水湿之气，至本穴后虽散热冷缩为水湿成分较多的凉湿水气，但在本穴的变化为进一步地吸热胀散并化为上行的强劲风气，上行之气中水湿如同织布的梭子般向上穿梭，故名大杼。能为头部提供湿冷水气，清热除燥。

大杼穴不仅是膀胱经穴位，大杼穴还是人体八会穴中的"骨会"，大杼穴与骨的关系，首先体现在所处的部位上。因脊椎骨两侧有横突隆出，形似织杼，故名大杼。其次，大杼穴为多条经脉相会处，而这些经脉均与肾有特殊关系，《黄帝内经》认为"肾主骨"，大杼主治肩胛骨痛、颈项强痛，不可小视。

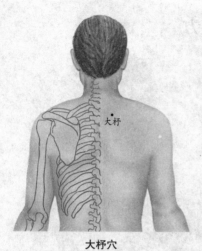

大杼穴

大杼穴是治疗颈椎病的常用穴，长期不当的姿势、过度的紧张使颈肩部的督脉、足太阳膀胱经脉气受阻，大杼穴就容易气血不通。同时，姿势不良对脊柱骨质产生压力，时间久了，产生骨质增生，也就是"骨病"，会加重大杼穴气血瘀阻的状况。因此，保持大杼穴气血畅通，颈肩部经脉气血的流通就有了保证，颈椎病的症状就能得到改善。

在刚开始感觉到颈部酸痛，肩部不适的时候，经常按摩、揉擦大杼穴，沿着大杼穴上下拍打，每天抽时间做2～3次，每次10分钟，可以促进气血的畅通，避免在大杼穴形成气血的瘀阻。按摩大杼穴时会觉得酸痛感比较明显，但按摩之后会觉得舒服。还可以每天用梅花针敲打大杼穴一带3～5次，每次5分钟，也会收到较好的效果。

另外，膝关节疼痛患者的大杼穴附近，用拇指触诊，往往能找到如粗蚯蚓般条索状物，按压会有酸胀感，用拇指点按、弹拨、按揉1分钟后，酸胀感会减轻，膝关节疼痛也随之缓解，所以说按揉大杼穴还是一个快速缓解膝关节疼痛的好方法呢。还有，按摩大杼穴对于风湿性关节炎、肩周炎也有一定的疗效。

【教你快速找穴位】

先找到第7颈椎（颈椎下部最高的骨头尖），再往下的一个骨头尖是第一胸椎的棘突，从第一胸椎棘突下骨头缝之间旁开大约两横指的肌肉凹陷处即是大杼穴。

肩髎穴：舒筋活络护肩周

肩髎穴隶属手少阳三焦经。肩，指穴在肩部也。髎，孔隙也。该穴名意指三焦经经气在此化雨冷降归于地部。本穴物质为臑会穴传来的天部阳气，至本穴后因散热吸湿而化为寒湿的水湿云气，水湿云气冷降后归于地部，冷降的雨滴如从孔隙中漏落一般，故名。其有祛风湿、通经络的功效。

肩髎穴的主要作用是调整肱三头肌的状况。三角肌，就是我们将手臂举到正侧面的重要肌肉。肩膀即担任调整肌肉机能的作用。手持重物或进行激烈运动之际，会产生肩膀举不起来或疼痛、手臂困倦的症状，此乃因肩膀的三角肌轻度发炎之故。如果长期持续手持重物，会产生连手肘都无法伸直的症状，此乃因肱三头肌过度伸展，致使血液循环恶化所造成的。肩膀有重压感而使手臂抬不起或肘痛等的症状时，刺激肩髎，可得到效果。治疗时，除了指压本穴位外，同时刺激肩髃臂臑，更可发挥治疗效果。另外，也用于因脑中风所造成的半身不遂。

除此之外，肩髎还常用来治疗肩周炎，《针灸甲乙经》上面记载说："肩重不举，臂痛，肩髎主之。"可见它治肩病的历史有多悠久了。知道了穴位的主治和位置后自己每天就可以花5分钟进行按揉，双手一定交替进行，因为即使只有一侧患病，这样交替进行的同时也是对肩关节功能活动的一个锻炼。

目前，对肩周炎的治疗，多数学者认为，服用止痛药物只能治标，暂时缓解症状，停药后多数会复发。而运用手术松解方法治疗，术后容易引起粘连。所以采用中医的手法治疗被认为是较佳方案，若患者能坚持功能锻炼，预后相当不错。下面介绍肩周炎的六个防治动作，能够刺激肩髎穴，防治肩周炎，供大家参考。

（1）屈肘甩手：患者背部靠墙站立，或仰卧在床上，上臂贴身、屈肘，以肘点作为支点，进行外旋活动。

（2）体后拉手：患者自然站立，在患侧上肢内旋并向后伸的姿势下，健侧手拉患侧手或腕部，逐步拉向健侧并向上牵拉。

（3）展臂站立：患者上肢自然下垂，双臂伸直，手心向下缓缓外展，向上用力抬起，到最大限度后停10分钟，然后回原处，反复进行。

（4）后伸摸棘：患者自然站立，在患侧上肢内旋并向后伸的姿势下，屈肘、屈腕，中指指腹触摸脊柱棘突，由下逐渐向上至最大限度后呆住不动，2分钟后再缓缓向下回原处，反复进行，逐渐增加高度。

（5）头枕双手：患者仰卧位，两手十指交叉，掌心向上，放在头后部（枕部），先使两肘尽量内收，然后再尽量外展。

（6）旋肩：患者站立，患肢自然下垂，肘部伸直，患臂由前向上向后画圈，幅度由小到大，反复数遍。

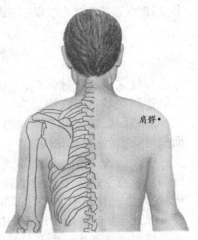

肩髎穴

需要说明的是，上面六个动作不必每次都做完，可以根据个人的具体情况选择交替锻炼，每天3～5次，一般每个动作做30次左右，多者不限，只要持之以恒，对肩周炎的防治会大有益处。

【教你快速找穴位】

肩髎穴位于肩部，肩关节的后方，当胳膊向外展开时在肩部前后各有一个"小窝"，后面那个位置就相当于肩髎的位置。

风门穴：护好风门防哮喘

风门，别名热府、背腧、热府腧穴，属足太阳膀胱经穴位，为足太阳经与督脉交会穴。风，言穴内的气血物质主要为风气也。门，出入的门户也。风门名意指膀胱经气血在此化风上行。本穴物质为膀胱经背腧各穴上行的水湿之气，至本穴后吸热胀散化风上行，故名风门，起着运化膀胱经气血上达头部的作用。

风门穴是临床祛风最常用的穴位之一，对于呼吸系统疾病的防治有着重要的功效，特别是哮喘患者长期按揉此穴位，能很有效地减少哮喘的发作。

按摩风门穴对于呼吸系统疾病的防治很有效，一般情况下，风门穴常与大杼穴、肺腧穴三穴合用来调理呼吸系统的疾病，它们分别位于脊柱两旁第一胸椎、第二胸椎和第三胸椎旁开1.5寸，左右两边各一个。按压这组穴位可以预防和缓解呼吸道系统疾病，如哮喘、咽炎、气管炎、支气管炎等。因为此三穴都属于膀胱经，并且此三对穴位所对应的正好是肺的功能区，也是西医中呼吸道所在的区域。所以，按压它们可以应对呼吸道疾病。按摩时采用点按与捏拿穴位的方法，从上往下自大杼穴至肺腧穴反复多次，每天一次，力度适中偏大，以局部酸胀发红为度。《黄帝内经》认为白天的气是往上走的，故白天按压更有利于肺气。

当然，在现代中医学界，风门穴最常用的还是在于感冒的防治上。可以说，风门穴既是感冒的预防穴，也是治疗穴。尤其是在由秋入冬的时节，气温会越来越低，需要注意防寒防感冒，如果觉得项背发冷，似乎要感冒的时候，可以立即在风门穴和身柱穴灸30分钟，灸过之后，感冒一般可以避过，或者减轻。另外，感冒以后如果迟迟没有痊愈，也可以灸一下风门穴。

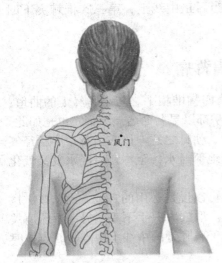

风门穴

【教你快速找穴位】

正坐或俯卧，风门穴位于背部，从朝向大椎下的第2个凹陷（第2胸椎与第3胸椎间）的中心，左右

各 2 厘米左右之处（或以第二胸椎棘突下，旁开 1.5 寸）。此两处就是风门穴。

身柱穴：培护孩子身子骨

身柱穴隶属督脉。身，身体也。柱，支柱也。该穴名意指督脉气血在此吸热后化为强劲饱满之状。本穴物质为神道穴传来的阳气，至本穴后，此气因受体内外传之热而进一步胀散，胀散之气充斥穴内并快速循督脉传送，使督脉的经脉通道充胀，如皮球充气而坚可受重负一般，故名。

中医认为，身柱有理肺气，补虚损，解疗毒，宁神志的功效。同时，它又有"小儿百病之灸点"的称号，是小儿保健灸的重要穴位，能通阳理气，补益虚损，通治儿科百病。《养生一言》中便有这样的说法："小儿每月灸身柱、天枢，可保无病。"因此，灸身柱是保证儿童健康成长的重要措施之一，应作为一般家庭常识大力推广。

现代研究认为，灸身柱还可以调节人的神经系统，对于神经衰弱、失眠、头痛等病症有缓解作用，并且可以防止疲劳，促进机体体力的恢复。灸身柱对小儿的胃肠道疾病，如消化不良、吐乳、泄泻、食欲不振等有防治作用。此外，对精神萎靡、夜哭，呼吸系统的哮喘、气管炎、百日咳、感冒、肺炎等都有防治作用。

对于身柱穴，艾灸方法主要有以下几种。

（1）艾炷灸：用手将艾绒搓成半个米粒大或比铅笔芯还要细的小艾炷，长度在 1 ~ 2 毫米之间，请患者取俯卧位，等艾炷燃尽之后再换一炷，每次 1 ~ 3 壮，隔 2 ~ 3 日灸 1 次，也可每周 1 次。

（2）艾条悬起灸：用适量艾绒卷成香烟大小的艾条，可用温和灸或雀啄灸法，每次以灸 5 ~ 10 分钟为宜，隔 1 ~ 2 灸 1 次，每月可灸 10 次左右。

（3）灯火灸：每次 1 壮，隔 2 ~ 3 日 1 次。如果没有灯芯草，可以用线香代替。

（4）隔姜灸：每次 5 ~ 7 壮，艾炷如黄豆大，隔日或每周灸 1 次。

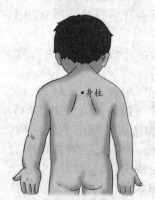

身柱穴

对于身柱穴，除了采用艾灸疗法之外，家长们也可以在睡前时常给孩子揉一揉，这样不仅可免去孩子吃药打针的痛，还能让孩子深深体会到父母的疼爱与关怀。由于这个穴位在背后，按摩时可能不好着力，我们可以拿一枚圆圆的硬币，用硬币的边缘在身柱穴处上下滑动按摩。不过，值得注意的是，此穴处于脊柱之上，力度一定不能太大，否则会伤到孩子稚嫩的身体。

【教你快速找穴位】

身柱穴在人体后背部，当后正中线上，第三胸椎棘突下凹陷处。

天宗穴：迅速缓解肩背痛

天宗穴位于肩胛部，当冈下窝中央凹陷处，与第四胸椎相平。与小肠经上的曲垣、秉风排列在一起，像星相一样，所以这几个穴位的名字都以星名命名。天宗穴也是如此。天宗穴内气血运行的部位为天部也。宗，祖庙，宗仰、朝见之意。该穴名意指小肠经气血由此气化上行于天。本穴物质为臑腧穴传来的冷降地部经水，至本穴后经水复又气化上行天部，如向天部朝见之状，故名。

天宗穴在进行肩背部软组织损伤的治疗和保健中可以说是必用的穴位。点、按、揉此穴会产生强烈的酸胀感，可以放松整个肩部的肌肉。取穴时一手下垂，另一手从肩关节上方绕过，向下顺着肩胛骨往下走。它的位置相当于肩胛骨的中线上中点处，点按时感觉非常明显。

随着电脑的普及和职业的需要，长时间的伏案工作或电脑操作会让人觉得整个身体发困，颈肩部僵硬、发紧，也就是现在经常被人提起的"颈肩综合征"。一开始症状轻的时候站起身活动一下，很快就能恢复如常，但日渐加重，先是后背痛，继而脖子也不能转侧，手还发麻。这时，按1分钟的天宗穴，再加上1分钟的扩胸运动，意想不到的好效果就出来了。

值得注意的是，这个穴位自己按摩起来不方便，这里给大家推荐一个很简单的方法，现在的小区里有各式各样的健身器材，也有专门按摩后背的。我们可以利用这种器材来按摩后背，也能刺激到本穴位。而且后背上有很多的背腧穴，这些背腧穴也是我们脏腑的反射点。刺激它们，就相当于在给我们的脏腑做按摩了，强身健体的效果非常好。

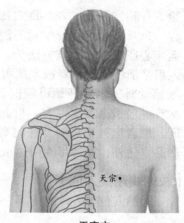

天宗穴

【教你快速找穴位】

上半身保持直立，左手搭上右肩，左手掌贴在右肩膀1/2处。手指自然垂直，中指指尖所碰触之处就是天宗穴。

心腧穴：防治心病有绝招

心腧是足太阳膀胱经的要穴，还是心的背腧穴。心，心室也；腧，输也。心腧穴名意指心室中的高温湿热之气由此外输膀胱经，具有宽胸理气、宁心安神、通调气血、散发心室之热的功效。

在临床上，心腧穴常用来治疗心阴虚。我们知道，气为血之帅，血为气之母，血在经络中的流通要靠气的推动，而气也要靠血来当它的运载工具，二者是相辅相成、不可分割的。所以，当心血阴虚的时候，气就没有可以搭载的工具了，不能运行到全身各处，出现诸如心慌、气短等症状也就不奇怪了。另外，"心主神明"，在心气血两虚的情况下，心脏的功能必然会下降，那么它就没有足够的力量去控制人的精神意志了，人也就相应出现精神恍惚、注意力不集中等症状。所以，当出现心阴虚的症状时，一定要注意补心血。在人体的经穴中，补心血的最佳穴位是心腧。

因此，当心阴虚时，就可以灸一灸心腧穴。其方法为：艾条悬灸，或艾炷直接灸，每次10～20分钟，每日1次，5～7天为一个疗程，间隔两天可进行下一个疗程，症状消失或明显缓解之后即可停止，因为心脉调整之后进入良性循环，可借助自我调节获得健康。这种方法主要针对的是素质较好的青壮年，偶然出现健忘或精神恍惚等亚健康症状的，如果是长期失眠健康、精神迟钝，或病症虽暂时出现，但却很严重，则可加配神门穴，以增强疗效，方法同心腧。当然，还有更严重的一种情况，那就是年老体弱者，属于"真虚"，这些患者大多伴有食欲不振、形体疲惫、面色萎黄、腰酸腿软等症状，此时仅仅灸心腧来安神定志还远远不够，应加补脾的穴位，如脾腧、肾腧、气海等。

除了上述功效之外，灸心腧还可防治心肌炎、冠心病。当然，这种方法只能作为一种辅助疗法，而不能替代药物。其方法为：艾条悬灸心

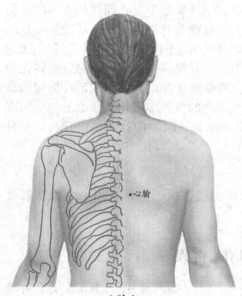

心腧穴

俞、肾俞、关元三穴，每穴每次 10 ~ 20 分钟，每日 1 次，或隔日 1 次，10 次为一个疗程，每月一个疗程，感觉心温热为度。除了艾灸，按摩心俞也可缓解症状，尤其是对于老年心肌炎患者，其方法为：患者脱掉上衣后，趴在平板床上，双下肢并拢，双上肢放入肩平横线上。术者或家属可利用双手大拇指直接点压该穴位，患者自觉局部有酸、麻、胀感觉时，术者开始以顺时针方向按摩，坚持每分钟按摩 80 次，坚持每日按摩 2 ~ 3 次，一般按摩 5 次左右，可起到明显疗效，再按摩 2 ~ 3 天可起到治疗效果。在治疗期间，患者应杜绝烟酒及任何辛辣刺激性食物，可以多吃些新鲜蔬菜和水果及豆制品和海产品。另外，坚持每晚用热水泡脚 25 分钟，可促进身体早日康复。

【教你快速找穴位】

心俞穴位于人体的背部，当第五胸椎棘突下，左右旁开两指宽处（或左右约 1.5 寸）。

脾俞穴：健脾益气治虚证

脾俞穴隶属足太阳膀胱经穴。脾，脾脏也；俞，输也。脾俞名意指脾脏的湿热之气由此外输膀胱经，有健脾和胃、利湿升清的功效。因此，对脾俞穴进行刺激就能健运脾胃，加强机体对营养物质的消化吸收和利用，补养气血，增强体质，对消化系统和血液系统均有很好的调整作用。

现代临床上，常用脾俞治疗胃溃疡、胃炎、胃下垂、胃痉挛、胃扩张、胃出血、神经性呕吐、消化不良、肠炎、痢疾、肝炎、贫血、进行性肌营养不良、肝脾肿大、慢性出血性疾病、肾下垂、月经不调、糖尿病、肾炎、小儿夜盲、荨麻疹、背痛等病症。

在日常保健中，大家最常用艾灸脾俞来防治经期腹泻和糖尿病，事实上这两种病的根源都在于脾气虚，而艾灸脾俞穴则恰恰起到健脾益气的效果。

中医认为，年轻女性经期腹泻完全是脾气虚的缘故，尤其年轻的女孩子比较常见，因为处于这个年龄段的女孩子为了保持好身材常常会节食减肥，常吃一些青菜水果之类的食物，而远离肉类和主食，时间长了就会使脾虚寒，当来月经的时候，气血就会充盈冲脉、任脉，脾气会变得更虚。因为脾是主运化水湿的，脾不能正常工作了，那么水湿也会消沉怠工，不好好工作，也就不能正常排泄了，所以就会出现腹泻，如果泛滥到皮肤就会出现脸部水肿。可见，要想经期不腹泻就要补脾气，而补脾气最好的办法就是灸脾俞穴。每天坚持灸此穴 3 分钟就能缓解经期腹泻的症状。灸此穴最佳时间应在早上 7 ~ 9 点进行。

同样，糖尿病也是脾虚造成的。在中医理论中，能量类似于气，而气是无形的，但无形的气却能承载和驱使身体里有形的血液等物质。血糖是有形物质和无形能量转化的

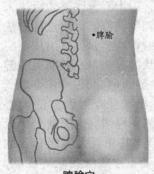

•脾俞

脾俞穴

重要中间物，血糖异常则是气血之间的转化异常。因此，无论糖尿病具体可分成多少类型，其最基本的病机就是气血转化的失常，而人体气血转化主要依赖于脾的功能，故治疗糖尿病最基本的就是健脾。治疗糖尿病的灸法多采用艾条悬起灸，每次 10 ~ 20 分钟。每日一次或隔日一次。10 次为一个疗程，每月做一个疗程即可。

【教你快速找穴位】

脾俞隶属于足太阳膀胱经，位于背部，第十一胸椎棘突下，旁开 1.5 寸。

膏肓穴：运动膏肓除百疾

每当形容一个人病无可治时，人们常会用到一个词："病入膏肓"。事实上，膏肓确实是人体的一个部位，指的是心下膈上的脂膜内，与心膈之间的脂膜相对应，位置很深。

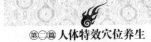

除此之外，膏肓还是中医里一对重要的穴位，隶属于足太阳膀胱经。

膏肓穴自古以来便是人们常用的保健穴。艾灸膏肓可使人阳气宣通，身体健壮，此穴是补益虚损，宣肺通阳，预防结核、感冒，增强体质的重要穴位。日本民间很流行灸膏肓、风门二穴，一般小儿长到十七八岁时都要灸此二穴，以提高机体的抗病能力，预防结核和感冒。

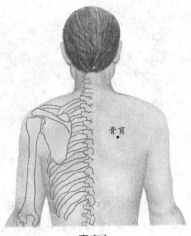

膏肓穴

膏肓灸法是中医针灸学中一种传统的特种灸法，其独特之处就在于首先强调取膏肓穴的体位姿势，务必使两肩胛骨充分分离，"筋骨空处，按之患者觉牵引胸肋中、手指痛，即真穴也。"其次，施灸壮数宜多，"灸至百壮千壮"。不过，结合现代临床的具体情况，一般以十多壮为宜。其三，灸完膏肓穴后必须灸气海、足三里三穴，"以引火气实下"，防气火壅盛于上。

膏肓灸法虽然操作起来较为烦琐，而且有艾烟熏燎的不便，但对那些尚缺少特效疗法的顽疾仍不失为良法。具体操作方法是：膏肓穴先以大艾炷灸，每次十三壮；再使患者平卧，取气海、足三里穴，大艾炷各灸 7 壮。若需加灸至阴穴，则与灸膏肓穴同时进行，小艾炷两侧各 7 壮。每天一次，15 天为一疗程，疗程间休息 3 天。

除此之外，中医典籍中还曾有"运动膏肓穴，除一身疾"的说法。建议经常伏案、用电脑的人多做下面几个动作，既可益寿延年，还对肩周炎、慢性支气管炎、肺气肿、颈椎病有一定的防治作用。

（1）肘部弯曲，分别向前向后转摇肩关节各 50 次，一日三次，这样可带动肩胛骨上下旋转，以运动背部的膏肓穴。

（2）两脚平行站立，两膝微曲，腰直，胸平，两手握拳，两臂缓缓抬起到胸前与肩平，然后用力向后拉至极限，使肩胛骨尽量向脊柱靠拢，挤压两侧膏肓穴，略停 1 至 2 秒钟，再恢复原姿态，后拉时深吸气，回收时呼气，动作在水平面缓慢进行，动作到位，使背后有酸胀、出汗的感觉。

（3）把椅子反过来坐，人趴在椅背上，充分展开两个肩胛，而两个肩胛骨向后挤压，就是在挤压膏肓穴。

同时，膏肓穴也是一个警示穴，当我们疲惫不堪，全身无力的时候，这时候的身体信号就在提醒我们我们的五脏已经很脆弱了，需要好好休息调理，不要等到身体到了不可挽回的地步才重视。当我们越来越健忘、越来越瘦弱、越来越容易盗汗，就说明身体在走下坡路，五脏已经疲惫不堪了，需要好好休息。这个时候我们不妨停下手头的工作，认真地调理自己的身体，刺激膏肓穴。轻轻地按揉几分钟，闭目养神一会儿，好让身体恢复元气。

【教你快速找穴位】

患者平坐床上，屈膝抵胸，前臂交叉，双手扶于膝上，低头，面额抵于手背，使两肩胛骨充分张开，在平第四胸椎棘突下，肩胛骨内侧缘骨缝处按压，觉胸肋间困痛，传至手臂，即是膏肓穴。

命门穴：滋肾壮阳保健穴

命门，即人体生命之门的意思，该穴是先天之气蕴藏所在，是人体生化的来源，是生命的根本。对男子所藏生殖之精和女子胞宫的生殖功能有重要影响，对各脏腑的生理活动起着温煦、激发和推动作用，对饮食物的消化、吸收与运输，以及水液代谢等都具

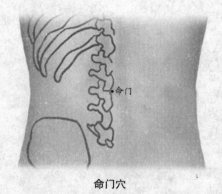

命门穴

有促进作用。近代中医的观点，多认为命门藏真火，而称之为命门火。

命门穴是滋肾壮阳，养生保健的重要穴位。根据中医文献记载，刺激命门穴常用于治疗腰痛，耳鸣，头痛，神经衰弱，阳痿，遗精，早泄，泄泻，遗尿，脱肛，月经不调，痛经，赤白带下，腰脊强痛，膝冷乏力，下肢麻痹等病症。现在，临床则常用于治疗脊椎炎、腰椎肥大、截瘫、小儿麻痹后遗症、贫血、消渴、硬皮病、荨麻疹、盆腔炎、子宫内膜炎、不孕症、血栓闭塞性脉管炎、阴部湿疹、皮肤肿瘤等疾病。

如果采用艾灸方法来刺激命门，可以有以下四种方式。

（1）艾炷直接灸：采用无瘢痕灸 10 ～ 15 壮，每周 1 次，1 个月为一疗程，可连续灸 1 ～ 3 个疗程。

（2）艾条悬起灸：温和灸 10 ～ 20 分钟，每日或隔日 1 次，连续灸 3 ～ 6 个月为一个疗程。

（3）隔附子灸：每次 3 ～ 5 壮，每日或隔日 1 次，连续灸 1 个月为一疗程。

（4）隔姜灸：每次 3 ～ 7 壮，每日或隔 2 日 1 次。此种方法最适宜肢冷腹寒，阳气不足的患者。

除了艾灸之外，掌擦命门穴也可起到强肾固本，温肾壮阳，强腰膝固肾气，延缓人体衰老等功效。采用这种方法，还可疏通督脉上的气滞点，加强与任脉的联系，可以促进真气在任督二脉上的运行，并能治疗阳痿、遗精、腰痛、肾寒阳衰、行走无力、四肢困乏、腿部水肿等症。其方法为：用掌擦命门穴及两肾，以感觉发热发烫为度，然后将两掌搓热捂住两肾，意念守住命门穴约 10 分钟即可。

还有一种采阳消阴法，也是对命门的有效锻炼，方法是背部对着太阳，意念太阳的光、能、热，源源不断地进入命门穴，心念必须内注命门，时间约 15 分钟。

【教你快速找穴位】

命门穴位于后背两肾之间，第二腰椎棘突下，与肚脐相平对的区域。取穴时采用俯卧的姿势，命门穴位于腰部，当后正中线上，第二腰椎棘突下凹陷处。指压时，有强烈的压痛感。

第四章

运动四肢，不可不调

尺泽穴：肺部健康守护神

尺泽穴，又名鬼受，鬼堂，最早出自《灵枢·本输》，为手太阴肺经的合穴。尺，"尸"（人）与"乙"（曲肘之形象）的合字，指前臂部。泽，浅水低凹处。因其位置特点而名。《黄帝内经·明堂》杨上善注："泽，谓陂泽水钟处也。尺，谓从此向口有尺也。尺之中脉注此处，留动而下，与水义同，故名尺泽。"由于尺泽穴对肺部疾病有特效，整个呼吸的不适都要靠尺泽穴来减缓，所以它被称为身体里肺部健康的守护神。

我们知道，一般肺部如果出问题，不外乎就是咳嗽、喘、咳痰，上火以后甚至会出现干咳、咯血的症状，尺泽穴是手太阴肺经的穴位，而且是"合"穴，《四总穴歌》中不是说"合"穴治内腑吗？所以啊，但凡你觉得有些个咳嗽、气喘，或者是经常容易感冒的，平时总感觉胸部胀满，还有爱抽烟的朋友想保护保护你的肺的话，那么，坚持刺激尺泽穴就是非常好的保健方法。艾炷灸 3 ~ 5 壮，艾条灸 5 ~ 10 分钟。

在日常生活中，灸尺泽还常常被用来治疗儿童感冒咳嗽。儿童感冒有一个特点，很容易遗留咳嗽症状，即当感冒的其他症状消失后，往往还会有咳嗽，并且有的孩子咳嗽的持续时间还很长，甚至数十日都是很常见的。这是什么原因呢？原来，儿童的身体特点与成人是不同的，相对来说，他们"易损，易养，易乱"，易损就是说身体娇柔，容易损伤；易养的意思是说，身体处于生长旺盛时期，补养靠平日饮食就行了，而不必刻意使用补药；易乱就是气机变化迅急不定，由于这个原因，小儿在病邪祛除之后，肺气没有立即通畅，从而导致感冒后遗留咳嗽。此时，灸尺泽可谓对症施术。其方法为：悬灸，以感觉温和为度，每次 10 ~ 20 分钟，每日 1 ~ 2 次，最好是晨起后 1 小时和入夜后 1 小时各 1 次，咳嗽症状消失后即可停止治疗。

关于尺泽之名的由来，还有一种说法：尺在这里暗指肾的意思，泽是雨露的意思，就是恩泽、灌溉，尺泽意思就是补肾的穴位。因此中医认为，尺泽穴是最好的补肾穴，通过降肺气而补肾，最适合上实下虚的人，高血压患者多是这种体质。肝火旺，肺亦不虚，脾气大但很能克制自己不发火的人常会感到胸中堵闷，喘不上气来。此时可按摩肺经的尺泽穴。值得注意的是，按揉本穴时，用力要大，这样才能有好的效果；儿童除外，不可太过用力。同时，按揉本穴时也不宜时间过长，每天 3 ~ 5 次，每次 2 ~ 3 分钟即可。

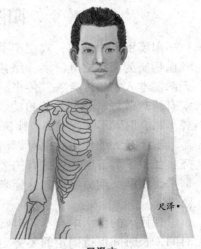

尺泽·

尺泽穴

【教你快速找穴位】

尺泽穴位于肘部横纹中，肱二头肌腱桡侧凹陷处，

可将手掌向上，微屈肘，在肘横纹上，肱二头肌腱桡侧缘处取穴。

少海穴：肘部损伤修复穴

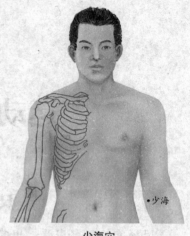

少海穴

在人体当中，有很多以"海"命名的穴位，如气海、血海等，什么意思呢？海，可想而知，容量很大的，用在这里是形容气血很足，说明这个穴是储藏气血的地方。那么少海呢？难道是少量的气血吗，肯定不是。在这里，少对应的是本条经络——少阴经，是少阴经的合穴。我们知道，合穴是气血汇聚的地方，大多为泉、为池、为海。少海穴在肘横纹内侧端与肱骨内上髁连线的中点处，处于一个凹陷的地方，就像水流入海一样，所以称为少海。少海穴有理气通络、益心安神、降浊升清的功效。

少海穴有一个最大的作用就是治疗网球肘、高尔夫肘。高尔夫和网球是很高雅的运动，在商务活动起着很好的媒介作用。但是，经常打球的人，常常被一个问题困扰着，因为打球的时候经常会挥动手臂，会造成肘部一种慢性的损伤。解决这个问题我们可以利用少海穴，打完球后我们将手臂抬起，手握拳自然放在肩膀上，手肘弯曲，肘尖对外，用一根按摩棒在肘尖内侧轻轻揉。因为这里的皮肤比较细腻，为防止擦破皮肤，可以事先点一两滴橄榄油。少海穴时治疗因为肘部运动过度而引起的高尔夫球肘、网球肘的绝佳处方。

除此之外，现在很多人都有颈椎病的困扰，甚至十几岁二十岁就觉得脖子僵硬不舒服，甚至可能出现头晕、手麻，经常按摩少海穴就能缓解这些症状。还有的人有网球肘，其实不一定是因为打网球引起的，也可能是经常挥动手臂，造成肘部损伤，这时利用少海穴就能有效地治疗这种疾病。

少海穴刺激注意事项：

（1）在按压本穴的时候，用力要适中，按时要逐渐加力，不可用猛力；

（2）本穴每次施治时间 3 ~ 5 分钟，每天 2 ~ 3 次左右；

（3）刺法：直刺 0.5 ~ 1.0 寸，局部酸胀，有麻电感向前臂放散；

（4）灸法：艾炷灸或温针灸 3 ~ 5 壮，艾条灸 10 ~ 15 分钟。

【教你快速找穴位】

屈肘，少海穴在肘横纹内侧端与肱骨内上髁连线的中点处。

阳溪穴：攻克手肩综合征

阳溪别名中魁穴，穴位于手背上，就是指阳气的溪流。阳，热也、气也，指本穴的气血物质为阳热之气。溪，路径也。该穴名意指大肠阳溪穴经经气在此吸热后蒸升上行天部。本穴物质为合谷穴传来的水湿风气，至此后吸热蒸升并上行于天部，故名。阳溪穴有清热散风、通利关节的功效，主治狂言喜笑、热病心烦、胸满气短、厥逆头疼、耳聋耳鸣、肘臂不举、喉痹、痂疥等症。

阳溪最大的作用就是可以治疗手肩综合征，也就是手腕、手肘、肩膀等部位感到疼痛。如果手肩部酸痛，这有一个非常好刺激的方法，用右手握住左手的腕部，同时左右握拳，用拳头前后晃动，这样来帮助腕部的活动。在腕部活动的时候也能很好地刺激阳溪穴。

现代人的生活中离不开电脑，但是长期使用电脑的人经常在电脑前一坐就是很长的时间，长时间保持固定的姿势会使肩臂部甚至手指的肌肉僵硬，这都是气血流通不畅惹

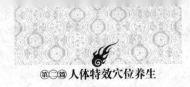

的祸。很多人在缓解腕部酸痛的时候都会活动活动手腕，其实做这个动作就是在刺激自己的阳溪穴，促进气血的流通。在临床中，医生也常常利用阳溪穴治疗腱鞘炎、中风半身不遂、腕关节及其周围软组织疾患等。

许多白领常因工作压力大，出现白天头痛、头昏、全身无力想睡觉，但晚上又心烦意乱睡不着。怎么办？点点阳溪穴！操作时可先用右手食指尖点按左手阳溪穴，先点按不动一会，然后指尖不离位全手转动，时间 3 ~ 5 分钟。之后换左手食指点右手阳溪穴，方法同上。每天早晚各一次。对头痛、目赤肿痛、耳聋、耳鸣、齿痛、咽喉肿痛、手腕痛以及失眠、头晕、胸闷、心烦等病症有很好的疗效。

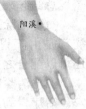

阳溪穴

下面，再为大家说一说使用阳溪穴的注意事项：

（1）按摩本穴时，手要自然放松，不要紧张弯曲，以防影响到效果；

（2）儿童按摩时要适度，不要用力太大；

（3）每次按揉 2 ~ 3 分钟，每天施治 2 ~ 3 次；

（4）刺法：直刺 0.5 ~ 0.8 寸；

（5）灸法：艾炷灸 3 ~ 5 壮，艾条灸 10 ~ 20 分钟。

【教你快速找穴位】

阳溪穴在腕背横纹桡侧，手拇指上翘起时，当拇短伸肌腱与拇长伸肌腱之间的凹陷中。

腕骨穴：治疗糖尿病要穴

腕骨穴为手太阳小肠经腧穴。腕，穴所在部位为手腕部也。骨，水也。该穴名意指小肠经经气行在此冷降为地部水液。本穴物质为后溪穴传来的天部水湿之气，行至本穴后散热冷降为地部的水液，故名。

腕骨穴具有舒筋活络、泌别清浊的功效，不仅是治疗上肢疾病的常用穴位，还可以用来治疗糖尿病等出现口渴等症状。因为糖尿病人的小肠功能是紊乱的，而腕骨穴是小肠经的一个原穴，所以它就可以调整小肠的功能，对糖尿病有很好的效果。

糖尿病患者不能喝茶、饮料、酒，要多喝白开水。红茶有脱钙作用，茶、饮料含有脱水剂。治疗手法：在无名指的桡侧，用另一只手拇指轻轻地从指尖向指根推动，推 4 分钟，越轻越好。另一只手也推 4 分钟。再在手部腕骨穴顺时针方向旋转揉 3 ~ 4 分钟。双手 6 ~ 8 分钟。

高血压是一种以动脉血压升高，尤其突出的是舒张压持续升高的全身性慢性血管疾病，主要与中枢神经系统和内分泌液体调节功能紊乱有关，也与年龄、职业、环境、肥胖、嗜烟等因素有关。中医理论认为主要由于肝肾阴阳失调所致。

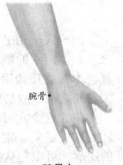

腕骨穴

具体治疗方法：治疗高血压要按压腕骨、血压反应区、零落五、心包区、合谷、阳溪。手法是用力按压。用一束牙签强刺，会获得更高的疗效。

良好的心脏功能，是保证血脉通畅的必要条件。所以要促进全身血液循环，必须加选手心的心包区，手背的腕骨穴的按摩、刺激才奏效。在体检或是定期检查时，如果医生说你的血压高，应立即开始做穴位疗法，用牙签刺激穴位，按摩穴位，很快血压就出现下降。每天坚持治疗，血压会持续逐渐下降。

腕骨穴又是祛湿的要穴，如果你觉得体内有湿热，有风湿证，揉腕骨穴效果会很好。实际上，腕骨穴是靠通利二便来祛湿的。所以还可以治疗便秘。

【教你快速找穴位】

在我们的掌根下有一条掌横纹，侧面有一根骨头，这根骨头前边的凹陷就是腕骨穴。

手三里穴：消除疼痛首选穴

有很多的人都已经非常熟悉足三里这个穴位了，认为养生益寿的重要方法就是要刺激足三里。其实，手三里和足三里都是对人体比较重要的穴位，二者相辅相成。

手三里穴，别名三里、鬼邪、上三里，因为它能通知上、中、下三部的疾病，所以称为三里。手，指穴所在部位为手部；三里，指穴内气血物质所覆盖的范围。"手三里"穴名意指大肠经冷降的浊气在此覆盖较大的范围。本穴物质由上廉穴传来，上廉穴的水湿云气化雨而降，在手三里穴处覆盖的范围如三里之广，故名手三里。

总结起来，手三里具有以下三大功效。

（1）消除牙痛、面颊肿痛。手三里穴是手阳明大肠经的穴位，通常，牙痛、面颊肿痛都是由于胃肠有实热所导致的，因此，时常有类似症状的读者可以点按手三里穴，还可以配合之前提到的合谷穴一起点按效果会更好。

（2）消除腹胀、吐泻等胃肠不适。同样的理由，因为手三里穴是手阳明大肠经的经穴，治疗胃肠不适本来就是它的职责所在，因此，常常出现腹胀，尤其是吃过饭后腹胀明显的读者，可以点按手三里穴，当然，还可以配合之前提到的内关穴，效果会更明显。

（3）消除手臂麻痛、肘部肌肉痉挛无力等。因为手三里穴的位置就在手臂靠近肘关节处，对于手臂麻痛、肘部肌肉痉挛无力这些症状的治疗属于近治作用，因此，当你感到手臂麻痛、肘部肌肉痉挛无力等总之是胳膊怎么着也不得劲，就可以按摩手三里穴，效果不错。

手三里穴点按方法：顺时针方向按揉 100 次有泻火、攻邪的作用，起到泻火、镇痛的效果。逆时针方向按揉 100 次则是调补气血，有补益之功，起到调养、止痛的效果。除此之外，按揉手三里有个很简单的方法，就是将一侧的手臂放在桌面上，然后将另一侧的手肘放在穴位上，用手肘来轻轻地按揉此穴。

大家去医院后很可能会需要打针、抽血、输液，这些都对身体有点小的损伤，出血和疼痛是很常见的，用拇指弹拨手三里这个穴位，可以很好地缓解不舒服的感觉。

【教你快速找穴位】

手三里在前臂背面桡侧，当阳溪与曲池连线上，肘横纹下 2 寸。

手三里穴

曲池穴：调节血压显神功

曲池穴，别名鬼臣、洪池、阳泽，是手阳明大肠经的合穴。曲，隐秘也，不太察觉之意；池，水的围合之处、汇合之所。曲池名意指本穴的气血物质为地部之上的湿浊之气，本穴物质为手三里穴降地之雨气化而来，位处地之上部，性湿浊滞重，有如雾露，为隐秘之水，故名曲池。

曲池这个穴可以用神奇来形容，因为虽然曲池穴是大肠经上的一个穴位，但是曲池穴的作用确实非常广泛，包括现在很多人都困扰的高血压。如果遇到了不知道怎么治疗的疾病，可以先从曲池下手。

在现代社会，高血压患者很多，一般来说，早6点至10点，下午3点至5点这两个时间段是高血压的发作高潮，一定要加以注意。这里可以教给大家一个小方法，对降血压有很好的帮助。闲来无事的时候，甚至看电视的时候都可以做，先将右手手掌摊开，左臂微微弯曲，用右手的掌侧，来敲打左手的手肘处，也就是曲池穴所在位置。这样敲打，可以同时刺激曲池以及它旁边的穴位，对于我们右臂也有一个很好的锻炼作用。如果觉得无聊的话，还可以合着节拍来，用手掌的方式敲两下，换成握拳的姿势，可以增加趣味性，像在做一个手部的体操一样，不知不觉就刺激了曲池，平稳了血压。

除了降血压之外，曲池还有其他一些功效，下面一一介绍给大家。

（1）治疗咽喉肿痛、齿痛、目赤肿痛：阳明经所属脏腑是脾胃，咽喉为脾胃的门户，因此，咽喉肿痛、牙龈、牙齿肿痛等相关的口腔内的疾患，曲池穴是可以治疗的。

（2）治疗隐疹、热病、癫狂：曲池穴本身的作用可以清热降火，因此对于一些个热病、血热引起的皮肤疹疾还有热病导致的神昏甚至癫狂，都可以通过刺激曲池穴来治疗。

（3）治疗腹痛、吐泻等肠胃疾病：这其中的道理太简单了，曲池穴本身就是手阳明大肠经的穴位，而且又是特殊的合穴，合治内腑，因此，对于肠胃疾病选择按压刺激曲池穴是最合适不过的了。

（4）治疗上肢不遂、手臂肿痛：因为曲池穴的位置在肘关节附近，因此，由于穴位的近治作用，完全可以治疗上肢、手臂的不适。

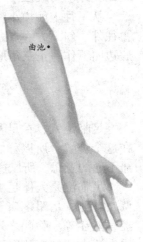

曲池穴

【教你快速找穴位】

曲池穴是位置在屈肘成直角，位于肘横纹外端与肱骨外上髁连线的中点处。

足三里穴：人体第一长寿穴

足三里是足阳明胃经的主要穴位之一，它具有调理脾胃、补中益气、通经活络、疏风化湿、扶正祛邪之功能。"三里"是指理上、理中、理下。胃处在肚腹的上部，胃胀、胃脘疼痛的时候就要"理上"，按足三里的时候要同时往上方使劲；腹部正中出现不适，就需要"理中"，只用往内按就行了；小腹在肚腹的下部，小腹上的病痛，得在按住足三里的同时往下方使劲，这叫"理下"。

从古至今，人们一直非常重视足三里穴的保健作用，中医有"肚腹三里留"这种说法。现代人通常气血不足，身体处于亚健康状态，这在很大程度上都是受了消化不好的影响。胃肠功能不好，人体的吸收能力就弱，吃进身体里的食物经常因为无法吸收而直接排出，营养得不到充分利用，身体自然就不好。所以，每天用手指揉上5分钟，坚持十来天，食欲就会有改善，身体也会明显感觉舒服。

按揉足三里穴能预防和减轻很多消化系统的常见病，如胃十二指肠球部溃疡、急性胃炎、胃下垂等，解除急性胃痛的效果也很明显，对于呕吐、呃逆、嗳气、肠炎、痢疾、便秘、肝炎、胆囊炎、胆结石、肾结石绞痛以及糖尿病、高血压等，也有很好的作用。

按揉足三里要遵循"寒则补之，热则泻之"的原则，如果胃部不适或病症是因为受了寒气，手法上的指腹方向就得往上，如果是暴饮暴食而引起的胃痛、腹部不舒服，手法上的指腹方向就得往下，通过泻法来排出淫邪之气。按压时，用大拇指指腹稍用力，分别对准两腿足三里穴，先按顺时针方向旋转按压50次后，再用逆时针方向按压50次，至皮肤有热感，病症消失。病症严重者按这个方法，每天进行3次左右的按压，连续两三天，胃痛症状就会明显减轻。

刺激足三里也可用艾灸，就是把艾炷直接放在穴位上面灸，皮肤上面不放置任何导热的东西。这样对提高人体自身免疫力有好处，对于那些由于机体免疫力下降导致的慢性疾病效果很好，比如哮喘。每星期艾灸足三里穴1～2次，每次灸15～20分钟，艾灸时让艾条离皮肤2厘米，灸到局部的皮肤发红，缓慢地沿足三里穴上下移动，注意不要烧伤皮肤。

还可以用手或按摩锤经常按揉敲打足三里，每次5～10分钟，

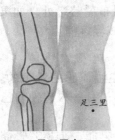

足三里穴

做到使足三里穴有一种酸胀、发热的感觉即可。

总之，不管使用哪种方法，一定要每天都坚持，并按要求去做。每天花上几分钟就能换来身体健康，非常值得。

【教你快速找穴位】

从下往上触摸小腿的外侧，右膝盖的膝盖骨下面，可摸到凸块（胫骨外侧髁）。由此再往外，斜下方一点之处，还有另一凸块（腓骨小头）。这两块凸骨以线连接，以此线为底边向下作一正三角形。而此正三角形的顶点，正是足三里穴。

足临泣穴：亚健康最大克星

足临泣穴，在足背外侧，人在低头站立哭泣的时候，大颗大颗泪珠落下来，正是落在这个位置，所以称之为足临泣。足，自然指脚；泣，古语说与"涩"相通，也就是凝滞不通的意思。所以这个穴位最大的作用就是疏通气血，防止瘀滞。

足临泣是人体足少阳胆经上的主要穴位，可以主治：目赤肿痛、胁肋疼痛、月经不调、乳痛、足跗疼痛等，还包括胆经头痛、腰痛、肌肉痉挛、眼疾、胆囊炎、中风、神经官能症等。除此之外，对于很多意想不到的疾病，足临泣都有不错的效果。特别是现代生活中亚健康状态下出现的一些疾病，说大不大说小不小，说不大是因为去医院通常会建议注意休息，说不小是因为这些小毛病确确实实对人体产生了不舒服的感觉。这时候找到足临泣，一定帮你解决难题。

下面就是两个实际应用中的例子。

1. 治疗肋间神经痛的穴位及指压法

由胸部到侧腹或是由背部到侧腹，如果产生强烈疼痛，那么在转身、大声笑、深呼吸、打哈欠时都会感到痛苦难当，这就是肋间神经痛。

所谓肋间神经，是沿着胸部肋骨，由背后经过侧腹，一直到胸前的神经。肋间神经痛就是沿着这条神经，经胸部、腹部呈半环状的强烈疼痛。

肋间神经疼痛的原因是由于脊椎生病或是胸膜黏合，但还有其他尚无法了解的原因。其他如肝脏病是原因之一。突发性、真性的肋间神经痛原因至今仍然一无所知，但是症状却是非常了解。这种疼痛会因咳嗽或呼吸强弱而定，严重时可能会形成呼吸困难。一般是吸气感到痛苦，吐气则否。但是应该注意的是有时误认为是肋间神经痛，但其实是肋膜炎或狭心症。

真性的肋间神经痛有三种特征。一是背骨侧面即是压痛点，二是腋窝即是压痛点，三是胸侧面即是痛点，只轻轻一压疼痛难当。

为了防止肋间神经突发性疼痛，必须用以下的穴道指压法，这种方法在病发半年内能即刻治愈，如果病发数年的话，只要持之以恒也能治愈。

在手背距横纹三指处有外关。在小脚趾和第四趾之间用指尖向上搓，到了尽处就是临泣穴。指压时只要在这两处穴位上，一面缓缓吐气一面轻压6秒钟，左右各按10次就能去除疼痛。

肋间神经痛有时不只限于胸部，连背部和肚子也有疼痛的可能。在这种情况下，只要用穴道指压法就可奏效。如果想提高效果的话，在指压前先用温湿布覆盖患处。如果治疗后还感到相当疼痛，则再用温湿布擦患处，重新再指压一次就可减轻疼痛。

2. 去除穿高跟鞋的倦累感的穴位及指压法

女性时常诉苦穿高跟鞋倦累异常，穿着不自然的鞋子走路，产生倦累感是难免的。现在奇装异服纷纷出笼，并且不分老幼都有用鞋子来配合服装的倾向；有些人想使自己变"高"，于是便穿高跟鞋。

本来鞋子选用的目的是为了保护脚部，现在为了美观，才会导致脚痛、脚累、骨骼

变形等。能支撑体重，能稳健地行走，这样的脚才有利于健康。因此应该尽量选择适合自己脚形的鞋子，这才是最科学的方式。但事实并非如此。鞋子追随流行早已经变成了根深蒂固的观念。

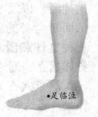

足临泣穴

"人类是鞋子的奴隶。"现在的确是有这种倾向。穿上高跟鞋使自己的脚变形，借助鞋来增高自己，实际上并非用脚站立，而是用脚尖站立，因此脚尖使劲日久，关节就会变弯曲，由于趾节骨、中足骨、脚腕关节等受到不良姿势的压力，所以会感到疲倦。生活中我们的确应该懂得点儿去除穿高跟鞋的倦累感的常识。

治疗穿高跟鞋倦累感，只要指压"临泣"就有效。所谓临泣穴是脚小趾和第四趾根中间向上4厘米左右之处，只要一边吐气一边强压6秒钟，重复20次即可。

不论你穿高跟鞋是否感到倦累，最好采用刺激足临泣的方法，如果不加按摩，倦累感由小积大，到时候就很难恢复了。这种去除穿高跟鞋的倦累感的办法，可以说是预防日常疾病的一个重要常识。

上面的两种情况是足临泣非常常见的用法，当然人体的神医功能要远远超过这两种情况，所治疗的疾病也非常广泛。可以一边按压足临泣，一边仔细体会，感觉一下身体的变化，也许就会发现足临泣更加重要的作用。

【教你快速找穴位】

足临泣位于人体脚背的外侧，足临泣位于第四、五跖骨结合部前方，小趾伸肌腱外侧凹陷中。

涌泉穴：益寿延年养肾穴

涌泉穴是足少阴肾经的第一个穴位。涌，外涌而出也。泉，泉水也。古人把经脉比作河川，气血就好像是流淌其中的水流，人体有很多与水相关的穴位名称，比如说"肩井""太溪""涌泉"等。这些穴位名称形象地描述出了气血的状态。《黄帝内经》中说："肾出于涌泉，涌泉者足心也。"意思是说：肾经之气犹如源泉之水，自此不断涌出，流向全身各处。这就是涌泉穴的意思。

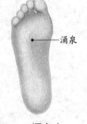

涌泉

涌泉穴

涌泉穴不仅是肾经的起始穴位，同时也是心、肾两条经相交接的地方，因此涌泉穴可以治疗和肾、心有关的多种疾病。肾为先天之本，是人体生命的原动力，五脏六腑要想正常工作，都离不开肾，所以肾经和肾的功能联系非常广泛，作用非常强大。涌泉穴的功能自然就也很强大，可以补肾填精、益髓壮骨，可以治疗肾及其经脉循行部位的病症，以及与肾有关的肝、脾、胃、心、肺等脏腑及骨、髓、脑的病症。具体来讲，有失眠健忘、头晕眼花、烦躁不安、精力减退、倦怠乏力、腰膝酸软、耳鸣耳聋，以及妇科病、男科病、神经衰弱、高血压、低血压、便秘、腹泻、咽喉肿痛等几十种病，这比任何一种药物的功能都强大，而且绝对安全，没有副作用。

涌泉穴是身上常用的穴位，而且有"长寿穴"之称。这里还有个小故事：相传在古代广东、福建地区曾有瘴气流行，这是一种有毒的气体，能引起疟疾，很多人都得病了甚至因此而丧生，但有个武将却多年安然无恙，而且面色红润，腰腿轻快。后来人们终于发现了其中的秘密，原来，他每天清晨就起床打坐，盘腿而坐，两脚脚心相对，把双手擦热后不停地摩擦涌泉穴，直到身体微微出汗为止。之后，很多人都仿效他，不仅很少得病，而且就连多年的老毛病也不治而愈。

按摩涌泉穴之所以能防治各种疾病，尤其是老年性的哮喘、腰膝酸软、头痛头晕、便秘等病效果较明显，这是因为：第一，人体的经络系统内连脏腑，外络肢体，沟通了人体的内外上下，涌泉穴是肾经的第一个穴，也是心经和肾经交接的地方，按摩涌泉穴就可以达到对肾、肾经及全身起到整体性调节的目的。第二，人体的双脚有着丰富的末

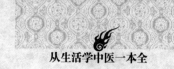
梢神经，以及毛细血管、毛细淋巴管等，通过按摩，可以促进局部血液、淋巴液的循环，从而对全身的新陈代谢起到促进作用。第三，由按摩时摩擦产生的热感半身对身体也是一种良性刺激。俗话说："若要老人安，涌泉常温暖。"说明了对涌泉的热刺激可以改善身体状态，对老年人尤其有益。

涌泉穴在人体养生、防病、治病、保健等各个方面都显示出它的重要作用。经脉就像是一条大河，每条河流都有自己的发源地，涌泉就是肾经的源头。别小看这涓涓细流，这里涌出的可是生命的力量，滋养着身体，这里就是生命的泉眼。

【教你快速找穴位】

在人体的脚底，不算脚趾的部分，脚掌的前 1/3 那里有个凹陷，这就是涌泉穴的位置。你可以看一下脚底，会发现在脚掌前 1/3 处，有个像"人"字一样的纹路，在这个"人"字的交叉位置的凹陷处就是涌泉。

第五章
一学就会的经络养生操

捏脊：增强免疫力的经络保健法

《黄帝内经》里说，督脉是诸阳之会，人体阳气借此宣发，它是元气的通道。我们经常会说"挺直你的脊梁"，就是因为那里最能够展现人的精气神，所以，打通督脉，是可以增强体质，祛除许多疾病的。不过要怎么去打通它呢？捏脊就是一个非常不错的方法。捏脊能够很好地调节脏腑的生理功能，特别是对胃肠功能具有非常好的调节作用，可以有效地提高身体的抵抗力。但是在实际操作的时候，捏脊是需要得到家庭当中其他成员的帮助的。具体的操作方法如下：

取俯卧位，然后让家人用双手的拇指、中指和食指指腹，捏起你脊柱上面的皮肤，然后轻轻提起，从龟尾穴开始，一边捻动一边向上走，直至大椎穴为止。从下向上做，单方向进行，一般捏 3～5 遍，以皮肤微微发红为度。

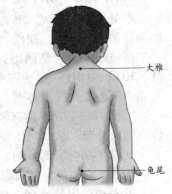

龟尾穴、大椎穴

在为家人捏脊的时候，一定要注意以下几点：

（1）应该沿着直线捏，不要歪斜。

（2）捏拿肌肤时要注意松紧适宜。

（3）应该避免肌肤从手指间滑脱。

除此之外，还有一个打通督脉的方法就是暖脊功，这其实是瑜伽的一种功法，在这里可以借用一下。很简单，就是抱成团，在地上打滚。不是真的滚，而是脊椎受力，以头臀为两头，像小船似的两边摇，这个方法非常有效，大家可以试一下。另外要在地板上做这个动作效果才会好，在床上，特别是在床垫上做则没有什么效果。

甩手功：气血通畅，告别慢性病

"甩手疗法"又称"甩手功"，是由古代的"达摩易筋经"演变而来。"易筋"的意思就是使微病之筋变为强壮之筋，使有病的人慢慢痊愈，无病的人体质健壮。甩手功可以活动手指、手掌、手腕、足趾、足跟、膝部的 12 条筋脉，使气血良好地循环，很多病也就不治而愈了。

甩手动作相当简单，身体站直，双腿分开，与肩同宽，双脚稳稳站立，然后，两臂以相同的方向前后摇甩，向后甩的时候要用点力气，诀窍就是用三分力量向前甩，用七分力量向后甩。练功时，要轻松自然，速度不要过快，刚开始可以练得少一些，然后慢慢增加次数，否则一下子就会产生厌倦感。

这种甩手功会牵动整个身体运动起来，从而促进血液循环，虽然做起来有些枯燥，

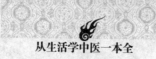

但是，健康的身体恰恰来源于每天的坚持。

1. 甩手治癌

中医认为癌与瘤都是气血结聚、经络阻塞不通的结果，经常甩手有利于吐故纳新、补气益血，从而防治癌症。

每天上午、下午和晚上各甩 2000 下，不间断地甩 5 个月，有利于肺癌的治疗。

患关节炎、大便后流血者，练习甩手后两种病可见好。

若患食道癌，可逐步改善情况。

颈部生淋巴癌，每日甩手 2000 下，便可胃口大增，辅助治疗淋巴癌。

甩手时，眼睛向前看，心中不怀邪念，只默数数字，开始可先做两三百下，逐渐增多，做到每次一千多至两千多下，约半小时。

2. 甩手治眼病

《内经》中说"目受血而视"，所以眼睛的问题其实就是血的问题，气血如果不能到达眼睛，必然会引发各种病变。甩手功就是要让气血流动起来，到达身体各个部位，以供正常生命活动所需。

若患高血压影响了眼睛，经过甩手后，血压恢复正常，眼镜也可以不用戴。

患白内障者，每日甩两次，早甩 800 下，晚甩 1000 下，4 周以后可以见疗效。

眼睛有沙眼、有色盲、眼皮上生小瘤，甩手后体质增强，也能促进眼疾康复。

3. 甩手治半身不遂

半身不遂和中风、高血压、关节炎往往联系在一起，这是因为身体内部气血不平衡，影响分布，使经络、肌肉、骨节起了变化。

高血压的特点是两边脉压不一样，一边高（多），一边低（少），有的每分钟相差 20 跳、10 跳，往往一边手脚有酸、痛、麻木的反应。实质上，上下往往也有问题，上边是充血，下边是血气走不到。甩手对此病有特效，还可以防止中风的前兆。

甩手功对半身不遂有特效，因为半身不遂是头重脚轻即上实下虚，而甩手可以平衡体内气血分布，从而对半身不遂产生特效。

练甩手功一段时间后，会出现流汗、打嗝及放屁等现象，这就表明体内的气已经通了，气通了，身体自然就轻松了。

甩手功动作并不难，难的是坚持。如果工作比较繁忙，可以在每天晚饭前的几分钟甩一甩手，工作的间隙也可以做一做，如果每天能坚持做 10 分钟，效果会更好。常练甩手功，能甩掉亚健康，甩出好身体，让你神清气爽、身心通透、容光焕发。

揉腹：润肠通便，告别亚健康

有些上班族的精神状态很不好，天天无精打采，头昏脑涨，食欲不振，还总是失眠，导致工作业绩严重下滑，领导很不满意。去医院检查也查不出什么结果，可就是不舒服，总感觉身心疲惫。其实，这些都是身体处于亚健康状态的临床表现。

亚健康，即指非病非健康状态，是介于健康与疾病之间的状态，如果把健康和疾病看做是生命过程的两端的话，那么它就像一个两头尖的橄榄，中间凸出的一大块，正是处于健康与有病两者之间的过渡状态。亚健康状态也是很多疾病的前期征兆，如肝炎、心脑血管疾病、代谢性疾病等。亚健康人群普遍存在"六高一低"，即高负荷（心理和体力）、高血压、高血脂、高血糖、高体重、高血黏度、免疫功能低。

现在国际公认应对亚健康最好的办法是中国的经络按摩法，它无创伤性、无痛苦、无副作用，安全可靠，集保健、医疗于一体。而腹部按摩则可以治愈消化不良、月经不调、习惯性便秘等常见病，还能振奋精神，调整睡眠状态等。

专家认为，腹部是许多重要经脉循行和会聚之所，是人体气血循环、阴阳升降之通道。通过对腹部的按摩，除了可以塑身，还可以防治五脏六腑的病变，并保持十二经脉的气血旺盛、循行畅通，减少废物的滞留，从而对人体各部分起到治疗和调整的作用。主要穴位有中脘、建里、天枢、气海、关元、章门等。

腹部按摩最常见的手法是"二指叠按法"，即两拇指重叠，按的轻重以手下有脉搏跳动和不感觉痛为最佳；另外一法是"波浪式推压法"，即两手指并拢，继而左掌用力向后压，一推一回，由上而下慢慢移动，好像水中的浪花。

处于亚健康状态的人，除了疲劳和不适，不会有生命危险。但如果碰到高度刺激，如熬夜、发脾气等应激状态下，很容易出现猝死，就是"过劳死"。可见，亚健康对上班族的危害是十分严重的，我们应及时树立健康观念，拥有强烈的自我保健意识，还要注意平衡膳食、坚持运动，以杜绝亚健康。

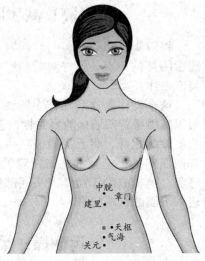

中脘穴、建里穴、天枢穴、气海穴、关元穴、章门穴

揉膝：减缓膝关节退化，告别风湿病

揉膝疗法源于古老的导引术，是一种实用的自我医疗保健外治手法。具体指的是采取站立、高坐、盘坐、深蹲或者仰卧的姿势，两手掌含虚，紧贴在两膝部位，做圆周揉摩。其手法属于传统按摩手法中的揉法，动作简洁，易于练习。揉膝疗法源于古老的导引术，是一种非常实用的自我医疗保健外治手法，在《武当太极揉膝功》《达摩秘功》等著作中均有记载，用以舒缓和放松，治疗腿膝疼痛无力，有强膝和健步的功效。

1. 浴腿揉膝治腿疼

俗话说："人老先老腿。"很多老年人都有不同程度的腿部疾病，如果经常浴腿揉膝，就能缓解腿疾。

浴腿：两手先紧抱左腿大腿根，用力向下擦到足踝，然后再擦回大腿根。如此上下来回擦10次，右腿也擦10次。

腿是担负上体的骨干，有3个关节，而且是足三阳经和足三阴经的经络要路。因此，浴腿可使关节灵活，腿肌增强，有助于防治腿疾。

揉膝：两手掌心紧按两膝，一齐先向左旋转10次，再向右旋转10次。膝关节内多韧带、肌腱和关节囊，所以恶湿怕寒。如能经常左右揉擦，有助于防治关节炎等难治之症。

2. 包揉膝盖髌骨，松解关节粘连

先找到髌骨，髌骨就像一个壶盖，扣在人们的膝关节上面。找到它以后，用一个手掌或者是两个手掌包压在髌骨的上方，然后由轻到重慢慢用力，进行来回揉擦，做3分钟左右就可以了。此手法可以松解粘连，因为膝关节病容易导致肌肉之间或者韧带之间粘连，通过揉动，可以让粘连分开，疼痛就会消失。

3. 过力揉膝不可取

很多老人都认为猛揉膝盖能减少摩擦感，减轻疼痛，其实，这种做法是没有科学依据的。把双手放在双膝上轻轻揉动，力度轻而柔，像是抚摩，这是一种反射性的保护，会使膝盖感到温暖，消除疲劳，还可增加局部血液循环，对膝关节的确有益。但是，用力过大的按揉则是错误的，这样的动作很可能会加重软骨的损伤，把已经产生病变的软骨磨得更糟，甚至影响软骨下面的骨质，导致疼痛更加严重。所以，由于力量不好把握，老人用力揉膝盖的做法不可取。

送髋：减缓腰背肌肉紧张，通达躯干经络

将双脚自然分开，与肩同宽，挺胸收腹，将髋部微微向前挺，膝关节稍微弯曲，假想会阴部的中点，正好对着两脚心（涌泉穴）连线的中点，这是本套经络保健操的一个特殊动作。

这个动作是这套动作中所独有的，它确实藏有新意，藏有玄机。通过练习这个动作可以减缓腰背部肌肉的紧张性，使脊柱放松，从而有助于躯干经络变得更加通达。

除此之外，将舌尖微微顶住上腭，颈部肌肉保持放松，面带微笑状，这样可以使面部的肌肉处于松弛的状态，双手自然下垂。闭眼，保持起势1～2分钟，并进行平静的呼吸。这样有助于肢体、头面部经络的通畅，也有助于心态的调整和放松，从而有利于进入下面的练功状态。

运球操：柔缓画圆运动，疏通全身经络

这个动作可以让全身在柔缓的画圆运动当中疏通全身的经络。

由起势开始，将右腿横跨一步，根据自身的耐受能力，将膝关节弯曲90°～135°成马步，即骑马蹲式，双臂前伸，双掌五指自然分开成抱球状，并始终保持抱住假想中"球"的姿势，运用腰、髋、肩、背的活动，充分向左、右、上、下不同的方向转圈，颈部要随着轻微转动，眼睛要求时时跟随着运球的方向移动，只有这样才能够逐渐达到形、意、神合一的境地。将这套动作重复进行30次。

实际上，这个练习是让全身都在一种柔缓的画圆运动当中疏通全身经络，算是经络保健功的热身环节。实践中，你会感觉平时在闲暇的时候，或者是心情不好的时候，单独练习这个动作，也会收到解乏和轻松全身的效果。

踮脚法：活动手脚，增强气血活动

这套动作尤其适合高血压、糖尿病和轻度冠心病患者进行练习。

保持起势的姿势，将双手前甩过头顶，同时深吸气，接着自然从胸前沿体侧将手向后尽量甩动，双脚同时踮起（提踵），同时呼气，反复进行50～100次。

在进行这套动作的时候，调息是非常重要的，由于上下肢的大肌群均要参加运动，并且还要有深呼吸进行配合，使气血活动增强，经络也自然贯通。

这套动作，尤其适合高血压、糖尿病以及轻度冠心病患者练习。这些慢性病综合治疗的理念主张让大肌群进行小强度、较长时间的运动，从而有利于增强心肌泵力、增加回心血量；有利于扩张外周血管、改善微循环、增加热量的消耗，同时还有利于增加机体的平衡性以及协调性，增加上下肢的肌力。对于高血压、糖尿病以及轻度冠心病等慢性病病情的稳定或是缓解，均具有较好的辅助效果。

堵耳朵：改善肾亏症状，促进内耳血液循环

堵耳朵，是在长期流传于民间的一种行之有效的健身方法，俗称"鸣天鼓"的基础上，经过稍加发展演变而来的，有利于改善因肾亏所引起的耳鸣、头痛、头晕、眩晕和健忘。

具体操作方法为：

（1）用双掌心相向压住双耳郭，将耳郭先摩擦20～30次。

（2）摩擦完双耳郭之后再将其压紧，用双手食指与中指交叉后发力，快速对后脑勺进行弹击，共击10下，以自己可以听见"砰砰"的响声为宜。

（3）接下来双掌交替进行按压—松开的动作，共进行20下，最后一次按压的时间要

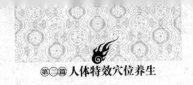
稍重稍长，并且按完之后快速打开双掌，同时可以听见"嗡"的一响。

其实，这一系列动作就是让耳道反复从密闭的状态突然间变成开放的状态，进而产生气压的快速变化。进行这个练习的时候，巧妙地运用了声音传导和气压的变化，促使内耳血液循环得到改善，对养益听力十分有利。

耳郭上分布着丰富的耳穴，它们是和体内脏腑以及四肢百骸相通的，是机体各种生理或者病理变化的一处重要窗口，而对耳穴进行按摩，也已经成为了中医的一种治疗或者是保健的方法。

通过以上这种按摩耳郭和双掌交替对耳郭进行按压—松开的动作，可以使耳穴得到尽可能的机械按摩，也能够使内耳得到气压按摩，对于改善机体的脏腑功能是非常有利的，长期坚持练习的话，对于因肾亏所引起的耳鸣、头痛、头晕、眩晕、失眠、记忆力减退、健忘和思维能力减退等症都具有一定的疗效，能够收到不错的健身效果。

上下转动：通达气血，保健全身

所谓的上下转动，指的就是转动全身的各个部位，从眼球开始，自上而下直至脚踝，在转动的过程当中，各个部位转动的幅度都要从小逐渐增大，并且要缓慢，方向左右交替，故而转转停停，能够令气血贯穿上下、通达全身。这套动作自上而下刚好要转动六个部位，即包含转眼、转颈、转肩、转腰、转胯和转膝踝6个动作。

1. 转眼

转眼可以缓解眼部疲劳。在做这个动作的时候，一定要尽量睁大双眼平视前方，以能够看到远处的绿树最好，维持10秒钟，头身保持不动，开始按照"左—上—右—下—左"的顺序缓慢转动，并逐渐将转动的幅度放大，正反方向各转3圈后，停下来闭眼休息5秒钟，再按照上述过程重复一遍。这个动作可以活动眼部肌肉，加快气血流通，既可以缓解眼睛疲劳，又具有明目的效果。

2. 转颈

转颈能够防治颈椎病。双脚自然分开，与肩同宽，挺胸收腹，双手自然下垂，身体保持不动，开始按照"左—后—前—左"的顺序缓慢转动颈部10圈，并逐渐放大转动的幅度，结束时，在后仰位静止5～10秒钟，手后伸。再按照上述过程的反方向重复一遍。这个动作可以活动颈部肌肉，加快气血流通，缓慢牵拉颈肌，从而缓解颈肌疲劳，有助于防治颈椎病。

3. 转肩

转肩可以疏通肩颈部经络，防治颈椎病和肩周炎。双脚自然分开，与肩同宽，挺胸收腹，双掌始终自然贴住大腿外侧，在上下滑动的同时，按照"上—前—下—后—上"的顺序缓慢做耸肩和转肩的旋转运动10圈，结束时，双手贴住大腿外侧不动，同时用力挺胸并向前探头，维持这个姿势10秒钟，再按照上述过程的反方向，即"上—后—下—前—上"的顺序重复一遍。结束时，仍然需要双手贴住大腿外侧不动，同时用力挺胸并向前探头，维持这个姿势10秒钟。这个练习能充分运动和牵拉肩颈部肌肉，令肩颈部经络畅通，防治颈椎病和肩周炎。

4. 转腰

转腰能够防治慢性腰腿痛。双腿分开与肩同宽，缓慢转动腰部，先顺时针，后逆时针，各转20圈。在转腰的过程当中，要始终将双手背放在腰部，握拳，并用指掌关节顶住腰骶部脊柱两侧，让腰部产生的旋转力，与双拳指掌关节一直处于按摩状态。每一个方向转腰练习结束时，均需保持双拳顶住腰部前挺、颈部后仰的姿势10秒钟，进一步增强腰肌的力量。这个练习可以充分活动和牵拉腰骶部的肌肉韧带，同时对腰骶都的经络进行按摩，有利于经络畅通，对腰肌劳损等慢性腰腿痛的防治具有积极效果。

5. 转胯

转胯可以令泌尿生殖系统变得强壮。双腿分开与肩同宽，膝关节微微弯曲，双手叉髋转动胯部，先顺时针，后逆时针。注意左旋转时，同时提肛，腰部以上要尽量保持正直，基本上只旋转胯部，每个方向转 20 圈。结束时，均需要保持胯部前挺 10 秒钟。这个练习可以充分活动、牵拉会阴部和髋部的肌肉韧带，对泌尿生殖系统的功能产生有益影响。

6. 转膝踝

转膝踝可以疏通下肢经络，预防关节疼痛。双腿分开与肩同宽，膝关节微曲，用两个手掌轻按于两侧膝盖，同时向里、外或者是同方向转动膝踝关节，每个方向转 20 圈。在结束时，双掌要保持稍用力后压的状态，使膝关节尽量保持 10 秒钟伸直状态。这个练习能够令膝踝关节得到活动，令下肢后群肌肉得到牵拉，有利于畅通下肢经络，提高膝踝关节灵活性。

掐揉头部：疏通头部经络，防治头晕头痛

掐揉头部，顾名思义，需要又掐又揉，这是一种防治头晕头痛的有效方式，能够很好地疏通头部经络。

这套动作的具体做法为：

（1）将双手五指尖平放在双眉尖至太阳穴一线，轻轻掐揉印堂穴（两眉连线的中点）、攒竹穴（在眉毛内侧端、眼眶边缘处）、丝竹空穴（眉梢处凹陷中）、太阳穴（眉外梢与外眼角之间向后约 1 寸处凹陷中）等穴位 20 ~ 30 次。

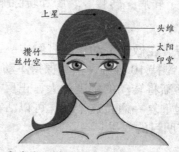

印堂穴、攒竹穴、丝竹空穴、太阳穴、上星穴、头维穴

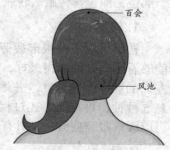

风池穴、百会穴

（2）在上述动作的基础上，将两手五指的位置逐渐平行向上，沿额部→顶部→枕部的方向一点点推进，每换一个部位，都需要同时用两手五指尖轻轻掐揉 20 ~ 30 次。此外，还要兼顾到加力掐揉上星穴（前发际正中直上 1 寸）、头维穴（额角发际之上 0.5 寸）、百会穴（两耳尖直上、头顶正中），推进到枕部后，用双手拇指加力掐揉风池穴（项后、大筋两侧的凹陷中、紧挨着露骨下缘处）20 ~ 30 次。

这个练习对疏通头部经络对一般的头痛、头晕、眩晕、失眠、记忆力减退、健忘、思维能力减退等症都有一定的疗效。

梳头功：简单的梳理头发动作，蕴藏多种保健功效

这是一个类似于梳理头发的动作，在这个简单的动作当中蕴藏着许多种保健功效。它具有护发、提神、醒脑和明目的作用。

具体的操作方法是：将双手五指微微张开，从前向后对头发进行 100 次的梳理。

梳理过程中，应指掌并用，连梳带刮，有意让指力经过印堂穴（两眉连线的中点）、上星穴（前发际正中直上 1 寸）、头维穴（额角发际之上 0.5 寸）、百会穴（两耳尖直上、头顶正中）、风池穴（项后、大筋两侧的凹陷中，紧挨着颅骨下缘处）等穴，尤其是梳理到头顶往后下方向时，即改用双掌小鱼际沿耳后，稍加力一直刮向颈根部，其中刮到的穴位包括翳风穴（耳垂后方，下颌角与乳突之间凹陷中）、翳明穴（在翳风穴后 1 寸）、风池穴（项后、大筋两侧的凹陷中）等。

通过对头颈部的梳梳刮刮，使头颈部产生发热的感觉，使头颈部气血畅通，进而使得头颈部交汇的多条经络贯通，增加了对头颈部的供血量，起到了护发、提神、醒脑、明目的功效，也可缓解因一些慢性病引起的头痛症状。

推搓门脸：养益五官，改善各系统功能

推搓门脸具体来说包括推搓脸和胸腹部。这套动作通过揉通前部经络，能够养益五官，令各个系统得到强健。

在做这套动作的时候，一般都会先从推搓面部开始做起。

1. 推搓面部

推搓面部的主要作用为美容颜，养益五官。这个动作要借助于双手的中指，用指腹推搓的手法对面部进行梳理，在梳理的过程中，要先沿眉毛上缘向外推压至太阳穴，重复进行 20～30 次。

然后再按照印堂—发际—眼圈—鼻翼两侧—口角—再回到印堂的顺序，推搓梳理面部皮肤，在推搓的过程当中，应该有意识地对印堂穴、睛明穴、四白穴、迎香穴和地仓穴等穴加力。

在中指进行推搓的同时，大拇指则需要始终随同沿着脸部外侧，也就是沿着耳前下关穴、耳门穴、听宫穴、听会穴到颊车穴等穴一线来回推搓 20～30 次。

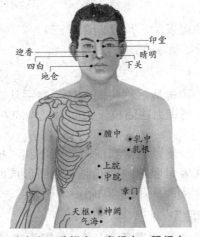

乳中穴、乳根穴、章门穴、阴门穴、膻中穴、上脘穴、中脘穴、神阙穴、天枢穴

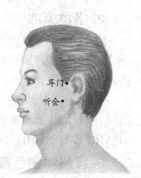

耳门穴、听会穴

这个推推搓搓的练习可以改善面部气血运行，因此会对美容、调节五官的功能以及增强上呼吸道的抗病能力等具有积极的作用。

2. 推搓胸腹部

推搓胸腹部可以改善各系统的功能。推搓胸腹部的时候，要用双掌沿着胸腹的正中线稍微用力，自上而下不断地向左右画圆圈，当双掌向上的时候需要吸气，双掌向下的时候则需要呼气。这套动作实际上就是对胸腹部的穴位进行自我按摩。

其中按摩过程中所涉及的穴位包括：乳中穴、乳根穴、章门穴、膻中穴、上脘穴、中脘穴、神阙穴、气海穴、天枢穴等穴。

推搓胸腹部对于胸腹部脏器的功能性疾患，比如说胸闷、冠心病的缓解期、气短、胃脘痛、腹痛、便秘、腹泻和消化不良等都具有一定的疗效。就上、中、下三焦而言，上焦心、肺主升发，中焦脾、胃、肝主运化，下焦肾主阴阳之本。上、中、下三焦调和能保证全身气化的正常。从虚实的角度来看，脏腹的功能性疾病是分虚证与实证的，实证宜通，虚证宜补。不管是虚证还是实证，都可以通过推搓胸腹部来起到一定的调节作用。所以说，经常推搓胸腹部能够改善心血管系统、呼吸系统、消化系统和泌尿生殖系统的功能。

拉扯疗法：补肾强身，通经活血

拉扯的力量可以对耳郭、颈肌进行刺激，同时还可以增加肢体关节的柔韧性，最终能够起到舒筋活络的作用，进而达到相应的保健效果，平时可以坚持练习，会收到明显

的效果，特别是在"补肾"、颈部和肩部的保健方面，效果会更加明显。具体来说，这式动作共包括提耳、横拉颈部和背后"握手言活"3个动作，具体操作方法为：

1. 提耳

这个动作可以补肾强身，抵抗衰老。是民间流传下来的一种古老的健身方法。将一侧手臂经过头顶，捏住对侧的耳朵，慢慢向上提拉耳郭，在持续使劲的同时，突然松手，每侧反复进行30次。

传统中医学学认为耳朵是全身经络汇集的地方，联系全身各脏腑的穴位都在耳朵上有所分布，而耳又是肾之外窍，肾开窍于耳，主骨，通髓。在练习提耳的动作时，一般用一侧手臂绕过头顶，捏住对侧耳朵的部位都正好是耳轮的"三角窝"，这一区域对应着人体的生殖功能，对三角窝耳轮内侧缘的中点进行刺激，可以治疗女性月经不调，以及男性遗精、阳痿等症。

所以，以提耳时的爆发力，反复刺激"三角窝"等部位，就产生了相当于耳针刺激的效果，可以补肾强身、抗衰老。

2. 横拉颈部

横拉颈部可以防治颈椎病。将头向左转，右手从右方放于颈后直至左下颌，用整个手掌将颈部捏紧，然后稍用力往回拉，头同时慢慢向右转动，连续进行20次，换左手以相反方向再做20次。

实际上，这个练习是使颈肌受到横向的按压和牵拉，能够明显改善颈部肌肉的血液循环，对于由于颈椎病等引起的颈部气血不通而形成的筋膜炎、筋膜结节等病变，有帮助软化消散的作用，所以能够明显辅助防治颈椎病。

3. 背后"握手言活"

这个做法之所以被称为"握手言活"，是因为通过"握手"的动作可以达到舒筋活络、通气血的功效。

比如说，在冷天的时候，人们都会下意识地捏捏手或者搓搓手，这样便能够令分布于手部丰富的经脉活跃起来，从而令气血不足的肢端得到改观，加快微循环，从而令人感觉到暖意。而背后握手这个动作，经过改良，比起一般搓手的效果要好很多。

这种握手的方法共有两种。其中一种是双手从身体两侧后伸相握，在向后抻拉的同时往上抬，尽量收腹挺胸，头向后仰，并坚持5～10秒钟。

第二种则是一只手绕肩，另外一只手后背，两手上下相握，在收腹挺胸，头向后仰的同时，尽量用力拉紧，这个动作也需要坚持5～10秒钟。

这两种练习方法，均会起到明显的通经脉、活气血的作用，所以这个练习非常有助于防治颈椎病、肩周炎、肩背筋膜炎以及腰背肌劳损等症，特别适合那些久坐办公室埋头书案和长时间使用电脑的人们。每隔40～50分钟，认真将背后"握手言活"的两种方法做一次，不管是对于消除疲劳，还是对于防治颈椎病、肩周炎、肩背筋膜炎和腰背肌劳损等都具有很好的效果。

拍打周身：疏通全身经脉

"拍打周身"指的是对肢体主要穴位的拍打为主，同时兼顾对经络循行部位进行拍打的方法。具体指的是采用手掌、手背或用拳的不同部位拍打全身各处。拍打周身是经络保健操中比较核心、重要的一节，同时也是最为集中的直接刺激穴位的练习，做这节动作的时候要求具有更多的腧穴知识，这样才能够获得更好的保健功效。

在拍打的过程当中，手的不同部位会与被拍打的部位相互作用，这就会刺激到包括手足三阴经、三阳经、任脉、督脉等十四经脉上的穴位。《灵枢·逆顺肥瘦》篇曰："手之三阴从脏走手，手之三阳从手走头，足之三阳从头走足，足之三阴从足走腹。"故而循

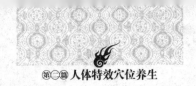

行联系规律为阳阳经衔接于四肢、阳阳经交汇于头面、阴阴经交接于胸部，所以只要拍打得当，在拍打时尽可能拍准穴位或者是经络循行的部位，便可以起到疏通全身经脉的效果。

另外，在拍打的过程当中还应该注意用腰身的自然扭转去带动双手发力，而且要用爆发力，力度要以穴位部位产生酸疼感为宜，每个部位最少需要拍打 20 ~ 30 次。

除此之外，拍打时还要注意呼吸的配合，一般都要求拍打前吸气，拍打到身体的那一刻，要呼气，绝不能憋气。由于每个人的健康状态都不相同，可以进行拍打的穴位和部位很多，下面仅选择一些常用的穴位或部位进行介绍。

1. 拍打上肢

拍打上肢能够使气血通达、阴阳调和。这个动作需要用掌进行。由于上肢内外侧，按照前、中、后三条线分布有手三阴经和手三阳经，且相互连接。所以我们拍打时，只需要遵循这些经络的走向，上下拍打 20 ~ 30 次，然后再左右交换。在拍打合谷穴、内关穴、外关穴、曲池穴等主要穴位时，可以加力多拍。

2. 拍打肩髃穴和肩关节周围

这个动作有助于防治肩周炎，要通过手掌来进行。对臂外侧三角肌正中的肩髃穴和肩关节周围丰富的腧穴进行左右交替的拍打，各进行 20 ~ 30 次。

3. 拍打肩井穴和秉风穴

这个动作需要用掌进行，可以防治肩背和肩颈疼痛。在拍打的过程当中，肩井穴、秉风穴左右交替，各拍打 20 ~ 30 次。

4. 拍打肺腧穴和大椎穴

拍打这两个穴位可以使气机通畅，有利于增加上呼吸道的抗病能力。

用掌对肺腧穴和大椎穴进行拍打，左右交替进行，各拍打 20 ~ 30 次。

5. 拍打天宗穴

拍打天宗穴可以治疗肩背痛。用掌对天宗穴进行拍打，左右交替，各拍打 20 ~ 30 次。如果拍打到位，又有力度的话，会感觉整个肩背部及上肢都产生了串麻感。

6. 拍打气海穴、命门穴

拍打这两个穴位可以调节消化系统、泌尿生殖系统及内分泌系统的功能。

两掌相向于腹部与腰部正中，同时发力拍打，除主要拍击到气海穴和命门穴外，还

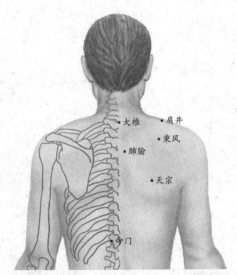

肩井穴、秉风穴 、肺腧穴、大椎穴、天宗穴、命门穴

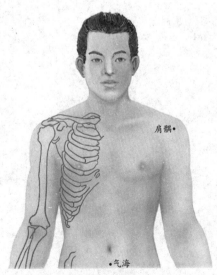

气海穴、肩髃穴

应该兼顾腹部的神阙穴、关元穴、中极穴、天枢穴和腰部的阳关穴。在每次拍打的刹那，尤其要注意呼气，这样做，既可以预防内脏震伤，又可以明显增强舒筋活络的效果。持续拍打 30 ~ 40 次。

7. 拍打脊柱与脊柱两侧

在拍打脊柱与脊柱两侧的时候要使用手背，这样可以疏通全身阳气。在用手背左右交替拍打脊柱与脊柱两侧部位时，应特别注意要扭动腰身来带动双臂，拍打时，双臂要抢开，一定要有较大的爆发力。从骶部开始，依次逐渐向上拍打，上至不能再向上为止，然后依次逐渐向下拍打，慢慢回到骶部。如此反复上下来回拍打 10 ~ 20 次来回。整个拍打过程，实际上是刺激督脉与足太阳膀胱经分布在脊柱与脊柱两侧的所有道络脏腑的腧穴，这个动作除去具有全面调节各个脏腑的功能之外，还可以防治肩周炎、腰肌劳损、腰腿疼痛以及颈椎病。

8. 拍打臀部和大小腿外侧

用拳的掌侧面对臀部和大小腿外侧进行有爆发力的拍击，这样可以明显缓解腰腿痛。按照前、中、后的位置，足三阳经脉都分布在人体大、小腿的外侧面，其中足阳明胃经在前，足少阳胆经居中，足太阳膀胱经行后。

在对这些部位进行拍击时，双侧要同时进行，以拍打环跳穴开始，从上自下，再从下自上依次从小腿外侧面的前、中、后位置进行循环拍打。将这些部位挨着拍打一遍即可。

9. 拍打大、小腿内侧

通过对大、小腿内侧进行拍打，可以防治腰腿痛、健脾胃、补肝肾。

在拍打这些部位的时候要用拳的小鱼际部进行。人体大、小腿内侧按照前、中、后位置，分布有足三阴经脉，足太阳脾经在前，足厥阴肝经居中，足少阴肾经行后。拍击时，双侧同时进行，以拍打箕门穴开始，从上而下，再从下而上依次从小腿内侧面的前、中、后位置循环拍打。

10. 拍打前胸

通过对前胸进行拍打，可以一吐郁闷，令心情变得愉快。

拍打左侧前胸用右掌，拍打右侧前胸用左掌。拍打之前先深深吸气，然后自上而下用稍快的节奏进行拍打，同时还要发出"啊"的声音并且深呼气。

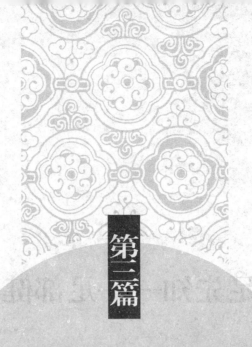

第二篇

相面查体知健康

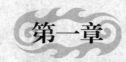

第一章

有病足先知——足部健康自测法

足部望闻问切——健康自测

中医经络学认为，连接人体五脏六腑的 12 条经脉，有 6 条起止于脚上，再加上阴维脉、阳维脉、阴跷脉、阳跷脉那就更多了，脚上的穴位也有几十个，因此，脚和身体整体的联系是很密切的，可以从这里反映出全身的气血阴阳的变化，能帮助我们诊断和治疗疾病。

足反射疗法也认为人体的双脚可以反映出全身各个组织器官的状态。国外有人认为，当身体病变程度达 10% 时，用脚上的反射区便可以发现征兆；而等到人体出现自觉症状，能够被医疗仪器检测出来时，病变程度已达 70%。因此，通过双脚诊病能帮助我们早期发现病变所在，及时采取治疗措施。尤其对于心脏病、脑卒中、癌症这样的致命性的疾病，早期发现、早期诊断、早期治疗显得尤为重要。

下面是从观察双脚来判断疾病的一些知识：

1. 足趾甲

健康人的趾甲应该呈粉红色，表面平滑，有光泽，半透明，在趾甲根部有半月形的甲弧。当身体有疾病的时候，可以反映在脚趾甲上。

（1）趾甲苍白的人可能贫血。

（2）趾甲灰白的人可能有甲癣，也可能是脑血管病。

（3）趾甲半白半红的人可能有肾病。

（4）趾甲常呈青色的人可能是心血管病患者。

（5）趾甲发黄多见于肾病综合征、甲状腺功能减退、黄疸型肝炎等疾病。

（6）趾甲呈紫色往往是心肺有病的征象。

（7）趾甲变成蓝色或黑色可能是甲沟炎或服用了某些药物造成的。

（8）趾甲变得不平、薄软、有纵沟甚至剥落，说明可能是营养不良。

（9）趾甲横贯白色条纹的人，要警惕慢性肾炎或铅中毒。

（10）趾甲呈汤匙型的人，易患结核病，同时也可能是甲癣、钩虫病、甲状腺功能亢进。

（11）趾甲增厚的人，可能患有肺心病、银屑病、麻风、梅毒、外因性淤血等病。

（12）趾甲扣嵌入肉或呈钩状的人，通常肝气郁滞，可能会有多发性神经炎、神经衰弱或脉管炎等症。

（13）趾甲凹凸不平的话，可能是肝肾有慢性疾患。

（14）趾甲动摇脱落的人，可能患有肝病。

（15）趾甲易变形脱落是静脉炎的表现。

（16）趾甲青紫透裂，直贯甲顶，常为中风先兆。

（17）足趾、趾甲变形提示头部和牙可能有疾患。

2. 足趾

（1）足大趾趾腹发紫，说明大脑缺血、缺氧；有黑斑点，可能胆固醇偏高；如为暗红色，多为血脂偏高；呈暗紫色，提示患者脑血管有疾患，可能是中风的预兆。

（2）足大趾有出血点，可能有脑血管病变。

（3）足趾麻木，可能为心脑血管疾病的表现。

（4）足趾趾腹丰满，根部相对较细，提示食欲较旺盛。

（5）足趾的趾腹或趾根部位长出茧子，提示相应部位的功能受损。如足小趾趾根长茧，说明可能眼睛有问题，比如说白内障、花眼、飞蝇症等。

（6）双足大趾干瘪无力者，说明这个人可能长期患有神经衰弱、失眠等神经系统疾病。

3. 足体

（1）如果脚掌皮肤颜色发青，可能是气滞血瘀或外伤、静脉曲张，也有可能是中风先兆等。

（2）如果脚掌皮肤颜色发红，以实热证、炎症居多，发烧时也可能出现此现象。

（3）如脚掌皮肤颜色苍白，为虚寒证，也可能是肺气虚。血液系统疾病可见此现象。

（4）如脚掌皮肤颜色发黑，为疼痛、瘀血，多见于脉管炎病人。起初多出现足趾发黑，即足趾皮肤或肌肉发黑症状，轻则为深红色，重则紫黑色。

（5）如脚掌皮肤颜色发黄，则肝炎、湿热、脾病居多。

（6）足部出现青绿色，是血液循环不良，表现为血黏稠度高，酸度高，血管弹性差。

（7）足部出现黄咖啡色、紫红咖啡色，应及时去医院进一步检查，看是否有恶性肿瘤。

（8）足部出现血点或瘀斑意义甚大，尤其出现在十个脚趾、心、肾、肝、腹腔神经丛等反射区都对相应的器官有判断价值。出血点和瘀斑颜色为暗红色，压之不退色，一般不高出皮肤，常见于出血性疾病或流行性脑膜炎。陈旧性出血点或瘀斑呈青紫色或棕褐色。所以，由颜色的不同，可推测是目前发病还是过去发过病。中老年人足部瘀血一般可能与血栓闭塞性脉管炎有关。

除了用眼睛看以外，还可以用手来摸双脚，有病器官组织的相应反射区对痛觉敏感度明显高于其他无病部位的反射区，可以此来找出有问题的脏腑器官。

在检查的时候，和足部按摩的顺序一样，先检查患者的心脏反射区。手法要注意先轻后重，如果仅用轻手法患者已感到剧痛而不能忍受，说明心脏有严重问题，应停止使用有痛诊断，以免在进行中发生意外。如患者心脏无严重问题，接着可从左脚的肾上腺、肾、输尿管、膀胱四个反射区开始，按足底—足内侧—足外侧—足背的顺序，将所有反射区按摩一遍，然后再从右脚的肾上腺、肾、输尿管、膀胱四个反射区开始，按同样顺序按摩一遍。并记录下对痛觉敏感异常的反射区，这样就可以找出来身体的什么部位有问题了。

需要注意的是，在这个过程中，反射区的位置要找准确，力度的大小要适当。也就是说要做的因人而异、因部位而异，比如说有的患者脚部皮层较厚，对痛觉不敏感，施力可以稍重些；但有的患者病情较重，对痛觉很敏感，施力就应当轻些；有的反射区敏感点在皮层深部，用力可重些；如果是在皮肤较嫩的部分，用力可轻些。力度要比较均匀，不能过轻过重，或时轻时重，这样都会影响检查的准确性。

术者在按摩过程中应集中精神，注意体会手下的感觉，随时询问患者的主观感受，并观察患者的反应，加以比较，有时还需要左脚与右脚对比，相关反射区对比。经过反复对比，再加上望问闻切的结果，才能最后做出判断。例如糖尿病患者会出现双足胰反射区的压痛异常，但仅仅根据胰反射区的压痛异常，是不能说明其患糖尿病的，因为胰腺本身的病变也可以使胰反射区压痛异常。这时可结合小腿内侧坐骨神经反射区中部的病理结节，以及患者的一些其他体征来做判断。

根据足反射理论，脚上反射区所出现的变化或异常，说明相应组织器官存在病变。

而组织器官的病变轻重不同或症状不同，在反射区所出现的变化也不同，有时在皮下可摸到颗粒状或块状的结节，或条索状物，或有气泡的感觉或水流动的感觉，或有脚型和皮肤颜色的变化。根据这些变化，可推断相关器官（或部位）的健康情况。

脚部异常情况列举：

（1）有些脏器摘除患者，在相应反射区内有凹陷出现。

（2）胃肠病患者在相应反射区内可在皮下摸到颗粒状小结节，十二指肠溃疡患者在十二指肠反射区皮下可摸到条索状物。

（3）子宫、卵巢如有病变，触摸相应反射区时有水流动的感觉。

（4）小腿内侧坐骨神经反射区的中段皮下如有结节，提示可能有糖尿病。

（5）心脏不正常的患者，在心反射区可有明显的结节。

（6）脏器如有肿瘤，在其相应反射区皮下有时可摸到小硬块结节。

（7）泌尿生殖系统如果有问题，可以在双足第5足趾趾腹出现硬化，趾根部外侧长出肉块。

（8）脊椎有损伤史的患者，在反射区的相当部位皮下骨骼处可摸到类似骨质增生的结节或条索状物。

（9）足部反射区的鸡眼，往往表明相对应的器官有慢性病。

（10）因车祸受伤者，在出事10～24小时后，如在足部反射区出现瘀血状的蓝色斑点或蛛网状斑纹，提示所对应的脏器可能受了内伤。

总之，不同的反射区，不同的病变出现的病理特征也有所不同，不能一概而论，需要结合自身的其他症状和体征，做出综合判断，从而得出结论。

运用足部反射区健康法来检查诊断疾病，除了前述的可以早期发现病征之外，还有简单易行、迅速准确等优点。但我们也应该了解，由于这种检查方法是根据反射区对痛觉的敏感度或其他病理体征来做判断的，其结果很大程度上取决于术者的个人经验及患者的个体差异性，很难做到百分之百的准确，难免出现错诊、漏诊等情况。而且这种检查，只能提示某一脏器存在问题，还不能确切知道是什么病，对病变程度也不能给出定量的分析结果，只能作为一种辅助诊断方法，而不是确诊。因此，当在检查足部反射区发现异常时，建议患者最好到医院进一步检查，以明确诊断，了解病情。

没病，走两步

小品《卖拐》一经播出，立即传遍大江南北。其中，赵本山的"走两步，没病走两步"，也成为经典台词，被大家多处引用。确实，从走路可以看出身体到底有没有病。在这里，我们也要借这句话，和大家聊聊这个腿脚的问题。

走路时所表现的姿态，在医学上被称为步态，从人的步态可以看出得了什么病。

（1）保护性跛行：是指走路时，患侧足刚一点地则健侧足就赶快起步前移；健足触地时间长，患足点地时间短；患腿迈步小，健腿跨步大；患腿负重小，健腿负重大。这种保护性跛行，多见下肢受伤者。

（2）拖腿性跛行：走路时，健腿在前面，患腿拖在后面，患肢足前部着地，足跟提起表现为拖腿蹭地跛行。可见于儿童急性髋关节扭伤、早期髋关节结核或髋关节骨膜炎等。

（3）间歇性跛行：开始走路时步态正常，但走不了多远，甚至仅走几十米，患者就因小腿后外侧以及足底出现胀麻疼痛而被迫停下来，需蹲下休息片刻，待症状缓解后再重新起步。走路的时候走走歇歇，所以称为间歇性跛行。常见于腰椎管狭窄症、坐骨神经受累以及血栓闭塞性脉管炎，局部供血不足的患者。

（4）摇摆步态：走路时患者靠躯干两侧摇摆，使对侧骨盆抬高，来带动下肢提足向前行进。所以每向前走一步，躯干要向对侧摆动一下，看上去好像鸭子行走，所以又称"鸭行步态"。常见于孩子先天性髋关节双侧脱位、佝偻病、进行性肌营养不良、严重的

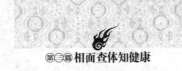

"O"形腿，以及臀上神经损害患者。

（5）高抬腿步态：走路时，患腿高抬，而患足下垂，小跨步跛行，如跨越门槛之状，所以又称"跨越步态"。形成此步态，主要是由于小腿伸肌瘫痪，足不能背伸而成下垂状态，为避免走路时足尖蹭地而有意识将腿抬高。常见于坐骨神经、腓总神经麻痹或外伤等。

（6）足跟步态：走路时以足跟着地，步态不稳，使躯体表现出轻轻左右晃动，足背伸、足弓高。胫神经麻痹、跟腱断裂、遗传性共济失调等患者可出现此种步态。

（7）画圈步态：走路时表现为患腿膝僵直，足轻度内旋及下垂，足趾下勾。起步时，先向健侧转身，将患侧骨盆抬高以提起患肢，再以患侧髋关节为轴心，直腿蹭地并向外侧画一半圆前走一步。由于重心转移有困难，则转移很短促，又形成明显的跳跃步行，从侧面看，还会发现患者的头部交替向前方探出，因此称为鸡样步态或鸽样步态。由于多见于下肢痉挛性偏瘫患者及中风后遗症患者，所以又称"偏瘫步态"。

（8）慌张步态：走路时身体前倾，开步困难，步距小，初行缓慢，越走越快，多见于帕金森氏病、脑动脉硬化、脑肿瘤、头部陈旧性外伤等。

（9）醉汉步态：抬脚缓慢，落地如跺脚，上肢前后摇晃，步态欠稳不能走直线。因步态不稳，步态蹒跚，站立时身体摇晃，形似喝醉状，因此被称为醉汉步态。醉汉似步态主要见于小脑或前庭疾患。

（10）剪刀步态：由于双下肢肌张力增高，尤以伸肌肉内张力增高明显，行走时，双腿僵硬，下肢内收过度，两腿交叉呈剪刀状，此步态多见于双侧大脑或脊髓的病变，如脑性瘫痪、截瘫等患者。

（11）踏地步态：行走时步距小，移动距离短，看似在踏步的样子，常见于多发性神经炎、髓型颈椎病以及脊髓痨等患者。

（12）公鸡步态：站立时两大腿靠近，而小腿略分开，行走时常脚尖踏地，看上去似跳芭蕾舞的样子，多见于脊髓病变，如脊髓灰质炎、截瘫等。

你发现了吧，人体在走路的时候不但可以反映出下肢的疾患，而且可以反映出中枢神经系统的疾病。也就是说，和行走有关的组织器官的病变，都可以通过走路有所表现。因此，要想知道有没有病，就走两步试试，一看就知道。

老爱双脚侧立，性器官可能有问题

中国人有句老话叫"站有站相，坐有坐相"，练武的人则更为讲究，要求"站如松，坐如钟，行如风"。但是，大多数人都会说，我怎么舒服怎么站着吧。比如说，有的人坐着的时候让人感觉总不好好坐着，脚那么不老实，总爱侧立，你要是问他，他会说："我就这样舒服"。

这是怎么回事呢？怎么会有人把脚侧过来会觉得舒服呢？其实这是身体里面出了问题，它提示我们要对体内的生殖器官做保养了。尤其很多女性不管是站着还是坐着的时候，都爱把脚侧立着，如果出现这种情况，说明子宫或者卵巢出了问题。如果是单侧脚侧立，说明是同侧的卵巢的问题，如果双脚侧立，那就说明两侧都有问题。如果是男性出现脚总爱侧立的问题，那就是说他的前列腺可能出现问题了。

这样的女性，一般会有月经失调，经期或前或后，经量或多或少，颜色或淡或黯，常常还有痛经、头痛等其他症状。此外，仔细观察一下她的皮肤，会没有光彩，可能还会过早的出现皱纹或者斑点，大便也多半不那么畅快。

这样的男性会有什么表现呢？男性可能会出现小便不畅快，想去厕所，但是站在那里又尿不出来，或者小便中混有血丝，或者小便中混有白色的东西，或者排尿的时候有疼痛的感觉，有的小便后还会有尿点滴不尽，有的甚至一点尿都尿不出来，有的可能还会伴有阳痿、早泄、遗精等问题，让人总觉得很没面子，抬不起头来。

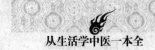

其实，对于每一个男性或者女性来说，前列腺或子宫等生殖器官都或多或少有一点问题。这不是什么大不了的事。关键是大家应该学会发现问题，并解决问题。

建议大家没事儿的时候，多摸摸自己脚上的子宫、前列腺反射区，这个反射区就在双脚的内脚踝到脚后跟的这片区域，对女性来说就是子宫反射区，对男性来说就是前列腺反射区。一般子宫或者前列腺有毛病的，要是按这个区域都会有疼痛的感觉，严重的摸上去手底下还会有疙瘩或者颗粒感。

每天用大拇指往下推 36 下，可以起到一个保健的作用，适合平时保健用。如果子宫反射区摸起来会疼或者有疙瘩，那就重点按揉。如果有一天把脚上的疙瘩揉开了，子宫里的囊肿、肌瘤等，也就都揉化开了。

要是女性朋友觉得自己手上没劲儿的话，可以每天晚上泡脚或者躺在床上的时候，用两只脚的后跟互相搓，刺激子宫的反射区 5 分钟，不费多大事儿，在洗脚的时候就把问题解决了，而且也不用花一毛钱，就能保养好子宫。

平时还可以顺便揉揉脚后跟中央的生殖腺反射区、踝关节内侧前方的盆腔淋巴结反射区、内踝后下方的子宫颈反射区、足跟内侧的阴道阴茎尿道反射区，以及足跟外侧的生殖腺反射区。这些反射区和子宫前列腺反射区的位置很近，平时按摩的时候，捎带着揉揉就可以，这样可以更好地保养女性的生殖器官，减缓衰老。

如果脚后跟明显突出来一块，就有可能是子宫内膜异位了。子宫内膜异位症的患者会有月经量多，经期延长，痛经，膀胱刺激症状，大便坠胀等症状，还会引起不孕，所以一定要去医院检查一下。

对于男性来说，前列腺增生或炎症，是比较常见的一个病。这和平时对前列腺的反复刺激有关。尤其是有些青春期的男孩子，对生理知识了解得不多，以手淫来追求快感。当时是快乐了，但是这一时的快乐，却可能带来一生的遗憾。

前列腺有毛病的朋友，平时要多揉揉脚上的腹腔神经丛、肾、输尿管、膀胱、肾上腺、生殖腺、前列腺等反射区，像尿等待、尿不尽、尿有余沥、尿频等症状，都会很快得到缓解。刚开始揉的时候，这些部位，尤其是前列腺反射区，可能会比较疼。但是，只要坚持几天，慢慢把疼痛点揉搓开了，这些问题就会慢慢消失了。

第二章

观测身体的气象站——藏在手里的秘密

学会手诊，让你轻松当医生

　　大家一定在街头看见过算命先生，在地上铺一张发黄的纸，或者是发黑的布，上面写着麻衣神相，告诉你前知五百年，后知五百载。相信现在上当的人已经不多了，都知道这是骗人的玩意。这里我们要告诉大家的如何通过看手来看健康。这可不是骗人的把戏，人体的双手的确可以透露身体的秘密。

　　手不仅通过皮、脉、肉、筋、骨与肢体连接，而且根据中医理论，手指位于人体的末端，是手三阴经和手三阳经经脉气血交接起始的部位，而全身经络气血的运行"如环无端"，不论哪个环节出了问题，都会影响到其他脏腑。当人体受到外邪侵袭或饮食起居失节，生理的相对平衡被打破而处于病态时，经络与腧穴有传递病邪和病证的作用。因此，临床上有些病证可以通过手部腧穴出现的压痛或感觉异常反映出来，以及手的气、色、形态，可帮助辨别疾病的所在。

　　在手诊的时候，要从以下几方面入手。

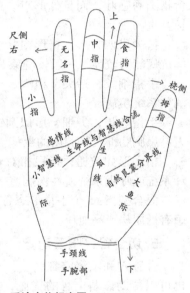

手诊方位规定图
拇指属左，小指位右，指尖朝上，手腕向下

1. 望虎口脉络

　　虎口脉络即孩子食指络脉，在古书里称此脉络为指纹，三岁以下的孩子诊脉很困难，所以常指纹代替，主要观察的是孩子食指掌面靠拇指一侧的浅表静脉。孩子指纹分风、气、命三关，手指第一节以上为风关、第二指节为气关，第三节为命关。观察的时候，医生用右手拇指从下向上推孩子食指，来观察脉络主病。《幼幼集成》中记载有：浮沉分表里，红紫辨寒热，淡滞定虚实，三关测轻重。正常指纹，黄红相兼，隐现于风关之内。指纹浮现明显者，多为表证；指纹沉而不显者，多为里证。色鲜红者，多外感风寒；色紫红者，多为热证；色青者主风、主惊、主痛；色紫黑者，多为血络郁闭，病情危重。指纹细而浅淡者，多属虚证；粗而浓滞者，多属实证。指纹显于风关，表示病邪轻浅；过风关至气关者，为邪已深入，病情较重；过气关达命关者，为邪陷病深；若指纹透过风、气、命三关，一直延伸指端者，中医称其为"透关射甲"，说明病情危重。

2. 观察指甲

　　中医认为指甲为筋之余，肝主筋，通过看指甲不仅可以测知肝胆病，还可以反映全身的其他情况。正常人体应气血充足，经脉流畅，这时指甲应该色泽淡红，平滑光亮，以手压之，放松后血色立即恢复。如果指甲苍白无华，为肝血不足、脾肾阳虚的表现。指甲乌黑，说明体内有瘀血而且伴有疼痛的症状；如果不但颜色黑而且没有光泽，那患者的情况恐怕是凶多吉少。如果指甲看上去很红，说明身体里面有热；红而紫主热毒炽盛，或有风湿；红紫且暗或绛色为热病伤阴，多发生在热病后期。要是指甲呈黄色，多为湿热熏蒸造成的，见于黄疸患者，如果黄色色泽鲜明，表示预后较好，如果黯滞者，一般生病比较久，为阴黄。青色的指甲多见于寒症和瘀血者；如果要是久病而见指甲发青，提示预后不良。

3. 望鱼际络脉

鱼际为手掌大拇指本节后肌肉之丰满处，也就是我们常说的大鱼际。手太阴肺经循行于此，为寸口脉的延续，足阳明胃经气血亦随肺经而至于此。鱼际部的望诊主要观察其颜色，青黑多为寒凝或有疼痛；黄赤多热；淡白无华多血虚，可见于贫血患者；如果这里发青也可能是有腹泻或便秘。

4. 察五指形态、色泽

健康人五指丰满、圆润、有力，长短搭配比例适当。拇指应当圆而长，比较强壮，食指圆秀强壮，而且外形直。中指圆长健壮，三个指节等长。无名指圆秀挺直。小指细长且直。

指尖呈四方形，指形粗壮饱满，掌肌丰满发达，这叫作方型指。这种指型的人，身体抗病能力较强，一般较健康，患病后易于康复。

手指细长，指关节粗大，形如竹节，称为竹节型指。这样的人一般体质较弱，易患消化系统疾病。

手指圆长，尖细，形似圆锥，所以叫作圆锥形指。此型人一般健康状况尚可，有的人易患胸肋部及胸腔内的疾病。

指端形如鼓槌，指根相对较细，掌肌瘦弱，属于杵状型指。这样的人多患有血液循环系统或呼吸系统慢性疾病。

混合型指：5个手指形态各异。对疾病的抵抗能力较强。要是指端呈汤匙型，多提示患有糖尿病或高血压。

5. 切合谷，阳溪动脉

合谷穴和阳溪穴都属于阳明大肠经，阳明为多气多血之经，摸这两个穴位的搏动，也可以帮助诊断全身的气血，尤其是胃与大肠的气血情况。一般来说，如果浮数有力，多为体内有热，气血旺盛，属实证；如果细小无力，说明身体气血虚弱。具体来讲，这两穴处的动脉搏动浮大，主面瘫、牙齿肿痛、咽喉痛等；合谷、阳溪的动脉沉，主腹痛、泄泻、便秘等；合谷、阳溪的动脉数，主唇口干燥、肛门灼热，大便秘结等；合谷、阳溪动脉迟，主腹病，如肠鸣、大便稀溏、完谷不化等；合谷、阳溪动脉实，主肠痈、腹痛拒按、肠风下血等。

6. 切劳宫动脉

劳宫穴在我们的手心，属于厥阴心包经，通过切按这里的动脉，主要可以了解心神的情况。如果劳宫动脉浮，多有胸胁支满、肘臂挛急、丹毒等；劳宫动脉沉者，多有胸痹心痛、心悸等；劳宫动脉数者，多主心烦、心中痛、掌中热、目黄等；劳宫动脉迟者，多主心痛、心下痞、心中寒冷等；劳宫动脉虚者，多主心下空虚、怔忡、失眠等；劳宫动脉实者，多有神昏谵语、喜笑不休等。

7. 手掌辨病症

正常健康人手掌呈淡红色，色泽光润，手掌肌肉富有弹性。假如手掌发白，提示肺部出现疾病；手掌晦暗无华，提示肾脏有病变；手掌呈黄色，提示肝脏有病；手掌呈深红色，提示心火过盛；手掌发青发绿，提示患有脾胃病或贫血；手掌大小鱼际出现片状红赤，为肝掌，多提示患有慢性肝炎、肝硬化；手掌呈土黄色，双侧掌指黧黑，提示可能患有癌症；掌心冒汗，提示可能为神经衰弱，或精神过度紧张；掌心出现瘀血状紫色，掌心肉软，缺乏弹性，手压后迟迟不平复，为危急信号，提示心肾功能衰竭。如果自己觉得手心发热而摸上去并不烫手，提示体内阴津不足，阴虚火旺。

上面这些内容只是在手诊的时候需要观察的内容，以及常见情况和可能出现的问题，后面还会详细介绍指甲、手指、手掌、手纹的情况，帮你进一步来了解病情，自己轻松做医生。

防病从看手、摸手开始

前面我们已经讲过了，从看手、摸手就可以来诊断疾病，正常情况下，双手呈淡红色，而且红润有光泽，富有弹性，说明身体机能良好。

要是双手暗而枯燥，多数是久病之人、危重病人、身体极度虚弱的人，也包括各种癌症晚期的病人，这些人的手掌最常出现此种暗淡、没有光泽的颜色。出现这种偏暗掌色的人，说明肾气已经非常虚弱了，要想纠正，唯一的办法就是食疗，选择性平或者性温的食物，打成稀糊状，少量多餐。等到身体的阳气逐渐恢复，双手的颜色也会逐渐趋于正常。

要是手过分红润光泽，则说明营养有点过剩了，血脂、血糖、血黏度可能会偏高。手掌出现这种颜色，一是少吃各种辛辣、上火的温性食物如辣椒、葱、姜、蒜、羊肉、鱼、虾，不要吃油炸、油腻的食品，二是不要吃补气的人参、黄芪等，只吃性平的食物。只要体内的火热没有那么旺了，手的颜色也就会逐渐恢复正常了。

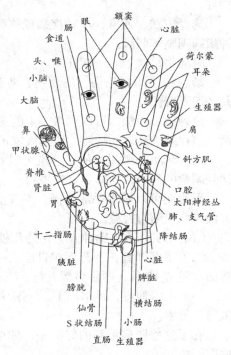

手掌面代表人体前面，对应人体的头、肩以及胃、肠、肾等五脏六腑病理区域

要是双手偏白意味着身体气血不足，比较虚弱，这样的人很容易受凉感冒，因此平时要注意保暖，多吃温暖的、易消化的食物，手掌的苍白会逐渐消失，慢慢变得红润起来。

平时吃饭不规律，经常饥一顿饱一顿的人，他们手掌的颜色多数偏黄，说明这类人身体内血少、血稀，同时也说明这类人胃肠对营养的消化吸收能力也弱。手掌颜色偏黄的人，一定要注意对胃肠的保护，吃饭要定时定量、不要吃那些过硬、过黏、过冷、过热的食物，这样才能保护好胃肠。

以全息疗法为基础，通过观察反应区，我们也能看出身体出现了什么状况。

肝脏手诊部位呈较重的暗红色、暗紫色，并伴有凸起的微小血管显露，这可能是肝硬化的表现；胃、肠相应手诊部位有一个或数个圆形斑点，这提示有胃或肠的溃疡；如果某个反射区有暗黄色、暗棕色凸起的斑点，这提示相应部位有慢性炎症；如果某反射区有白色或黄色的凸起斑点，有时呈椭圆形，边界清楚，这可能在相应部位有肿瘤，应该引起重视。

手瘦的人，身体也一定瘦。出现这种情况，和常年消化不良有关。如果手指间出现漏缝，整个手掌像乌贼爪样，提示消化功能实在是太弱了。这种手多见于女性或年幼的人。如果及早发现，及早治疗，还来得及改善体质。

人胖手自然也会胖，这是正常现象。但如果人瘦手胖就有问题。手胖首先要看手是不是水肿。如果是水肿引起的，首先要检查肾脏和心脏。假如是因为脂肪堆积引起的手胖，手指都被挤得不漏缝，就要考虑这个人是不是有高血压和高血脂。还要记得在大小鱼际上压一下，看会不会又深深地凹陷。如果这个凹陷迟迟不消失，说明心肌有缺血现象，微循环不好，要吃一些补养心脏的药，还要注意不要过于劳累和激动。如果手胖的同时还有掌色发红，就要赶紧检查血压，还应防中风。

在知道身体出现了什么样的问题之后，接下来我们应该做的，就是用按手来预防和治疗疾病，把手上的病给按回去，揉回去。你是不是会问：按按手掌就能治病？答案是肯定的。一起来看看吧。

方法：牙签、笔头等作为刺激物，或左右手交互刺激；全掌刺激则以双掌用力拍打、拍红。

选择方法：通常，单种疾病或疼痛性疾病，可选择刺激手掌上与之对应的部位，多种疾病则整掌刺激。

时间：每次 15 ~ 30 分钟。

禁忌：手部有外伤、皮肤病、各种严重出血的病人、冠心病、心衰，及妇女妊娠、月经期不宜。

这种拍手疗法，可以刺激手上的腧穴经络，以及反射区，从而使身体得到刺激信号，调整内在组织器官的功能，使其恢复正常，从而逐步改善身体状况。

没有牙签等刺激物的话，也可以直接用手指揉搓、点按手上的腧穴、反射区等，来达到刺激的目的，同样是有效果的。

平时还可以做做手部体操，不仅能纤细手指，锻炼手臂，更能轻松健大脑，同时拥有健康、美丽与智慧。

（1）指尖用力向前伸直，保持几秒后收回，用力握拳。反复做 8 ~ 10 次。

（2）手臂伸直，手背面对自己，一只手把另一只的手指向后掰动，胳膊和手指不要弯曲，坚持 10 秒，两手交替进行。

（3）手臂伸直，手掌向上，一只手抓住另一只的指尖向下掰动，坚持 10 秒，放松后换另一只手。

有了这些防病治病的好方法，你可以自己在家轻松享受健康了，再也不用为生病上医院而烦恼了。

第二掌骨会最直观地告诉你身体的好坏

第二掌骨全息反射区是人体的一个最重要的反射区，它是由原山东大学全息生物研究所所长张颖清教授发现的。通过触诊来诊病，首先就是摸这个人的第二掌骨。这不同于其他的面诊、舌诊、耳诊、手纹等这些都是针对一个个具体的脏器，而当摸到第二掌骨的时候，一个人的整体状况及身体本质就会全部清晰地显现在面前。

一般是这样来判断的，沿着食指指背的根部轻轻往下推至靠近腕部，就能非常清晰地摸到一根很硬的骨头，这就是第二掌骨。在这根骨头上分别对应着全身的重要脏器，简单地说，头穴与足穴连线的中点是胃穴，胃穴与头穴连线的中点是肺心穴，肺心穴与头穴连线分 3 等份，从头穴端算起的中间两个分点依次是颈穴和上肢穴，肺心穴与胃穴连线的中点为肝穴。胃穴与足穴的连线分为 6 等份，从胃穴端算起的 5 个分点依次是十二指肠穴、肾穴、腰穴、下腹穴、腿穴。

根据第二掌骨所对应的位置去找，看看全息反射对应的是哪个脏器，一摸就知道是哪个器官有病了，而且在这些凸起的地方使劲按压，马上会感到非常的疼痛。还有的病的轻重，得病时间长短不同，在骨头上的凸起是不明显或者明显，一边按压一边往下推，如果某处有明显的麻、胀、重、酸、痛的感觉，都代表此处对应的脏器有病。同时两个手的第二掌骨都要摸，当左手第二掌骨穴位的压痛感较右手的相同对应点强时，表明左

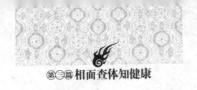

侧病重或病在左侧。当右手第二掌骨骨侧相应穴位压痛反应较左手的相同对应点强时，表明右侧的病重或病在右侧。

触摸一个人的第二掌骨，如果这根骨头上没有多余的肉，没有疙疙瘩瘩的凸起与凹陷，而且不缺钙，骨质很强硬，说明这个人小的时候身体锻炼做得不错，而且现在身体素质也很棒。如果是这一类的人身体出现了不适，那么就会知道身体的底子是很好，所以身上的症状只是外在的因素对身体造成了干扰，例如抽烟、喝酒、夜生活不规律等。也有可能是最近工作比较忙，严重缺少睡眠。所以这个时候只要提醒他排除这些不良的干扰，同时给予一些饮食和按摩的调理，多进行一些室外的有氧运动，那么身体的不适很快就能纠正过来。

如果感觉第二掌骨这里，骨头上到处疙疙瘩瘩的，就说明这是一个从小就是一个多病的人。这样的人如果身体出现了不适，先不要管是哪里病重，哪个病轻，都要去调理脾胃的功能，不仅要安排好营养丰富的一日三餐，还要将食物尽量做得软、细、烂，以便于更好的消化吸收。除了这一日三餐，每天晚上临睡前要用热水泡脚，通过足底的反射，来增加血液的循环。只有及时地补足气血，将脾胃的功能调理好，才能让其他的疾病都更好地进行治疗，这也是这种人治疗疾病的根本方法。

而且这种人千万不能过多地锻炼身体，散散步就可以了，在睡觉前做一些简单的能够帮助睡眠的按摩，如耳部的按摩，梳梳头，拍拍肩，拍拍膀子，将气血往上提升，这对身体虚弱的人是最实用的。慢慢的气血补足，睡眠好了，许多毛病都在不知不觉中慢慢地消失。其实并没有单独去治哪个病，而是提高了身体的各个方面的素质，增强了对疾病的抵抗力。只要将这样的按摩以及保养方法坚持下去，也能够非常的健康。

更多的人还是介于以上这两者之间的，这种人占所有人的百分之八九十左右。第二掌骨的骨头摸上去还算清晰，但仍会摸到一处或几处的凸起。这些人的体质都是中等的水平，所以治疗的时候，既要注意脾胃的调养，也可以适当地运动，各种不同的方法结合在一起。

想要了解第二掌骨的初学者最好多通过对一些身体健康的年轻人，摸一下第二掌骨，再找一些老年人摸一下，然后去找体弱多病的人去摸，慢慢地就能体会到不同的体质特点，然后根据不一样的疾病，去找第二掌骨的压痛点，反复揣摸。

这种最简单的诊病法很容易学会，这时再去学其他的诊断方法，如手诊、耳诊、面诊等进行综合判断，就更准确了。第二掌骨骨质的软硬，与人在骨骼发育时期的体育锻炼有很大的关系，那些爱运动的人骨质都很强硬，不同地域的人的第二掌骨也有很大区别。在南方，很少能摸到强硬的骨头，而在北方，强硬的骨头则较多，地区的差异是有关系的。北方长年日照充足，利于钙的吸收，从而使骨骼强硬。

第二掌骨反射区还有一个非常实用的好处，就是不但能诊病，而且还能治病。只要摸到自己的第二掌骨处有压痛或有凸起，就说明身体相应的部位有病，那么经常的按按揉揉，就是在治病。但是不要用拇指的指腹去按压，因为这个反射区的区域比较小，用手指指腹按压时面积太大，不容易按准。要用拇指的关节处去拨，这样刺激的力量集中，还可以用硬物的钝处去按压有痛点的部位，都能起到很好的效果。

如果突然胃疼，就在第二掌骨的中点按压100下，左右手都要按，很快胃就不痛了，常对着电脑的人要是颈椎不舒服，随时点压第二掌骨部对应颈椎的穴位，就能放松和缓解；头痛时直接按压掌骨对应头部的穴位，如果得了妇科病，可以有空时就按压第二掌骨上腰、下腹的穴位，每次最少也要上百下，还要有足够的刺激量。血压高的人，可以在第二掌骨处从头穴往足穴推，两只手各推200次后就有明显的降压作用，但是一般用于应急。

第二掌骨的应用现在越来越广泛，既能自我进行诊断，也能够辅助治疗身体的疾病。当然预防疾病也是它的重要作用，所以掌握了第二掌骨的反射区，就最直接地得知身体的状况。

十指连心——透过手指看健康

从中医的阴阳论来讲，人的一只手就是一个阴阳俱全的小宇宙，手掌为阴，手背为阳，五个手指刚好是阴阳交错。手指一般代表头，手掌一般代表内脏，手背一般代表我们的背部。人内脏经脉的气出来首先到手指，所以手指非常敏感，一个人内脏的问题很快就可以在手上看出来。

1. 看手指

（1）拇指：关联肺脾，主全头痛。

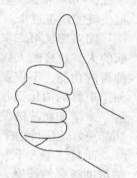

拇指指节端异常多提示脑血管和消化系统方面的疾病

指节过分粗壮，气有余便是火，心情偏激，易动肝火；扁平薄弱，体质较差，神经衰弱；拇指指关节缝出现青筋，容易发生冠心病或冠状动脉硬化；拇指指掌关节缝的纹乱，容易早期发生心脏疾病；拇指掌节上粗下细者吸收功能差，身体一般较瘦弱；上粗下粗者则吸收功能好，减肥较难；拇指中间有横纹的，吸收功能较差，横纹越多对人的干扰越大。

（2）食指：关联肠胃，主前头痛。

大肠经所过，所以特别是大肠的问题。正常的指尖应该是越来越小，如果相反则是吸收转换功能比较差；如果食指很清白、弯曲、没有力，一般是脾胃的功能弱，容易疲劳、精神不振；如果在食指根部与拇指之间有青筋，则要注意会有肩周炎。

（3）中指：关联心脏，主头顶。

心包经所过，主要管人的情志、神志。如果中指细且横纹较多，说明生活没有规律，往往提示心脑血管方面的疾病；中指根部有青筋要注意脑动脉硬化，青筋很多有中风倾向。

（4）无名指：关联肝胆、内分泌，主偏头痛。

无名指太短说明先天元气不足。

（5）小指：关联心肾，主后头痛。

小指长且粗直比较好，一定要过无名指的第三个关节或者与第三关节平齐，如果小于第三关节或者弯曲，说明先天的肾脏和心脏都不是很好；如果小指细小且短，女性很容易出现妇科问题，如月经不调等，如果小指特别小，生育功能会出现障碍，男性就容易出现肾亏、腰酸湿软等；如果其他四指都非常好，就是小指不好，说明先天不足。所以人的身体素质的保养很关键的是看小指，平常应多揉小指。

2. 观指形

（1）指的强弱：哪个手指比较差就说明与其相关联的脏腑有问题。

（2）指的曲直：手指直而有力，说明这个人脾气比较直。而我们经常说的"漏财手"，则是消化和吸收系统不好。

（3）指的长度：手指细长的人多从事脑力劳动，手指粗短的人多从事体力劳动。

（4）指的软硬：拇指直的人比较自信，但容易火气盛；拇指弯的人容易失眠多梦。

（5）指的血色：手指颜色较白说明气血不足，身体瘦弱，手脚比较怕冷；较红的人说明血气充足，但太红反而血气不畅，人容易疲劳；手指头自我对比特别红说明这个人特别累，而且血黏稠度高，血脂高；红得发紫发黑说明脑动脉供血不足，心肌梗死，非常危险；如果延升到整个手掌都发暗、没有血色，就要注意肿瘤的问题，应大量紧急排毒；手指中间特别青的人说明消化功能非常差。

了解了这些，看一下你的手指，在对照你身体经常出现的一些症状，中医"看手相"是不是很有道理呢？

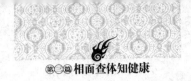

指甲上的半月形——人体疾病的报警器

别小看我们手指甲上那小小的半月形，它可是人体疾病的报警器。手指端是人体的末梢，如果人体气血旺盛，能够到达末端，形成这个指甲根部发白的半月形，就说明他的身体健康，精力充沛。因为它能反映出身体的健康状况，所以也被称作"健康圈"。又因为它如同太阳升起在地平线上，所以，还有一个很形象的名字叫作"小太阳"。

一般情况下，健康人的大拇指的半月形应占到整个指甲的 1/4，食指、中指、无名指这几个手指上的半月形应占整个指甲的 1/5 ~ 1/6，小指的半月形多半没有，如果半月形大反倒是属于不正常。半月痕以奶白色为好，越白越好，表示精力越壮。

从中医来讲，一个人手指甲上的月牙如果弧度大、光泽好，就表明此人的气血比较旺盛；如果月牙变小或逐渐消失，说明人体的气血衰退，身体状况不如从前。中医认为肝藏血，其华在甲，说明肝血的盛衰可影响爪甲的枯荣。从西医角度来讲，心脏是人体的发动机，血管就是能量管道，如果哪个环节出了问题，血液的运行就会受到影响，作为末梢的指甲肯定是首当其冲，最先发生病变。所以，一般来说，有白月牙的人心气足，血脉循环比较通畅；白月牙比较小的或是根本没有的，心气则要弱一些，血循环可能不是很好。

有人认为指甲上的半月痕是阴阳经脉界线，是人体精气的代表。如果阴阳失去平衡，就会导致半月痕的过大或者过小，甚至消失。半月痕的状况，可以显示出人体健康状况的信息。

1. 不正常半月痕的三种类型

（1）寒底型——半月痕越小越寒，无半月痕为寒型。半月痕越小，表示精力越差，体质越寒，也就是免疫力弱。这种人一般脏腑功能低下，气血运行迟缓，容易疲劳、乏力、精神不振、胃肠吸收功能差、面色苍白、手脚怕冷、嗜睡、容易感冒，慢慢就精力衰退、体质下降，甚至引起痰湿停滞、气滞血淤。夜生活、性生活过多，半月痕也会消失。如果半月痕突然晦暗、缩细、消失，往往会患有消耗性的疾病、肿瘤、出血等。

（2）热底型——其半月痕都大于指甲的 1/5，或小指也有半月痕者，均属热型。半月痕大，表示人体内阳气较旺盛，脏腑功能强壮，身体素质较好。但如果半月痕面积过大，则是阳气偏旺，这类型的人脏腑功能比较亢进，可见面红目赤、爱上火、烦躁易怒、便秘、口干、食量大、不怕冷、好动，甚至会得高血压、糖尿病、中风等疾病。

（3）寒热交错型——凡半月痕的边界模糊不清、颜色逐渐接近甲体颜色者，属寒热错杂型。初期：半月痕边缘开始不清，如放光芒状；中期：半月痕开始缩小；后期：半月痕逐渐减少并消失。

2. 半月痕的颜色提示身体的状态

（1）奶白——表示正常，这类人精力强壮，体质好，身心健康。

（2）灰色——表示精力较差，影响到了脾胃的消化吸收功能，容易出现贫血，疲倦乏力。

（3）粉红——与甲体颜色分不清，表示脏腑功能下降，体力消耗过大，容易患糖尿病、甲亢等病症。

（4）紫色——表示末梢循环不好，供血供氧不足，这样的人容易出现心脑血管疾病，如头晕、头痛、脑动脉硬化等。

（5）黑色——多见于严重的心脏病、肿瘤或长期服药引起药物和重金属中毒。

3. 不同手指上的半月痕代表不同的意义

拇指上的半月痕，主要关联肺脾两脏，呈粉红色时，表示肺气不足，容易感冒、疲劳、没有精神等。

食指上的半月痕，主要关联肠胃，呈粉红色时，表示胃肠的血液循环不良，食欲减

退等。

中指上的半月痕，主要关连心包经和神志，呈粉红色时，表示精神过度紧张，易头晕、头痛、思路不清、失眠、多梦等。

无名指上的半月痕，主要关联内分泌，呈粉红色时，表示体质下降、阴阳失调，女性会得月经不调等妇科病。

小指上的半月痕，主要关连心肾。小指一般很难长出半月痕，出现时，多为热症。呈红色时，易患严重的心脏病。

除了以上这几方面外，还有就是要看指甲上有无纵纹。如果您先看看小孩子的指甲，再去看看老年人的指甲，就会发现两者之间有多么大的区别。小孩子的指甲基本上都很光滑、平整，而且很有光泽，没有什么沟、棱、纹。再看看老年人的指甲，很少有平整光滑、有光泽的，这是因为人越老，手指甲上就越缺乏营养，纵纹也就会越长越多，越长越深。因此，在某种程度上，纵纹的多少与深浅反映了你身体的衰老程度。这时，我们如果对身体进行全方位的调理，注意休息，适当按摩，就会发现手指甲上的纵纹能够逐渐变浅，只要坚持，就会有明显好转。

如果你手上的半月形已经发生了改变，说明你的身体已经不够健康了。不用过于担心，只要这时开始调理，还是来得及的。首先，要加强身体的营养，多食用一些高蛋白的食物，比如蛋类，牛奶，豆制品等。还可以多摄入一些黑色的食物和植物种子，有利于补肾。第二，养成良好的生活习惯。不要熬夜，保证在夜里11点之前睡觉。第三，坚持每晚用温开水泡脚，直到身体微微出汗为止，以帮助排出体内的湿气。最后，注意保暖，不能让身体受凉，也不要过于贪凉饮冷。

手掌是人体健康的晴雨表

人的双手是非常敏感的，当人感到舒服高兴的时候，血液流向手使其更温暖柔软。而压力会让手变得稍冷稍僵硬。当感觉强壮自信的时候，手指之间的空隙扩大会让你的手显得更有领域性。当感到不安全的时候，间隙会消失，实际上，当发现压力很大的时候，会把大拇指塞到其他手指下面。所以说手掌是人体的晴雨表是一点都没有错的。

看手掌也就是指通过人体手的纹路形态、变化、规律等方式，对内部的器官作出推理的一种辅助手段。可以从视觉、触觉等，对手上的掌纹进行有目的地观察，人体健康或疾病状况就会被了解。如根据人的手形、指甲、掌纹、指纹、指节纹、手掌、软硬及手掌气色等，采取望、摸、推、压、点、掐、按等方式。掌纹最主要就是要区分气色形态、手纹和手形三大类。最后能得到一个非常准确的答案，所以掌纹也可以称为"掌部的诊病学"。

健康人的手掌应该是白里透着粉红、润泽、有弹性的。当你看到一个毫无光泽的、干巴巴的手掌，颜色偏黄或偏白时，就是气血两亏、营养不良的人；手心区域明显发白，说明这个人平时贪食寒凉之物，体内寒重；如果手掌的颜色明显偏红，说明这是一个阴虚火旺、内热重、脾气急、易怒的人；如果只是偶尔发红，多因为吃的食物热量大或补品吃得多，内热大、营养过剩；如果只是大拇指根部区域的大鱼际发红，一般说明上半身火旺、易患高血压、心脏病、脾气也比较急躁；如果是小鱼际偏红，多是胃肠体内的虚火大，易患糖尿病；如果手伸出来，过一会儿手指头的颜色变得比手掌的颜色深、发紫、发暗时，说明这人身体内寒重，血液运行已变得缓慢，血液的黏稠度高。

1. 全手掌的颜色

淡红：是健康人手掌的颜色，白里透着粉红，润泽而富有弹性。

暗红：红色代表着身体的内热大，如果吃的食物热量大，手掌只是会偶尔发红，如果整个手总是偏红，说明这人体内肝火旺，是阴虚火旺而引起的内热重，真正的原因是体内的血液少，肝脏得不到充足血液的滋润而引发的燥火。

红色里出现暗色：也就是整个手掌是暗红色，说明身体内除了内热重，阴湿之气同

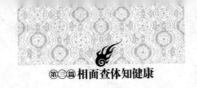

样也较重，身体内的血液较污浊，运行比较缓慢，因此才呈现出暗红色。手掌出现这种颜色，一是少吃各种辛辣食物，只吃性平的食物，同时少吃寒凉的食物，用全身熏艾条的方法祛除寒湿，让血液流动得畅快起来，手掌颜色的暗色是会很快退去的。当血液补足了，肝脏得到滋润，燥火也会随之消退。

偏白：白色，代表着缺血，代表着身体经常受凉。肺气虚的人，容易感冒、咳嗽，脸色容易发白。肺主皮毛，只要身体外部不断受寒凉的侵袭，肺气自然虚弱。皮肤遇冷最直接的反应就是收缩，收缩的不只是汗毛孔，收缩的还有皮肤下的血管，这样皮肤因缺血而变得苍白了。所以只要发现手总是苍白的，说明身体总受到寒凉的侵袭，这时只要能注意穿衣、注意脚部的保暖，并注重多吃温暖的、易消化的食物，手掌的苍白会很快消失，慢慢变得红润起来。

偏黄：贫血的人、营养不良的人、平时的饮食吃得太马虎的人、饥一顿饱一顿的人，手掌的颜色多数偏黄，这类人胃肠对营养的消化吸收能力也弱。所以手掌颜色偏黄的人，一定要注意对胃肠的保护，多吃性平、性温、易于消化吸收的各种补血、补肾的食物，保证充足的睡眠。当全身的血液质量和数量都明显改善后，发黄、不滋润、干巴巴的手掌会慢慢发生变化，渐渐的黄色消退，整个手掌开始变得红润，更重要的是，这时整体的身体素质、精神状态都会随之明显改善。

偏暗：这里所说的手掌偏暗是没有血色的发暗。没有了血色，全掌偏暗，代表着气血两亏。有这种手掌颜色的，多数是久病之人、危重病人、身体极度虚弱的人，也包括各种癌症晚期的病人，这些人的手掌最常出现此种偏暗、毫无光泽的颜色。

2. 青筋

青筋是手掌上非常常见的一种现象，它能很好地说明身体都出现哪些不好的地方，需要及时地进行纠正和改善。

手指、手掌上都能见到数条青筋，说明长期排便不畅。大拇指侧有青筋，代表头部供血不足，经常头痛、头晕。大拇指根部有青筋，代表心脏动脉硬化。青筋越粗，代表病程越长、越重。青筋较细、浅，代表患病时间短。这时病人的心脏不会有明显不适，只是在劳累和心情不好时会有些胸闷，休息过后就会好转。

大鱼际外侧有青筋，代表心律不齐，心脏跳得快慢不一，有时会有早搏、心悸、心慌的现象。大拇指底部有青筋，代表体内寒湿重，已对心脏造成影响，而且还将伴有腰酸背痛、关节疼的症状。食指外侧有青筋，青筋越长、颜色越深，说明病人在小时候身体不好，饮食上有问题，消化功能弱，营养不良，常常生病，体质很弱。

中指中部有青筋，代表常常头痛、头晕，如果这人大拇指的外侧也有青筋，说明该病人从小就患有头痛、头晕了，是由于脑部供血少所造成的。中指根部有青筋，代表脑动脉硬化，如果只是出在左侧，是左侧脑动脉硬化及经络不通比较严重，左侧的头部常常会出现不适；如果出现在右侧，说明右侧的脑动脉硬化及经络不通比较严重，右侧容易出现头部不适，如果两侧都有而且青筋的颜色重，说明脑部的动脉硬化已非常明显。

小指外侧出现青筋，代表先天的肾气不足。小的时候容易遗尿，大了以后同样会出现肾脏方面的毛病，而且腰腿无力、酸软。同样是青筋越长、越深，病情就较重。这样的人衰老也比较明显。

大鱼际上，生命线内出现青筋，表明此人是过敏体质，易出现药物过敏和食物过敏，易患湿疹、牛皮癣等皮肤病。皮肤等地方非常容易出现瘢痕，或者就是经常被称之为瘢痕体质的人群。

所有人都知道中医的望闻问切，因为望诊是排在第一位的，所以通过观察就可以了解到很多疾病的情况，而手部又是诊病的一个很重要的方向。如果能够很好地掌握手

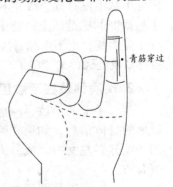

小指上有青筋穿过，提示生殖系统、泌尿系统疾病

掌的变化，那么疾病的走向也就完全被控制在预期的范围中，想要治好疾病当然也会非常容易了。

手纹里的秘密地图

人的手上有很多纹路，有粗有细，还密密麻麻的，听说过看手纹算命的，也知道指纹能帮助识别身份，殊不知手纹里还隐藏着健康的秘密。

1. 生命线、头脑线、感情线

摊开手掌，仔细看看，会发现有几条纹路比较粗，其中最明显的是3条，这是在人体还未成形的时候，也就是胚胎时期就形成了的。

（1）生命线

源于食指与拇指之间，呈抛物线形，一直延伸到手腕处。生命线是诊断遗传性疾病的一条重要纹线。它的状态、走向和人体健康息息相关。什么样的生命线好呢？应该说要长、粗、深，纹路不乱，起点、终点正确适中，弧度较大，纹线清晰、颜色呈现淡淡的粉红色。这样的生命线说明身体健康，精力充沛，脏腑气血调和。若颜色、形态异常，生命线纤细、短浅、纹路散乱，反映体质比较柔弱，缺少活力。生命线包绕的大鱼际多，则身体健康，充满活力，预示此人寿命长；包绕面积小，提示体质虚弱，缺乏魄力，且易患不育症。

（2）头脑线

又称智慧线，起点与生命线在一起，是走在手掌中间止于小鱼际上的一条线。智慧线表示人的才能、性格的特征，故与大脑皮层和神经系统密切相关。正常的智慧线纹粗、深，线条清晰，无毛边，前端略微下垂，颜色红润。近掌心处可有分支，其分支线会随着年龄的变化呈现不同的变化。如果智慧线不是起于食指根下与拇指根线中点，斜向下，成小鱼际的抛物线，而是横贯整个手掌，多为智能低下、反应迟钝的先天愚型，不过正常人也可出现此种手纹，但这些人多会患有严重的偏头痛。另外，智慧线过长过短都不好。如果智慧线太短，仅从起点行至中指下方即突然消失，提示脑部出现障碍，或可能出现脑部占位性病变。如智慧线过长，提示可能患有五官科疾病。例如，结膜炎、色盲、中耳炎、鼻炎等。而且很多弱智、痴呆的人，这条纹都很浅、很细，很乱，不能成为一条清晰的线。

（3）感情线

感情线是从小指侧的掌边开始，弯向食指方向，以到达食指和中指指缝之间为标准。这条线主要反应心脏、呼吸及五官科的情况，和前两条线一样，也以纹路清晰深刻，头尾连带无间断为好。刘剑锋在《手诊》中指出："感情线寸断，或纹线零乱，或呈链状和波浪状者，易患心脑血管疾病。感情线末端出现箭羽状线，这种人体质不足，性格软弱而消沉。如果支线只在上方，而下方则没有，提示精力充沛，且心灵手巧。……感情线在无名指下方有岛，是眼疾的征兆。感情线有2条，且出现晦暗色者须注意耳病和肾脏病。"

还有一条线叫做健康线，其实这条线并不是人人都有的，出现了反而是不健康的表现。因此手掌中没有健康线并不是什么坏事。健康线起于大鱼际。斜行向小指方向延伸一直到小指根部的感情线上。健康线和生命线、智慧线、感情线相反，细浅者相对较好。当然，有了健康线，也不意味着疾病已发生。一般说来，在身体状况较差时，健康线会加深，待身体恢复健康，又变浅了。它是给人们提个醒，告诉人们疾病可能发生，以做到早期预防。

2. 疾病都藏在手纹里

两只手上的手纹，一般是左手代表从出生到40岁之前的身体信息，右手代表40岁以后的身体信息，如果在两只手上都有相同的信息，说明这种病的病程已很长了，也有的手纹分男左女右，或分人的左边和右边，不论怎样分，只要出现下面所列的手纹都代表有病。

（1）先天不足的手纹。在头脑线分叉，无论出现在左手还是右手都代表先天不足，心脏功能弱，不适宜剧烈运动，这种人因为先天的体质弱，心脏功能不强，于是更喜欢做一些手工的工作，因此心灵手巧，聪慧、细腻。

头脑线出现岛形纹。在手纹的主要纹路上出现梭状、橄榄状、蛋壳状等中空的线纹都称为岛形纹，岛形纹越完整，越是对健康不利，如果是在左手出现，多代表先天的脑部发育受到一些影响，如母亲在怀孕的早期的生理反应比较厉害，或者摔过跤，或小时候头部受过外伤；在右手出现也说明头部会出现明显的头痛、头晕等不适。

在感情线出现的岛形纹，代表先天的头部供血不足，大多都说明母亲在怀孕时营养状况不好，孩子的头面部各器官发育并不完善，长大后极易患上近视、耳鸣、中耳炎、鼻炎。左手感情线的无名指下出现岛形纹，说明左眼容易患近视或各种眼疾，右手相同部位出现岛形纹代表右眼容易患近视或各种眼疾，两只手的无名指下的感情线都有岛形纹，则代表两只眼睛都有近视或各种眼疾。在感情线的小指下出现岛形纹也是一样，出现在左手，左边耳朵易患中耳炎或耳鸣，出现在右手，右边耳朵容易患耳炎或耳鸣。有的人容易出现听力下降、幻听。

（2）后天营养不良的手纹。如果在手掌的下方出现纹路，大多代表幼年时营养不良、消化、吸收功能不好。在男性手上出现，说明他容易得痛风、前列腺的毛病；在女性手上出现，容易患妇科病，纹路重，说明这位女士极不容易受孕，纹路粗重，代表病程长，病转重。而纹路细、乱的话，代表病情比较轻。如果再有食指外侧的青筋出现，这人的营养不良是小时候多病造成，如果没有明显的青筋出现，这人的营养不良是小时候生活条件差所造成的。

（3）风湿纹。在生命线下端有开叉，代表身体内寒湿重，如果两只手都有，说明小时候体内寒湿就很重了，如果只在右手出现，则说明只是后天贪凉造成的。

（4）体质虚弱的手纹。如果在生命线的下端有一条斜线插在生命在线或穿过了生命线，代表此人身体虚弱、抵抗力很差。

（5）心肌缺血的手纹。在生命线下端出现三角纹，代表此人心肌缺血。如果左右手都有，说明这人患病的时间已经很长了。如果只是右手有，说明这人是在中年后才出现心肌缺血的症状，而当人经过祛寒和补足气血后，这三角形的纹路会变浅，最后会断开不再合上，而随着身体变差，它又会加深，重新合上，所以有这种手纹的人，通过观察这个三角纹的变化就可以随时知道自己最近心脏是否缺血。

（6）易患妇科病的手纹。女性在生命线下端出现明显的岛形纹，或在手腕上端的中间出现岛形纹，易患妇科病，如子宫肌瘤等。

（7）小时候常患感冒、咳嗽的手纹。在生命线与头脑线交接的部位出现乱纹，代表小的时候呼吸系统经常出现问题，易感冒、咳嗽，并患有鼻炎。

（8）颈椎病的手纹。在食指、中指根部之间向下的部位出现纹路，代表颈椎不好，常常会出现颈肩酸痛、头痛、头晕等症状。纹路越重，病情越重。

（9）腰背痛的手纹。在小指侧的掌边，感情线以下的这个区域代表着整个背、腰、骶部，可以通过这个区域纹路出现的多少来判断人大致哪个地方有病，如出现的位置偏上为背痛，出现在中下部为腰痛，出现在偏下部位为腰骶部，纹路只是细、浅，说明只是酸痛、疲劳，而纹路较深，代表你已有非常明显的腰痛或腰骶部疼痛了。这个部位在手掌的侧面，要侧过来才能看准确。

（10）疲劳纹。在食指根部、生命线起端以上的这个区域如果出现纹路，代表此人的身体的抵抗力弱，易疲劳，没精神。如果是"井"字纹，则说明疲劳的时间已很长了。另外，这个部位低平、但是有纹路的人，一般不会超负荷地工作和娱乐，因为他们没这个精力，所以身体的消耗也相对要少。这类人虽然总是病病歪歪，但也能长寿。

而这个区域肉质饱满的人，整天干劲十足，不知疲倦，能吃能睡，往往都是在体检中才发现身体有病，而他们自己还没有察觉。这类人身体内的警报系统已经反应迟钝，不能及时提醒他们。如果说他身体哪个部位已出现了问题时，他多数是回答没有或者是不可能。这类人最好经常去医院体检，只有这样才会很好地预防身体出现疾病，以免发

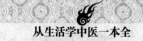
生意外。

（11）肾虚的手纹。在小指下、感情线以上这个区域，如果低平、有细小的纹路就代表肾虚、肾气不足。一般都是年纪比较大的人会出现这样的手纹，这些人会经常有腰酸腿软的症状。

（12）内分泌紊乱的手纹。在大拇指靠近根部的指节上纹路多、乱，代表此人内分泌紊乱。患糖尿病，更年期综合征的人，在此处都有不少乱纹。女性如果有这样的手纹也需要注意，因为很多妇科的疾病都与内分泌的紊乱有很大的关系。

（13）通过手纹看肺活量的大小。一般来说，感情线与头脑线之间的距离有1厘米或超过1厘米，都代表肺活量大，而明显小于1厘米的人，肺活量小，身体体质和体能都差，极易患感冒、咳嗽、哮喘。肺活量小的人也就说明肺脏的功能比较弱，所以很容易出现肺脏的疾病。

第三章

面诊——脸是人体健康状况的"晴雨表"

面容与人体脏腑的联系

1. 中医中的"望诊"究竟是如何诊断疾病的?

望诊是诊断学名词,系四诊之一。是指运用视觉观察病人的神色、形态、体表各部、舌体与舌苔、大小便和其他分泌物等,从而获取与疾病有关的辨证资料。一般以望神色为重点。

望其神色,可知五脏荣枯。《内经》将面色分为青、黄、赤、白、黑五色以内应五脏,青色属肝,黄色属脾,赤色属心,白色属肺,黑色属肾,若由正常颜色变成异常颜色,就是病态。《素问·脉要精微论》说:"五色者,气之华也。赤欲如白裹朱,不欲如赭;白欲如鹅羽,不欲如盐;青欲如苍壁之泽,不欲如蓝;黄欲如罗裹雄黄,不欲如黄土;黑欲如重漆色,不欲如地苍。"这一论述是对面部五种正常颜色和异常病色的高度概括。正常五色的共同特征是色泽明润,异常五色的共同特征是晦暗不鲜。临床辨证不必拘泥五色内对应某一脏器之说,应以气血津液的盈虚通滞为其依据,才能揭示病变本质。

2. 望面诊病的重点及临床意义是什么?

望面诊病的说法,主要是观察面部的气色。中医说:"看病必察色,察色必观面。"正常人的面色微黄,略红润而有光泽。患病时色泽异常,即是疾病变化的表现,称为病色。在临床上,望诊的重点,就是观察五色,观察色相,即浮沉、泽夭、散抟及颜色的变化。

望面诊病不单是古老中医的诊病重要手段之一,对于我们现代医学临床来说,仍然具有重要的意义和价值。比如在测知人体正气的盛衰与疾病的性质、测知病变的部位、测知病因等等,望面诊病皆是最简洁、迅速、有效的诊断手法。

通过观察面部色相诊病,则以色相浮为病浅,色相沉为病重;面色润泽则预示良好,面色夭枯则预示不良。

通过观察面部五色诊病,则黄赤色为风,黑青色为痛,白色为寒,黄而膏润为脓。

根据色域分布,还可判断出病患处所。脏腑在头面上的大体分布是:五脏一般分布在鼻,六腑分布于鼻子的两侧。

3. 面部与脏腑是怎样对应的?

面部反映整体各部位生理信息,使面部成为整体完整的缩影。面部的结构分属不同的脏腑,是面部望诊的基础。传统的面部脏腑是在《内经》有关脏象、气血、经络分布的理论基础上形成的。

根据《灵枢·五色篇》的分法，把整个面部分为：鼻部称为明堂，眉间称为阙中，额称为天庭，颊侧称为藩，耳门称为蔽。

面部与脏腑相对应的位置是：天庭为首面，首面之下（阙上）为咽喉；咽喉之下（阙中、印堂）为肺；肺之下（阙下、山根、下极）为心，心之下（鼻柱、年寿）为肝，肝部左右为胆；肝下（明堂、准头）为脾；脾两旁（上方）为胃；胃外侧（中央、颧下）为大肠；挟大肠为肾；明堂外侧（鼻端）为小肠，明堂以下为膀胱、子处。

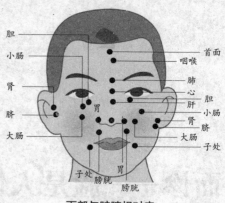

面部与脏腑相对应

4. 面部浮肿的症状和处理方法分别是什么？

面部浮肿，即面部的水分过多造成血液不循环所形成的浮肿。面部浮肿的原因很多，有局部的也有全身的。局部的最常见的是过敏，通常是使用一些对自身过敏的物质或日晒后出现。全身性浮肿主要是由肾脏或心脏疾病所引起的，如肾病综合征、慢性肾炎等、各种原因引起的右心衰竭。有时候肝病导致的腹水、蛋白质不足引起的营养失调或更年期障碍的荷尔蒙异常等，也会造成浮肿。

消除浮肿可采用以下一些方法：

（1）保持乐观情绪，长期坚持锻炼，以增强体质，提高适应能力。

（2）选择含有丰富蛋白质、维生素及无机盐，低脂肪、低胆固醇、少糖、少盐的饮食，可以多吃一些豆制品食物。限制进水量，可以多吃一些有利尿、消肿作用的食物，如红豆、槟榔。

（3）保证良好的睡眠，起居有规律。

5. 哪些特殊疾病会直接反应在面容上？

肾病面容：面色苍白，双脸及颜面浮肿，舌质色淡并且舌缘有齿痕。

皮质醇增多症：是肾上腺皮质机能亢进症或由于服用过量的糖皮质激素所致。病人脸面红润胖圆，犹如满月，常有痤疮，毛发增多（女性有胡须），同时脱发，而颈背肥厚。

震颤麻痹：多见于老年人，面部呆板，毫无表情，似面具样，称面具面容。

破伤风：外伤数日后，病人表现头向后伸，四肢抽搐，牙关紧闭，面肌痉挛，状如苦笑，称苦笑面容。

严重脱水：病人因腹泻或呕吐而大量失水以后，面部憔悴、眼窝下陷、鼻梁瘦削突出、颧弓隆起清晰可见。

地方性克汀病：亦称呆小症，因孕妇缺碘致胎儿生长发育障碍，病人面容发育差，面容愚笨，反应迟钝，头大，鼻梁下陷，两眉间短宽，舌厚而大，常外伸，流涎。

先天愚型：是常见的一种遗传性染色体疾病，有一副特殊的痴呆面容，眼睛小，眼距宽，塌鼻梁，张口伸舌，流口水。

6. 面容消瘦、两颧高耸预示着什么？

一般来说，当患者有严重疾病，将面临死亡的时候，患者的面部会呈现死亡的先兆。如果患有重病就会导致营养不良，从而不能摄取人体正常需要的营养物质，进而肌肉就会萎缩。加上缺少必需的水分，面部就会消瘦。长时间的不合理进食会使皮肤纤维减弱，这样会使患者的皮下组织发生严重萎缩，这也是患病变瘦的一个重要原因。

除了上述症状外，患者的太阳穴与眼窝也会深深凹陷，颧骨和鼻梁也都高耸出，耳朵呈现出铅色，触摸会感到冰凉，没有温度。嘴唇松弛、发紫，并且面如死灰或者为棕黑色。出现这些症状，则预示患者可能已经是癌症晚期。

患者在患有急性腹膜炎或者卵巢囊肿病时，也会出现以上症状。往往急性腹膜炎是由于脱水、体液分布不均匀，造成血液不能正常循环所致。这些病象外表与癌症晚期虽然一样，但是不会有生命危险。

7. 面部表情过分夸张代表着什么？

一般来说，面部表情表现了人的心理状态。遇到高兴的事情，面部表情就会显示开心；遇到不顺心的事情，面部表情就会显得凝重。一个正常人是应该有喜怒哀乐的，该生气的时候就生气，该悲伤的时候就悲伤，该快乐的时候就欢笑。如果一个人的表情总是显得过分夸张，让人看了就会感到不寒而栗，这样的表情往往是一定的病患的反应。比如，一个人很少和人说话，交流的时候感到很害怕，总是喜欢一个人待着，这样的人可能患有忧郁症。如果一个人时而狂躁时而沉默，这种人可能患有狂躁抑郁症。在我们的生活中还有一种人，他们总是以自我为中心，过分自信，虚荣心强，狂热而冷酷，这种人可能患有神经质。

8. 面瘫的症状通常有哪些？

面瘫，即面神经麻痹，这是一种面部肌群运动功能障碍疾病，患者多为 20～40 岁，且男性居多。

周围性面神经麻痹时，会引起病灶同侧全部颜面肌肉瘫痪。也就是说，上下部面肌都发生瘫痪，由于眼轮匝肌麻痹，故眼睑不能充分闭合，闭眼的同时眼球上窜，在角膜下缘露出巩膜带（贝尔氏症）。患者闭嘴时，颊肌极为松弛，故口角下垂，贝尔氏呈阳性。抬眉受限，额纹变浅或消失，眉毛较健侧低，睑裂变大，内眼角不尖，眼泪有时外溢。示齿或笑时，口角向健侧牵引，口呈斜卵圆形。说话时，发唇音不清楚。由于颊肌的麻痹，食物留于颊肌与牙龈之间，以致患者必须用筷子将食物掏出。乳儿发生面神经麻痹时，吸吮受限。双侧周围性面神经麻痹时，面部无表情，双侧额纹消失，双眼不能闭严，贝尔氏呈阳性。双侧鼻唇沟变浅，口唇不能闭严，口角漏水，进食时，腮内存留食物，言语略含混不清。

9. 面肌痉挛是怎么回事？

面肌痉挛为阵发性半侧面肌的不自主抽动，通常情况下，仅限于一侧面部，因而又称半面痉挛，偶可见于两侧。开始多起于眼轮匝肌，逐渐向面颊乃至整个半侧面部发展，逆向发展的较少见。可因疲劳、紧张而加剧，尤以说话、微笑时明显，严重时可呈痉挛状态。不能自行模仿或控制其发作。一次抽搐短则数秒，长至十余分钟，间歇期长短不定，病人感到心烦意乱，无法工作或学习，严重影响着病人的身心健康。入眠后多数抽搐停止。多在中年起病，据报道也有两岁的病例。以往认为女性好发，统计表明，发病与性别无关。发展到最后，少数病例可出现轻度的面瘫。

中医讲面肌痉挛病的病因一般是由于过度的疲劳、紧张、干火旺盛、有内热、外感风寒引起的。可采用药物治疗或手术治疗。

10. 常见的面部皮肤病的种类及症状有哪些？

面部皮肤病比较常见，主要有以下一些类型：

（1）痤疮。俗称青春痘或粉刺，多发于面部、额、胸前、背后等部位。

（2）酒糟鼻。俗称红鼻子，多见于青壮年，好发于颜面部，尤其是鼻端，还可延及两颊、额部和下颌。皮肤潮红，伴毛细血管扩张，上有丘疹或脓疱。若患病时间长，严重者鼻端肥大形成鼻赘。

（3）雀斑。在面部有多数如针尖至扁豆大小的褐色或暗褐色斑点，日晒后较明显，冬季可减轻。严重者皮损数目多，且可侵及颈、手背及四肢伸侧部。常有家族遗传性倾向。

（4）黄褐斑。又称肝斑，常见在面部两颊及鼻部成蝴蝶形分布，成淡褐色或暗褐色斑。常发于夏季，日晒后可加重。

（5）黑痣。几乎人人都有，只是数目和部位不同而已。大多数发生于儿童或青春期，为表面平滑或稍高于皮面的棕色或黑色丘疹，局部有毛或无毛。

（6）血管瘤。血管瘤是一种良性肿瘤，多见于婴儿出生时或出生后不久，随年龄增长而扩展。发生于口腔颌面部的血管瘤占全身血管瘤的60%，其中大多数发生于颜面皮肤皮下组织及口腔黏膜，如舌、唇、口底等组织，少数发生于颌骨内或深部组织。有单纯性血管瘤、海绵状血管瘤、鲜红斑痣和混合性血管瘤四种。

（7）扁平疣。由病毒引起，多发于青年人，因此也称青年扁平疣，除常见于面部外，其他部位如手足背、颈部也可发生。呈米粒至扁豆大正常肤色或淡褐色扁平丘疹。

（8）粟丘疹。多见于面部，尤其是眼睑、颊部为多，呈白色或黄色、圆形，如针尖大或帽尖头大丘疹，常对称分布，刺破后可挤出胶样物质。

（9）老年疣。又称脂溢性角化病，常在面部、头皮、躯干等部位，呈淡黄褐扁平或略高起的斑丘疹，表面有油脂性薄鳞屑。好发于40～60岁中老年人。

（10）白癜风。常发于头面部，局部皮肤变白，边界清楚，有些人可泛发全身。

11. 面部出现蜘蛛痣是肝硬化的征兆吗？

蜘蛛痣是一种特殊的毛细血管扩张症。它多出现于面部、颈部及胸部，也有其他部位出现者。表现为中心部直径2毫米以下的圆形小血管瘤，向四周伸出许多毛细血管，且有分支，看上去恰似一个红色的蜘蛛趴在皮肤上。蜘蛛痣的出现与肝硬化有很大的关系。因此蜘蛛痣对诊断肝硬化有较大的参考意义。

当然，有蜘蛛痣不一定就有肝硬化。处于青春期的女性是生长发育的高峰阶段，体内有大量的雌激素，可能会有一些蜘蛛痣出现，这是正常生理现象。随着年龄的增长，雌激素分泌逐渐减少，这种蜘蛛痣也会逐渐消失。另外，蜘蛛痣可见于正常妇女的妊娠期。当怀孕后，体内雌激素增多，因而一部分孕妇皮肤上出现了蜘蛛痣。此种蜘蛛痣大多发生在怀孕后的2～5个月内，产后数月内可以消失。还可见到少数患其他疾病的病人，如风湿性关节炎、类风湿性关节炎以及B族维生素缺乏的病人。因此，对蜘蛛痣的出现，不能只看做是肝硬化的征象，需要结合临床加以全面分析。

12. 怎样区分面部普通黑痣与恶性黑色素瘤？

面部黑痣是一种良性色素性肿瘤。黑痣大小不一、颜色深浅也有差异，除黑色外，尚有黄褐、瓦青、淡蓝、灰黑等颜色。长黑痣和疾病没有必然的联系，但如果黑痣的颜色或者形状出现变化，或者黑痣发生转移，要引起注意。可以根据以下方法区分普通黑痣与恶性黑色素瘤。

（1）颜色。恶性黑色素瘤在普通黑痣棕黄色或棕褐色的基础上掺杂有粉红色、白色、蓝黑色。其中，蓝色最为不祥。

（2）边缘。普通痣的边缘很光滑；而恶性黑色素瘤边缘不整齐，成锯齿状，表面粗糙还往往伴有鳞形或片状脱屑，有时还有渗液或渗血。

（3）直径。普通痣一般小于5毫米，而恶性黑色素瘤直径大于5毫米。

（4）对称性。普通黑痣的两半是对称的，而恶性黑色素瘤两半不对称。

需要强调的是结构不良的黑痣与早期恶性黑色素瘤的区分，仅凭肉眼观察是很难鉴别的，对怀疑病灶应及时进行活检以确定疾病类型。

13. 为什么脸上会出现粉刺？

粉刺，医学上称为痤疮，是青春期常见的皮肤病，常见于青春男女，所以也称它为"青春痘"。其实，青少年不一定都会长青春痘，而青春痘也不一定只长在青少年身上。产生粉刺的原因主要有以下两点：

激素因素：与粉刺关系最密切的就是雄性激素，因为雄性激素可促使皮脂分泌，尤其是青春期的皮脂分泌机能总是特别亢进，皮脂量因而大增。正常男性的皮脂量均较女性多，因此男性患者粉刺大多数比女性的顽固。女性激素具有抑制皮脂分泌的功能。青春期后的女性如果卵巢的成熟跟不上的话，体内女性激素分泌量不足，可出现月经不调、粉刺。

胃肠障碍：当胃肠机能减退时，易出现消化不良、便秘等。消化不良可引起维生素 B_2、维生素 B_6、维生素 A 缺乏，从而导致皮脂分泌过剩。便秘造成体内毒素吸收，在肝脏解毒不全时，毒素就会通过血液循环对皮肤产生作用，从而导致粉刺的发生。

14. 面部太油怎么办？

如果一个人脸上爱出油，面部又显得油光可鉴，这样的人可能患有精神压抑症。得了精神压抑症的人，油脂的正常活动无法进行循环，只能强行通过皮肤排泄，所以面部就会显得很油腻。要控制面部出油，除了保持愉快的心情、少给自己精神压力外，还可以使用以下方法：出油比较多的人可以在早晚两次洗脸外，中午多洗一次脸。这一次可以不用洁面产品，仅用冷水冲洗。洗完脸后，在容易干燥的眼睛周围涂上一点乳液即可。出油特别厉害的人，也可适当使用一点浓度较高的果酸、水杨酸类外用药品，可以有效抑制出油，预防粉刺。另外，适当补充维生素 B_6 可以减少皮脂分泌，所以可多吃一些富含维生素 B_6 的香蕉或鱼类等。

15. 为何中年人容易"油光满面"？

新陈代谢功能旺盛的青春期，也是皮肤最容易分泌油脂的时期。不过，即使过了三四十岁，仍有许多人的脸总是油光满面。这种油光满面的形成与青春期的脸部泛油是截然不同的。十几、二十几岁时，由于新陈代谢旺盛，使得油脂分泌不断增加，造成皮肤经常出油。中年人则是由于新陈代谢速度降低造成皮脂分泌增加。这与"中广身材"的成因相同，都是由于体内燃烧脂肪的能量不足，而使得多余的脂肪堆积在体内，最后从皮肤"排泄"出来。

中年后所形成的油性皮肤，是由于生活习惯不良而造成的一种生活习惯性的问题皮肤，只要改善不正常的作息，就有助于改善这种肌肤问题。

16. 容易引起面部皮肤过敏的源头是什么？

皮肤过敏又称为"敏感性"皮肤。从医学角度讲，皮肤过敏主要是指当皮肤受到某种刺激，如不良反应的化妆品、化学制剂、花粉、某些食品、污染的空气等，导致皮肤出现红肿、发痒、脱皮及过敏性皮炎等异常现象。面部皮肤过敏，致使某些女性会出现全身皮肤奇痒、起疹块、鳞屑、脱皮，发干、瘙痒、起红斑以及面部红白不一、斑驳陆离等症，严重者甚至会产生过敏性面部红血丝。哪些原因会引起面部皮肤过敏呢？

化妆品：最典型的化妆品过敏是香精过敏，而收敛水等含有酒精成分的化妆品也会对肌肤产生一定的刺激。其他如生化防腐剂、果酸等等都会对不同的肌肤造成不同的刺激。

食物：常见的是海鲜、芒果、果仁类食物会引起过敏。

药物：青霉素、磺胺类药物等，都可能引发皮肤过敏。

灰尘：灰尘过敏是一种生活在灰尘中的微生物的过敏反应，是最常见的过敏。灰尘过敏包括棉纤、皮毛以及各种纤维、动物皮毛等。

季节变换：由于种种环境因素，空气中散布的细菌孢子和花粉等致敏物质便会大量释放出几乎遍布人体所有组织的化合物——组织胺，引起面部皮肤过敏。

紫外线照射也可导致面部皮肤过敏。

17. 怎样从面部色斑看女性健康？

年轻女性如果在短期内骤然出现大量芝麻到米粒大小扁平隆起的丘疹，表面光滑，可能是面部扁平疣，这种皮肤病是由病毒感染引起的，一般无自觉症状，有时伴有轻度瘙痒，瘙痒后可出现串珠状排列的新皮疹，与过度疲劳、机体抵抗力低下有关。

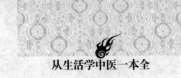

还有一种皮肤病叫"皮肤垢着病"。发病时会在面颊部出现大片褐色色素沉着斑，或黑褐色污垢样角化性斑片，呈小结节或绒毛状，感觉像没有洗脸，这与精神压力有关。

30岁以后的女性，面部发作比较严重的红斑、炎性丘疹、结节、脓疱等痤疮样损害，按痤疮治疗效果不明显，如果同时伴有经期延长或间歇性闭经、肥胖、便秘等症状，那就有必要做一次妇科B超检查，看看是否有"多发性卵巢囊肿"。

18. 脸颊毛孔粗大是什么原因？

年轻时脸颊的毛孔通常并不明显。两颊毛孔开始变得粗大通常是从25岁到30岁开始，这时肌肤会开始老化，特别是鼻子和额头等部位，毛孔会变得特别粗大。一般认为毛孔变大的原因，是皮脂分泌减少。不过若是两颊部位的毛孔过于明显，则很有可能是因为其他关系。

随着年龄的增长，身体的皮脂分泌会慢慢减少，肌肤的保湿能力也会开始降低。这时会使皮肤失去弹性和光泽，使毛孔变得粗大。

一旦发现毛孔变得粗大时，就要开始多摄取维生素C，因其中所含的胶原蛋白，能够提高肌肤的保湿能力，并且帮助皮肤内部胶原蛋白的生产。另外，皮肤的光泽和用来支持脸部皮肤的颜面肌肉有很大的关联性。肠胃功能不佳的人，同时也会有肌肉衰弱的倾向，因此，首先加强肠胃功能是改善肤质非常重要的方法。

19. 哪些原因导致脸部皮肤黯沉？

女性最大的烦恼就是皮肤"黯沉"。随着年龄的增长，皮肤逐渐失去光泽和透明感后，会慢慢变黄并出现黯沉。造成皮肤黯沉的原因，主要是因为老旧而应剥落的角质长期堆积所造成的。人类的皮肤细胞每28天会再生一次。如果皮肤底层新细胞的生成速度太慢的话，会使得上层的陈旧细胞无法掉落而逐渐干燥增厚，形成所谓的黯沉现象。

纹理混乱是老化的直接后果，而无处不在的紫外线和室内外温差，都会对皮肤造成很大的刺激，使纹理混乱。匀整的纹理，沟较深，表面饱满，肌肤明亮光洁。而沟纹浅乱的话，光线不能广泛散开，就显得发暗了。

另外，畏寒和血液中含有过多代谢废物所导致的血液循环障碍，也是形成黯沉的重要原因。当皮肤下的血管流过大量新鲜而干净的血液时，会使血管扩张，呈现出漂亮有透明感的粉红色皮肤。而当血液循环受到障碍时，皮肤下流动的血液会带有过多废物，使得皮肤透明度降低，看起来也比较暗。

20. 面部青筋是哪些疾病的信号？

静脉血管俗称"青筋"，是负责把血液送回心脏的血管。当静脉血液回流受阻、压力增高时，青筋常常会在人体表面出现凸起、曲张、扭曲、变色等情况。中医诊断学认为，如果人体头面部的青筋比较明显，可能是患有某些疾病的信号。

额头有青筋，是长期劳心劳力，工作压力或精神压力过大的表现。

鼻梁有青筋，表示肠胃积滞，容易胃痛、腹胀、消化不良、大便不畅。

当太阳穴青筋凸起时，人往往容易觉得头晕、头痛。太阳穴青筋凸起、扭曲，可能是脑动脉硬化的表现；青筋紫黑则是中风的"预警"。

女性的眼袋、嘴角、腮下有青筋，是月经不调、带下病等妇科疾病的表现。

如果舌下的青筋凸起、扭曲、紫暗，则是冠心病的信号。

21. 怎样的面部特征可诊断为蛔虫病？

如果在孩子的面部见有白斑，一般呈圆形，边缘较为整齐，中间呈淡白色，不凸于皮肤角膜，可诊断为蛔虫病。

蛔虫病是最常见的肠道寄生虫病。绝大多数病例无任何症状。儿童常有腹痛，为脐周不定时反复腹痛，无压痛及腹肌紧张，伴食欲减退、恶心、腹泻或便秘，大便中排出蛔虫。儿童有时有惊厥、夜惊、磨牙、异食癖。

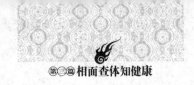

22. 颧骨部位为什么会长皱纹?

颧骨部位的皮肤是最容易出现皱纹的地方。这是因为颧骨是最直接受到紫外线照射而产生黑色素的部位之一。

此外,当肝脏功能异常时,也会无法完全发挥净化血液与供给血液足够养分的功能,而使血液变得浑浊。同时造成体内的新陈代谢效率降低,使皮肤容易产生皱纹。

"日晒"和"肝脏失调"是形成皱纹的两大因素。当两项同时具备时,皱纹出现的概率也就大大提升了。

23. 老年斑会影响健康吗?

老年斑全称为"老年性色素斑",医学上又被称为脂溢性角化,是指在老年人皮肤上出现的一种脂褐质色素斑块,属于一种良性表皮增生性肿瘤,一般多出现在面部、额头、背部、颈部、胸前等,有时候也可能出现在上肢等部位。

老年斑不影响日常生活,它是在中老年时期发生和发展起来的,它在不知不觉中出现,生长缓慢,既不痛也不痒,是人体衰老的一个重要信号。老年斑也不会影响人的健康,它的生长有自限性,一般不会发生恶变,也没有转移的说法。

在个别情况下,如老年斑受到刺激、搔抓或外用药的腐蚀,可造成表面糜烂、渗液、基底部发红或继发感染等现象。这时只要停止不良的刺激,适当用些抗炎药物,几天后就会恢复原状,不会发生其他变化。

24. 什么是"痄腮"?

痄腮为中医之称谓,民间称为鸬鹚瘟、蛤蟆瘟。西医学称为流行性腮腺炎。临床表现初病时可有发热,1~2天后,以耳垂为中心腮部漫肿,边缘不清,皮色不红,压之疼痛或有弹性,通常先发于一侧,继发于另一侧。口腔内颊黏膜腮腺管口可见红肿。腮腺肿胀经4~5天开始消退,整个病程长1~2周。

痄腮病因为感受风温邪毒,主要病机为邪毒壅阻少阳经脉,与气血相搏,凝滞耳下腮部。风温邪毒从口鼻肌表面入,侵犯足少阳胆经。胆经起于眼外眦,经耳前耳后下行于身之两侧,终止于两足第四趾端。少阳受邪,毒热循经上攻腮颊,与气血相搏,气滞血郁,运行不畅,凝滞腮颊,故局部漫肿、疼痛。热甚化火,出现高热不退、烦躁头痛、经脉失和,以至于张口咀嚼困难。

25. "发颐"表现为什么样的症状?

发颐是指热性病后余毒结聚于颐颌之间的急性化脓性疾病。多发于成年人,常为伤寒、温病等热性病后期的继发病。多单侧发病,也可双侧同时发病。初期颐颌之间疼痛,轻度肿胀,压迫局部时,在第二臼齿相对的颊黏膜上有黏稠分泌物溢出。张口困难,唾液分泌减少。脓成时疼痛加剧、跳痛、压痛剧烈、皮色发红、肿胀更甚,可波及同侧眼睑、颊部、颈部等处。压迫局部有波动感,颊黏膜可挤出混浊脓性物。后期脓肿可在颐颌部或口腔黏膜或从外耳道溃破,脓出臭秽。

发颐初起还会有轻度发热,发展严重时体温可达40℃左右。伴有口渴纳呆、大便秘结。极度衰弱患者,可有痰壅气塞、汤水难下、神智昏糊的症状,可能发生暂时性面瘫,病愈后可恢复正常。

26. "大头瘟"是一种什么样的疾病?

大头瘟是感受风热时毒而引起的,以头面掀赤肿大为特征的一种急性外感热病。多发生于冬春季节。发病较急,初起以全身憎寒、发热、头面红肿疼痛等表现为主要特点。

风热时毒是大头瘟的致病因素。在温暖多风的春季及应寒反温的冬季,容易形成风热时毒,并传播流行。本病主要涉及的脏腑是肺、胃。大头瘟的治疗应以透卫清热、解毒消肿为原则,采用内服与外敷相结合的治疗方法。内服常用普济消毒饮加减,外敷水仙膏、三黄二香散。

27. 为什么脸大脖子粗是小肠病?

小肠经主要与胸、心、咽某些热性病症,神经方面病症和头、面、颈、眼、耳病症以及本经脉所经过部位之病症有关。一般来说,小肠经循颈上颊,当它有病的时候就会出现"嗌痛颔肿"。而"颔"就是我们经常说的下巴颏子,下巴颏子肿大多是由于小肠经病变所引起。而脖子粗多是由于小肠吸收不好,以致消化不良所引起。所以,如果一个人看上去脸大脖子粗,则多患有小肠病。

面色与人体健康的关系

1. 如何望色诊病?

望色,又称"色诊",是通过观察病人全身皮肤(主要是面部皮肤)的颜色和光泽的变化,用以诊察病情的方法。据此可了解脏腑的虚实、气血的盛衰、病性的寒热、病情的轻重和预后。

面色分为常色与病色。常色指人在正常生理状态时面部的色泽。表现为面部皮肤光明润泽,是有神气的表现,显示人体精充神旺、气血津液充足、脏腑功能正常。病色指疾病时的面部色泽。一切反常的色泽都属病色。病色的出现,不论何色,或晦暗枯槁,或鲜明暴露,或虽明润含蓄,但不应时应位,或某色独见,皆为病色。患者面色鲜明荣润,则说明病变较轻较浅,气血未衰,较易治疗,预后良好;如果患者面色枯槁,缺乏光彩,没有润泽之象,则说明病变较重较深。精气已受重创,预后较差。

2. 为什么望色主要观察面目呢?

色诊具有悠久的历史,早在两千多年前的《内经》中就有望色诊病的详细记载。如《素问·阴阳应象大论》说:"善诊者,察色按脉,先别阴阳。"《素问·五脏生成篇》中描述了五脏常色、病色、死色的具体表现。由于色诊在临床诊病中有重要价值,故受到历代医家的普遍重视。尤其是望面色,这是因为:

(1)由于心主血脉,其华在面,手足三阳经皆上行于头面,面部的血脉丰盛,为脏腑气血之所荣。

(2)面部皮肤薄嫩,其位最高,其色泽变化易于外露。

(3)面部显露,易于观察。

3. 望面色诊病要注意哪些问题?

(1)注意病色与常色的比较。目前,中医临床上尚无统一的望色客观标准,因此,望色时一定注意把病人的面色与其所处人群的常色比较来加以判断。如所诊病人属局部色泽改变,还应与其自身对应部位的正常肤色进行比较。如病情复杂、面色与病性不符时,应尽量全面观察病人体表色泽,并结合其他诊法综合分析判断。

(2)注意面部色泽的动态变化。疾病是动态变化的,在疾病的发展过程中,随着病情的变化,病人的面部色泽也会发生相应的变化。医生应该懂得辨证识病。

(3)注意非疾病因素对面色的影响。面部色泽除可因疾病发生异常变化外,还可因气候、季节、光线、饮食、情绪等非疾病因素的影响而发生变化。故望色诊病时,应注意排除上述因素的干扰,以免造成误诊。

4. 为什么说望面色婴幼儿比成人更为重要?

望面色对于婴幼儿比成人更为重要,因为成人更多地可以用语言交流,而婴儿不会说话,小孩又不能准确表达自己的意思,所以面诊对于婴幼儿显得尤为重要。医生往往从婴幼儿的脸色或者光泽,或者面部的变化就能大致推断出小孩的生理状况。

小孩的父母也应懂得望色面诊,尤其在晚上的时候,孩子生病了,父母可以根据孩子面部表情、动作反应还有颜色的变化,大致推断出小孩目前的精神状况,并进一步做

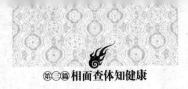

出是立即送医院，还是等待天明再去看医生的决定。又如，婴儿出现面色苍白、注意力不集中、易疲乏和生长迟缓等现象，这有可能是缺铁性贫血。父母要更多地懂得婴幼儿面诊方面的知识，让孩子更加健康快乐。

5. 异常面色有哪几种表现？

据史书记载，战国时名医扁鹊进见蔡桓公，站在蔡桓公面前看了一会儿，说桓公有病，不医治恐怕要加重。桓公说他没有病。过了十天，扁鹊又进见，他说桓公的病已到了肌肉和肌肤之间，再不医治，会更加严重的。桓公不理睬。过了十天，扁鹊又进见，他说桓公的病已到了肠胃，再不医治，会更加严重的。桓公还是不理睬。又过了十天，扁鹊远远看了桓公一眼，知道他的病已经无可救药了。果然，不久桓公就死了。

从这个故事中我们知道，精通医术的扁鹊，可以通过观察面色来诊断病情。面部皮肤的颜色每个人都不相同，但变化却有一定的规律，中医在经过无数的医学实践探索，从而总结出白、黄、赤、青、黑五类病色。我们可以通过观察人的气色，了解到脏腑的虚实、气血的盛衰、病性的寒热、病情的轻重，以及预测以后病情的发展。

6. 怎样理解面色的主客色？

正常面色可分为主色和客色。

主色是人生来就有的基本面色，属个体素质，一生基本不变。古人根据五行理论把人的体质分为金、木、水、火、土五种类型，并认为金形人肤色稍白，木形人肤色稍青，水形人肤色稍黑，火形人肤色稍红，土形人肤色稍黄。

客色是因季节、气候、饮食等不同而发生正常变化的面色。因人与自然相应，随着季节、气候的变化，面色也可发生相应的变化。如，根据五行理论，春应稍青，夏应稍赤，长夏应黄，秋应稍白，冬应稍黑，四季皆黄。又，天热则脉络扩张，气血充盈，面色可稍赤，天寒则脉络收缩，血行减少而迟滞，面色可稍白或稍青。人的面色也可因情绪变化、剧烈运动、饮酒、水土影响等而发生变化，但只要明润含蓄，均非病色。

7. 如何理解病色有善恶之分？

白、黄、赤、青、黑是面部的五种病色，而根据面部光泽的不同，可以把五种病色分为善色与恶色两种。

善色，如果脸上光泽明润含羞，即为善色。这种颜色显示脏腑精气还没有明显衰弱，血气还很旺盛，现在病情还很轻微。

恶色，如果脸上的光泽暗淡、憔悴，即为恶色。出现这种颜色显示脏腑的精气已经受到了严重的损伤，血气严重不足，预示疾病现在很严重。

在一定条件下，善色和恶色是可以相互转化的，通过两者之间的转化，我们可以对病情的发展做出预测，并进一步推测以后的病情。从脸色和面部的光泽，除了能看出有无疾病，还能了解疾病的轻重。在一定情况下，甚至还能判断出疾病发生在身体的哪个部位。

8. 病色为白色主何病症？

病色可分为白、黄、赤、青、黑五种。 不同病色分别见于不同脏腑和不同性质的疾病。

白色主虚寒证，血虚证。白色为气血虚弱不能营养机体的表现。阳气不足，气血运行无力或耗气失血，致使气血不充，血脉空虚，均可呈现白色。如面色白而虚浮，多为阳气不足；面色淡白而消瘦，多属营血亏损；面色苍白，多属阳气虚脱，或失血过多。

9. 面色苍白预示哪些疾病？

健康人的脸色是白里透红，经常不出门在家里待着的人皮肤也白，可病态的白是色如白蜡。比如在临床上经常可以见到：虚寒病症、贫血及某些肺症患者，里寒的剧烈腹痛，或外寒的恶寒战栗重者，可见面色苍白。肝病见白色为难治之病。白色见于两眉之间，是肺脏有病。甲状腺机能减退症、慢性肾炎等患者的面色，较正常人苍白。铅中毒时，患者以面色灰白为主要特征，医学上称为"铅容"。寄生虫病、白血病患者或长期室内工作及营养不良者亦见此色。肠道寄生虫病，面部可见白点或白斑。此外，出血性疾病、经常痔疮出血、妇女月经过多，也会造成面色苍白。休克病人因面部血液循环受阻，也会脸色发白。

10. 为什么暂时性面白不必担心？

在日常生活中，有的人没有任何疾病，却有时会出现一些面色苍白的现象，甚至有时白有时黑。比如，在受到惊吓，或者极度亢奋的时候，也会出现这样的现象。而在极端气氛的时候，脸部就不单是红，它红一阵，青一阵，有时转为苍白，这是肾上腺一阵阵的在大量分泌，使血管收缩，交替充血贫血或使血管较长时间地处于贫血状态的缘故。像这样的脸色变白是正常的现象，只要注意保持心情平静，多出入一些社交场合，不会感到紧张，脸部就会恢复正常色泽。

11. 面色为黄色是什么病症的表现？

黄色主湿证、虚证。黄色是脾虚湿蕴的表现。因脾主运化，若脾失健运，水湿不化，或脾虚失运，水谷精微不得化生气血，致使肌肤失于充养，则见黄色。如面色淡黄憔悴称为萎黄，多属脾胃气虚，营血不能上荣于面部所致；面色发黄而且虚浮，称为黄胖，多属脾虚失运，湿邪内停所致；黄而鲜明如橘皮色者，属阳黄，为湿热熏蒸所致；黄而晦暗如烟熏者，属阴黄，为寒湿郁阻所致。

12. 引起面黄的原因有哪些？

引起面色发黄的原因是多方面的，大体有以下几种：

（1）食物引起的皮肤发黄：胡萝卜、南瓜、橘子汁、空心菜、芒果等蔬菜瓜果富含胡萝卜素，过多地摄入引起胡萝卜素血症，导致皮肤变黄。

（2）药物引起的皮肤发黄：长期服用带有黄色素的药物，如米粕林、呋喃类等也可使皮肤变黄。

（3）血液循环不良引起的皮肤发黄：肝直接影响血脉，肝火旺或肝气郁结便易形成气血不通，影响面部的血液循环，皮肤自然暗淡无光。

（4）皮脂油腻引起的皮肤发黄：堆积在皮肤表面的油腻、老旧角质及污垢如不被及时清除会引起皮肤发黄。

（5）紫外线照射引起皮肤发黄：紫外线是皮肤老化的主要杀手，它会让纹理混乱、血液循环不畅、黑色素积聚，使皮肤暗黄。

（6）长期熬夜、睡眠不足引起皮肤发黄：因熬夜而没有足够的时间睡眠，肝胆就得不到充分的休息，可表现为皮肤粗糙、黑斑、面色发黄等。

（7）缺乏运动引起的面色黄：长期缺乏运动。身体及肌肤的循环代谢减慢，导致体内囤积过多的废物废气。

13. 为什么体内毒素会引起面黄？

体内毒素积累会引起面色发黄。

在新陈代谢正常的情况下，人们所吃的食物经过食道、胃、十二指肠、小肠、大肠，最后从肛门排出体外，整个过程一般可在 12 ~ 24 小时内完成，这样就可确保废物不在肠中过久停留。因为接触肠壁时间太久，废物就难免会被人体再次吸收，从而导致体内中毒。尽管人体有这样的防毒功能，可疲劳、紧张或其他生理原因，都会导致人体出现代谢功能失调、内分泌紊乱，致使人体的废物长期停留在体内。这样残余的废物在肠内开始腐败，结肠中的菌群就会不断分解废物，产生毒素。这些毒素经过结肠再次吸收，

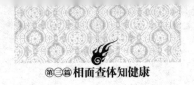

不断渗出污染体内环境，后经血液循环进入人体的不同器官，从而进入体内引发各种疾病，出现记忆力衰退、疲劳、面色灰黄、便秘、痔疮、内分泌失调和肥胖等。

14. 面色萎黄是怎么回事？

如果一个人脾虚了，面色淡黄，却没有得到及时治疗，任脾虚发展，就会逐渐出现面色"萎黄"的现象。萎黄，顾名思义，就是脸颊发黄、瘦削枯萎、没有光泽。这种症状常伴有神疲倦怠、畏冷便溏、脉形无力等症。这种情况是因为脾的气和津液都不足，不能营养身体而造成的。

脾胃虚弱时脾胃气机升降失调，健运失司。清气不得上升，浊阴不得下降，瘀滞中焦，腹胀。脾失健运，营气不得生化而出现血虚证状，所以面色萎黄。要想远离这种面色，专家建议我们，应该保持心情愉悦，开朗的人才能吃得香睡得沉，才能精力充沛，容光焕发。

15. 什么样的面色称为黄胖？

与萎黄相反的是黄胖，黄胖就是面色发黄又有虚肿，所以给人的感觉是又黄又胖。这种胖是不自然的，是发虚的胖，这是因为身体既脾虚又有湿邪，还有一种情况是身体里有寄生虫。南方人过去下地，特别是种菜的时候，都是光着脚施粪水，这些大粪里面就有钩虫的幼虫，钩虫的幼虫非常微小，可以通过脚趾缝钻进人的身体，寄生在肠道里面。虽然钩虫很小，但是大量的钩虫都钩在肠壁上，吸收人的营养，这样就会造成人的营养不良，这种情况是黄胖最常见的。这时候我们必须把寄生虫杀灭，黄胖的情况才能得到解决。黄胖在两种情况下会出现：一种是脾虚有湿，一种是有钩虫。

16. 黄疸可以分为哪两种？

黄疸又称黄胆，俗称黄病，是一种因人体血液中的胆红素浓度增高，所引起的皮肤、黏膜和眼球巩膜等部分发黄的症状。某些肝脏病、胆囊病和血液病经常会引发黄疸的症状。通常，血液的胆红素浓度高于 2～3mg/dL 时，这些部分便会出现肉眼可辨别的颜色。

黄疸可以分为两类：黄色很显眼，像橘子的颜色一样，并且还往往伴有口渴、身体发热、胸闷、大便结节等，这样的症状我们称为阳黄，这是温热的缘故；黄色灰暗像黑烟，还怕冷、食欲不振、大便很薄，这样的症状我们称为阴黄，这是寒热郁阻的原因。

17. 如何看待新生儿出现黄疸？

约有半数以上的新生儿，在出生后 2～3 天出现皮肤和巩膜（白眼珠）黄染，称之为"新生儿黄疸"。其中80%～90%属于正常的生理现象，即属生理性黄疸。这种黄疸在生后的 4～6 天内最重，第 7 天始逐渐消退，于第 15 天左右退尽。早产儿黄疸的程度较重，消退较慢，有时可持续达 3 个星期。其产生的主要原因是新生儿的肝脏功能尚不完善，不能将红细胞破坏后所产生的未结合胆红素（间接胆红素），转变为结合胆红素（直接胆红素）而排出体外，故血中的未结合胆红素较高，从而产生黄疸。一般不需要特殊处理，可适当提前喂奶，使新生儿的胎粪及早排尽，可助于减轻黄疸的程度；另外，在黄疸期间要注意给予足够的糖水及热力，并保护好肝脏。

如果黄疸出现过早（24 小时内）或持续过久（足月儿大于 2 周，早产儿大于 4 周），或黄疸程度过重，或逐渐减轻后又再加重，婴儿精神不佳、吸奶少或拒奶等临床症状时，则属病理性黄疸，应及时去医院诊治。

18. 柑橘为什么会引起面色和皮肤发黄？

柑橘是人们喜爱的水果，但是过量进食柑橘会引起面色和皮肤发黄。柑橘含有丰富的胡萝卜素，过量进食柑橘，大量的胡萝卜素就会进入血液，严重时甚至会引起胡萝卜素血症。

胡萝卜素血症是一种因血内胡萝卜素含量过高引起的肤色黄染症。胡萝卜素为一种脂色素，可使正常皮肤呈现黄色。高血脂症、甲状腺功能低下、糖尿病或其他使胡萝卜素转化为维生素 A 的先天性缺陷或肝病等情况下，也可使血中胡萝卜素血症加重。胡萝卜素血症唯一体征为皮肤呈黄色或橙黄色，无自觉症状，但巩膜不黄染。本病多发于手掌，有时颜面、口周、眼睑也可出现，严重者皮肤皆呈橙黄色。

引起面色发黄的食物还有胡萝卜、南瓜、空心菜、芒果等。一般情况下，由于食物引起的发黄，不是黄疸病，在合理膳食两三个月后，黄色就会退去，恢复到正常的肤色。

19. 什么病症会导致面色红赤？

赤色主热证。气血得热则行，热盛而血脉充盈，血色上荣，故面色赤红。热证有虚实之别。实热证，满面通红；虚热证，仅两颧嫩红。此外，若在病情危重之时，面红如妆者，多为阳证，是精气衰竭，阴不敛阳，虚阳上越所致。

脸红是因为体内肾上腺激素（肾上腺素是肾上腺髓质的主要激素，其生物合成主要是在髓质铬细胞中首先形成去甲肾上腺素，然后进一步经苯乙胺 –N– 甲基转移酶的作用，使去甲肾上腺素甲基化形成肾上腺素）分泌，导致面部毛细血管开放，血液循环增加。微血管扩张，心跳速度加快、心脏输出量增加，造成自主神经系统中的交感神经受到刺激，接着交感神经作用增强，就会脸红。

另外，运动后会脸红，是因为运动后体温上升。还有喝酒、热浴或者紧张、激动时也会脸红。

20. 满脸通红通常是由哪些原因引起的？

中医学认为，引起满脸通红的原因主要有以下几种：

（1）外感发热引起的脸红。外感发热是指受六淫之邪或温热疫毒之气，导致营卫失和，脏腑阴阳失调，出现病理性体温升高，伴有恶寒、面赤、烦躁、脉数等症状的病症。比喻常见的感冒发热、大叶肺炎。

（2）胃火。多由邪热犯胃，或因嗜酒、嗜食辛辣、过食膏粱厚味，助火生热；或因气滞、血瘀、痰、湿、食积等郁结化热、化火，均能导致胃热；肝火之火，横逆犯胃，也可引起胃热。

（3）暑热。

（4）煤气中毒。一般煤气中毒的人面部、口唇呈现为樱桃红色，伴有头晕、四肢乏力、胸闷、呕吐、昏迷等症状。

21. 面色发青是哪些疾病的表现？

青色主寒证、痛症、瘀血症、惊风症、肝病。青色为经脉阻滞，气血不通之象。寒主收引主凝滞，寒盛而留于血脉，则气滞血瘀，故面色发青。经脉气血不通，不通则痛，所以痛也可见青色。肝病气机失于疏泄，气滞血瘀，也常见青色。肝病血不养筋，则肝风内动，因此惊风（或欲作惊风），其色也青。如面色青黑或苍白淡青，多属阴寒内盛；面色青灰，口唇青紫，多属心血瘀阻，血行不畅；小儿高热，面色青紫，以鼻柱、两眉间及口唇四周明显，是惊风先兆。

22. 什么原因导致面色青紫？

一般说来，面色青紫是缺氧所致。无论何种原因引起的窒息、先天性心脏病、肺源性心脏病、心力衰竭等疾病都可出现面色青紫。胃部或肠部之痉挛性疼痛、虫痛、胆管疾病引起的胆绞痛时，也可使面色青紫。肺结核病晚期，肺气肿、气管炎、慢性支气管炎和严重肺炎病人，面色常铁青。小儿高热，面部出现青紫，以鼻柱与两眉间较为明显，是将发惊风的预兆。此外，忍受某种剧痛时，面部也可隐约显出青晦气。面色灰白而发紫，表情淡漠，是心脏病晚期的病危面容，倘灰暗之色日重，则是风湿性心脏病二尖瓣狭窄的特征。

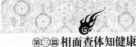
23. 哪些病症面色为黑色？

黑色主肾虚证、水饮症、寒证、痛症及瘀血症。黑为阴寒水盛之色。由于肾阳虚衰，水饮不化，气化不行，阴寒内盛，血失温养，经脉拘急，气血不畅，故面色黧黑。面黑而焦干，多为肾精久耗，虚火灼阴，眼眶周围色黑，多见于肾虚水泛的水饮症；面色青黑，且剧痛者，多为寒凝瘀阻。

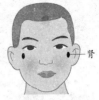

面部的肾反射点

24. 面黑是哪些病症的征兆？

面黑是慢性病的征兆。肾上腺皮质功能减退症、慢性肾功能不全、慢性心肺功能不全、肝硬化、肝癌等疾病患者，都可出现面色变黑。病情愈重，颜色亦愈浓。古语云："黑色出于庭，大如拇指，必不病而猝死"。"庭"在颜面部最高位置，即额部，此处出现黑色，是病情危重的信号，病人常会衰竭而死。长期使用某些药物，如砷剂、抗癌药等，也可引起不同程度的面色变黑，但一旦停药后又能恢复正常。中医认为，面色黑为肾精亏损，可用补肾药物进行治疗。

健康人的面色也会随着季节、气候变化，或由饮酒、劳动、情绪变化、日晒引起的临时性面色改变，有时也会出现面黑的现象，这些都是正常的，不是病色。老年人的面部可见许多褐色斑点，称为"老年性色素斑"。妇女在妊娠期面部出现棕褐色对称斑块，称为"妊娠斑"，这些都属于正常生理现象。

25. 如何通过面色病变的浮沉来观测人的健康？

浮是指色显露于皮肤表面，一般出现在疾病初起，提示病在表、在腑；沉是指色隐约于皮肤之内，提示病在里、在脏。病色初浮而后沉，为病从表入里，由浅入深；反之，病色由沉而转浮，提示病情好转，或病邪欲解。如果久病、重病反见两颧浮红，是虚阳浮越的表现，提示病情危重。

26. 面部皮肤颜色的深浅与健康有关系吗？

面部皮肤的颜色分为微和甚。微，是指人皮肤表面的颜色很浅很淡，表明人体发生了虚证。甚，是指人皮肤表面的颜色很深很浓，表明人体发生了实证。如果皮肤的颜色由浅变深，表明患者的病症由虚证变为了实证；如果皮肤的病症由深变浅，表明患者的病症由实证变成了虚证。

27. 什么样的面色叫做"散"或"抟"？

散是指皮肤表面的颜色比较松散，病色已经疏离，如云般彻散，为病程比较短暂，邪未积聚的表现；抟是指皮肤的颜色比较密集，病色空滞、团聚，为病久不解，病情深重。如果皮肤颜色由疏散变得聚集，表明患者的病情开始加重。如果患者的皮肤颜色由密集变得疏散，表明患者的病情减轻或病邪欲解。

28. "泽色"和"夭色"分别是什么样的状况？

泽是指肤色明润有光彩，提示虽病而气血未衰，病有生机，病情比较轻；夭是指肤色枯槁，提示精气受损，病情很严重。如果患者先泽后夭，多为病趋严重，病情恶化；如果患者先夭后泽，多为正气渐复，病有转机。

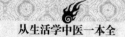
第四章

眼诊——眼睛是人体健康状况的窗口

望眼诊病的依据和方法

1. 眼睛的主要组织及功能有哪些？

人的眼睛近似球形，位于眼眶内。正常成年人其前后径平均为 24 毫米，垂直径平均23 毫米。最前端突出于眶外 12 ~ 14 毫米，受眼睑保护。眼球包括眼球壁、眼内腔和内容物、神经、血管等组织。

眼球壁主要分为外、中、内三层。外层由角膜、巩膜组成。前 1/6 为透明的角膜，其余 5/6 为白色的巩膜，俗称"眼白"。眼球外层起维持眼球形状和保护眼内组织的作用。角膜是接受信息的最前哨。中层又称葡萄膜、色素膜，具有丰富的色素和血管，包括虹膜、睫状体和脉络膜三部分。内层为视网膜，是一层透明的膜，具有很精细的网络结构及丰富的代谢和生理功能，也是视觉形成的神经信息传递的第一站。

眼内腔和内容物。眼内腔包括前房、后房和玻璃体腔。眼内容物包括房水、晶体和玻璃体，三者均透明，与角膜一起共称为屈光介质。房水由睫状突产生，有营养角膜、晶体及玻璃体，维持眼压的作用。晶体为富有弹性的透明体，形如双凸透镜，位于虹膜、瞳孔之后、玻璃体之前。玻璃体为透明的胶质体，充满眼球后 4/5 的空腔内。主要成分

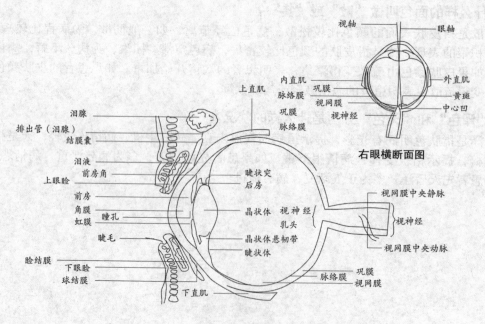

右眼横断面图

眼睛的构造

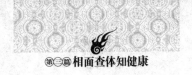
为水。玻璃体有屈光作用，也起支撑视网膜的作用。

2. 眼睑的组织结构以及正常情况是怎样的？

眼睑俗称眼皮，位于眼球前方，构成保护眼球的屏障。眼睑分上睑和下睑，上、下睑之间的裂隙称睑裂。睑裂的内、外侧端分别称内眦和外眦。内眦呈钝圆形，附近有一微陷的空间，叫作泪湖，泪湖底上有蔷薇色的隆起称泪阜。上、下睑的内侧端各有一小突起，突起的顶部有一小孔，叫泪点，是泪小管的开始处。

眼睑的正常位置应该是眼睑与眼球表面紧密接触，形成一个毛细间隙，使泪液能吸附在这一毛细间隙中，随着瞬目动作向内眦流动，同时润泽眼球表面。上、下睑的睫毛分别向前上、下方整齐排列，它们阻挡尘埃、汗水等侵入眼内，但绝不与角膜相接触。在内眦部睑缘前唇的上下泪点，依靠在泪阜基部，以保证泪液能顺利导入。一旦这些解剖关系发生异常，不但无法完成正常的生理功能，还会对眼球带来危害。

3. 如何理解中医中的"五轮八廓"学说？

"五轮八廓"中国古代医家阐述眼与脏腑相互关系并指导诊治眼病的两种学说。五轮为肉轮、血轮、气轮、风轮、水轮的合称。它将眼由外向内划分为5个部分，分属于不同的脏腑，眼睑为肉轮属脾胃，两眦血络为血轮属心与小肠，白睛为气轮属肺与大肠，黑睛为风轮属肝、胆，瞳孔为水轮属肾与膀胱。从而把眼局部与脏腑统一成为一个整体，借以说明眼的生理、病理现象，指导眼部的辨证论治。如肉轮疾患多与脾胃病变有关；血轮疾患多与心、小肠病变有关；气轮疾患多与肺、大肠病变有关；风轮疾患多与肝、胆病变有关；水轮疾患多与肾、膀胱病变有关。因此，在临床上可通过观察各轮外显症状来推断相应脏腑的内在病变。五轮学说应用虽然普遍，但不宜生搬硬套。

八廓是中医眼科在外眼划分的8个部位，历代命名繁多，一般多用自然界八种物质现象或八卦名称来命名。即天（乾）廓、地（坤）廓、风（巽）廓、雷（震）廓、泽（兑）廓、山（艮）廓、火（离）廓、水（坎）廓。"五轮八廓"的中医眼科理论在古代的眼部治疗与现代的临床诊断中，都发挥了重要的作用。

4. 眼睛的什么组织称为"肉轮"？

肉轮，是指西医学中所说的上下眼睑，其包括皮下组织、睑板、睑结膜和睑皮肤。它在五脏里面属脾，在六腑里面为胃。中医认为，肉轮在无形中属土，主全身肌肉。我国眼科历来重视脾对于眼的主要作用，认为"脾虚则五脏之精气皆失所司，不能归明于母"。《银海精微》中说："脾属土，曰肉轮。在眼为上下包睑。"故眼睑疾患多与脾胃有关。脾土为后天的根本，无论全身疾病或者是眼科的疾病，都必须主要调理脾胃，否则就是治标不治本，不能达到充分治疗疾病的目的。

5. 为什么说"气通则血通"？

五轮中的气轮是指球结膜、眼球筋膜及巩膜。气轮在五脏中为肺，在六腑中为大肠。肺主气，故称气轮。依气的来源做标准，可分为元气、宗气、营气、卫气、脏腑经络之气。

元气是人体各种气中最重要、最基本的一种，又被称为"原气""真气"。它主要由先天之精生化而成，禀生以后，又要水谷精微的滋养和补充。宗气是由水谷之气化生，是人体阳气的一部分，所以又称为"卫阳"。卫气有温煦脏腑、润泽皮毛、保卫肌肤、抵御外邪的功能。营气是由脾胃运化的水谷精微所化生，是水谷之气中比较精神、富有营养的部分。它除了有营养全身的功用外，还能化生血液。卫气是由肺吸入的清气与脾胃运化而来的水谷之气结合而成，聚集于胸中，推动肺的呼吸和心血的运行。

由上，我们可以知道，气是人体构成、生命活动的基本物质，对人体起着推动、温煦、固摄、防御、气化等作用。所以说"气通则血通，血通则百脉通畅"。

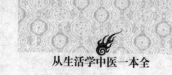
6. 为什么"血轮"与心脏关系最为密切？

血轮在五脏中为心脏，在六腑中为小肠，主全身之血脉，称为血轮，在五行中属于火。我国中医认为目得血才能看见事物，但是心火太旺盛，筋脉就会沸腾。五轮中的血轮包括内眦、外眦和附近的巩结膜，一般认为内眦为心包络，外眦属于心。心是顺应所有血脉的，如果血液倒流，就会损伤眼睛。但凡五脏气血的盈亏，都会表现在人的眼睛两眦，一般为血脉经络的显现，我们通过观察就能知道身体的疾病。

7. "水轮"与肾和膀胱有着怎样的关系？

水轮除了西医讲的瞳孔、中医讲的瞳子或瞳仁外，还包括有神水（房水）、睛珠（晶状体）、神羔（玻璃体）、睛膜（脉络膜）、视衣（视网膜）、目系（视神经）等。其对应内脏为肾和膀胱，肾主水，故称水轮，五行中属水，肾与膀胱相表里，共同发挥作用。

中医历来高度重视肾在整体生理功能中的地位和作用，认为"肾是先天之本"，"腰之腑"，"精之元灵"，"四轮不能视，唯水轮普照无遗"。眼内外水液的分布和调节，与肾主水的功能有密切关系。我们可以根据眼的视觉是否正常，判断肾所收藏脏腑的精气是否充足。膀胱在人体水液代谢的过程中，主要有储藏精液、化气行水、排泄尿液的功能。膀胱的气化作用主要取决于肾气的盛衰。此外，膀胱属足太阳经，主一身之表，易遭外邪侵袭，也常引起眼病，所以必须引起重视。

8. "风轮"在眼诊中占有怎样的地位？

风轮，指虹膜（包括角膜）。对应内脏为肝和胆，五行中属木，木生风，称风轮。肝在脏主藏血，与胆相表里主疏泄。中医讲的肝脏，除在分泌和储藏胆汁方面与现代医学的肝胆功能基本相同外，其他在藏血、精神情志、主筋等方面存在很大差别；实际上中医讲的肝广泛涉及内分泌、大脑、生殖、心血管、脊髓、植物神经等多个方面功能。中医认为，肝在整体的外在表现集中于血与气，贯注于眼，"五轮"理论又集中于风轮，故此风轮在眼诊中占有十分重要地位。

9. 眼球经区是如何划分的？

眼睛和五脏有着很密切的关系，结合眼睛和经络的关系，我们可以对眼球进行合理的经区划分。具体方法如下：

两眼向前平视，经瞳孔中点做一条水平线并延伸过内外眦，再经瞳孔中心做一垂直线，平延伸过上、下眼眶。于是就把眼分为四个象限，再把每个象限划分为两个相等的区，即成四个象区、八个等区。

此八个相等区就是八个区域。

一区为肺、大肠；

二区为肾、膀胱；

三区为上焦（包括膈肌以上的胸、背部、胸脘内在脏器、颈项、头面、五官和上肢）；

四区为肝、胆；

五区为中焦（包括膈肌以下、肚脐以上、上腹部、腰背及其内在脏器）；

六区为心、小肠；

七区为脾、胃；

八区为下焦（包括肚脐水平以下、小腹、腰骨氏、髂、臀、盆腔、生殖及泌尿系统和下肢）。

10. 望眼诊病的基本工具和操作方法是什么？

望眼诊病的基本用具不多，操作方法也很简单，且不受时间、地点的影响，能很快检测出眼睛的病症。基本工具只需要一个7倍左右的放大镜和一个普通的电筒，必要的

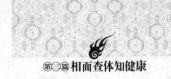
时候可以再加上一个普通的眼底镜。检测方法分自我检测和医务人员检测。自我检测方法检测的时间最好不要选择在睡醒起床后，也不要在强光下进行，而应该在普通光下，用两手把眼分开，对着镜子，将眼睛左右转动，这样就可以开始自我检测。医务人员检测一般也是在自然光下进行。如果出现异常的症状，就应该用放大镜进行重点检查。需要注意的是，使用小手电筒的时候不要把光线直射患者的眼睛，因为强光对患者的眼睛有很大的损伤。

11. 望眼诊病的基本程序是什么？

望眼诊病有以下四个步骤：

（1）小手电检查。让患者坐好，眼睑放松，用左手撑开眼睑，右手握住小电筒从患者的侧面照过去。小手电筒可用于检查虹膜的具体变化及瞳孔的颜色和形状。

（2）照眼像。告诉患者将所要拍摄取照的地方张开，然后选择重点地方，用数码相机快速拍摄。医生可以对照片进行系统分析，进而得出准确的诊断结论。

（3）荧屏放大。将刚刚拍摄下来的照片通过一个普通的大屏幕电视放大，让医生既可以进一步仔细观察患者的眼睛，也可以和患者进行更好的交流。

（4）电脑取像分析。用彩色打印机将相片打印出来，进行留档备份，并给患者一份，以便日后能进行更好的医学研究和临床诊断，以及患者的疾病治疗。

12. 为什么说眼底是众多疾病的窗口？

眼底就是眼球内后部的组织，即眼球的内膜——视网膜、视乳头、黄斑和视网膜中央动静脉。眼底的视网膜血管是人体中唯一可以看见的血管，医生把它当作可以了解其他脏器血管情况的窗口，因为它的变化在一定程度上反映了一些器官的改变程度。医生可据此来分析、判断疾病的严重程度。进行眼底检查还可以发现脑瘤、头颅外伤、脑炎、脑血管意外等众多疾病引起的由颅内血压增高而表现出血来的视乳头水肿及颜色变浅等。

眼部组织的病变与全身疾病

1. 白睛的颜色跟疾病有怎样的关系？

白睛又名"白眼""白珠""眼白"。白睛的颜色青白洁净为正常色，说明身体健康无病，如果白睛的颜色发生变化，则说明体内有不同的疾病发生。

两眼球结膜与巩膜部不同颜色呈黄色，多为胸部疾病；红色者多为胸腹部病变；黑色者多为下腹部病变；青蓝色者多为两侧下腹部病变。

白睛呈蓝白色主要见于儿童和孕妇。这些人眼白发蓝，外观显得干净漂亮，其实这是贫血的表现。凡患中、重度贫血者，眼巩膜都呈蓝白色。

白睛上出现绿点多半是患有肠梗阻。

白睛变黄是出现黄疸，是肝病或胆管疾病、妊娠中毒及一些溶血性疾病所引起的。

白睛有出血片是动脉硬化，特别是脑动脉硬化的信号。

白睛常有小红点是毛细血管末端扩张的结果，最多见于糖尿病人。

白睛苍白显示患有心脏病和循环系统疾病。眼球严重发白者肺部有病。

2. 为什么要特别注意白睛充血的症状？

白睛上出现充血是疾病的征兆，如果出现血片，这预示可能患有脑动脉硬化；如果白睛上出现的是小红点，这是因为毛细血管末端扩张的结果，多见于糖尿病。

动脉硬化的形成过程是相当缓慢的，它并不是到老

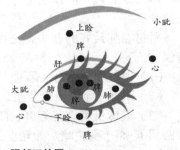

眼部五轮图

白睛部分，包括球结膜与巩膜，属肺

年才开始发展起来的，而是随着年龄的增长发生进行性的扩散及加重。因此及早认识和预防脑动脉硬化是十分重要的。

糖尿病临床上以高血糖为主要特点，典型病例可出现多尿、多饮、多食、消瘦等表现，即"三多一少"症状。

3. 白睛内出现绿点有什么疾病征兆?

一般来说，白睛内出现绿点是肠梗阻的疾病征兆。

肠梗阻是自空肠起点至直肠之间任何一段肠管的肠内容物运行受阻，表现为受阻部位以上的肠管扩张、肠内容物积存和蠕动功能紊乱，出现腹痛、腹胀、呕吐、不能排气和排便等症状。

肠梗阻的发病有缓、急之分。急性肠梗阻很常见，发病率仅次于急性阑尾炎，病情发展较快，可引起死亡，所以早期诊断和治疗十分重要。慢性肠梗阻也不少见，虽然发病较缓慢，但也需及时诊断和处理原发疾病。

4. "白睛肝征"是什么意思?

白睛肝征是指白睛内下方，毛细血管呈充血、扩张、淡青色，具有这样症状的人可能患有肝炎。

肝炎是肝脏的炎症。肝炎的原因可能不同，最常见的是病毒造成的，此外还有自身免疫造成的，酗酒也可以导致肝炎。常见的肝炎疾病有乙肝、脂肪肝、酒精肝。目前国际上公认的有五个型，即甲型、乙型、丙型、丁型和戊型五种。肝炎的早期症状及表现为：食欲减退，消化功能差，进食后腹胀，没有饥饿感，厌吃油腻食物，如果进食便会引起恶心、呕吐，活动后易感疲倦。

5. "白睛胃征"有哪些症状?

白睛胃征是指两瞳孔下方，白睛上的毛细管呈充血、扩张、红黑之象，这可诊断为胃肠道疾病，如胃酸过多、肠胃炎等。

胃酸可以帮助消化，但如果胃酸过多反而会伤及胃、十二指肠，甚至将黏膜、肌肉"烧破"，造成胃溃疡或十二指肠溃疡等疾病。当你吃比较酸的食物时，如梅子、醋等，就会更加刺激胃酸的分泌，这时胃酸便会渗透到已经破损的胃黏膜（溃疡），从而刺激胃肠而发生疼痛。

胃肠炎是胃黏膜和肠黏膜发炎。常见症状包括：严重呕吐和腹泻，常连带有腹部痛性痉挛及绞痛；发烧、出汗，可因长期、大量丧失体液而致脱水甚至休克。呕吐物和粪便中可能有少量血；呕吐、腹泻等症状 2～4 天后便停止，但也可能持续更长时间。病因可以是细菌、病毒、农药、食物本身的毒素、食物和食物起的化学作用或其他无机性物质污染等。

6. 如何通过白睛部位诊断癌症?

癌症是机体在环境污染、化学污染（化学毒素）、电离辐射、自由基毒素、微生物（细菌、真菌、病毒等）及其代谢毒素、遗传特性、内分泌失衡、免疫功能紊乱等各种致癌物质、致癌因素的作用下导致身体正常细胞发生癌变的结果。癌症是危害人类健康最大的杀手。

对付癌症最好的办法就是预防。以下白睛讯号，如有两项以上相兼出现时，应提高警惕。

（1）白睛颜色苍白、呆滞、晦暗或黄染。

（2）眼球上半部血管紫暗，呈"一"字或"V"形走向。

（3）眼球巩膜有薄雾斑状阴影圈，中间有黑色淤点（即中间深黑，四周浅淡的阴影状圆圈）。整个颜色暗灰无光。另外，黑色圆圈也有诊断意义。

（4）白睛血管呈螺旋形状弯曲、怒张、颜色鲜红。

（5）白睛血管呈树叶叶脉状走向，颜色鲜红。

（6）赤脉贯瞳，甚或白睛血管鲜红、怒张、至少两条以上延伸穿过瞳孔。

7. 白睛出现什么症状可诊断为痔疮？

在白睛上出现由下向上行走的扩张、弯曲、充血的血管，并且颜色有鲜红、淡红或红中带黄、红中带黑等，这种现象是痔疮的征兆。

中医望诊认为，当痔征出现在左眼，则痔核在肛门左侧；出现在右眼，则痔核在肛门右侧。痔征表现为一条，并且末端未分支，这表明只有一个痔核；痔征表现为一条，并且末端有分支，或者在同一位置上呈现两条痔征，表明有两个痔核；痔征条数多，或分支多的表明痔核的个数也多。痔征细小，不很曲张，不很明显，表明痔核很小；痔征粗，并且曲张有力，表明痔核很多。痔征的根部特别膨胀，或数条并在一起，表明痔核有脱垂的现象。

8. 黑睛疾病有哪些症状？

黑睛又名黑珠、黑仁、乌睛、乌珠等，位于眼珠正前方，为五色透明而近圆形的膜，周边与白睛相连，具有卫护瞳神的作用，也是保护神光发越的组织之一。黑睛因暴露于外，直接与外界接触，除易受外伤外，也易受风热邪毒侵袭，还可由眼睑、两眦、白睛、瞳神等病变以及某些全身性疾病的影响而发病，故黑睛疾病发生率高，是眼科的常见病。

黑睛疾病的特点：

（1）黑睛晶莹透明，发病易致混浊，为星点翳膜，导致视力不同程度下降，甚至严重影响视力；愈后结成厚薄不一、程度不等的瘢痕翳障，从而影响黑睛之透明度，障碍视力，是外障眼病中危害视力最为严重的一类眼病。

（2）黑睛感觉敏锐，一旦发病，自觉症状剧烈，可出现畏光、疼痛等。

（3）黑睛无血络分布，营养供应差，抵抗力低，病变修复慢，发生病变往往需要较长时间才能痊愈。病情若向纵深发展，可引起黑睛溃烂，甚至黄液上冲。若黑睛溃破，可变生蟹睛等恶候。

（4）围绕黑睛四周有丰富的血络分布，黑睛疾病常出现抱轮红赤。

9. 怎样从瞳孔的变化看出人的疾病？

中医认为，瞳孔在五行中属于肾，肾主藏精，是气血虚足的表现。正常的瞳孔为圆形，黑色透明，两侧等大，直径约2.5毫米，除生理调节变化外。如果瞳孔直径小于1.5毫米或大于5毫米，边缘不规则，色泽异常，对光反应迟钝或消失等，则表示一些疾病可能发生。

（1）瞳孔呈白色，常见于白内障、虹膜睫状体炎、青光眼、眼外伤、高度近视，或全身性疾病如糖尿病。如发现自己的瞳孔变白，应去眼科、内科做详细检查。

（2）瞳孔呈青绿色，常见于青光眼。正常眼球内具有一定的压力，当眼压过高发生青光眼时，可由于角膜雾状水肿及眼内一系列改变，使瞳孔发出一种青绿色反光，眼球会变得像硬橡皮一样，双眼胀痛欲裂。

（3）瞳孔呈红色，常见于眼外伤或某些眼底出血疾患。根据眼内出血的多少瞳孔可呈不同的形态，视力也有不同程度的损害。

10. 正常人的瞳孔是怎样的？

瞳孔是眼睛虹膜中央的孔洞，为光线进入眼睛的通道。因为内部吸收的关系，外观呈黑色。它在亮光处缩小，在暗光处散大。在虹膜中有两种细小的肌肉，一种叫瞳孔括约肌，它围绕在瞳孔的周围，宽不足1毫米，它主管瞳孔的缩小，受动眼神经中的副交感神经支配；另一种叫瞳孔

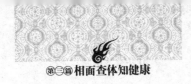

正常人的瞳孔

开大肌，它在虹膜中呈放射状排列，主管瞳孔的开大，受交感神经支配。这两条肌肉相互协调，彼此制约，一张一缩，以适应各种不同的环境。

正常人的瞳孔为圆形，直径约2.5毫米，两侧大小相等。观察瞳孔的变化，对了解瞳孔一些疾病，特别是颅内的疾病及中毒性疾病的变化，以及对危重患者的诊断和急救等，都具有重要意义。

11. 如何根据巩膜变化诊断蛔虫病？

蛔虫病是蛔虫寄生于人体所引起的疾病，除肠道症状外，有时可引起严重的并发症，如胆管蛔虫病、肠梗阻等。肠道蛔虫感染者及病人为本病的传染源，生食未洗净的瓜果、蔬菜是受染的重要因素，感染性虫卵经口吞入为主要传播途径。人对蛔虫普遍易感，儿童感染率尤高。

我们可以通过观察眼白诊断蛔虫病，患有蛔虫病的孩子常会在巩膜上出现蓝色的斑块，呈三角形、圆形或半月形，多分布于巩膜网状毛细血管的顶端，不突出表面。

对于蛔虫病的预防要加强宣传教育，普及卫生知识，注意饮食卫生和个人卫生，做到饭前、便后洗手，不生食未洗净的蔬菜及瓜果，不饮生水，防止食入蛔虫卵，减少感染机会。

12. 怎样通过角膜或角膜缘带的变化判断人的疾病？

角膜是位于眼球前壁的一层透明膜，有五层。我们可以根据角膜或角膜缘带的变化判断人的疾病。

（1）如果角膜缘为环状棕色，并且色素沉润，则表明患者肝胆湿热，出现了代谢性的肝胆病或者肝损伤。

（2）如果角膜缘带有棕色半月环状浸润，则表明患者肝脏系统有可能发生了病变。

（3）如果角膜缘色素浸润，表明患者肝火旺盛，可出现头疼、眩晕、耳鸣、情绪不稳定、疲劳等症状。

（4）如果患者角膜带呈现为白色雾状半月环，表明患者可能患有轻度代谢障碍或者脑动脉硬化疾病。

13. 如何通过观察虹膜来诊断疾病？

人人都知道指纹可识别身份，其实眼睛虹膜也具有唯一性。每个人的虹膜都不一样，不仅能识别身份，还能透露病症信息。虹膜诊断疾病的主要症状有如下几种：

如果虹膜的最外环出现了紫色，并带有雾状的整环或半环则是微静脉充血，如果由浅蓝色渗白色，则为贫血现象。

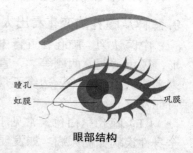

眼部结构

如果虹膜内有大面积或者零散的瘀斑，表明患者肝血瘀塞，外伤造成内出血，或者是酒精中毒，或者是化学物质引发的中毒。

如果虹膜颜色暗淡，表明上下肢血液回流受阻，双腿乏力，并伴有酸痛。

如果虹膜内有胬肉，并且同时出现了深色的斑块，表明患者代谢发生障碍。

如果患者虹膜发黄，表明患者可能患有肝炎。

14. 通过眼部组织的哪些变化能诊断出头痛？

中医眼科认为，通过眼部组织的变化能诊断出头痛方面的疾病，比如：

外巩膜上方微血管向上伸展，并且伴有色素鲜红，经常头昏脑涨、疼痛难忍，这些症状一般是慢性消耗性、精神性疾病的征兆。

内眦微血管变粗，色绛而呈波浪状向上扩展，并且伴有巅顶或者前额疼痛，疼痛还不断加剧，这些症状表明患者可能患有高血压或者感染性疾病。

外眦上方呈现为双爪一样的经络，这是偏头痛或者神经性头痛的征兆。

虹膜淡灰白色，有很多淤斑，并且内眦角增生的血管表现为栓塞状态，这些是肝郁头痛的信号。

内眦上方血管交叉，下方呈现为栓塞性增生，这是前额疼痛、慢性结肠炎的预兆。

15. 眼睛的外眦变化能反映出什么样的疾病信号？

眦是上睑与下睑的交接处，内眼角交接处叫内眦，外眼角相交处叫外眦。外眦的变化可以反映出身体的一些疾病。

外眦角呈现为绛紫色，色块充血，这是精神不集中、失眠的征兆。

外眦角血管呈现为钩状，这是心血管疾病的信号。

外眦角增生与大面积充血混合，这是焦虑、精神不正常、失眠多梦、心律不齐等心脏疾病的信号。

如果患者外眦下三角区血管钩状增生，男性则可能患有前列腺、睾丸方面的疾病，诸如睾丸肿大、小便不利、前列腺炎等。若是女性则有可能患子宫肌瘤等病症。

如果患者外眦三角区血管异常，那么患者很有可能患有心脑血管等神经功能障碍、抑郁、失眠、自闭等方面的疾病。

16. 怎样根据睑结膜或球结膜的变化诊断疾病？

睑结膜或球结膜的变化也会反映出身体的疾病，具体表现在以下几个方面：

如果球结膜出现黄色，表明患者很可能患有肝脏方面的疾病。

如果眼上部睑结膜或球结膜血管出现网状增生，表明患者可能肩部背部有疼痛出现。

如果眼下部睑结膜或球结膜血管出现网状增生，这是患者胃和十二指肠病变的信号。

如果眼上部睑结膜或者巩膜区出现大量栓塞性新生血管，则表示颈部和背部大面积受到劳损。

17. 内眦或外眦部位出现哪些症状可能会引起眩晕？

眩晕是目晕和眼晕的总称，以眼花、视物不清和昏暗发黑为眩，以视物旋转不能站立为晕，因两者常同时并见，故称眩晕。

中医认为，通过面诊我们也能诊断是否会有眩晕症状。

内眦上方出现螺旋状血管，并且眼角大面积出血，这些现象表明患者可能有眩晕症状。

外眦角有粗大的血管出现弯曲，并且同时伴有颜色的加深，这些表明患者可能患有心血管疾病，进而引发眩晕症状。

18. 外眦部位哪些变化会反映失眠？

失眠是指患者对睡眠时间或质量不满足并影响白天工作的一种主观体验。它是以经常不能获得正常睡眠为特征的一种病症。中医认为失眠以七情内伤为主要原因，其涉及的脏腑不外心、脾、肝、胆、肾，其病机总属营卫失和，阴阳失调为病之本，或阴虚不能纳阳，或阳虚不得入阴。阴阳失和是失眠的关键所在。

通过面诊也能诊断出我们是否患者有失眠现象，其方法是：

（1）外眦有出现弯曲形状的血管，这表明患者可能有失眠方面的症状。

（2）外眦角及其上方呈现出索状绛色并且出血，这表明患者可能患有顽固失眠症。

19. 眼睛容易疲劳预示着身体怎样的状况？

当我们睡眠不足时，首先会让视力变得模糊，而眼睛也容易感到疲劳。

肝脏会在我们晚上入睡后，开始进行血液的净化功能并给予身体适当的营养，以应付第二天的活动使用。若睡眠不足，会使得肝脏的正常工作无法彻底完成，因而造成眼睛的供血不足，同时也很容易感到疲劳。

以中医的观点来说，眼睛是从肝脏吸收养分的，因此眼睛特别容易疲劳或是视力模糊的人，表示肝脏功能较为虚弱。同时在西医理论中也提到，当肝脏功能发生异常时，会引发眼睛疲劳以及视力减退等不适症状。当透过精密仪器检查发现肝功能指数出现异常时，肝细胞早已受到损害了。因此建议容易感到眼睛疲劳的人，要多注意一下肝脏的健康。

20. 眼睛与肝脏有怎样的关系？

眼睛是肝脏的官窍。眼大的人肝就大，眼小的人肝就小。眼睛深陷的人肝坚实，眼睛向外突出的人肝较脆弱。眼睛在面部的位置较高的，肝的位置就较高，眼睛在面部位置较低的，肝的位置就较低。眼睛在面部位置偏斜，肝的位置就偏斜，眼睛在面部的位置端正，肝的位置也就端正。这是用眼睛的形貌和大小来判断体质的方法。

21. 眼睛色泽的差别与健康有怎样的关系？

眼睛的色泽有明暗、清浊、深浅的差别。眼睛色泽明亮，说明人的神气充足；色泽晦暗，说明人的神气亏虚；眼睛色泽清澈，说明病在阳；眼睛色泽秽浊，说明病在阴；眼睛色泽较淡的，说明病属虚，眼睛色泽较深的，说明病属实。综合起来说，眼睛的色泽深而且明亮的，是太过；眼睛色泽暗淡且秽浊晦暗的，是不足。太过的，病在身体外部；不足的，病在身体内部。通过观察眼睛的气色，可以推知脏腑的情况；通过对脏腑的了解，就可以推知其病症了。

22. 患有高血压的人在眼部组织上会有哪些变化？

在未服药情况下，成年人（年龄大于 18 岁）收缩压 ≥ 140 毫米汞柱和（或）舒张压 ≥ 90 毫米汞柱为高血压，常伴有脂肪和糖代谢紊乱以及心、脑、肾和视网膜等器官功能性或器质性改变，以器官重塑为主要特征。

中医眼科认为，患有高血压的人在眼部组织上会出现一些变化，其鉴别方法是：

（1）角膜缘和虹膜出现棕色的浸润状积聚。

（2）虹膜发生变形，出现金银色全月环。

23. 心血管疾病的症状会表现在眼部吗？

心血管疾病（心脏和血管疾病）是多种疾病的总称，通常与动脉粥样硬化有关。如果脂斑在动脉血管内壁沉积，就可能逐渐发展为动脉粥样硬化。脂斑沉积会导致动脉血管变窄，血液很难通过。如果形成血栓，则可能阻断血液流动，导致心脏病发作或中风。

心血管疾病患者会表现出很多的症状，尤其在眼部，具有明显的特征。如：眼睛的外眦角出现钩状增生，这提示患者可能患有心血管疾病；眼睛外眦角出现一条线与钩状血管交叉，这是因供血不足引起的心血管疾病的表现。

24. 咳嗽时眼部组织会发生哪些变化？

咳嗽是人体的一种保护性呼吸反射动作。通过咳嗽反射能有效清除呼吸道内的分泌物或进入气道的异物。但咳嗽也有不利的一面，剧烈咳嗽可导致呼吸道出血。如长期、频繁、剧烈咳嗽会影响工作、休息，甚至引起喉痛、音哑和呼吸肌痛，则属病理现象。

中医认为"咳因外感六淫，脏腑内伤，影响于肺所致有声有痰之症"，这都会在人的身体上表现出一定的变化，尤其是眼睛。比如睑裂区、整个球结膜以及虹膜呈现为脂肪网状覆盖，颜色发黄，并且伴有不规则点状充血现象出现，这提醒患者可能患有老年气管炎。

25. 怎样通过观察眼部组织的变化诊断肝病？

中医认为，眼部一般出现下面的病变是肝病或者肝癌的征兆：

（1）灰黄色色素侵入角膜缘，并且巩结膜呈现为淡黄色，这些预示患者可能患有急性肝炎或者慢性肝炎。

（2）虹膜出现有半月环现象，并且伴有深褐色的斑点，这些是脑血管硬化或者肝中毒的预兆。

（3）虹膜出现局部性的扩张，并且角膜缘环呈现深棕色，同时瞳孔显色很小，这表

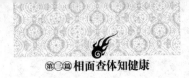

示患者可能患有肝硬化。

（4）瞳孔与虹膜都已经发生变化，颜色也发生突变，并且同时巩膜呈现为淡黄色，这些提示患者可能患有肝病，甚至患有肝癌，应该立即去医院确诊。

26. 眼部组织的哪些变化预示有胃炎或胃癌？

中医认为，我们可以通过睑结膜的现象预测出是否有胃炎或胃癌的病症，主要有以下几个方面：

睑结膜出现条索状血管增生，并且血管发生充血，往往球结膜区也会出现双血管曲状的症状，有此类现象的人可能患有慢性胃炎。

眼下部球结膜或者睑结膜的血管出现树干状增生，还有色绛、粗大，同时睑结膜出现紫色沉润，这些症状预示患者可能患有胃癌。

睑结膜出现明显的条索状血管并且向虹膜不断扩展，同时血管尽头处有一明显的黑点，这是慢性胃炎的征兆。

眼睛下部睑结膜新生血管呈现螺旋状向眼角膜延伸，并且血管粗大，颜色很深，往往巩结膜也出现水肿，呈现出淡黄色，这预示着可能有胃炎或胃癌。

27. 如何通过眼部组织变化诊断女性白带异常？

白带是妇女从阴道里流出来的一种白色液体，白带分为生理性白带和病理性白带，病理性白带多是由炎症引起的，临床上常见的病理性白带有：无色透明黏性白带，白色或灰黄色泡沫状白带，凝乳状白带，水样白带等。白带的形成与雌激素有着密切的关系，当雌激素的分泌达到高峰时，会出现白带量多、白带透明、白带像蛋清样具有黏性并能拉成丝状。

当女性的白带呈现以上几种症状时，一定要引起重视，及时进行检查和治疗，避免妇科疾病的进一步发展和恶化，给女性带来严重的危害。中医认为，我们可以通过眼睛知道是否患有白带异常。其方法是：

（1）眼睛内眦呈现为淡白色，并且女性的三角区表现为淡白色，还有充血现象发生，这些症状说明患者可能有白带异常。

（2）眼睛虹膜呈现半月环浸润，并且三角区呈现深红色，也有充血现象发生，这些提醒患者可能患有白带异常。

28. 如何从外眦角诊断子宫肌瘤？

子宫肌瘤又称子宫平滑肌瘤，是女性生殖器最常见的一种良性肿瘤。多无症状，少数表现为阴道出血，腹部触及肿物，以及压迫症状等。如发生蒂扭转或其他情况时可引起疼痛。中医认为，子宫肌瘤也可以从眼睛出现的异常来诊断，其诊断方法是：外眦角下方出现一条深红色的血管，这提示患者可能患有子宫肌瘤疾病；外眦角下方出现多条弯曲的并且不断向虹膜延伸的深色血管，这也提醒患者可能患有子宫肌瘤。

29. 瞳孔的变化是否预示患有卵巢囊肿？

卵巢囊肿在临床上多表现有小腹疼痛、白带增多、白带色黄、白带异味、月经失调，而且通常小腹内有一个坚实而无痛的肿块，有时性交会发生疼痛。当囊肿影响到激素产生时，可能出现诸如阴道不规则出血或体毛增多等症状。囊肿如发生扭转，则有严重腹痛腹胀、呼吸困难、食欲降低、恶心及发热等。较大的囊肿会对膀胱附近造成压迫，引起尿频和排尿困难。尤其当这些症状比较严重、出血频繁且同时出现时，女性卵巢囊肿的可能性更高，病变恶性卵巢癌的危险就更大。

中医认为，我们通过眼睛瞳孔的变化也能诊断是否患有卵巢囊肿，比如瞳孔明显缩小，这提示患者可能患有卵巢囊肿疾病。

30. 虹膜出现什么症状可能患有乳腺纤维瘤？

乳腺纤维瘤最主要的临床表现就是乳房肿块。而且多数情况下，乳房肿块是本病的唯一症状。乳腺纤维瘤的肿块多为患者无意间发现，一般不伴有疼痛感，也不随月经周期而发生变化。少部分病例乳腺纤维瘤与乳腺增生病共同存在，此时则可有经前乳房胀痛的症状。

中医认为，我们可以通过眼睛虹膜的病变推测是否患有乳腺纤维瘤，其方法为：眼睛虹膜内出现黑色斑块，这预示患者乳房有肿块；眼睛虹膜形状发生不规则变形，同时伴有零散的深色或者灰色的斑点，这提示患者可能患有乳房肿块。

31. 眼部组织出现哪些症状可能患有经期综合征？

经期综合征是指在经期或行经期前后发生的下腹部疼痛，常伴随有恶心、呕吐、腹泻等，严重的可出现面色苍白、手脚冰冷、冷汗淋漓等症状，并伴随月经周期反复发作。多见未婚或未孕的女性，往往生育后就会减轻或消失。

患有经期综合征时眼部组织会表现出一些症状，比如：

（1）眼睛的瞳孔细小，而且呈现出灰白色混浊状态，虹膜的纹理也不能清楚看见，这种现象显示患者经行肿胀。

（2）眼睛的睑结膜和内眦呈现为淡白色，而虹膜呈现为浅红棕色，这是经行头痛的征兆。

（3）眼睛的虹膜表现为棕黑色，纹理也不能清楚可见，并且伴有角膜缘上半月环状色素沉润，以及瞳孔显得很细小、颜色为灰白色，同时女性的生殖区域出现黄色或大面积充血，这提示患者可能患有经行腹胀。

32. 功能性子宫出血在眼部组织会有哪些病变？

功能性子宫出血，简称功血，是一种常见的妇科疾病。功血表现为月经周期不规律、经量过多、经期延长或不规则出血，它是由于神经内分泌系统功能失调所致。正常月经周期有赖于中枢神经系统控制，下丘脑—垂体—卵巢性腺轴相互调节及制约。任何内外因素干扰了性腺轴的正常调节，均可导致功血。中医认为，通过眼睛的虹膜能看出是否患有功能性子宫出血病症：虹膜出现淡黄色，外眦下方出现不规则的线状出血，这提示患者可能患有功能性子宫出血；虹膜表现为浑浊不清楚，并且出现棕褐色的半圆环，这表明患者可能患有功血疾病。

33. 外眦部位的变化与盆腔炎有什么关系？

女性上生殖道的一组感染性疾病称为盆腔炎。盆腔炎为妇科的常见病，炎症可局限于一个部位，也可几个部位同时发病。按其发病过程、临床表现可分为急性与慢性两种。慢性盆腔炎为急性盆腔炎未能彻底治疗，或患者体质较差，病程迁延所致。但也可能无急性炎症病史。病情较顽固，当机体抵抗力较差时，可有急性发作。中医认为，我们可以通过眼部外眦的变化观察是否患有盆腔炎。其方法是：外眦角巩膜发生大面积充血现象，血管颜色加深，这些显示患者可能患有盆腔炎；外眦角毛细血管充满瘀斑，这提醒患者可能患有盆腔炎。

34. 月经不调时眼部组织会出现哪些症状？

月经不调是女性的一种常见疾病。凡月经周期紊乱、经期延长或缩短、出血量增多或减少，经质异常，并出现某些不适症状者，都称为月经不调。女性月经不调会反映在身体的很多方面，尤其在眼睛的症状很明显，比如：

（1）眦上方呈现为深红色至紫色布满血丝，眼膜缘带还有大面积不规则的环状灰黄色色素环。

（2）虹膜下缘能见到棕色色素沉着，眼睑为淡白色，瞳孔形状呈现为心形或者虹膜出现黑色条状色素。

（3）眼睛的瞳孔直径比正常的扩大至少5毫米，晶状体呈现为白色或者灰白色的混浊状态，同时内眦呈现为浅粉红色至白色。

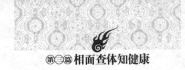

35. 外眦部位如何提示闭经信号？

闭经是从未有过月经或月经周期已建立后又停止的现象，是常见症状，可由全身或局部疾病引起。年过 18 岁尚未来经的现象称原发闭经，月经已来潮又停止 6 个月（或 3 个周期）者称继发闭经，妊娠期和哺乳期月经闭止属正常生理现象。有月经但经血受阻隔不能流出（如处女膜或阴道闭锁时）者称隐经。

中医望诊认为，眼睛外眦部位的变化能显示出闭经与否，如眼睛的外眦下三角区有单纯性的血管增生，或者外眦上方（脑部神经区）出现钩状血管弯曲，角膜边缘还带有不规则的半月状棕色色素积淀等。

36. 更年期综合征在眼部组织上有哪些反映？

更年期综合征是指妇女在绝经前后，因卵巢功能逐渐衰退或丧失，导致雌激素分泌水平下降，因而引起的以植物神经功能紊乱代谢障碍为主的一系列症候群。一般女性更年期发生在 45 ~ 50 岁。更年期综合征的症状表现在焦虑、抑郁、烦躁、易怒、易哭、疲乏、皮肤蚁走感等，总觉得成群的蚂蚁在皮肤上、头发里爬来爬去，很难受，经皮肤科检查却并无异常发现。

更年期综合征在眼部组织上会有如下反映：眼睛外眦出现大血管并不断向虹膜处延伸，眼睛的虹膜显得混浊不清，同时外缘也经常出现半月状白膜并且不断呈下降的趋势，双眼充血，瞳孔呈现为灰白色至黄色，往往眼睛下缘带有棕色半月状浸润。

37. 贫血时眼部组织会发生什么变化？

贫血是指全身循环血液中红细胞总量减少至正常值以下。但由于全身循环血液中红细胞总量的测定技术比较复杂，所以贫血在临床上一般指外周血中血红蛋白的浓度低于患者同年龄组、同性别和同地区的正常标准。国内的正常标准比国外的标准略低。沿海和平原地区，成年男子的血红蛋白如低于 12.5g/dl，成年女子的血红蛋白低于 11.0g/dl，可以认为有贫血。12 岁以下儿童比成年男子的血红蛋白正常值约低 15%，男孩和女孩无明显差别。海拔高的地区一般要高些。贫血临床表现为面色苍白，伴有头晕、乏力、心悸、心急等症状。

中医望诊认为，贫血时有些眼睛组织部位会发生变化，常见的主要有以下两种：眼睛下睑和内眦呈现为淡白色，并且虹膜发生大面积的色素缺损，同时瞳孔显得很细小；眼睛下睑呈现为淡白色，而虹膜边缘呈现为淡棕色。

38. 亚健康的人能从眼睛上观察出来吗？

亚健康是介于疾病与健康之间的状态，又叫"第三状态""灰色状态"，是指机体在内外环境不良刺激下，引起心理、生理发生异常变化但未达到明显病理性反映的程度。亚健康在临床上常被诊断为疲劳综合征、内分泌失调、神经衰弱、更年期综合征等。在心理上的具体表现为：精神不振、情绪低沉、反应迟钝、失眠多梦、注意力不集中、记忆力减退、烦躁焦虑等。生理上的表现为：疲劳乏力、活动时气短出汗、腰酸腿疼等。

中医望诊认为，亚健康的人在面部也会表现出一定的症状，尤其是眼睛。例如当眼睛外眦角出现浅红色并伴有充血现象，这些是长期睡眠不足或者无法入睡造成的结果。眼睛瞳孔较为细小，周边不是很完整，显示患者肾功能虚弱、气血不足、腰椎变形，往往伴有腰椎疾病，不能长久静坐或者站立。

39. 如何从眼睛鉴别是否吸毒或吸烟？

吸毒指采取各种方式，反复大量地使用一些具有依赖性潜力的物质。这种使用与医疗目的无关，其结果是滥用者对该物质产生依赖状态，迫使他们无止境地追求使用，由此造成健康损害并带来严重的社会、经济甚至政治问题。吸烟的危害也不容忽视，吸烟与吸毒都会带来很多问题。

我们可以通过望诊判断患者是吸烟或吸毒，常见的分辨方法如下：

（1）眼睛角膜缘带出现环带状黄色色素积淀，并且颜色很深，这是吸入式吸毒患者的表征，而吸烟的人角膜大多出现散乱的色素，并且分散于整个巩膜，不局限在某一处。

（2）眼睛角膜缘带呈深棕色有类似胶质的黏稠液体出现，并且还有不规则的环状色素，这表明患者曾经吸过毒。

40. 新陈代谢出现障碍时眼睛会出现哪些异常？

生物体与外界环境之间的物质和能量交换以及生物体内物质和能量的转变过程叫做新陈代谢。新陈代谢是生物体内全部有序化学变化的总称。新陈代谢是在无知觉的情况下时刻不停进行的体内活动，包括心脏的跳动、保持体温和呼吸。很多因素会影响新陈代谢，比如年龄、身体表皮、性别、运动等。在新陈代谢过程中，除了制造出营养外，如果身体未能将食物其他部分成功代谢成为可以从排

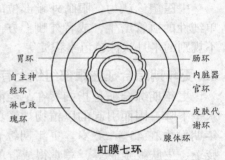

虹膜七环

泄器官（如消化系统、泌尿系统及排汗系统、呼吸系统等）排出的废弃物，这些废弃物将遗留在身体器官里，而这些物质最终会对身体产生不良后果，形成毒害。

当身体发生代谢障碍时，眼睛会出现一些异常，比如翳肉部分入侵眼睛的虹膜，这时虹膜内会出现深色的斑块，并且会在瞳孔出现黄色的反射斑点。

41. 眼部组织的哪些变化能诊断出患有痤疮？

痤疮是一种与内分泌异常、雄激素相对较多，造成皮脂代谢异常与毛囊、皮脂腺单位有关的慢性炎症病变，因好发于青春期，所以老百姓俗称为"青春痘"。痤疮的发病与皮脂的代谢有关，只要有生命存在就会有皮脂代谢，所以就会有发生痤疮的可能性，只是在不同年龄阶段有不同的发病率而已。一般青春发育期为高发阶段。

痤疮现象一般出现在面部，我们可以通过眼部组织的变化来进行望诊：外眦及虹膜出现出血现象，这是痤疮的表现，患者往往伴有睡眠不足；大肠区充满黄色色素和毛细血管，这是患有痤疮的表征；虹膜、角膜缘出现深棕色色素浸润，这是由于内分泌失调而引发的痤疮。

42. 骨质疏松的人眼睛有哪些症状？

骨质疏松症是以骨组织显微结构受损，骨矿成分和骨基质等成比例地减少，骨质变薄，骨小梁数量减少，骨脆性增加和骨折危险度升高的一种全身骨代谢障碍的疾病。其症状表现为：腰背疼痛、身体缩短、骨折、呼吸功能普遍下降等；在眼部表现为瞳孔显得稍微散大，晶状体呈灰色至白色，周边为不规则锯齿状。

43. 腰腿痛时眼睛的哪些部位会发生变化？

腰腿痛是以腰部和腿部疼痛为主要症状的伤科病症。主要包括现代医学的腰椎间盘突出症、腰椎椎管狭窄症等。腰腿痛多因扭闪外伤、慢性劳损及感受风寒湿邪所致。轻者腰痛，经休息后可缓解，再遇轻度外伤或感受寒湿仍可复发或加重；重者腰痛，会向大腿后侧及小腿后外侧及脚外侧放射疼痛，转动、咳嗽、喷嚏时加剧，腰肌痉挛，出现侧弯。

眼诊中，如瞳孔呈现为椭圆形或者扁圆形，晶状体呈现灰色至白色，虹膜边缘（内层）色素块状呈不规则的淡白色或者淡棕色，则为腰腿痛的信号。

44. 如何通过眼部症状来诊断腰椎病变？

在人的一生中，几乎都曾有过腰腿痛的病史。腰椎病以腰腿痛和腰部活动受限为主要症状，同时可伴有一系列复杂的相关症状。腰椎病种类繁多，能列举出来病名的大约就有 50 多种，按病因分类可将脊椎病分为损伤、炎症、退变、畸形、肿瘤和其他原因 6 大类。比较常见的腰椎病有：脊椎损伤、脊椎炎症、脊椎退变、脊椎畸形、脊椎肿瘤、

老年性骨质疏松症、氟骨症、痛风等。

腰椎疾病很容易发生，我们应该及早发现，做好早期防治。往往通过眼部的一些症状能发现是否患有腰椎病变。例如：

（1）瞳孔发生偏移、缺损、颜色变黄，这说明患者具有陈旧性腰肌劳损。

（2）瞳孔发生偏移，并且虹膜周边有环形色素浸润，这说明患者有老年性的腰椎病变。

（3）瞳孔偏移，色素正常，这是腰椎受伤、脊椎变形的症状。

（4）瞳孔移位、变形，色素大致正常，这是腰椎严重损伤的征兆。

45. 当精神焦虑时眼部会发生什么变化？

焦虑症即通常所称的焦虑状态，全称为焦虑性神经病。当一个人焦虑时眼部组织会发生一些变化，我们可以通过这些变化发现此人是否感到焦虑。具体判断方法如下：

外眦上方呈现双线弯曲，表明此人焦虑不安，压力很大。

外眦上方发生深绛色血管增生，说明此人精神压力很大，同时伴有失眠、头痛、血压偏高等症状。

外眦上方发生粗大血管增生，是焦虑引起的后脑神经功能障碍疾病。

外眦上三角区血管发生扭曲并出现充血，是工作压力大引起的心脑血管神经官能症。

46. 如何根据眼部虹膜的变化诊断前列腺疾病？

前列腺疾病是男性常见多发病，几乎占泌尿外科的60%，前列腺疾病的种类包括前列腺炎、前列腺增生、前列腺肥大、前列腺癌等。绝大部分的前列腺疾病患者有不良生活习惯，如纵欲过度、缺乏运动、喝水太少、烟草酒精的不良刺激等，这些成为前列腺疾病发病的直接诱因。

一般来说，前列腺疾病患者的眼部组织会发生一定的变化，尤其是眼部的虹膜，我们可以根据它的变化来进行诊断。

虹膜5点紧靠神经环出现一小黑道，若里边有灰白色云雾状，说明患有前列腺炎，越白越亮则病情越为严重，为急性前列腺炎。

虹膜在5点处有黑色尖尖的黑道，还有的在末端出现黑点，提示患有前列腺增生。

虹膜5点处有黑色，灰黑色沟，无尖，提示患有前列腺肥大。

虹膜根部离开自律神经环出现许多灰白色云雾状，不规则周边或里面可见淡黄色，也有可能外环出现淡淡的药物斑，大多数自律神经环会塌下去一点，或自律神经环消失。表明患有前列腺癌。

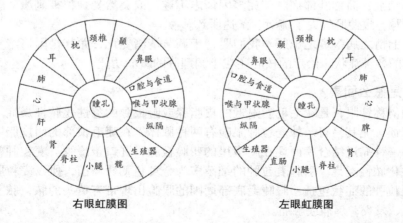

右眼虹膜图　　　　　　　　左眼虹膜图

47. 外眦发生什么变化可疑为中风预兆？

中风是以猝然昏倒，不省人事，伴发口角歪斜、语言不利而出现半身不遂为主要症状的一类疾病。因发病急骤，症见多端，病情变化迅速，与风之善行数变特点相似，故名中风、卒中。本病常留有后遗症，发病年龄也趋向年轻化，是威胁人类生命和生活质

量的重大疾患。

中医认为中风为本虚标实之症。在本为阴阳偏胜，气机逆乱；在标为风火相煽，痰浊壅塞，淤血内阻。所以中风的人会表现出一定的疾病先兆。中风后果非常严重，我们可以根据这些先兆做好预防。中风前观察外眦会发现外眦上方一血管发生增生并径直向角膜延伸，发生血管片状充血现象。

48. 双眼大小不一的人要注意哪些疾病？

正常人的眼睛大小一样，如果有大小不一并且十分明显的状况，这是疾病的征兆，可能患有家族性脑血管病史（脑血管病是指脑部动脉或支配脑的颈部动脉发生病变，从而引起颅内血液循环障碍、脑组织受损的一组疾病。临床上常以猝然昏倒、不省人事，或伴有口眼歪斜、言语不利和偏瘫为主要表现）。患有这种病的人应该避免情绪不佳、饮食不节、过度劳累、用力过猛、超量运动等情况。

如果患者一只眼睛是单眼皮，另一只为双眼皮，这提示患者有家族遗传性脑出血史，患者进入45岁以后应该特别注意高血压的预防，最好戒烟戒酒，保持心情平和，不要急躁，以免发生脑中风。

49. 眼睛内的毛细血管能诊断出哪些疾病？

中医望诊认为，我们可以通过眼睛内的毛细血管诊断疾病，其主要方法是：

（1）眼睛上部出现深色并且有点弯曲的血管，这提示患者可能患有颈项疼痛。

（2）眼睛外眦发生粗大的血管弯曲，颜色很深，这提示患者可能患有失眠、头晕、多梦等疾病。

（3）较大的紫色斑块出现在双目黑睛，这提示患者有实质性的脑出血史。色素斑出现在右侧，则说明原出血在大脑的右侧；如果色素斑在左眼，则原出血点在大脑左侧。

（4）双目靠近鼻梁内侧的白睛出现一条波浪状毛细血管并且不断向黑睛延伸，这提醒患者可能患有颈椎增生、眩晕、血压偏低或者不稳定等疾病。

（5）较深的毛细血管从黑睛上方不断向其延伸，这提示患者具有肩关节疼痛疾病。

（6）眼睛的外眦线状出现充血，睑结膜颜色没有光泽，这是贫血的征兆。

50. 眼睛内眦有胬肉伸向角膜能诊断出什么病症？

眼睛内眦有胬肉伸向角膜，并且肉质为黄白色，患者往往伴有失眠、烦躁、腹胀、便秘的现象，这是肝郁气滞的病症。

肝郁气滞症是指由于肝的疏泄功能异常，疏泄不及时而致气机瘀滞所表现的征候。又称肝气郁结症，简称肝郁症。该症多因情志不遂，或突然受到精神刺激，或因病邪侵扰，阻遏肝脉，致使肝气失于疏泄、条达所致。

总之，七情之病多责之于肝。我们要善于调节情绪变化，尤其是因情绪变化引起的精神和躯体的各种症状，治疗的核心还在于调理肝的疏泄功能。

51. 麦粒肿是怎么回事？

麦粒肿俗称针眼，是睫毛毛囊附近的皮脂腺或睑板腺的急性化脓性炎症。小儿由于不良卫生习惯，尤其易得。外麦粒肿眼睑有两种腺体，在睫毛根部的叫皮脂腺，其开口于毛囊；另一种靠近结合膜面埋在睑板里的叫睑板腺，开口于睑缘。麦粒肿就是这两种腺体的急性化脓性炎症。引起麦粒肿的细菌多为金黄色葡萄球菌，所以麦粒肿多为化脓性炎症。麦粒肿的症状包括：眼睫毛底部周围的眼睑出现带有黄头的脓；脓头周围的眼睑皮肤肿胀、发炎；疼痛或触痛。

麦粒肿通常数天即可痊愈。发病时，每小时用温热的布压住感染部位20分钟，可以改善患儿的疼痛症状，也可以促进排脓、加快治愈。

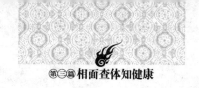
52. 眼皮跳动属于疾病吗？

在日常生活中，许多人都有这样的体验，在某个时间内眼皮会突然跳动起来，无法控制，短则数分钟，长则数星期。绝大多数人只局限有上眼皮或下眼皮的跳动，但有少数人从单纯上眼皮或下眼皮跳发展为上下眼睑抽动，甚至发展为同侧面部肌肉不自主抽动。

眼皮跳实际上是反映人体健康状况的一个报警器。对绝大多数单纯眼皮跳的人来说，最常见的原因是用眼过度或劳累、精神过度紧张，比如用电脑时间过长、在强光或弱光下用眼太久、考试前精神压力过大等。此外，眼睛屈光不正、近视、远视或散光，眼内异物、倒睫、结膜炎、角膜炎等也可导致眼皮跳。这些病因的主要作用在于神经的末梢部分，因此导致的症状往往局限于一侧的上眼皮或下眼皮跳动。然而，当眼皮跳逐渐发展为完全的眼睑痉挛或面肌痉挛后，则表明面神经的主要分支或主干受到刺激，作为病因的病变部位是在颅内或面神经出颅后的起始部位。

绝大多数因眼肌疲劳、精神紧张等导致的眼皮跳动，只要通过放松压力、适当休息就能得到恢复。如果因屈光不正出现眼皮跳动，通常进行视力矫正就可以得到缓解。如果有眼部疾病，通过眼科医生治疗也能治好。如果眼皮跳动逐渐加重，导致眼睑痉挛或面肌痉挛，主要病因在颅内，则需要神经外科医生进行治疗。

53. 什么是睑黄瘤？

睑黄瘤又称睑黄疣，是由于脂质沉积于眼睑部位而引起的皮肤黄色或橙色斑块，是代谢障碍性皮肤病中的一种。睑黄瘤起初如米粒大，微微高出皮肤，与正常皮肤截然分开，边界不规则。这种疣好发于上下眼睑，尤其是上眼睑内眦部。有时损害覆盖大半个眼睑，甚至向上下眼睑外侧发展而蔓延成马蹄形，严重影响面部美观。

睑黄瘤的临床表现：睑黄瘤可有或无高脂蛋白血症，好发于中年人，尤其是患有肝胆疾病的女性；无自觉症状，部分伴心血管及肝胆疾病；好发于上眼睑内眦部，皮疹为长 2 ~ 30 毫米的橘黄色圆形或椭圆形斑块，常对称分布；皮疹较持久，呈进行性多发，并可互相融合。

54. 眼睑浮肿是什么原因引起的？

眼睑皮肤是全身皮肤中最薄的部位，皮下组织疏松，因此容易发生液体积聚而导致水肿。引起眼睑水肿的原因有很多，根据其原因不同将眼睑水肿总体上分为生理性和病理性两种。

（1）生理性眼睑水肿：生理性水肿大多是由于夜间睡眠不好或睡时枕头太低，影响了面部血液回流。这种眼睑水肿多见于健康人，对身体没有什么影响，常能自然消退。

（2）病理性眼睑水肿：病理性眼睑水肿又分炎症性眼睑水肿和非炎症性眼睑水肿。前者除眼睑水肿外，还有局部的红、热、痛等症状，引起的原因有眼睑的急性炎症、眼睑外伤 或眼周炎症等。后者大多没有局部红、热、肿等症状，常见原因是过敏性疾病或对眼药水过敏，心脏病，甲状腺功能低下，急、慢性肾炎以及特发性神经血管性眼睑水肿。

55. 眼睑频繁眨动是什么原因引起的？

正常人的眼皮，每分钟大约要眨动 15 次。眨眼对眼睛是有好处的：首先，它可以起到清洁和湿润眼球的作用。其次，眨眼睛可以起到保护眼睛的作用。但频繁的眨眼则属病理现象。引起眼睑频繁眨动的主要有以下原因：

炎症刺激：这是最常见的原因，可能是细菌、病毒、衣原体等感染所致，如结膜炎、角膜炎等。除了眨眼增多之外还有诸如眼睛发红、发痒、分泌物增多、流泪等表现。

先天性眼睑内翻和倒睫：部分孩子因为先天性的眼皮（医学上称为眼睑）内翻，使睫毛倒伏在眼球表面，刺激角膜（黑眼球的表面）引起流泪。这种情况以下眼睑内翻最常见。

儿童多动症：是指孩子身体某部位突然的、不自主的收缩运动，如眨眼、皱额、歪嘴、耸肩等。

视疲劳性眨眼：包括视力疲劳，如屈光不正，特别是远视、近视、散光未矫正造成眼睛视觉疲劳而引起的。这是一种保护性反射，通过不断眨眼可以调整眼球曲率，使视觉清晰。

神经性眨眼：由于支配眼轮匝肌的神经纤维受到刺激后，频繁收缩所致。

56. 眼睑不能完全闭合是什么症状的表现？

眼睑闭合不全，指上下眼睑不能完全闭合，导致部分眼球暴露，又称"兔眼"。

眼睑闭合不全轻度表现是因闭眼时眼球反射性上转，只有下方球结膜暴露，引起结膜充血、干燥、肥厚和过度角化。重度表现是因角膜暴露，表面无泪液湿润而干燥，导致暴露性角膜炎、实质角膜溃疡，而且大多数患者的眼睑不能紧贴眼球，泪点也不能与泪湖密切接触，引起泪溢。

引起眼睑闭合不全的原因有以下几个方面：

（1）最常见原因为面神经麻痹后，眼睑轮匝肌麻痹，使下睑松弛下垂。

（2）其次为瘢痕性睑外翻。

（3）眼眶空寂与眼球大小的比例失调，如甲状腺相关性眼病、先天性青光眼、角巩膜葡萄肿和眼眶肿瘤引起的眼球突出。

（4）全身麻醉或重度昏迷时可发生暂时性功能性眼睑闭合不全。

少数正常人睡眠时，睑裂也有一缝隙，但角膜不会暴露，称为生理性兔眼。

57. 眼睑内出现异常颗粒是怎么回事？

上眼睑内在内眦和外眦部分出现红而尖、状如花椒的颗粒及颜色黄而软、密集如鱼卵的颗粒，这是沙眼病的征兆。

沙眼病潜伏期为 5 ~ 12 天。通常侵犯双眼。多发于儿童、少年时期。多为急性发病，病人有异物感、畏光、流泪，很多黏液或黏液性分泌物。数周后急性症状消退，进入慢性期，此时可无任何不适或仅觉眼易疲劳。如在此时自愈或治愈，可不留瘢痕。但在慢性病程中，于流行地区常有重复感染，病情加重，导致视力减退。晚期常因后遗症，如睑内翻、倒睫、角膜溃疡及眼球干燥等，症状更为明显，并严重影响视力，甚至失明。

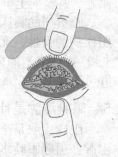

沙眼病的征兆

58. 如何根据疟斑诊断出疟疾？

在眼结膜与巩膜间的毛细血管末端或弯曲部呈现出的黑色、青紫色、紫红色等各种色素斑点，叫做疟斑，是身患疟疾的昭示。疟疾发作时，疟斑多呈黑色或青紫色，略凸出表面，境界清晰，血管的末端呈膨胀样。疟疾治愈后，可恢复正常或成为斑迹。

疟疾是疟原虫寄生于人体所引起的传染病，经疟蚊叮咬或输入疟原虫携带者的血液而感染。不同的疟原虫分别可引起间日疟、三日疟、恶性疟及卵圆疟。临床主要表现为周期性规律发作、全身发冷、发热、多汗，长期多次发作后，可引起贫血和脾肿大。儿童发病率高，夏秋季发病较多，在热带及亚热带地区一年四季都可以发病，并且容易流行。

59. 如何从眼球经区的颜色诊断疾病？

白睛上络脉的色泽，基本是红色，但有浓淡明暗之不同。从这些不同的色泽可以看出病程长短、寒热虚实、预后转归、病情变化，可作为诊断及观察疗效的参考。主要有以下八种：

（1）鲜红。络脉鲜红，为新发病。属实热，病势正在发展。

（2）紫红。络脉如呈紫红，说明病为热盛。

（3）深红。络脉深红，主热病且病势加重。

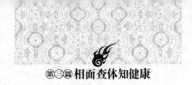

（4）红中带黑。络脉红中带黑，主热病入里。在上焦之间，病人多有神昏谵语。

（5）红中带黄。络脉红中带黄，黄色于五行属土，脏腑为脾胃，"胃为后天之原"，"有胃气则生"，为病势减轻的征兆。

（6）淡黄。白睛上出现络脉颜色淡黄为病势将愈的征兆。

（7）络脉浅淡。络脉的颜色浅淡，是气血不足，属于虚证或寒证。虚证气血不足，寒证气血凝滞，络脉的颜色浅淡。

（8）络脉暗灰。白睛上络脉暗灰，属于陈旧性病灶，疾病早已痊愈。然而由暗灰转为淡红是其旧病复发征兆。

60. 什么症状会导致瞳孔变大？

引起瞳孔变大主要有这些症状：青光眼、颅脑外伤、眼外伤、脑血管病、重症乙型脑炎、化脓性脑膜炎等。

青光眼是一种发病迅速、危害性大、随时导致失明的常见疑难眼病。特征就是眼内压间断或持续性升高的水平超过眼球所能耐受的程度而给眼球各部分组织和视功能带来损害，导致视神经萎缩、视野缩小、视力减退，失明只是时间的迟早而已。

颅脑外伤是外界暴力直接或间接作用于头部所造成的损伤。按损伤后脑组织是否与外界相通分为开放性和闭合性损伤。常见的脑外伤有头皮裂伤、头皮撕脱伤、头皮血肿、颅骨骨折、脑震荡、脑挫裂伤、颅内血肿等。颅脑外伤病情复杂、变化快，易引起不良后果。

化脓性脑膜炎，系由各种化脓菌感染引起的脑膜炎症。小儿，尤其是婴幼儿常见。自使用抗生素以来其病死率已由50%～90%降至10%以下，但仍是小儿严重感染性疾病之一。其中脑膜炎双球菌引起者最多见，可以发生流行，临床表现有其特殊性，称流行性脑脊髓膜炎。

61. 瞳孔缩小常见于哪些病症？

引起瞳孔缩小的病症主要有：虹膜炎、酒精中毒、安眠药中毒以及老年性脑桥肿瘤、脑桥出血，还有糖尿病。另外，有机磷中毒，也可出现瞳孔缩小，吗啡中毒时可出现针尖样瞳孔。

虹膜发炎叫做虹膜炎，虹膜发炎时，发炎区的微小白色细胞及眼内小血管漏出过多蛋白质，漂浮在虹膜与角膜间的房水里。如果房水中漂浮的细胞太多，它们会攻击角膜的后面，也会在房水中沉淀。

脑桥出血患者于数秒至数分钟内陷入昏迷、四肢瘫痪，可见双侧针尖样瞳孔和固定于正中位、呕吐咖啡样胃内容物、中枢性高热（躯干持续39℃以上，四肢不热）、中枢性呼吸障碍和眼球浮动（双眼间隔约5秒的下跳性移动）等，通常在48小时内死亡。

吗啡急性中毒表现为昏迷、瞳孔极度缩小（严重缺氧时瞳孔极度散大），呼吸高度抑制，血压降低甚至休克。呼吸麻痹是致死的主要原因。

62. 瞳孔变白是怎么回事？

我国人种为黄种人，瞳孔呈黑色，清静明亮。如果瞳孔色泽出现异常，预示着已患疾病。瞳孔区域由黑变白，最常见的原因是老年性白内障。

晶状体混浊称为白内障。老化、遗传、代谢异常、外伤、辐射、中毒和局部营养不良等可引起晶状体囊膜损伤，使其渗透性增加，丧失屏障作用，或导致晶状体代谢紊乱，使晶状体蛋白发生变性，形成混浊。

63. 什么是"眼蛔斑"？

眼蛔斑是指白眼珠上小血管顶端的旁边，有蓝色、青黑色或紫褐色圆形的斑点，约大针头大小。如果斑大表示是成虫，斑小则表示是幼虫；斑多为虫多，斑少为虫少。一般通过眼蛔斑能诊断出人体是否患有蛔虫病，以及患病的轻重情况。

蛔虫病是吞食蛔虫蚴卵后感染的一种最常见的肠道寄生虫病。其临床表现有发热、咳嗽、皮肤瘙痒、上腹部或脐周阵发性疼痛、时有呕吐或腹泻、睡眠时磨牙、面部有色素变浅的环状虫斑等。远离蛔虫病一要注意饮食卫生，不吃不洁的生冷食物，生食的蔬菜瓜果一定要洗净后才能食用；二要养成良好的卫生习惯，不可随地大便，要做到饭前便后洗手，勤剪指甲，儿童不要吮吸指头。

64. "黑蒙猫眼"是一种什么样的病症?

黑蒙猫眼就是视网膜母细胞瘤，这是儿童期最常见的恶性肿瘤之一，发病率为1:12000。肿瘤起于眼内视网膜。因多见于幼儿，开始时常不被引起注意。肿瘤长至瞳孔后方时，视力丧失，瞳孔出现黄色光反射，状似猫眼，称为"黑蒙性猫眼"。

视网膜母细胞瘤是生长在视网膜上的一种恶性程度很高的肿瘤。几乎全部发生在3岁以下的儿童，多数为单眼发病，有一定的家庭遗传倾向，这是染色体发生畸变和畸变的染色体通过生殖细胞遗传给下一代所致。早期的视网膜母细胞瘤不易发现，虽视力较早即受影响，但因病儿多不能自诉，或因另一只眼睛尚好，故常被忽视。等到肿瘤长至玻璃体后，在瞳孔出现特殊的黄光反射时（猫眼时期），病情已很严重了。肿瘤继续增长时，房水淤滞，眼压增高，引起继发性青光眼，眼球胀大，也可以夺眶而出。到了晚期，肿瘤细胞可沿视神经、淋巴管、血管转移到脑、骨、肝、肺而威胁生命。一旦确诊，在尚未发现转移时，要立即手术，以保全生命。

65. "熊猫眼"是什么造成的?

"熊猫眼"也称黑眼圈，不属于病症。黑眼圈是由于经常熬夜、情绪不稳定、眼部疲劳、衰老等原因使静脉血管血流速度过于缓慢，眼部皮肤红细胞供氧不足，静脉血管中二氧化碳及代谢废物积累过多，形成慢性缺氧，血液较暗并形成滞流以及造成眼部色素沉着。

黑眼圈形成与以下因素有关：

（1）内在因素：通常与体质及遗传有关，这些人的眼周皮肤比一般人薄且脆弱，皮下的静脉血管与肌肉组织容易浮现，透过光线的折射，会使眼睛周围皮肤的静脉血管颜色更明显，造成紫黑色的黑眼圈。

（2）外在因素：长期紫外线照射导致色素沉淀、睡眠不足和长时间用眼导致眼压过高、误用化妆品造成色素沉淀、内分泌问题等都有可能会形成黑眼圈。

66. 为什么要特别注意赤脉贯瞳病症?

贯瞳即指血丝延伸进入黑睛，或穿过黑睛，俗称赤脉贯瞳。其中又以1条赤脉为病轻，2~3条赤脉为病重；以赤脉不穿过瞳神为病缓，穿过瞳神为病急。临床上见到这种现象，多属淋巴系统严重病变。

淋巴系统由薄壁的管道组成，其主要作用是将液体、蛋白质、矿物质、营养物质及其他物质从全身所有器官汇入静脉。体液经淋巴管、淋巴结（淋巴结有阻止感染、肿瘤扩散的作用），最后在颈部回流入静脉。淋巴系统的主要病变是由于淋巴管不能容纳流入的液体及因肿瘤、炎症导致淋巴管阻塞。

67. 为什么会出现瞳孔变红的现象?

瞳孔变红常见于眼外伤或某些眼内出血疾患。根据眼内出血的多少存在不同的形态，视力也会存在不同程度的损害。

眼外伤是由于机械性、物理性、化学性等因素直接作用于眼部，引起眼的结构和功能损害。眼外伤根据外伤的轻重可分为轻、中、重三类：轻伤包括眼睑擦伤及淤血、结膜下出血、结膜及角膜表面异物、角膜上皮擦伤、眼睑1度热烧伤、刺激性毒气伤、电光性眼炎等；中度伤包括眼睑及泪小管撕裂伤、眼睑Ⅱ度热烧伤、球结膜撕裂、角膜浅层异物等；重度包括眼睑广泛撕裂缺损、眼睑Ⅲ度烧伤、眼球穿通伤、眼内异物、眼球钝挫伤伴眼内出血、眼球 II 度以上化学伤、辐射伤、眶骨骨折等。

68. 什么情况下瞳孔会呈淡绿色？

眼内压过高发生青光眼，中医称为绿风内障，这样瞳孔就会呈现为浅绿色。

青光眼是眼内压调整功能发生障碍使眼压异常升高，因而产生视功能障碍，并伴有视网膜形态学变化的疾病。因瞳孔多少带有青绿色，因此而得名。

男性开角性青光眼较多，其他年龄段的慢性闭角青光眼较多，都属于慢性青光眼。其特点为：病程进程缓慢，眼压增高，视野典型缺损，视乳头凹陷及萎缩。多为双眼先后患病，少有自觉症状，具有失明的危险性和家族遗传性。

慢性闭角性青光眼自觉症状不明显，发作时轻度眼胀，头痛，阅读困难，常有虹视。发作时患者到亮处或睡眠后可缓解，一切症状消失。此型青光眼有反复小发作，早期发作间歇时间较长，症状持续时间短，多次发作后，发作间隔缩短，持续时间延长。如治疗不当，病情会逐渐进展，晚期视力下降，视野严重缺损。

69. 如何看待瞳孔对光反射的现象？

在正常的情况下，当光线刺激的时候，人的瞳孔就会变小；当光线微弱的时候，人的瞳孔就会变大。假若瞳孔不随着光线的强弱而发生变化，就说明瞳孔可能出现了病变。这可能是视神经、虹膜等部位的病变引起的。

在临床医学上，我们经常利用对光反射来诊断疾病。对光反射是检查瞳孔功能活动的重要测验，分直接对光反射和间接对光反射。直接对光反射，通常用手电筒直接照射瞳孔并观察其动态反应。正常人，当眼受到光线刺激后瞳孔立即缩小，移开光源后瞳孔迅速复原。间接对光反射是指光线照射一眼时，另一眼瞳孔立即缩小，移开光线瞳孔则扩大。检查间接对光反射时，应以一手挡住光线以免对检查眼受照射而形成直接对光反射。

瞳孔对光反射迟钝或消失，见于昏迷病人。

70. 什么样的眼睛称作"金鱼眼"？

金鱼眼，又称肿眼泡。是指上睑肿肿的，看上去没有精神，像是没睡醒似的。而且这种人往往眼帘很窄，单眼皮，不如那种上睑薄、双眼皮的人有神韵。肿眼泡多是先天性的，主要是上睑的眶隔脂肪过多，堆积而成。金鱼眼不被视为病态。除了先天的因素外，后天的环境也可能出现金鱼眼，如眼肿、眼袋的出现。

眼肿、眼袋的出现与每个人的生活习惯息息相关。睡前饮用过多酒精、饮料或摄入高盐分的食物，以及流泪、睡眠不足都会导致双眼浮肿，这是因为体内多余液体集中积聚在眼周皮肤之下所致。

71. 什么疾病可导致一只眼球向前凸出？

医学实践认为，脑肿瘤可导致一只眼球向前凸出。

脑肿瘤也称颅内肿瘤，有良性与恶性之分，发病率约占全身肿瘤的 2%，可发生于任何年龄，但以 20 ~ 50 岁者较多见，男女无显著差别。脑瘤形成之初，除视力骤然下降之外，一侧眼球向前凸出也是此症的一大不祥之兆。这类患者单侧的眼球向前凸出，严重时可致眼睑闭合不全。临床资料统计表明，单侧眼球凸出的脑瘤患者约有 50% 系由颅内疾患引起，其中最常见的病因就是脑瘤。

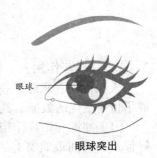

眼球突出

72. 双眼球凸出有什么疾病先兆？

双眼球凸出常见于甲状腺功能亢进引起。此外，高血压、帕金森病、白血病也可能使眼凸出，维生素 D 缺乏也会致使眼球轻微凸出。

甲亢是一种内分泌疾病并不是肿瘤，但是会引起眼球凸出。因为甲亢往往会引起脂肪或肌肉发生水肿，这种体积的增大也会造成眼球凸出，但这种眼球凸出大多数情况下是双侧性的。甲亢和眼眶病是两种不同的疾病，两种疾病可以同时发生也可以单独存在。有的甲状腺功能亢进患者通过治疗症状得到控制后，眼病不但没有好而且症状加重，这种恶性眼球凸出的发病率大约为 15%。

73. 什么原因会出现眼球凹陷的症状？

以下一些原因会引起眼球凹陷：

（1）眼球过小：如先天性小眼球和后天性眼球萎缩。

（2）交感神经麻痹：使眼眶 Miller 肌及眶内平滑肌弛缓和麻痹，因而上睑轻度下垂，睑裂缩小，眼球内陷，又因开瞳肌麻痹，致使瞳孔缩小。

（3）眼眶脂肪消失：老年人常见于重病后发生进行性半侧面萎缩及进行性脂肪消失时，或眶部肿瘤取出或出血吸收后。

（4）外伤：多因眶底骨折，使眶腔扩大，或因部分内容进入上颌窦内，因而引起急性外伤性眼球凹陷。此外，即使不引起骨外伤，也可由于球后组织的进行机化与收缩，造成慢性外伤眼球内陷。

（5）直肌过度收缩：见于斜视手术后，由于某一条肌肉过度缩短，因而发生眼球内陷，或因眶骨膜炎，部分液及眼肌及肌膜，引起麻痹性收缩而发生眼球凹陷。

（6）疾病：患有霍乱、痢疾、腹泻、糖尿病及脱水症时眼球也会凹陷。

（7）精神因素：心情极度苦闷或精神极度颓废时，会出现身体严重消瘦，眼球凹陷。

74. 视力下降可能是由哪些疾病引起的？

随着年龄的增长，视力越来越不如以前了，看东西越来越费劲，严重影响了生活。引起视力下降的原因主要有：

（1）脑血管栓塞。当血管栓塞波及眼动脉时，可致眼动脉供血不足。在该病的早期可出现视觉障碍，也可以感到眼前闪光，或一贯性视力下降，尤其是当体位改变（如突然直立或抬头）时更易发生，且症状显著。

（2）糖尿病。糖尿病患者由于血糖增高，会使全身动脉血管壁增厚，尤其是视网膜上的小动脉会发生严重病变，轻者表现为视力减退，对远或近物均看不清。重则引起视网膜剥离、导致失明。

（3）动脉粥样硬化。全身动脉粥样硬化的患者，可出现不同程度的视力减退，或发生偏盲、视野改变，甚至失明。动脉粥样硬化会在血管壁逐渐形成小斑块，这些"斑块"增多、增大，逐渐堵塞血管，使血流变慢，严重时血流被中断。如果堵塞眼底血管，将导致视力下降、失明等眼部病变。

（4）肾炎、白血病、贫血、心脏病、某些急性传染病等。这些疾病都可能引起视网膜血管的改变，造成眼底出血和玻璃体积血，从而导致视力下降。

眼内分泌物的信息

1. 眼泪有哪些作用？

人在忧伤、悲痛、伤心的时候，会流眼泪；人在高兴的时候也会流眼泪。眼泪似乎成了情绪变化的象征，其实眼泪并不完全表示情绪的变化，眼泪还有三个作用：

（1）冲洗和稀释作用。眼睛眯入灰沙或蹦进异物时，大量眼泪就会从泪腺分泌出来，好像汽车前面玻璃窗上的"刮水器"一样，起到冲洗和稀释作用，以保护角膜和结膜不受损伤。

（2）润滑作用。泪液在角膜表面形成一层 6～7 微米厚的平滑的液体薄膜，它不但可使眼球表面保持湿润，滑润眼睑与眼球的接触，使眼球转动灵活自如，还可以使角膜表面更加光滑细腻，从而减少散光，改善其光学特性。

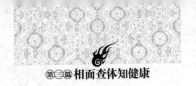
（3）杀菌作用。在泪液中，含有多种特殊的杀菌物质——溶菌酶，能够破坏细菌的胞壁，使细菌溶解死亡。另外，泪液中还含有乳铁蛋白和免疫球蛋白等，都具有抗菌和抑菌作用。

2. "迎风流泪"是一种病吗？

在眼球的外上方有一个泪腺，它的功能是不断地分泌泪液。泪液可使眼球经常保持湿润，使黑眼球透亮而能清楚地看东西。正常情况下分泌出来的泪水，除蒸发一部分外，便不断地由眼内的泪道流入鼻腔，而不会流眼泪。倘若泪液分泌过多或泪道变细或阻塞，就排出眼外，叫作泪溢。

泪溢的现象多发在冬季。冬季天气较冷，室外温度一般比室内低很多，如果从室内突然走到室外，受到冷风刺激，泪腺的分泌就会增多，而冷天蒸发慢，泪道变细，因此，眼泪积聚在眼内，并情不自禁地流出来，这就是我们平时说的"迎风流泪"。

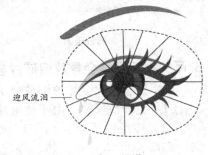

迎风流泪———

泪溢

轻度的迎风流泪是一种正常的条件反射现象，在很快适应外界环境后就消失了，但是比较严重的迎风流泪就要及时治疗，否则会影响视力。

3. 为什么会经常不自觉地流泪？

正常情况下，人在每次眨眼之后，泪腺、副泪腺分泌的泪液通过泪液的排泄系统或蒸发达到平衡，泪液布满整个眼球表面，以保持眼球的湿润和舒适，同时我们感觉不到流泪。而当泪液分泌量太多或者泪液的排泄系统出现问题时，我们就会感到流泪。多种因素会导致泪液的分泌量太多，包括精神受到刺激、异物的反射刺激、胆碱能药物和抗胆碱酯酶剂等药物的作用；某些眼病，如青光眼、眼睑、结膜、虹膜炎等；三叉神经、面神经受到刺激，泪液分泌过量来不及蒸发或排泄就会导致流泪不止。

而眼泪的排泄系统出故障，通常包括泪小点位置异常、狭窄或闭锁，泪小管至鼻泪管狭窄、堵塞或泪道功能不全等，导致泪液无法下泄，造成经常流泪，这种情况多见于老年人。常表现为迎风流泪，在寒冷气候下症状加重，甚至不分春夏秋冬、室内室外。

4. 哪些疾病患者会出现眼角蓄泪的症状？

面瘫或者重症肌无力的患者，常常出现眼角蓄泪的症状。

面瘫多由风邪入中面部，痰浊阻滞经络所致，以突发面部麻木，口眼歪斜为主要表现的痿病类疾病。临床表现为突发性一侧口歪眼斜，口角下垂或耳后疼痛、耳鸣、流泪等。面肌痉挛是神经内科常见病、多发病，可发生于任何年龄，以中、青年常见，一年四季均可发病，冬春季节多见，是威胁人类健康的重要疾病之一。

重症肌无力是一种以骨骼肌神经肌肉接头处传递功能障碍为主的疾病，表现为受累骨骼肌极易疲劳而出现肌无力，症状晨轻晚重，休息后可以减轻，用抗胆碱酯酶药物（如新斯的明等）后症状可迅速缓解。

5. 为什么有些人会"欲哭无泪"？

出现"欲哭无泪"现象是因为少泪。婴幼儿因为泪腺功能还未发育完全，所以少泪，这是属于正常的现象。少年或者成年人少泪，多是因为泪腺功能减退所致。

泪腺分泌功能减退使泪液过少而引起干燥性角膜炎、结膜炎、沙眼等，这是一种慢性疾病。症状常常表现为黏性分泌物增多，上下干燥，黏液粘住上皮，在瞬目时可牵拉上皮面引起疼痛。上皮脱落可发生丝状角膜炎，也可并发角膜浸润。

导致泪腺分泌功能减退的原因主要有如下四种：

（1）原发性：泪腺本身疾病所致，任何发生泪腺萎缩的疾病，都可以导致泪液分泌

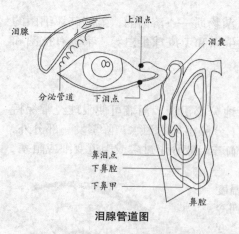

泪腺管道图

减少。如老年性泪腺萎缩，斯耶格兰综合征，米古利兹综合征等。

（2）先天性：先天性泪腺缺失。

（3）麻痹性：支配泪腺的面神经、三叉神经、交感神经发生神经麻痹。尤其外伤，酒精岩浅大神经注射，可阻断流泪反射，终止泪液分泌。

（4）中毒性：伴有毒血症的疾病如高热、伤寒、急性肠道传染病。以及可能由于泪腺分泌细胞直接受损，如阿托品中毒，食物中毒可引起泪腺分泌减少。

6. 哪些病因可能会导致泪液过多?

以下这些情况会导致泪液分泌过多：

（1）生理性反射：由于感情冲动、呕吐、咳嗽、打呵欠可出现泪液过多的现象。

（2）神经性反射：由于结膜或角膜方面受到化学性或物理性刺激，如灰尘样异物、刺激性气体、冷、热、强光等刺激都可引起神经反射性流泪。再如鼻腔、鼻窦、口腔黏膜各方面受到腐蚀性气体、机械性因素等刺激，都可以通过三叉神经引起反射性流泪。

（3）药物性反应：由于应用强烈的副交感神经兴奋剂如卡巴胆碱，新斯的明和有机磷农药等化学制剂引起药物性流泪反应。

（4）泪腺本身的病变：如泪腺囊肿、泪腺肿瘤及米利兹综合征的早期都有流泪现象，但泪腺炎时并不一定流泪。

（5）中枢性反射：过度精神兴奋，如癔病患者流泪多属此类。新生儿因尚未建立这种精神因素，出生后几个月哭时无泪，数月后哭时才流泪。

（6）症状性流泪：一些全身性疾病，如脊髓痨时结膜充血流泪（可能是面神经核上病变或三叉神经受刺激之故），甲状腺功能亢进的早期流泪也属于这类性质。

7. 眼屎过多是怎么回事?

在我们的眼皮里有一块像软骨一样的东西叫作"睑板"，在睑板里整齐有序地排列着许多睑板腺，睑板腺会一刻不停地分泌一种像油脂一样的液体。白天这些油脂通过眼皮的眨动涂在眼皮的边缘上，对眼睛起了保护作用。可是，在人睡着的时候，眼睛闭着，积累起来的油脂和白天进入眼睛里的灰尘以及泪水中的杂质混在一起，跑到眼角那边就形成了眼屎。

眼睛没有毛病的人眼屎很少，甚至见不到。可是有的人睡醒后眼角长满了眼屎，眼屎太多的时候，甚至把眼皮粘住，使眼皮不容易张开，有时白天也有眼屎。这是怎么回事呢？

原来，当眼睛受到病菌感染时，会产生炎症反应。一方面，刺激了睑板腺，促进了油脂的分泌，使眼睑上和眼角里的油脂比平时增多；另一方面，眼睛里的血管扩张了，血液中的白细胞聚集以杀灭外来的病菌，这些被杀死的病菌残骸以及在战斗中"光荣牺牲"的白细胞都混到眼屎里，这样一来，眼屎不但增多了，有的还呈黄白色。因此，当患有沙眼、结膜炎或其他原因导致眼睑结膜发炎时，眼屎都会增多。

所以说，眼屎太多是眼睛发炎的一个信号，应及时检查和治疗。

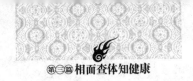

不可忽视的睫毛与眉毛

1. 睫毛长得过长好吗?

睫毛可衬托显示眼睛的轮廓,增添眼睛的神韵,很多人都渴望又长又亮的睫毛。其实,对于健康而言,睫毛过长并不好,尤其是儿童。儿童的睫毛过长,是身体素质差的一个表征。

而一个人眼睫毛在短时间内增长,并伴有顽固性咳嗽,这预示患者很有可能患有肺结核疾病。肺结核是由结核杆菌引起的肺部慢性肉芽肿性传染病。常见的症状包括:咳嗽、咳痰、发热(多为午后低热)、咯血(自少量至大咯血)、胸痛、乏力、食欲不振、盗汗,病程长的可有消瘦,病变广泛而严重的可有呼吸困难,女性患者可有月经不调。

2. 眉毛异常有哪些常见症状?

我国现存最早的医学典籍《黄帝内经》就曾指出:"美眉者,足太阳之脉血气多,恶眉者,血气少也。"所谓恶眉,古人解释为"眉毛无华彩而枯瘁"。由此看来,眉毛长粗、浓密、润泽,体现了血气旺盛;反之,眉毛稀短、细淡、枯脱,则反映气血不足。

眉毛脱落:眉毛淡疏易落者,多见于气血衰弱,体弱多病者,此类患者容易手脚冰冷,肾气也较弱;甲状腺功能减退症及脑垂体前叶功能减退症患者,眉毛往往脱落,其中尤以眉毛外侧 1/3 处为甚;麻风病患者在病变早期眉外侧皮肤肥厚,眉毛脱落;斑秃患者,也可同时出现眉毛脱落症状;癌症、梅毒、严重贫血也可能引起眉毛脱落,有些抗癌或抗代谢药物也有这种副作用。

眉毛下垂:多是面神经麻痹形成。若是某一侧眉下垂,说明是该侧得了面神经麻痹,使眉毛较低,不能向上抬举。有的是单侧上眼睑下垂(如肌无力症),以致一侧的眉毛显得较高。

眉毛枯燥:眉毛末梢直而干燥者,如果是女性可有月经不正常,男性则多患神经系统疾病。有些小孩或营养不良患者,眉毛黄而枯焦,也为肺气虚的征象。

眉毛浓密:眉毛浓密者体质较强,精力充沛。但是,如果女性眉毛特别浓黑,是有可能与肾上腺皮质功能亢进有关。眉毛粗短者,多性急易怒,须提防患急症。

眉毛冲竖:眉毛冲竖而起,则是病情危急的征兆,此种患者应抓紧时间救治。

眉毛倾倒:表示病重,特别是胆腑严重病变。

3. 睫毛倒长是什么原因?

睫毛转向眼睛内方的现象,多为沙眼引起结膜瘢痕收缩所致。睑缘炎、外伤等也可致倒睫。倒睫摩擦结膜和角膜,会引起异物感、流泪、眼睑痉挛、结膜充血、角膜混浊或角膜溃疡。

造成倒睫的原因,有先天及后天两大类。

先天性倒睫在出生后就有,通常在下眼皮。因为睫毛刺到眼球,所以婴儿经常眨眼流泪。如果刺伤眼角膜,则眼睛会发红且会怕光。

后天性倒睫的原因,最常见的是由沙眼所引起的。因为沙眼会造成眼睑板结膜结疤,进而导致眼睑内翻及倒睫。眼睛灼伤、眼皮外伤或眼皮手术后,也会引起眼睑结疤,而使正常倒睫刺到眼球。此外,眼部的类天疱疮等病,也会因为眼睑结膜的结疤而造成倒睫。

4. 望眉诊病的依据是什么?

毛发与人体气血状况有比较密切的关系,眉毛是毛发的一部分,因此在诊病中也有很重要的作用。肺主皮毛,发为血之余,精血同源,望眉毛的状况可以了解肺与肾的状况。不同的个体眉毛的浓稀不同,浓眉者可有千余根,稀疏者仅有数百根,这都是正常现象。正常人的眉毛是粗长、浓密、润泽、乌黑发亮,而患有某种病的人眉毛则稀疏、短秃、细淡、枯萎、发黄。看眉毛的粗细、长短、色泽以及眉间距（眉宇），可以知道人的体质强弱，在一定程度上可以反映出人的健康水平。眉毛浓密而粗长，说明肾气充沛、身强力壮。

5. 眉毛稀疏或脱落属于什么病症？

导致眉毛脱落的原因有以下几点：

（1）二期梅毒。其眉毛、胡须甚至头发可成片不规则性脱落，毛发有不同程度的折断，呈虫蚀样或羊食草状，这是梅毒对毛发损害的特性。梅毒是一种性传播疾病，除侵犯皮肤外，还可侵犯全身任何组织器官。

（2）甲状腺机能减退症。本病也可表现为眉毛稀疏、眉毛脱落，尤其是眉毛外 1/3 脱失明显，头发也呈弥漫性稀疏，部分呈羊食草样的斑状脱发。原因是甲状腺机能减退后引起全身代谢能力降低，毛发营养不良所致。

（3）西蒙氏病。短期内眉毛、头发、腋毛、阴毛和全身的汗毛变稀或全部脱净，全身消瘦、精神委靡、表情淡漠、困倦欲睡、食欲差、外生殖器萎缩，这是脑垂体前叶功能减退所致。本病预后较差，任何不良的刺激如受寒、感染、低血糖、低盐、多饮水等均可导致严重的昏迷，抵抗力较低的病人，易致死。

（4）麻风病。眉毛外 1/3 皮肤肥厚，眉毛脱落，常为早期麻风病的特征。麻风病是一种慢性传染性皮肤病，以皮肤周围神经的损害为主要症状，有的病人还可有淋巴结、眼、鼻、肝、脾等器官的损害。

6. 眉毛异常浓厚可能会引起什么疾病？

如果眉毛有明显的浓黑，且伴有头发浓密、全身多毛，是女性还长起了胡子，并且患者还有向心性肥胖，即所谓的"满月面、水牛背"。这种情况属于肾上腺皮质功能亢进，也称库兴氏综合征，若有以上症状，应到医院内分泌科就诊，进行有关肾上腺皮质功能检查、肾上腺 CT 等，明确诊断后根据情况药物治疗或手术治疗。

7. 眉毛的生长周期是多少？

眉毛的生长和替换也有一定的规律，并非连续不断，而是呈周期性。眉毛的生长周期分为三个阶段：生长期（即活跃期）——休止期——脱落期。眉毛的生长期约为 2 个月，休止期可长达 3～9 个月，之后便自然脱落。毛发生长的速度受性别、年龄、部位和季节等因素的影响，毛发生长以 15～30 岁时最旺盛，夏季比冬季长得略快。毛发每天生长 0.3～0.4 毫米，腋毛则为 0.2～0.38 毫米，眉毛约 0.2 毫米。

眉毛生长除依靠毛囊周围的血液循环供给营养以外，还靠神经及内分泌控制和调节。因此内分泌对毛发的影响明显，男性激素对毛囊鞘有一定的促进作用。因此，精神紧张、生理性原因也会导致脱眉、少眉。懂得了眉毛的生长规律，如果顺应眉毛的生长周期进行护理，能一定程度上促进眉毛生长。

8. 眉毛变白是怎么回事？

一般眉毛变白是白癜风的前兆，有些患者就是先眉毛变白，然后皮肤再发白。白癜风是一种常见多发的色素性皮肤病。该病以局部或泛发性色素脱失形成白斑为特征，是一种获得性局限性或泛发性皮肤色素脱失症，是一影响美容的常见皮肤病，易诊断，治疗难。引起白癜风的原因主要有以下几种：

（1）遗传异常。白癜风是一种常染色体显性遗传病。

（2）自身免疫病。患者及其家族成员中合并自身免疫性疾病比率较高，常见的有甲状腺炎、甲亢或甲低、糖尿病、慢性肾上腺机能减退、风湿性关节炎、恶性黑色素瘤等。白癜风患者的血清中可检出多种自身抗体。

（3）精神与神经化学递质异常。约 2/3 的患者在起病或皮损发展阶段有精神创伤、过度紧张、情绪低落或沮丧等。

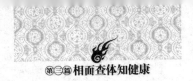

（4）黑素细胞自身破坏。白癜风表皮黑素细胞部分或完全丧失功能。

（5）微量元素缺乏。体内铜含量降低与白癜风发病有关。

（6）其他因素。外伤、甲亢、糖尿病等可伴发白癜风。

9. "寿眉" 一定是吉兆吗？

如果老年人眉毛茂盛，看上去两眉秀美而长，有的其中几根特别长，可达 4～5 厘米。旧说眉长者寿长，所以人们称这种长眉为"寿眉"。

然而据临床观察及家族史研究认为，"寿眉"的出现并非吉兆。研究认为寿眉主要与调控失衡有关，青中年期出现寿眉可能是包括肿瘤、免疫性疾病在内的某些处于潜伏阶段疾患的早期外在表现。寿眉发生愈早，提示机体调控失衡发生也愈早，走向衰老的步伐愈快，肿瘤发生的概率愈高。故而认为，45～50 岁以后出现寿眉较符合生理性衰老规律，但应以单发为主。对青中年期出现寿眉，尤其是丛状、束状分布者应定期体检，跟踪观察，以期早发现、早治疗。

10. 拔眉毛对健康无碍吗？

有的女性为求细眉弯弯，常用力拔去许多"不称心"的眉毛。更有甚者，将整个眉毛拔得精光，再煞费苦心地文眉，这样十分有碍健康。须知眉毛并非无用之物，眼睛若无眉毛遮挡，汗水和雨水就会直接流入眼内，刺激角膜和结膜，引起角膜炎和结膜炎，严重时可导致角膜溃疡。

拔眉毛对身体健康是不利的，不仅能使眼睛失去屏障作用和表情作用，而且因为眉毛周围的神经、血管很丰富，拔眉毛时对神经、血管会产生一种损害，引起面部的感觉、运动失调，产生疼痛、视力模糊、出血、皮炎、毛囊炎等一些不良症状。经常拔眉毛，还会造成上眼皮的皮肤松弛、上睑下垂、眼角皱纹增多，反而影响面容的美观，所以，女同胞在修饰面部时，不要随便拔掉眉毛。

11. 两眉之间距离太大的人好吗？

两眉之间在命相学上称为印堂，其正常的宽度为一指半至两指，称为眉开展。两眉之间距离太宽的人则凡事太乐观，得失心不重，而显得有些懒散，做事意志力不集中，容易受骗。另还有一说法，两眉分开距离太大的人易患心脏杂音症。

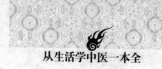
第五章

耳诊——耳朵是人体的缩影

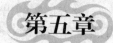

耳朵各部位与脏腑的关系

1. 为什么说耳与人体脏腑经络有着密切的关系？

耳是人体五脏六腑的重要外相之一。耳位于眼后，用于辨别振动并将振动发出的声音转换为神经信号，传输给大脑。

《灵枢·口问篇》中指出："耳者，宗脉之所聚也，故胃中空则宗脉虚，虚则下溜，脉有所竭者，故耳鸣，补客主人，手大指爪甲上与肉交者也。"可见，耳与五脏六腑的关系极为密切。由于耳与人体各器官组织广泛联系，以及经络循行所属之不同，使人体各个部位和器官在耳上均有其相应点，因此，在临床上将耳分区隶属于人体各器官组织，以此作为观察疾病和治疗疾病的依据。

近年来，临床上用耳针治疗疾病已日趋普遍。在中医理论中，耳和眼睛、手一样是机体全部信息在局部的投影。耳朵通过经络与五脏六腑、四肢百骸发生关联，其中与肾、肝胆的关系最为密切。因此说耳朵是灵魂的镜子，通过对耳的观察，可以推测机体的健康状况。

2. 耳与心脏的关系是怎样的？

《素问·金匮真言论》说："南方赤色，人通于心，开窍于耳。"心本开窍于舌，而舌并非为窍，故有"心寄窍于耳"之说。所谓"肾为耳窍之主，心为耳窍之客"（《证治准绳》），就是这个意思。

心寄窍于耳的机理分析有以下几种不同说法。有认为心属火而肾属水，心火肾水互济互调，则清净之气方能上达清窍而使听觉聪慧。若心肾失调，水火不济，则易致听力失聪。临床可见因心火暴盛而致突发性耳聋的实例。有认为心通过其主血脉的功能与耳保持密切联系。心气旺盛，心脉和利，才能血流不息，营养周身，耳窍得养。且心经之别络入耳，加强了心与耳的密切联系。《灵枢·邪气藏府病形》说："其别气走于耳而为听。别气者，心主之气也。"说明心气在维护正常听觉中起着重要作用。有认为心通过其主神明功能与耳加强联系。心主藏神，而听觉在我国医学中亦称为"听神"。故心神精明，助于听神，则听觉聪慧，能闻声辨音。

在病理方面，心气不平、心血不足、心火暴盛等均可导致耳疾。《古今医统》说："心虚血耗，必致耳鸣耳聋。"由于精神紧张导致心火亢盛而出现耳胀耳鸣耳聋的病症，于临床时可见到。近有文献报道，以"心寄窍于耳"的理论为指导，用养心安神、通阳开窍方药可有效地治疗心源性耳聋。

3. 耳与肾脏的关系是怎样的？

《内经》中论述了耳与肾的关系甚为密切，以耳配属于肾，并首倡耳为肾的外窍。如

《灵枢·五阅五使》有"耳者，肾之官也"，《素问·阴阳应象大论》曰："北方生寒，寒主水，水生咸，咸生肾，肾生骨髓，髓生肝，肾主耳"。此外，耳的生理功能正常与否也依赖于肾气正常的调和施布，肾和则耳才能很好地实施其功能——听声辨音，正如《灵枢·脉度》所云"肾气通于耳，肾和则耳能闻五音矣。"同时还以耳位高低、厚薄之分，来推演体内肾位的高低和偏正关系，如《灵枢·本脏》"高耳者肾高，耳后陷者肾下。耳坚者肾坚，耳薄不坚者肾脆。耳好前居牙车者肾端正，耳偏高者肾偏倾也。"并据此论述相应疾病的发生与否，而有"凡此诸变者，持则安，减则病也"。

4. 耳与经络有着怎样的关系？

人们常用"耳聪目明"来形容一个人身体好，因为耳与全身经脉有诸多联系。所谓"耳者，宗脉之所聚也。"十二经脉中，以足少阳胆经与耳的关系最为密切。其经起于目内眦，"上抵头角，下耳后"，"其支者，从耳后入耳中，出走耳前"（《灵枢·经脉》）。此外，手少阳三焦经和手太阳小肠经之分支也直接入耳中。与耳有一定联系的经脉尚有手阳明大肠之别络入耳中，足阳明胃经抵耳前，足太阳膀胱经至耳上角。耳通过经络与脏腑及全身发生较为广泛的联系，正是耳针可诊治多种疾病的依据所在。

5. 耳郭的前外侧面分为哪些部位？

耳郭分前外侧面和后内侧面。前外侧面可分为19个部位：

（1）耳轮，为耳郭周缘向前卷曲部分。

（2）耳轮脚，为耳轮在外耳道口上缘伸入耳甲内的横行堤状隆起。

（3）耳轮结节，耳轮外上方稍肥厚的结节状突起，又称达尔文结节。

（4）耳轮尾，耳轮下端与耳垂相接的无软骨部分。

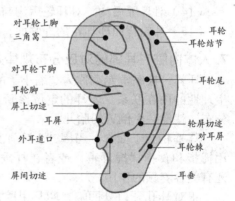

耳郭结构图（前外侧面）

（5）耳轮棘，在耳轮与耳轮脚交界处。

（6）对耳轮，耳轮前方与其相对的平行弓状隆起。由对耳轮体部、对耳轮上角和对耳轮下脚组成。

（7）对耳轮上脚，对耳轮上端分叉之上支。

（8）对耳轮下脚，对耳轮上端分叉之下支。

（9）三角窝，对耳轮上下角之间构成的三角形浅窝。

（10）耳舟，耳轮与对耳轮之间构成的凹沟。又称舟状窝。

（11）耳屏，又称耳珠，为耳郭外面前缘，外耳道口前方的瓣状隆起。

（12）对耳屏，耳垂上部与耳屏相对，对耳轮下部弯向前方的隆起。

（13）屏间切迹，耳屏与对耳屏之间的槽状切迹。

（14）屏上切迹，耳屏上缘与耳轮脚之间的凹陷，或叫前切迹。

（15）耳甲，为由耳屏、对耳轮下角、对耳轮、对耳屏，屏间切迹等所围成的凹陷。耳甲被耳轮脚分为上下两部分，上部为耳甲艇，下部为耳甲腔。

（16）耳甲艇，又称耳甲窝，为耳轮脚以上的耳甲部分。

（17）耳甲腔，为耳轮脚以下的耳甲部分。其底部有被耳屏遮盖的外耳道口。

（18）轮屏切迹，对耳轮与对耳屏之间的凹陷。

（19）耳垂，指耳郭最下端，无软骨的皮垂。

6. 耳郭的后内侧面分为哪些部位？

耳郭的后内侧面可分为15个部位：

（1）耳舟后隆起，耳舟背面的隆起部分。

（2）对耳轮后沟，与对耳轮相对应的背面凹沟处。

（3）耳垂背面，耳垂的背面部分。

（4）耳轮尾背面，耳舟后隆起与耳垂背面之间的平坦部分。

（5）三角窝后隆起，三角窝的背面隆起处，位于对耳轮后沟与耳后上沟之间。

（6）耳甲艇后隆起，耳甲艇的背面隆起处。

（7）耳后上沟对耳轮下脚之背面，三角窝后隆起与耳甲艇后隆起之间的凹沟。

（8）耳甲腔后隆起，耳甲腔背面的隆起处。

（9）耳轮脚后沟，耳甲腔后隆起与耳甲艇后隆起之间的凹沟，于耳轮脚的背面。

（10）耳轮脚后沟上支，耳轮脚后沟分叉的上支。

（11）耳轮脚后沟下支，耳轮脚后沟分叉的下支。

（12）珠形隆起，耳轮脚后沟上下支之间的小隆起。

（13）屏间切迹后窝，耳垂背面上方、耳甲腔后隆起下方的凹窝，与屏间切迹相对的背面。

（14）对耳屏后沟，对耳轮后沟与屏间切迹后窝之间的凹沟，位于对耳屏背面。

（15）耳轮背面即耳轮的外侧面，因耳轮向前卷曲，故此面多向前方。

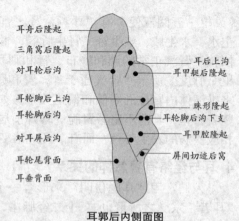

耳郭后内侧面图

7. 人体内脏在耳郭的对应分布规律是怎样的？

耳郭，被医学专家称为"缩小了的人体身形"。耳朵的各部位与人体内脏器官存在着生理性的内在联系。就耳的定位诊断来说，我们观察不难发现，人体各部位在耳朵上的分布，就像一个倒置的胎儿。

耳垂相当于面部，当因"上火"而致牙齿、牙龈肿痛时，或脸上长小疙瘩时，可以用拇指和食指揉捏耳垂，或者在耳垂上点刺放血，有很好的治疗效果。经常按捏耳垂，还有美容养颜的作用。

正对耳孔开口处凹陷，叫耳甲腔，这个地方相当于胸腔内脏器官。经常刺激这个部位，对血液和循环系统有保健作用。可将示指放到耳孔处，拇指放到耳的背面对捏即可。

耳甲腔的上方凹陷叫耳甲艇，相当于人的腹腔，按摩此处有助于消化，并有强肾健脾之功。

耳屏和屏间切迹分别相当于鼻咽部、内分泌系统。盆腔则分布在三角窝部位。

耳郭的外周耳轮相当于躯干四肢，颈肩腰腿痛等躯体疼痛患者宜多按压耳轮。

8. 如何诊断耳郭的三角窝部位？

三角窝部是对耳轮上下角之间构成的三角形浅窝，主要有子宫、盆腔、卵巢三穴。

子宫是诊断妇科疾病和性功能障碍的主要参考穴。

妇科炎症是常见的妇科疾病，有阴道炎、盆腔炎、宫颈炎、附件炎等，主要表现为白带异常、下腹坠胀、性交痛等。

可依据盆腔穴诊断盆腔炎、附件炎。女性上生殖道的一组感染性疾病称为盆腔炎。炎症可局限于一个部位，也可几个部位同时发病。按其发病过程、临床表现可分为急性与慢性两种。而附件炎是致病微生物侵入生殖器官后引起输卵管、卵巢感染的常见疾病，急性附件炎症状明显，如发热、寒战、下腹剧痛等；慢性附件炎有不同程度的腹痛，或小腹坠胀和牵扯感，时轻时重，伴有白带增多、腰疼、月经失调等症状。

卵巢穴是诊断卵巢疾病的参考穴。卵巢是女性身体中较小的器官，是肿瘤的好发部位，而且卵巢疾病可以有各种不同的性质和形态。

9. 耳甲艇部位与腹腔有着怎样的关系？

耳甲艇位于耳轮脚以上的耳甲部，耳甲艇相当于腹腔，可以诊断腹腔内的各种疾病。

（1）肾脏。可依据本穴诊断肾脏疾病、性功能障碍、神经衰弱、骨骼疾患。

（2）膀胱。可依据本穴诊断泌尿系感染类的疾患。

（3）输尿管。可依据本穴诊断泌尿系感染类的疾患。

（4）前列腺。可依据本穴诊断前列腺疾患及性功能障碍。

（5）胰胆。可依据本穴诊断胆、胰腺疾患，如果右耳出现阳性反应时，胆病的可能性大，左耳出现阳性反应时，胰腺疾病的可能性大。

（6）肝脏。可依据本穴诊断肝胆、神经系统、心血管系统、肌肉运动系统疾病。

由于耳甲艇相当于人的腹部，所以经常在此按摩，可达到补肾益精、养血强筋的效果。

10. 如何根据耳轮脚周围部分诊断消化系统疾病？

耳轮脚周围部分主要分为八穴，可以作为中医诊断消化系统疾病的依据。

（1）口位于耳轮脚下缘，外耳道口外上方。本穴是诊断口腔疾患的参考穴。

（2）胃位于耳轮脚消失处。若耳轮脚延伸至对耳轮时，则取外耳道口上方之耳轮脚部位至对耳轮内缘所作连线的外 2/3 处。本穴是诊断胃、脾疾病的参考穴。

（3）食管位于耳轮脚下缘，口与胃之间内 1/3 处。本穴是诊断食管及消化系统疾病的参考穴。

（4）贲门位于耳轮脚下缘，口与胃之间中外 1/3 交界处。本穴是诊断贲门疾病的参考穴。

（5）大肠位于耳轮脚上缘内 1/3 处，与口相对。本穴是诊断大肠疾病和肺部疾患的参考穴。若大肠穴阳性，阑尾穴呈阳性则考虑阑尾炎；若大肠穴与荨麻疹区同时出现阳性，应想到过敏性肠炎。

（6）小肠位于耳轮脚上缘中 1/3 处，与食管相对。本穴是诊断小肠与心脏疾病的参考穴。若心、小肠出现阳性反应可能是风湿性心脏病。

（7）十二指肠位于耳轮脚下缘外 1/3 处，与贲门穴相对。本穴是诊断消化性溃疡的参考穴。

（8）阑尾在大、小肠之间。本穴是诊断阑尾炎的主要穴位。

11. 耳甲腔与胸腔有怎样的关系？

耳甲腔相当于胸腔内脏器官，分布有心、肺、气管、脾、内分泌、三焦等多个穴位。

（1）心脏位于耳甲腔中心最凹陷处，约平外耳道口中央。本穴是诊断心脏疾病的参考穴。

（2）肺在心的上、下周围。本穴是诊断肺部疾患、皮肤病的参考穴。

（3）支气管在肺区偏内侧 1/3 处，上下各一点。本穴是诊断气管炎的参考穴。

（4）气管在外耳道口外缘与心之间，与心平行。本穴是诊断感冒、气管炎的参考穴。

（5）脾脏位于耳甲腔的外上方，胃的外下方。本穴是诊断消化系统疾患的参考穴。可用于治疗腹胀、腹泻、便秘、食欲不振、功能性子宫出血等症。

12. 根据耳屏部位能诊断出哪些疾病？

耳屏位于耳郭前面呈瓣状的隆起，耳屏俗称耳珠，是人体咽喉部的信息区，分布有外耳、外鼻、屏尖、肾上腺、咽喉、内鼻 6 个穴位。

外耳、屏尖、外鼻、肾上腺 4 穴在耳屏外侧，咽喉、内鼻 2 穴在耳鼻内侧。外鼻穴的位置在耳屏外侧正中稍前。

外鼻穴对应鼻外部，可依据本穴诊断鼻部的疾患，可以治疗鼻前庭炎、鼻炎。治疗鼻炎可以与“内鼻穴”联合用。“内鼻穴”在耳屏内侧面下二分之一处。

内鼻穴对应鼻内侧，也是诊断鼻部疾患的依据，可用来治疗鼻炎、副鼻窦炎、鼻衄。

肾上腺穴对应人体肾上腺，可依据本穴诊断癌症，对低血压、风湿性关节炎、腮腺炎、间日虐、链霉素中毒性眩晕都有治疗作用。

咽喉穴在耳屏内侧面的上二分之一处。咽喉穴对应人体咽喉。可以用来治疗声音嘶

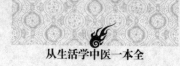

哑、咽喉炎、扁桃体炎。

13. 为什么说对耳屏相当于人的头部和脑部？

对耳屏位于耳垂上部，与耳屏相对的隆起部，对耳屏相当于人体的头和脑部，主要分布有腮腺、额、缘中、脑、皮质下5个穴位。

（1）腮腺。位于对耳屏尖部是对耳屏中区的最高点。可依据本穴诊断腮腺疾病，主治腮腺炎、皮肤瘙痒、神经性皮炎。

（2）额。位于对耳屏外侧面前下方下缘中点，可依据本穴诊断前额头痛，主治头痛、头晕、嗜睡、记忆力减退。

（3）缘中。位于对外耳屏外上方上缘中点，可依据本穴位诊断脑及内分泌疾病，主治遗尿、崩漏、月经不调、阳痿。

（4）脑。位于对耳屏内侧面上二分之一处。主治失眠、多梦、眩晕、耳鸣、哮喘、疼痛性疾病。

（5）皮质下。位于对耳屏内侧面。可依据本穴位诊断神经系统疾病及癌瘤。主治神经、心血管、消化系统等疾病。可协助诊断消化、神经、心血管系统疾病。

14. 屏上切迹部位能诊断出哪些疾病？

屏上切迹相当于外耳，可依据本穴诊断外耳疾患。外耳由耳郭和外耳道构成。外耳疾病包括外耳道阻塞、感染、外伤和肿瘤。

外耳道阻塞会产生瘙痒、疼痛和暂时性听力下降。

因感染而引发的外耳疾病主要有外耳道炎（外耳道皮肤的感染性疾病）、耳郭软骨膜炎、外耳湿疹等。这些疾病的症状有瘙痒、疼痛、听力下降、外耳道肿胀等。耳郭钝挫伤可使耳郭软骨及其结缔组织损伤。当血液聚集于耳郭时，可使耳郭变形、肿胀。

血肿阻碍软骨的血液供应，使耳郭畸形。耳部肿瘤分恶性和良性两类。

15. 屏间切迹部位对于内分泌有怎样的征兆？

屏间切迹相当于人体的内分泌系统，可以诊断出人体内分泌方面的疾病。

（1）内分泌位于屏间切迹底部稍内约0.2厘米处。本穴是诊断生殖系统疾病，以及内分泌紊乱所引起的疾病（如月经不调）的参考穴。

（2）卵巢位于屏间切迹与对耳屏交界处，内分泌外上方，皮质下前下方。本穴是诊断妇科疾病、性功能障碍的参考穴。如本穴与内分泌同时出现阳性反应，妇女可能是月经不调或不孕症；若与盆腔同时出现阳性反应则可能是卵巢炎、输卵管炎；男性若与精宫、肾穴同时出现阳性反应可能是阳痿或性功能减退。

（3）目1、目2。目1位于屏间切迹前下方；目2位于屏间切迹外后下方。本穴是诊断眼疾的参考穴。

16. 耳垂部位如何能诊断出颜面部位的疾病？

耳垂部位分布有扁桃体、内耳、眼、舌、面颊区、肿瘤特异区六个穴位，可作为诊断颜面部位疾病的依据。

（1）扁桃体在耳垂8区中央。本穴是诊断咽喉疾病的参考穴。

（2）内耳在耳垂6区中央。本穴是诊断美尼尔氏症及内耳疾病的参考穴。

（3）眼在耳垂之中央，即5区中心。本穴是诊断眼疾的参考穴。

（4）舌在上腭与下腭穴中点稍上处。为诊断舌疾的参考穴。

（5）面颊区在耳垂前面5、6区交界线周围，眼与内耳之间。本区是诊断面部疾病的参考穴。

（6）肿瘤特异区1耳垂边缘轮4～轮6间的弧线。在患癌症时，常在肾上腺、皮质下、内分泌穴相应部位及肿瘤特异区同时出现阳性反应。

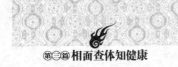
17. 耳轮部位与哪些内脏有着疾病征兆关系？

耳轮位于耳郭外缘向前卷曲部分，与内脏的疾病关系主要表现在：

（1）肿瘤特异区。位于耳轮边缘的中上段。本区是诊断癌的主要参考穴，若与肾上腺、皮质下、内分泌穴同时出现强阳性反应时，再查有关脏器穴位，有利于病变的定位诊断。

（2）外生殖器位于对耳轮下脚交感穴同水平的耳轮上。是诊断外生殖器疾病的主要参考穴。

（3）尿道在外生殖器穴下方，与膀胱同水平的耳轮部。本穴是诊断尿道疾患的参考穴。

（4）直肠下段位于屏上切迹上方，与肠穴同一水平的耳轮处。在诊断时本穴若与大肠、小肠穴同时出现阳性反应，可能患痢疾、肠炎。

（5）睾丸在外生殖器与尿道之间稍偏外侧。本穴是诊断睾丸疾病的参考穴，可依此诊断睾丸疾病。

（6）肛门在直肠下段与尿道之间。本穴是诊断肛门部疾患的参考穴，可用于治疗痔疮及肛裂。

18. 耳舟与人的上肢有怎样的征兆关系？

耳舟是人体上肢的信息区，分布有指、腕、风溪、肘、肩、锁骨6个穴位。上肢的5个部位穴都与人体同名部位相对应，可辅助治疗相应部位的疾病。

（1）锁骨在耳舟下端与轮屏切迹同水平位置。本穴是诊断肩背疼痛的参考穴。

（2）指在耳轮下缘之耳舟顶部。约平耳轮结节上缘。本穴是诊断指部疾患的参考穴。

（3）肩关节将锁骨与肘两穴之间的耳舟分为四等分，此穴在锁骨上方第一个等分区域内。本穴是诊断肩关节疾患的参考穴。

（4）肘在锁骨上方第三个等分区域内，约平对耳轮下脚下缘。本穴在诊断时若与内分泌、甲状腺等穴同时出现阳性反应，多为甲状腺功能亢进。

（5）腕在锁骨上方第四个区域内，约平耳轮结节中部。本穴是诊断腕部疾患、过敏性疾患的参考穴。

19. 为什么说耳轮上脚部位相当于人的下肢？

耳轮上脚部分相当于人体的下肢，分布有趾、跟、踝、膝、髋6个穴位。

（1）趾位于对耳轮上脚末端偏外侧，与指相对。本穴是诊断趾疾的参考穴。

（2）跟位于对耳轮上脚末端偏内侧。本穴是诊断足跟部疾患的参考穴。

（3）踝关节在趾、跟两穴的下方，同此两穴呈三角形。本穴是诊断踝关节疾患的参考穴。

（4）髋关节在骶椎与趾两穴连线中点。本穴是诊断髋关节疾患的参考穴。

（5）膝关节在髋关节与趾两穴连线中点。本穴是诊断膝关节疾患的参考穴。

（6）膝在对耳轮上脚的起始部偏外侧，骶椎穴外上方。本穴是诊断膝关节部疾患的参考穴。

需要说明的是，耳穴可以配"神门穴"，再加配"上、下肢对应疗法"相关的对应点（痛觉敏感点），找到痛觉敏感点按压，效果更好。

20. 耳轮下脚部位如何诊断出臀部疾病？

对耳轮下脚分布有"臀""坐骨神经"和"交感"3穴位。

（1）臀。耳轮下脚的起始部。可以依据本穴诊断臀、骶部疾患，这一类病患种类较多，臀穴在中医的治疗中发挥了关键的作用。

（2）交感。在对耳轮下脚的末端与耳轮交界处。本穴是诊断内脏疼痛之参考穴。交感穴还可配耳穴"内生殖器"和"内分泌穴"治疗更年期综合征。

（3）坐骨神经。对耳轮下脚的三分之二处，即在臀与交感两穴的中间，本穴是诊断坐骨神经痛的参考穴。坐骨神经痛是指坐骨神经病变，沿坐骨神经通路即腰、臀部、大腿后、小腿后外侧和足外侧发生的疼痛症状群。在治疗的时候，关键的是要找准病理反应点。

21. 如何通过耳轮来诊断脊柱和躯干是否健康？

耳轮处分布有颈椎、胸椎、腰椎、骶椎、颈、胸、腹、甲状腺、乳腺 9 大穴。对耳轮部分相当于人体的脊柱和躯干。

（1）颈椎位于对耳轮下端的隆起处。本穴是诊断颈椎病变的参考穴。

（2）胸椎位于对耳轮正面隆起部，相当于胃穴外下方至外上方这一段。由下而上依次相当于胸 1 至胸 12。本穴是诊断胸椎病变参考穴。

（3）腰椎相当于胃至肾上方之间的对耳轮正面隆起部。本穴是诊断腰椎病变及腰痛的参考穴。

（4）骶椎：在对耳轮上下脚起始部至腰椎上界的对耳轮隆起部。本穴是诊断骶椎病变、腰痛的参考穴。

（5）颈在颈椎与胸椎之间，偏耳甲侧。本穴是诊断颈部疾患的参考穴。

（6）胸椎与腰椎穴之间偏耳甲侧。本穴是诊断胸部疾患的参考穴。

（7）腹在腰椎与骶椎之间偏耳甲侧，约与对耳轮下脚下缘相平。本穴是诊断腹腔疾患的参考穴。

（8）甲状腺在颈椎穴之外上方，与颈穴平。本穴是诊断甲状腺疾患的参考穴。

（9）乳腺在对耳轮隆起两侧，胸椎穴上方，与胸椎穴呈等边三角形。本穴是诊断乳腺疾患的参考穴。

耳郭的病变与人体健康

1. 什么病因可导致耳郭色黄？

耳郭色黄，是指两耳色黄或晦黄者，耳部黄色过盛，色泽比较鲜明，说明患有黄疸病，且常伴见舌苔黄腻，耳、目、肌肤俱见黄染。黄疸又称黄胆，俗称黄病，是一种由于血清中胆红素升高致使皮肤、黏膜和巩膜发黄的症状和体征。黄疸可由湿热、疫毒、寒湿入侵、酒食不节、积聚不愈、蛔虫、砂石阻滞肝胆及药物伤肝等因素引起的。如果色泽滞为郁热，色黄且痛，为黄耳伤寒。黄耳伤寒是指脓耳因斜毒炽盛，走窜扩散，入出营血，扰乱神明或引动肝风。以脓耳病中出现剧烈耳痛、头痛、呕吐、发热、头昏、项僵，甚至危及生命等为主要表现的厥病类疾病。

由上所述，耳郭色黄大多是由黄疸病和黄耳伤寒所致，所以，中医诊断的时候往往会通过观察耳郭的颜色来判断病分析病情，这为中医治疗提供了很好的依据。从另一个意义上说，了解相关的中医常识，我们也可以依此进行自查自治，可有效预防疾病的发生。

2. 耳郭红润通常是由哪些疾病所致？

正常耳郭色泽微黄而红润，这是先天肾精充足的表现，为健康之象。耳郭颜色变深，呈鲜红或暗红色，中医称为热症，如各种急性热病。如果伴有红肿疼痛，则为肝胆热盛，或火毒上攻，可见于耳郭炎症、疖肿、湿疹或中耳炎等。其色红赤，病因可能为心肺积热、肝胆湿热、外感热毒。色微红，则是阴虚火动在起作用。

耳朵红肿，往往是中耳炎或疖肿、冻疮的病症表现。耳垂经常潮红，多见于血质体质者。由于受寒，耳垂会变为紫红色，肿胀发展为溃疡，易生痂皮，这往往是糖尿病患者的病症表现。

另外，当脏腑或躯体发生病变时，在耳郭的相应部位也会出现各种变色的阳性反应。其规律是：急性炎症性疾病的阳性反应成点状、片状红晕、充血、红色丘疹等。

3. 耳郭色白有哪些疾病先兆?

耳郭不同的颜色,显示了不同的疾病的症状。耳郭色白,可能是患有寒证;全耳发白,是饱受风寒或者患有严重贫血病;耳薄而白,是肾气衰败或是久病垂危;耳厚而白,多为气虚而且有痰。

除了耳郭全部色白的反应外,有的人耳朵有片状不规则的白色隆起,有的边缘还有红晕,这些反应多见于慢性病病人。点白边缘红晕是慢性病急性发作的反应。比如,一个慢性浅表性胃炎的病人,他的胃区会出现片状不规则的白色反应;一个风湿性心脏病的病人,他的心区会出现片状白色边缘红晕;一个腹胀、腹水的病人,他的腹胀区或腹水区会出现白色反应等。

4. 耳郭望诊的方法是什么?

耳郭望诊一般先做总体观察,再做分区的耳穴望诊。可用拇指和示指牵拉耳郭,对准光线,两目平视耳郭,由上而下,由前而后分部位观察。发现耳穴局部有病变反应征象时,用无名指将耳背顶起,使该处皮肤先绷紧再放松,反复几次,同时观察病变反应的色泽和形状变化,并与另一侧耳郭相应部位对照,以区别真伪。如耳郭局部有结节、隆起时,应结合耳穴按诊试探其大小、硬度、可移动度及有无压痛,观察其边缘是否整齐。

耳郭望诊时需要注意的是:

(1)望诊前不要擦洗耳郭;

(2)光线不充足处辅以手电透光,即用手电筒从耳郭背面照射;

(3)望三角窝、耳甲艇部位时,用手指或探棒扩开耳轮脚、对耳轮下脚;望耳甲腔时用拇指、食指捏住耳垂部向下拉,使之充分暴露,以便观察。

5. 耳郭色青是由哪些疾病所致?

青色在可见光谱中介于绿色和蓝色之间,究竟是指"蓝色"或"绿色",在文字描述上常无法确切表达肉眼所见的效果。古文有"青,取之于蓝,而胜于蓝"的说法。如果一种颜色让你分不清是蓝色还是绿色,那就是青色了。青色主肝,主寒、风、痛、惊、瘀血,为气血不通、静脉阻滞而成或是皮肤毛细血管收缩所致,提示有肝胆病,或脾胃病,或受惊吓,或月经不调等。

耳郭色青,是指两耳局部或全部呈现青色。耳郭呈现青黑色时,乃是身体剧痛的表现,为肾水不足所致,也为房事过多的表现。耳郭呈现青紫色时,多为惊痫、热邪或风寒入腹致痛。邪为六淫之一,人体遭受热邪之后可出现热象、伤阴、动风、动血并引起发热、口渴喜冷饮、大便干、小便黄、烦躁、苔黄、舌质红、脉数。热甚时可出现抽搐、痉挛一类风动或出血等症。

6. 耳垂呈咖啡色跟哪些疾病有关?

耳垂肉薄呈咖啡色,常见于肾脏病和糖尿病。

肾脏病还有血压升高、尿异常、浮肿等症状。糖尿病的主要症状为多尿、多食、多饮、消瘦。我们可以根据这些疾病的症状再结合耳垂的颜色来判断是否患上此类疾病。

7. 导致耳郭色黑的原因有哪些?

人体脏腑之间,内环境与外环境之间均保持着动态平衡。内外界多种致病因素如果破坏了人体的平衡,导致脏腑气血功能失调,病及于肾,则引起肾脏疾病的产生。发病的先决条件,在于人体正气显弱,邪正交锋导致了肾衰。

耳郭色黑,是指两耳耳轮乃至全耳均见色黑。依中医的理论,黑色,肾与膀胱之色,主肾虚、寒证、痛证、瘀血等,主要为寒邪凝聚、气血瘀阻或肾脏阴阳虚衰所致。耳的色泽变化标示着肾气的盛衰状况。如耳郭红活明亮为肾气充盛之貌,耳郭色黑则是肾阴不足的征兆。其中,黑色的细微变化,均是病症的不同反应,如干黑焦枯提示肾水亏之极，纯黑色，为肾气将绝，浅黑，为肾病虚证。

8. 如何理解耳郭与禀赋之间的关系？

耳朵生在脸部两旁，是面相中重要部位之一，耳朵是人的五官中唯一从少到老形状不变的部位。

据中医的理论，耳主冬，冬主肾，耳与肾相通则开窍于肾，所谓"肾气实，则清而聪，肾气虚，则昏而浊。"所以耳相佳的人，肾气足，精力旺盛，自小体质较强。反之，耳相有缺陷者，主肾功能欠佳，而肾亏者，往往会患耳鸣或重听，这是极显著的例证。据《灵枢·本脏》篇记载，耳高者肾高，如果背膂痛，不可以仰卧；耳后陷者肾下，易腰尻痛，不可以仰卧，为狐疝；耳坚者肾坚，不病腰背痛；耳薄不坚者肾脆，则善病消瘅，易伤，耳好前居颊车者，肾端正，和利难伤。

目前已知，两侧肾脏尚未完全发育好的婴儿，则其耳郭上缘的位置低于眼睛水平以下。这说明，耳形与禀赋确实有一定的联系。

9. 耳厚且大的人有怎样的特征？

耳的形态是一个人迹象的表征。从耳朵的大小及它所在的位置上，可以知道一个人的性格和行动力。耳朵控制大脑，与心胸相通，是心的主管，肾的表侯。耳朵决定一个人的声誉与性行。

中医理论认为，耳厚且大的人形体旺盛。耳朵大的男性，一向表现为积极主动，显示出充沛的活动力和精力。按照中国人的传统观念，耳垂大代表有"福相"。耳朵厚而且坚，耳朵长又高耸，都是长寿的相貌。耳朵又厚又圆的，衣食丰足，能成为达官贵人。两耳高耸过眉，则才智聪明过人，富贵而长寿。中医讲耳大是肾强，耳大的人，聪明又有福，身体也好。厚耳有垂珠，此类人意志力强，容易与人相处，如果加倍努力，财源会滚滚而来。如果女性的耳珠大而突出，夫运甚佳。虽是一些传统的观念，但我们在中医学中可以找到若干相通的因素。

10. 耳薄且小意味着怎样的健康状况？

《灵枢·口问篇》说："耳者宗脉之所聚也"。耳为全身经络分布最密的地方，十二经脉、三百六十五络的别气都走于耳，此外还有许多经脉注于耳。耳朵上有 260 个穴位，前面 200 个穴位，耳背 60 个穴位，所以耳和全身的关系非常密切。在中医上，往往可以通过耳的变化来获取人生命的信息。从耳的形态上诊断，是其中一种重要的方法。

正常人耳肉厚而润泽，是先天肾精充足的表现。耳郭瘦小而菲薄，耳垂薄小而无法下垂，且比一般的人要小，中医上称为"耳薄且小"。耳薄且小是形体虚弱的一种表现。耳薄而小是形亏，属肾气亏。耳瘦削者是正气虚，多属肾精或肾阴不足。耳轮萎缩，是肾气竭绝，多属死症。

中医传统理论中，也有类似的说法，为我们提供了例证。耳薄没有根，中年亡命人；耳薄如箭羽，缺少吃和穿；耳孔（命门）空小寿不长。在相学上，耳薄者又称为"穷相"，此类人性格冲动，缺乏协调性，而且挥霍无度，一生欠财运。

11. 如何看待"招风耳"？

耳郭较正常耳外展者，称为"招风耳"。招风耳为常见的先天性耳郭畸形，一般认为是由于胚胎期对耳轮形成不全或耳甲软骨发育不当形成的，这两部分畸形可能单独存在，也可能同时发生。招风耳双侧性较多见，但两侧畸形程度有差异，通常在其父母兄妹中也能发现同样畸形。

部分人认为招风耳是成功、幸福和富裕的象征，更有甚者，认为招风耳是孩子聪明的标志。因此，招风耳在我国虽然常见，但要求治疗的人却很少。然而，在西方国家中，情况就完全不同了，长着招风耳的孩子不会被认为有福，也不被认为聪明。相反的，常常会成为同伴取笑的对象，"驴耳""兔耳"等不断袭来的外号，使患儿的心理和精神受到压力。

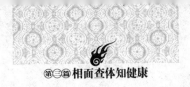
患有招风耳的人一定要与医生、家人密切配合，根据各自的具体特点制订治疗方案，才会取得满意的效果。

12. 哪些病因会导致耳郭肿痛？

中医理论认为，按耳病肿痛症，有因肝胆风火而致者，有忿怒抑郁而致者，有肾阳虚而阴气上攻者，有肾水衰而火邪上攻者。

因肝胆风火而致者，由肝胆挟外受之风热，聚而不散，病人两耳红肿非常痛。无论天寒天热，总是口苦咽干的人就属于这种情况。

因忿怒抑郁而致者，由忿怒伤肝，抑郁之气结而不散，病人两耳红肿，两胁胀痛。

因肾阳虚而致者，由肾阳日衰，不能镇纳僭上之阴气，病人两耳虽肿，皮色还是正常，这种痛状轻微，唇舌色淡，人没有精神。

因肾水虚而邪火上攻者，病人两耳肿痛、腰胀、口多渴、心多烦、阳物易挺。

另有一种病因是，内伤日久，元阳久虚，而五脏六腑的元气将耗尽，满身纯阴，先天一点真火子，暴浮于上，欲从两耳脱出，有的两耳红肿非常痛，有的耳心痒得很难受，有的还伴有身痒难耐。病人唇舌或青，或黑，或黄，或白，或芒刺满口，或舌苔燥极，总不思茶水，口也不渴，渴也只喜欢喝滚热的水，大小便正常，有的人甚至指甲青黑，气喘促，或伴有腹痛。这种病情不能拖延，否则会断送性命。

13. 耳郭出现什么症状是阑尾炎的信号？

阑尾炎是一种常见病。临床上常有右下腹部疼痛、体温升高、呕吐和中性粒细胞增多等表现。阑尾炎是阑尾的炎症，最常见的腹部外科疾病。急性阑尾炎的典型临床表现是逐渐发生的上腹部或脐周围隐痛，数小时后腹痛转移至右下腹部。急性阑尾炎如果不早期治疗，可以发展为阑尾坏疽及穿孔，并发急性或弥漫性腹膜炎。阑尾炎的预后取决于是否及时地诊断和治疗。早期诊治，病人多可短期内康复，死亡率极低（0.1%～0.2%）；如果延误诊断和治疗可引起严重的并发症，甚至造成死亡。

在阑尾炎的预防上应做到：增强体质，讲究卫生；注意不要受凉和饮食不节；及时治疗便秘及肠道寄生虫。

中医耳诊认为，当出现"耳轮甲错"时，即耳轮的皮肤干燥粗糙，且呈鳞甲状，则为阑尾炎的信号，应该引起警戒。

14. 人体患病时，耳郭会有哪些反应？

当人体患病时，耳郭的相应部位就会出现各种阳性反应，据临床所见，归纳起来有以下五种：

（1）变色。耳穴部位呈点状或片状红晕、暗红、暗灰、苍白或中央苍白边缘红晕等，多见于消化系统疾病。如胃炎、胃及十二指肠溃疡、肝炎、肠炎等和肺炎、肾炎、关节炎、高血压及一些妇科疾病。

（2）变形。耳穴部位常见的变形有结节状隆起、点状凹陷、圆圈形凹陷、条索状隆起或凹陷、线状交叉等。多见于肝硬化、肝肿大、胆结石、结核病、肿瘤、心脏病、胃下垂等。

（3）丘疹。病变耳穴有水泡样丘疹（似鸡皮疙瘩），红色或白色丘疹，多见于妇科疾病、肠道疾病、肾炎、心肌炎、慢性气管炎等。

（4）血管充盈。耳穴部血管过于充盈或扩张，可呈顺血管走向充盈、局部充盈或成圆圈状、条段状等形态。多见于冠心病、心肌梗塞、高血压、支气管扩张、哮喘等。

（5）脱屑。病变耳穴产生脱屑，多为糠皮样皮屑，不易擦去，常见于肺区。多见于皮肤病、更年期综合征、便秘等。

15. 耳郭出现脱屑反应是由哪些疾病导致的？

脱屑反应，指耳穴部位出现脱屑改变，多为白色糠皮状或鳞屑样，不易擦去。脱屑反应约占阳性反应物出现率的 10%，见于各种皮肤病、更年期综合征、便秘等，一般出现在耳穴肺区及疾病的相应耳穴部位。

脱屑的病理阳性反应多见于各种皮肤病症和过敏性体质患者，如荨麻疹、神经性皮炎、皮肤瘙痒症、湿疹、鱼鳞状皮炎、牛皮癣、鹅掌风、内分泌功能紊乱、更年期综合征、短期闭经等。如果三角窝"内生殖器区"呈脂溢性脱屑，多见于子宫内膜炎、宫颈炎、阴道炎、带下、附件炎、盆腔炎、功能性子宫出血等。如果"大、小肠区"呈脂溢性脱屑者，多见于慢性肠炎、过敏性肠炎、结肠炎等消化吸收功能障碍和便秘病症。

全耳郭均见脱屑的，常见于银屑病、脂溢性皮炎等疾患；食管、贲门处出现脱屑的，多发生于吸收代谢功能低下、消化不良等疾患；其相应部位出现鳞片状脱屑的，多见于鱼鳞病。

16. 耳郭皮肤上出现哪些症状属于丘疹反应？

丘疹系指耳穴部位出现高于皮肤的丘疹样改变。以形态分，分为点状丘疹和水泡样丘疹；以颜色分，分为红色丘疹、白色丘疹或白色丘疹边缘红晕，也有少数暗灰色丘疹等。耳郭的丘疹样改变常见于呼吸系（急慢性支气管炎、肺炎）、泌尿系（慢性肾炎、尿道炎、膀胱炎）、消化系（肠炎、痢疾、胃炎、阑尾炎）以及有关的妇科病症。丘疹呈米粒状排列改变的，多见于心律不齐、房室传导阻滞等疾患；当丘疹呈扁平、密集状改变时，多发生结节样痒疹等疾患；呈白点状或聚集样改变的，常见于胆囊结石、支气管炎、腹泻等疾患；当呈褐色改变，常见于神经性皮炎的疾患；丘疹充血、发红者，多见慢性疾患。

17. 耳郭灰色反应多见于哪些疾病患者？

耳郭的灰色反应，常见者有浅灰、暗灰、灰色、如蝇屎色等多种灰色，灰色反应多见于肿瘤病和一些陈旧性疾病，如肿瘤病患者，则在相应部位和肿瘤特异区 II，呈现灰色似蝇屎状反应，按压时可出现褪色。肿瘤患者耳部的阳性特征主要表现为耳的有关部位的增厚隆起，以及相应部位及皮肤颜色的异常。

18. 哪些患者会出现耳郭深褐色反应？

慢性病变，在病痊愈后，在相应的穴位上，色素加深改变，似色素沉着反应，这在中医上称为"深褐色反应"。如乳腺癌手术治疗后，在乳腺区可见深褐色反应。神经性皮炎患者，在患病的相关耳穴上，也可见色素沉着，纹理加深，皮肤干燥而粗糙，这是较明显的症状。

神经性皮炎是一种常见的皮肤神经功能障碍性皮肤病。其特点是颈、肘、膝及骶尾部出现红斑、丘疹，融合成片，表面粗糙，纹理加深，对称分布，剧烈瘙痒，成年人多见。

中医有一种治病的方法称为耳穴疗法，即通过对耳郭上相应位置的治疗，达到祛病保健的目的。耳穴压豆疗法是耳穴疗法的一个分支，是目前应用最广泛的一种耳穴刺激方法，中医在用这种方法治疗神经性皮炎病患的时候，就可以观察到耳部有无色素沉着的变化，来达到治病的目的。

19. 哪些病症会导致耳郭"肺区"或"气管区"异常？

肺是呼吸系统的一部分，功能是进行气体交换，良好的肺功能是维持生命的保障。肺部常见的疾病有：气胸、肺大泡、肺气肿、肺癌等。

耳郭"肺区"呈粟粒状白色，伴有点状凹陷。在复发期为白色小点，边缘红晕，有光泽，多见于肺结核病患。肺结核是由结核杆菌引起的肺部慢性周四肉芽肿性传染病。一般说来常见的症状包括：咳嗽、咳痰发热（多为午后低热）、咯血（自少量至大咯血）、胸痛乏力食欲不振、盗汗，病程长的可有消瘦，病变广泛而严重的可有呼吸困难，女性

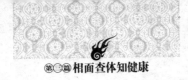

患者可有月经不调。

如"肺区"呈片状红晕，边缘不清，有光泽，则为急性肺炎；如肺区呈点状或片状白色，边缘不清晰，多见于肺气肿病患；如肺区出现脱屑现象，且不易擦除，则为神经性皮炎等病患；"肺气管区"呈海星状血管怒张，有光泽，是支气管扩张病患；如肺区、气管区出现丘疹，颜色为红色时，则为急性支气管炎病患，如颜色为白色，则为慢性支气管炎病患。

20. 大小肠疾病患者耳郭部位有哪些变化？

当大肠区、小肠区出现了糠皮样的脱落及脂溢渗出现象，临床上常见于大肠疾病。

随着生活水平的提高及环境的改变，患有肠道疾病的人越来越多。大肠疾病典型症状有腹泻、便血、腹痛、排便障碍、食欲不振、发热、黏液血便、营养障碍、里急后重等。大肠类疾病有轻有重，但不同程度的都给患者带来了巨大的身心痛苦。如便秘，在时间上可以是暂时的，也可以是长久的。

大肠类疾病的预防，在饮食方面是非常关键的，尤其是夏秋季节，肠道疾病的发病率明显增加，除了用药外，合理的饮食也是治疗肠道疾病的重要环节。

21. 肾脏病变会引起耳郭什么反应？

如肾区出现点状白色丘疹或呈混浊样白色反应点，在临床上多见于肾脏病，且以肾虚者较多。

肾虚指肾脏精气阴阳不足。肾虚主要分为肾阴虚和肾阳虚。中医所指的肾虚的种类有很多，其中最常见的是肾阴虚、肾阳虚。肾虚的症状：肾阳虚的症状为腰酸、四肢发冷、畏寒，甚至还有水肿，也就是表现为"寒"的症状，性功能不好也会导致肾阳虚；肾阴虚的症状为"热"，主要有腰酸、燥热、盗汗、虚汗、头晕、耳鸣等。

在传统医学上，"肾虚"是一个宽泛的概念，他包括泌尿系统、生殖系统、内分泌代谢系统、神经精神系统及消化、血液、呼吸等诸多系统的相关疾病。

22. 什么疾病会导致耳郭膀胱区异常？

如膀胱区出现片状红晕，或者出现点状白色反应物，但边缘有红晕，常见于膀胱湿热型病患。

膀胱位于小腹中央，小儿的膀胱高出骨盆上方，贴腹前壁，成人的在骨盆内，前贴耻骨联合，而女性则与阴道、子宫邻接。膀胱具有贮尿和排尿功能。膀胱湿热症多由感受湿热之邪，或脾胃内伤，湿热内蕴，下注膀胱而成。本症为里证，属实热。临床表现有：尿频、尿急、尿短赤、涩痛、淋漓不畅、小腹胀闷，或兼有发热、腰痛，或尿血如注，或尿有砂石，或尿浊如膏。舌红苔黄腻，脉滑数。本症及时治疗可以痊愈，如迁延时日则可致湿热留恋反复发作，长期不愈，以致气阴日衰。也有湿热深结小便点滴不通而成癃闭重症。

23. 耳郭颈椎区出现什么反应可诊断为颈椎病？

当耳郭颈椎区出现结节、丘疹等阳性反应物，可诊断为颈椎病患。

颈椎病是由于颈椎间盘退行性变、颈椎骨质增生所引起的一系列临床症状的综合征。颈椎病可分为颈型、神经根型、脊髓型、椎动脉型、交感神经型和其他型，颈椎病临床常表现为颈、肩臂、肩胛上背及胸前区疼痛、臂手麻木、肌肉萎缩，甚至四肢瘫痪，以及神经压迫导致的失眠、头痛、头晕等。可发生于任何年龄，以40岁以上的中老年人为多。颈椎病具有发病率高，治疗时间长，治疗后极易复发等特点。

中西医在颈椎病的治疗上都取得了可喜的成就，但颈椎病的预防是相当关键的。在日常生活中，我们要从每一个生活的细节处入手，注意对身体的健康维护。如最好不要在颈部过于劳累的状态下工作、看书、上网等，因为颈部的过度劳累对颈椎的损伤是巨大的，同时要有充足的睡眠、足够的休息，这样可以消除颈部疲劳。

24. 腰椎疾病会引起耳郭哪些反应？

腰椎是人体躯干活动的枢纽，人所有身体活动都在增加腰椎的负担，随着年龄的增长，过度的活动和超负荷的承载，加重了腰椎的负担，使腰椎加快出现老化，并在外力的作用下，继发病理性改变，以致椎间盘纤维环破裂，椎间盘内的髓核突出，引起腰腿痛和神经功能障碍。

当耳郭腰椎区出现结节、丘疹等阳性反应物，多见于腰椎退行性病变。腰椎退行性病变是人随着年龄增长出现的现象，主要原因是缺少钙和镁。但并不是说就是骨质增生。治疗上首先需要补充钙和镁，也可以静脉输液治疗。

25. 为什么能从耳垂皱纹中发现心脏病？

有的人年老后，在耳垂处从耳朵口向外下方有一条斜形皱纹，可别小看这小小的皱纹，实际上这意味着可能有动脉硬化、心脏缺血情况的发生。

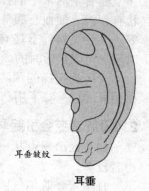

耳垂皱纹 ——

耳垂

耳垂处小小的皱纹同动脉异常是有关联的。耳垂上出现皱纹是已经得病时动脉中正在展开的过程的局部表现。耳垂是耳朵上由脂肪与结缔组织构成，没有软骨，是耳朵上唯一肉多的部位。当动脉出现硬化时，耳朵同其他一切组织一样，得到的血较少，而耳垂是耳朵上对这种缺血现象感觉最敏感的部分，因而当耳朵出现了耳垂皱纹时，要及时检查心脏。

26. 什么是耳穴？

耳穴指分布在耳郭上的腧穴。耳郭从全息现象来看是一个倒置的胎儿，所以耳穴的分布与胎儿的结构相似。当人体内脏或躯体有病时，往往会在耳郭的相应穴区出现局部反应，如压痛、结节、变色、导电性能等。

27. 耳穴可以治疗哪些疼痛症？

无论是东西方医学，均认为刺激耳穴可有下列的保健和治疗功效：

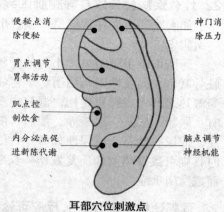

便秘点消
除便秘

神门消
除压力

胃点调节
胃部活动

肌点控
制饮食

内分泌点促
进新陈代谢

脑点调节
神经机能

耳部穴位刺激点

（1）减轻各种疼痛症：包括头痛、创伤，手术后神经性疼痛（如坐骨神经痛），骨折或脱臼后引起之痛症。

（2）治疗发炎性疾病：如关节扭伤发炎和面部神经炎等。

（3）过敏或软骨相关的病患：包括类风湿性关节炎。

（4）脑神经内分泌失调：包括高血压、头晕及心律失常等。

（5）其他长期病患：包括手腕痛、四肢麻木及腰酸背痛。

在耳穴治疗方面，中医和针灸物理治疗师会使用针灸针，直接刺激耳穴，以达到上述功效。此外，物理治疗师也会根据情况，采用激光刺激耳穴，来帮助消炎止痛，促进患处复原。

28. 耳郭出现异常斑点有哪些疾病预兆？

耳郭上出现鲜红或紫色的丝状红筋或斑点，并且用手挤压仍不消散，这在中医上称为"诊伤痛耳症"。如出现在右耳则表示右侧躯体有伤；显于左耳则左半身有伤；显于耳郭上半部则表示背部有伤；显于耳郭下半部则表示胸部有伤；在耳的上顶有黑或红色向外扩散的点，表示左腋下有伤；在耳垂底有白色或黑色点，表示右腋下有伤。这些相应的表征为我们清晰地进行身体疾患的自查和医生的诊断提供了重要的依据。

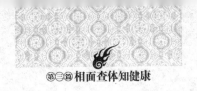

中医在诊疗跌打损伤时，常常会从耳郭反映的表征上来判断伤情。从耳郭出现的鲜红或紫色的细小浮络，可以了解内伤部位。

29. 耳针疗法可以发现人体的哪些疾病？

人们的耳壳与人体各位部存在着一种生理性的内在联系，当人体患病时，耳郭上相应部位就会出现敏感点。刺激这些敏感点，能达到治疗相应疾病的效果。这种方法，在我国医学中叫做"耳针疗法"。

不同的疾病在耳郭上有不同的表现，典型的有：神经衰弱患者的"耳尖"穴（耳朵尖区）处可看见一个圆环形水纹（似一盆水面上的水纹），并在耳垂部可能摸到一个硬节；高血压、动脉硬化患者，耳孔会长毛，耳轮变宽、变厚、变硬；胃溃疡、十二指肠球部溃疡患者，"胃""十二指肠"两穴处可见萎缩；乳腺癌患者，"乳腺"穴上可看到一圆形的丘疹；冠心病患者，耳垂上可看到一条横向深折；消化不良患者，"膜"穴处有明显压痛。各种疾病，在耳壳的相应穴位上都有异常反应。有些病人还没有感觉到的病症，或者在疾病初发阶段，用按摩耳朵的方法，还可以较早发现疾病。若用耳朵探测检查，其准确性可达90%以上。为了保障身体健康，应当经常察看和按摩自己的耳朵。

30. 耳穴部位隆起反应具体有哪些疾病征兆？

耳穴部位隆起常见的有结节状，其形态小的像是芝麻，大的则呈绿豆状，或呈现链珠状，或呈片状、条片状。不同形态的呈现，为中医解读各种疾病提供了依据。

如呈结节状圆形隆起者，则是各种头痛症的表征。我国医学历代医家认为，头部经络为诸阳经交汇之处，凡五脏精华之血，六腑清阳之气，都上会于此。如果六邪外侵，七情内伤，升降失调，郁于清窍，清阳不运，皆能致头痛。

如呈链珠状者，则常见于肥大性脊柱炎，肥大性脊柱炎也称退行性脊柱炎、脊椎骨性关节炎、增生性脊椎炎等，这类疾病多发生于中年以后。一般情况下，发病很缓慢，初期疼痛感较轻，如果稍加劳累则疼痛加重。病情较重者，俯仰活动受限，给患者带来一定的不便和痛苦。

如呈条索状，则是关节疼痛，关节疼痛主要是由关节炎或关节病引起的。关节疼痛牵涉范围非常广泛，因此关节疼痛的鉴别诊断至关重要。在中医理论上，诊断此类疾病的时候，耳针是相当关键的。

如呈片状，常见于腹痛。

31. 哪些病症会引起耳穴部位凹陷反应？

耳穴凹陷反应较常见的由点状、片状和线状三种状态。

如呈点状，则常见于耳鸣疾患。耳鸣是指自觉耳内鸣响，常常是耳聋的先兆，因听觉机能紊乱而引起。其症状表现是不一样的，由耳部病变引起的常与耳聋或眩晕同时存在。由其他因素引起的，则可不伴有耳聋或眩晕。耳穴呈点状的还见于散光症。

如呈片状，则多久见于胃、十二指肠溃疡疾病。医学上认为，胃溃疡的形成是胃酸作用的结果。而十二指肠溃疡形成的主要因素是因迷走神经张力过高，以致胃酸分泌过多。两者是性质不同的疾病。

如呈线状，则多见于冠心病。冠心病的症状表现是胸腔中央发生一种压榨性的疼痛，并可迁延至胃，它还伴有一些其他症状，如眩晕、气促、出汗、寒战、恶心及昏厥等，严重患者可能因为心力衰竭而死亡。另外，耳穴呈线状者，还可见于耳鸣、耳聋、缺齿等症。

32. 哪些病症会引起耳穴血管扩张？

血管扩张可呈现为条段状或扇叶状，不同形态的呈现，是不同疾病的外部表征。

呈条段状者，常见于支气管扩张和各种关节痛等病症。支气管扩张症是因支气管及其周围肺组织的慢性炎症损坏管壁而导致支气管腔扩张和变形的一种慢性化脓性疾病。

已患支气管扩张者，应多锻炼身体，努力增强体质，坚持体位排痰及戒烟，减少尘埃吸入，预防感冒等防止支气管扩张的发展。

呈扇叶状者，则多见于腰腿疼症。腰腿疼是以腰部和腿部疼痛为主要症状的伤科病症，主要包括现代医学的腰椎间盘突出症、腰椎管狭窄症等。隋代巢元方《诸病源侯论》指出该病与肾虚、风邪入侵有密切关系。

33. 什么疾病会导致耳穴血管中断？

血管的主干充盈扩张，而其中间则呈条段状中断，这被称为血管中断。血管中断常见的疾病是心肌梗死。

在医学上，心肌梗死又称心肌梗塞，是指在冠状动脉病变的基础上，发生冠状动脉血供急剧减少或中断，引起相应的心肌严重而持久的急性缺血性坏死，临床表现呈突发性、剧烈而持久的胸骨后疼痛，特征性心电图动态衍变及血清酶的增高，可发生心律失常、心力衰竭、休克等合并症，常可危及生命。

心肌梗死的基本病因是冠状动脉粥样硬化，较少见于冠状动脉痉挛，少数由栓塞、炎症、畸形等造成管腔狭窄闭塞，使心肌腹腔严重而持久缺血达 1 小时以上，即可发生心肌梗死。心肌梗死发生常有的诱因包括过度劳累、情绪激动、大出血、休克、脱水、外科手术或严重心律失常等。

34. 耳郭心区的变化能诊断出哪些病症？

《素问·金匮真言论》说；"南方赤色，入通于心，开窍于耳。"《素问·缪刺论》指出："手少阴之经络于耳中。"在《医贯》卷五又有"心为耳窍之客"。可见耳与心的关系非常密切。

心的生理功能失调，可导致耳窍发生病变，出现耳聋、耳鸣、眩晕等症状。在耳郭望诊中，如果心区出现红晕，颜色为暗红或暗黑色，多常见于冠心病、心肌梗死、心绞痛等病患，这类疾患给人带来的痛苦是巨大的，甚至还会在一定程度上威胁人的生命；如果心区出现皱褶样的圆圈，且中心还有光泽或有点片状的白色物质，则是心律不齐、失眠、风湿性心脏病的表现。

35. 哪些病症导致耳穴血管扭曲？

耳部血管出现海星状的扭曲现象，很有可能患有溃疡病。溃疡深达皮下和黏膜的局部缺损、溃烂，其表面常覆盖有脓液、坏死组织或痂皮，愈后遗有瘢痕，可由感染、外伤、结节或肿瘤的破溃等所致，其大小、形态、深浅、发展过程等也不一致。常合并慢性感染，可能经久不愈。如胃溃疡、十二指肠溃疡、小腿慢性溃疡等。

如果耳穴血管出现环球状、弧状扭曲，可能患有风湿性心脏病。风湿性心脏病简称风心病，是指由于风湿热活动，累及心脏瓣膜而造成的心脏病变。患病初期常常无明显症状，后期则表现为心慌气短、乏力、咳嗽、肢体水肿、咳粉红色泡沫痰，直至心力衰竭而死亡。

如果耳穴血管出现蝌蚪状、鼓槌状扭曲，很有可能患有冠心病。如前所述，冠心病的症状表现是胸腔中央发生一种压榨性的疼痛，并可迁延至胃，它还伴有一些其他症状，如眩晕、气促、出汗、寒战、恶心及昏厥等，严重患者可能因为心力衰竭而死亡。另外，耳穴呈线状者，还可见于耳鸣、耳聋、缺齿等症。

如果出现梅花状扭曲，可能患有肿瘤。

36. 为什么耳垂皱褶可以作为诊断冠心病的依据？

耳垂皱褶也叫"冠心沟"，耳穴的这一形态特征，可作为在中医上诊断冠心病的依据。

从临床研究看，这是由于全身小动脉包括心脏冠状动脉硬化、微循环障碍所致。众所周知，耳垂是耳朵上唯一多肉部位，主要由结缔组织构成。它处于身体末端部位，对缺血缺氧相当敏感。当人体发生动脉硬化时，耳垂和心肌同样发生微循环障碍，导致局部皮下结缔组织中胶原纤维断裂，耳垂皮肤便出现皱褶。心血管造影检查发现，耳垂皱褶的深浅与冠状动脉的损害程度密切相关。另外，根据中医耳针研究，耳垂上有体表和内脏相关的图像，耳垂皱褶正好是心脏在耳郭上的相关部位。

因此，中老年人不妨对着镜子自查一下，如果存在上述耳穴体征的话，应当及时去医院，通过心脏听诊、测血压、做心电图、验血脂等检查，可以尽早发现冠心病，从而进行及时有效的治疗。

37. 耳穴血管呈网状会有哪些疾病征兆？

在中医中，耳穴血管呈网状改变的，称为血管网状改变。血管的这种形态变化常见于各种急性炎症性疾患，如咽喉炎、扁桃体炎、乳腺炎等疾患。

现代医学认为，咽喉为人体重要的免疫器官，许多感染性疾病和免疫性疾病都与咽喉有密切关系。咽喉炎有急、慢性之分，属于上呼吸道感染的一部分。根据中医理论，咽为胃之关，喉为肺之门，外感之邪入肺易伤喉，饮食不当入胃易损于咽，咽喉为邪毒好浸久留之地。咽喉炎的预防和治疗，要从生活习惯、饮食习惯、环境因素等方面注意。

扁桃体炎是扁桃体的炎症。临床上分为急性和慢性两种，主要症状是咽痛、发热及咽部不适感等。此病可引起耳、鼻以及心、肾、关节等局部或全身的并发症，故应予重视。

乳腺炎是指乳腺的急性化脓性感染，是引起产后发热的原因之一，最常见于哺乳妇女，尤其是初产妇。哺乳期的任何时间均可发生，而哺乳的开始最为常见。该症轻者不能给婴儿正常喂奶，重者则要手术治疗。

38. 如何诊断耳郭肝区、胆区的疾病？

肝胆之脉络于耳，肝胆之气上通于耳，耳的正常生理功能有赖于肝胆之气通达及肝血的奉养。《素问·藏气法时论》说："肝病者，虚则目无所见，耳无所闻。"《丹溪心法·耳聋篇》也说："耳聋皆属于热，少阳厥阴热多。"少阳厥阴者，分别指肝与胆。可见耳与肝、胆的关系。

健康人的耳郭血管隐而不见，而心肌梗死、冠心病、高血压、支气管扩张、急性支气管炎患者，耳郭上都可见到多处丘疹，且肝区和胆区的色素较沉积，表面是粗糙的；患有慢性肝炎时"肝脾区"呈片状增厚，伴有点片状暗红色，大小不等；肝大则是在肝区块状增厚，边缘清晰；"肝脾区"呈块状隆起，不光滑，伴有小结节，边缘不清，色暗，肝硬化的信号；"胰胆区"呈点白，边缘暗红，有光泽，多见于胆结石；"肝区"结节状隆起，色暗质硬，不光滑，则表明患有肝癌。

39. 耳穴脾胃区会发生哪些疾病？

胃区呈现不规则的白色隆起，可能为慢性浅表性胃炎；胃区呈点状或片状红润，界限不清，多为急性胃炎，如果界限清楚则多见于胃溃疡活动期；胃区片状白色隆起中有点、片状红润，多为慢性胃炎急性发作。

胃炎是指任何病因引起的胃黏膜炎症。按临床发病缓急，一般可分为急性胃炎和慢性胃炎。急性胃炎发病急骤，轻者仅有食欲不振、腹痛、恶心、呕吐；严重者可出现呕血、黑便、脱水、电解质及酸碱平衡紊乱，有细菌感染者常伴有全身中毒症状。

当脾区呈片状白色，且边缘有红润，则是脾大的信号。脾大即脾脏的肿大，引起脾大的原因有：感染性脾大，各种急慢性感染如伤寒；郁血性脾肿大；增生性脾大多见于某些血液病，如白血病、溶血性贫血、恶性淋巴瘤等。

40. 急性腰扭伤在耳部会出现哪些症状？

急性腰扭伤是腰部肌肉、筋膜、韧带等软组织因外力作用突然受到过度牵拉而引起的急性撕裂伤，常发生于搬抬重物、腰部肌肉强力收缩时。急性腰扭伤可使腰骶部肌肉

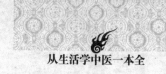

的附着点、骨膜、筋膜和韧带等组织撕裂。

在治疗上，有多种方法，如拔罐、药物治疗等。如果郊野旅行又逢腰部扭伤，情急间找不到医生，在此情况下，应让病人卧下休息。

中医耳诊中，在腰椎穴区，如出现片状且呈红色，或有紫红色的斑块，则为急性腰扭伤。需要说明的是，红色表示新伤，紫红色表示旧伤。

41. 肝穴区有哪些症状可诊断为病毒性肝炎？

当肝穴区有结节样赘生物，或有较细的、青紫色的毛细血管，则临床表现为病毒性肝炎。

病毒性肝炎是由多种肝炎病毒引起的，以肝脏炎症和坏死病变为主的一组传染病。主要通过粪便、血液或体液而传播。临床上以疲劳、食欲减退、肝肿大、肝功能异常为主要表现，部分病例出现黄疸。按病源分类，目前已确定的病毒性肝炎有 5 型，其中甲型和戊型主要表现为急性肝炎，乙、丙、丁型主要表现为慢性肝炎，并可发展为肝硬化和肝细胞癌。

42. 耳部出现哪些反应可诊断为流行性感冒？

在耳穴的相关部位可见点状或小片状红晕，或小血管充盈等阳性反应，临床诊断为流行性感冒。

流行性感冒是流感病毒引起的急性呼吸道感染，也是一种传染性强、传播速度快的疾病。其主要通过空气中的飞沫、人与人之间的接触或与被污染物品的接触传播。一般秋冬季节是其高发期，所引起的并发症和死亡现象非常严重。典型的临床症状是：起病急骤，畏寒、发热，体温在 24 小时内升达 39 ~ 40℃甚至更高；伴头痛，全身酸痛，乏力，食欲减退；呼吸道症状较轻，咽干喉痛，干咳，可有腹泻；颜面潮红，眼结膜外眦充血，咽部充血，软腭上有滤泡。

流行性感冒除药物治疗外，饮食调理也是非常重要的。感冒期间要禁吃咸食、甜腻食物，如各类糖果、饮料、肥肉等，还要禁食辛辣食物和烧烤煎炸的食物。

43. 耳穴部位出现哪些症状可诊断为痔疮？

在痔点、肛门穴区出现点片状白色，且边缘有红晕，或在直肠穴区出现同样现象，且有少数呈点片状的暗灰色，则在临床诊断上，可能为痔疮病患。

医学所指痔疮包括内痔、外痔、混合痔，是肛门直肠底部及肛门黏膜的静脉丛发生曲张而形成的一个或多个柔软的静脉团的一种慢性疾病。痔疮的主要特点是出血和疼痛，通常当排便时持续用力，造成此处静脉内压力反复升高，静脉就会肿大。妇女在妊娠期，由于盆腔静脉受压迫，妨碍血液循环常会发生痔疮，许多肥胖的人也会罹患痔疮。如果患有痔疮，肛门内肿大扭曲的静脉壁就会变得很薄，因此排便时极易破裂出血。

痔疮的形成因素有解剖学原因、遗传关系、职业关系、局部刺激和饮食不节、肛门静脉压力增加、肛门部感染等。据临床观察及统计普查结果分析，不同职业痔疮的患病率有显著差异，临床上机关干部、汽车司机、售货员、教师的患病率明显较高。

44. 腹泻患者耳穴部位会有什么症状？

在大肠、小肠穴区有点片状充血并且红润有光泽，则为急性腹泻病患；如在同样位置，有点片状黯红色或丘疹，则为慢性腹泻病患。

腹泻是一种常见症状，是指排便次数明显超过平日习惯的频率，粪质稀薄，水分增加，每日排便量超过 200g，或含未消化食物或脓血、黏液。腹泻常伴有排便急迫感、肛门不适、失禁等症状。腹泻分急性和慢性两类：急性腹泻发病急剧，病程在 2 ~ 3 周之内；慢性腹泻指病程在两个月以上或间歇期在 2 ~ 4 周内的复发性腹泻。

腹泻不是一种独立的疾病，而是很多疾病的一个共同表现，它同时可伴有呕吐、发热、腹痛、腹胀、黏液便、血便等症状。腹泻伴有发热、腹痛、呕吐等常提示急性感染；

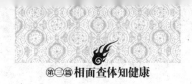

伴大便带血、贫血、消瘦等则需警惕肠癌；伴腹胀、食欲差等常需警惕肝癌；伴水样便则需警惕霍乱弧菌感染。除此之外，腹泻还可直接引起脱水、营养不良等，具体表现为皮肤干燥、眼球下陷、舌干燥、皮肤皱褶。

45. 在耳穴部位如何诊断出便秘？

在大肠、小肠穴区出现点片状白色或丘疹，或出现脱屑，则为便秘病患。

从现代医学的角度来说，便秘是多种疾病的一种症状，而不是一种病。便秘是排便次数明显减少，每 2 ～ 3 天或更长时间一次，无规律，粪质干硬，常伴有排便困难感的病理现象。

便秘在程度上有轻有重，在时间上可以是暂时的，也可以是长久的。由于引起便秘的原因很多，也很复杂，因此，一旦发生比较严重的，持续时间较长的便秘，患者应及时到医院检查，查找引起便秘的原因，以免延误原发病的诊治，并及时、正确、有效地解决便秘的痛苦，切勿滥用泻药。

46. 胰胆穴区哪些变化是胆囊息肉样病变的症状？

当胰胆穴区赘生物比较大时，其息肉也大，反之，息肉则小，这是胆囊息肉样病变。

胆囊息肉样病变，泛指胆囊壁向腔内呈息肉状生长的所有非结石性病变总称，发病年龄 30 ～ 50 岁者居多。大多数胆囊息肉的症状与慢性胆囊炎相似，主要表现为右上腹轻度不适，伴有结石时可出现胆绞痛，但也有相当数量的患者并无症状，只是在做健康体检时才发现。该病特点为发病率逐渐增高、隐蔽攻击性强、癌变率高。胆囊息肉的致命杀伤力就在于突发癌变，而在癌变中或癌变后，许多胆囊息肉患者没有不适的感觉，不知不觉地发展，不知不觉地癌变，这也是胆囊息肉最可怕的一点。

在我国，随着 B 超技术的广泛普及，胆囊息肉病变检出率越来越高，其临床、病理特点和手术时机选择得到广泛的应用。

47. 脑血栓患者有哪些耳部症状？

脑血栓是在脑动脉粥样硬化和斑块基础上，在血流缓慢、血压偏低的条件下，血液的有形成分附着在动脉的内膜形成血栓。多发生于 50 岁以后，男性略多于女性。脑血栓轻微者表现为一侧肢体活动不灵活、感觉迟钝、失误，严重者可出现昏迷、大小便失禁甚至死亡。但由于发生的部位不一样，脑血栓的症状也不一样。常于睡眠中或晨起发病，患者活动无力或不能活动，说话含混不清或失语，喝水发呛。多数病人意识消除或轻度障碍。

中医耳诊中，可依据耳相应部位的变化来诊断脑血栓这一病患。如患者的耳垂部显示有耳垂皱褶，或皮质下穴区的肤色颜色为暗灰色，并且没有光泽，则可诊断为脑血栓。

48. 各关节穴区与类风湿性关节炎的关系是怎样的？

在中医耳诊中，各关节穴区，包括颈椎、胸椎、腰骶椎、髋、膝、踝、跟、趾、指、腕、肘、肩、锁骨等，当出现了高低不平的结节，整个耳部较硬时，临床诊断为类风湿性关节炎。

类风湿性关节炎是一种以关节滑膜炎为特征的慢性全身性自身免疫性疾病。滑膜炎持久反复发作，可导致关节内软骨和骨的破坏，关节功能障碍，甚至残废。以慢性、对称性、多滑膜关节炎和关节外病变为主要临床表现。

该病好发于手、腕、足等小关节，反复发作，呈对称分布。早期有关节红肿热痛和功能障碍，晚期关节可出现不同程度的僵硬畸形，并伴有骨和骨骼肌的萎缩，极易致残。从病理改变的角度来看，类风湿性关节炎是一种主要累及关节滑膜（以后可波及关节软骨、骨组织、关节韧带和肌腱），其次为浆膜、心、肺及眼等结缔组织的广泛性炎症性疾病。类风湿性关节炎的全身性表现除关节病变外，还有发热、疲乏无力、心包炎、皮下结节、胸膜炎、动脉炎、周围神经病变等。

49. 通过哪些穴区的变化可诊断女性更年期综合征？

女性更年期综合征是女性卵巢功能逐渐衰退至完全消失的过渡时期，由于生理和心理改变而出现的一系列临床症状，常见有烘热汗出、烦躁易怒、心悸失眠或忧郁健忘等。

本病的发生是妇女在绝经前后，由于肾气逐渐衰竭、冲任亏虚、精血不足、天癸渐绝，月经将断而至绝经所出现的生理变化，但有些女性由于体质或精神因素以及其他因素的影响，一时不能适应这些生理变化，使阴阳失去平衡，脏腑气血功能失调而出现的一系列脏腑功能紊乱的征候。

耳穴中，女性更年期综合征在腹穴区、内分泌穴区、肾区、内生殖穴区等都会出现一系列的变化，已成为中医用耳诊诊断这一病症的依据。

50. 神经衰弱可反应于耳部哪些穴区？

神经衰弱属于心理疾病的一种，症状表现为精神容易兴奋和脑力容易疲乏、常有情绪烦恼和心理生理的神经性障碍。神经衰弱患者有显著的衰弱或持久的疲劳症状，如经常感到精力不足、委靡不振、不能用脑、记忆力减退、脑力迟钝、学习工作中注意力不能集中、工作效率显著减退，即使是充分休息也不能消除疲劳感。对全身进行检查，又无躯体疾病如肝炎、脑器质性病变等。

目前大多数学者认为精神因素是造成神经衰弱的主因。凡是能引起持续的紧张心情和长期的内心矛盾，使神经活动过程强烈而持久的处于紧张状态，超过神经系统张力的耐受限度，即可发生神经衰弱。

在中医耳诊中，神经衰弱症可在心穴区（有圆形皱褶出现）、枕或垂前穴区（成点片状）、肾穴区（出现点片状白色改变）有明显的反应。

51. 头部不同部位的疼痛在耳部穴区有怎样的症状？

耳诊中，在额穴区、颞穴区、枕穴区，可见片状红晕，并有隆起改变，在临床诊断上为全头痛。头痛的部位不同在耳部各穴区的反应也不同。

耳诊中，在枕穴区有隆起改变，或可见点状或片状红点或红晕，则在临床诊断上为头顶痛。头顶痛不同于全头痛。

耳诊中，在额穴区，呈点片状红晕，则为前头痛，如果病程较长、且反复发作者，在额穴区会出现圆形隆起，心穴区有皱褶。

耳诊中，颞穴区有点片状红晕或有隆起，或心穴区有皱褶，都为偏头痛的表现。

后头痛在耳诊中，主要反应在枕穴区，其形态、颜色特征和偏头痛类似。

52. 面神经炎患者在面颊区的症状有哪些？

面神经炎又叫面瘫、面神经麻痹，就是面部肌肉瘫痪。它是由支配面部肌肉的面神经中风而引起的，主要表现为面部肌肉运动受到障碍。面瘫的临床表现主要为双侧一重一轻型面肌瘫痪，表现为不能蹙额与皱眉，眼不能闭合或闭合不全、畏光、流泪等现象。口角歪向较健侧，鼓腮时从重病侧漏气，漱口时从重病侧漏水，流口水，进食时食物停留于重病侧牙颊之间。

面神经炎可见于任何年龄，无性别差异。多为单侧，双侧者甚少。发病与季节无关，通常急性起病，一侧面部表情肌突然瘫痪，可于数小时内达到高峰。

在耳诊中，面神经炎在耳穴的表现依病程的差异而不同。在面颊区，或可见点状或小片状红晕或边缘有红晕或出现皱褶，或毛细血管扩张等。

53. 耳部穴区哪些变化是肋间神经炎的信号？

肋间神经炎是指由于损伤诱发肋间神经的慢性炎症，在肋软骨处会有痛性肿块及压痛。又称蒂策氏病。该症多见于 20 ～ 40 岁，多为一处病变。病因可能与病毒感染或外伤有关。病程可持续几小时或几天，但可复发，常在数月内自愈，个别可持续数年。

耳诊中，在胸、胸椎穴区有点片状红晕，或有毛细血管充盈，在临床诊断上为肋间

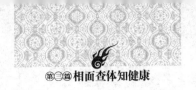

神经炎，这为疾病的诊断和治疗提供了依据。治疗常用热敷、止痛药物、局部注射醋酸泼尼松龙等，有时可口服吗啉胍。也可用药物理疗针灸推拿等，推拿对由胸椎损伤或蜕变引起的肋间神经痛疗效很好。

54. 肾穴区哪些症状可诊断为肾病综合征？

肾病综合征是以大量蛋白尿（24 小时尿蛋白超过 3.5 克）、血清白蛋白 <30g/L，高脂血症及水肿为特点的临床综合征，前两项最为典型。该症分原发性和继发性两种，继发性肾综可由免疫性疾病（如系统性红斑狼疮等）、糖尿病以及继发感染（如细菌、乙肝病毒等）、循环系统疾病、药物中毒等引起。

肾病综合征的预防和保健是非常关键的。要保证有充分的休息；在饮食上保证足够热量；加强对皮肤的护理，保持皮肤清洁、干燥，避免擦伤和受压，定时翻身；进行一系列的健康教育，要求患者及其家属要密切配合医生的治疗。

耳诊中，在肾穴区出现片状淡红晕，临床诊断即为肾病综合征，如果病程较长，在肾穴区的点片状则会增厚。

55. 遗尿症可反应于耳部哪些穴区？

在中医耳诊中，在肾区、膀胱或肝穴区出现阳性反应，在临床诊断上，则为遗尿症。

遗尿症俗称尿床，通常指小儿在熟睡时不自主地排尿，有少数患者遗尿症状持续到成年期。小儿遗尿的主要原因是大脑排尿中枢发育不充分。中医认为小儿遗尿多为先天“肾气不足、下元虚冷”所致，治疗以补肾益气为主。另外，由于各种疾病引起的脾肺虚损、气虚下陷，也可以出现小儿遗尿症。少数小儿因肝经郁热而引起遗尿。

大多数遗尿儿童白日排尿无异常，检查也无明显病变。对遗尿患儿，家长不要责骂，而应关心和体贴，告诉孩子随着发育可以自愈，建立信心。在晚饭以后限制饮水量，睡前充分排空膀胱尿，在经常尿床的时间前叫醒儿童起床排尿。一般不需药物治疗。

56. 不孕症在耳穴部位会表现出什么症状？

中医耳诊中，在盆腔穴三角窝区域或内生殖穴区出现相应的异常现象，如三角窝出现红点、红斑，颜色为灰白色或暗灰色，或有脱屑出现，内生殖穴区往往会有一系列的颜色变黄，或为红色，或为暗红色，或为淡紫色，或为白色等，上述均可视为不孕症的信号。

不孕症是指婚后同居，有正常性生活，未避孕达 1 年以上而未能怀孕的现象。引起不孕的原因很多，像女方排卵障碍或不排卵、输卵管不通、功能不良、炎症、结核或子宫内膜异位症、免疫因素、男方少精或弱精症等，都可以导致不孕。

不孕不育虽然不是致命性的疾病，但它不仅对患者的身体健康造成严重的影响，而且会带来一系列的社会问题，如夫妻感情破裂、家庭不和、离婚等。对大多数不育夫妇来说，不孕症是其生活中最有压力的事件之一，极易出现情绪不稳定和精神压力。

57. 如何根据不同穴区的异常诊断闭经？

在中医耳诊中，在内生殖器穴区、内分泌穴区如出现某些异常，前者可见点状的白色丘疹，或后者可见黯红色的丘疹，临床上，均可诊断为闭经。

年过 16 岁，第二性征已经发育而尚未来经者，或者年龄超过 14 岁第二性征没有发育者称原发闭经，月经已来潮又停止 6 个月或 3 个周期者称继发闭经。中医将闭经称为经闭，多由先天不足、体弱多病、多产房劳、肾气不足、精亏血少；大病、久病、产后失血或脾虚生化不足、冲任血少；情态失调、精神过度紧张、受刺激、气血淤滞不行；肥胖之人，多痰多湿、痰湿阻滞冲任等引起。如果发现闭经，应该及时去医院查明病因，对症治疗，一般都会得到满意效果。闭经时间越久，子宫就会收缩得越厉害，治疗效果也就越差。

58. 穴区的哪些症状可以诊断为前列腺增生？

中医耳诊认为，诊断前列腺增生，可依据相应穴位出现的异常情况作诊断，如在艇角穴区出现颜色的改变，或黑色，或黯红色，或浅蓝色，或淡黄色；或在该穴位出现一系列的形态变化，有点片状增厚、隆起改变，或有结节，或出现环形皱褶。此外，尿道穴区和内分泌穴区也是诊断该病的重要穴位，当两个穴区有点片状增厚时，或在内分泌穴区有颜色的改变时，临床上，均可诊断为前列腺增生疾病。

前列腺增生为一种常见的男性疾病，且近年来，随着人们生活水平的提高，发病的概率呈上升趋势。前列腺增生疾病在临床上的表现为尿频、排尿困难、血尿。该病会引发很多并发症，如尿路感染，易发生膀胱颈后尿道及膀胱炎症；因排尿困难，腹压长期增加，故易引起痔疮和脱肛等并发症。

59. 痛经时耳部穴位会出现哪些反应？

痛经是指妇女在经期及其前后，出现小腹或腰部疼痛，甚至痛及腰骶。每随月经周期而发，严重者可伴恶心呕吐、冷汗淋漓、手足厥冷，甚至昏厥，给工作及生活带来影响。

引起痛经的因素很多，常见的有：由于子宫颈管狭窄而引起痛经，子宫位置异常而引起痛经，一定的精神因素、遗传因素。中医认为，由于肾气亏虚、气血不足，加上各方面的压力，令肝气郁结，以致气血运行不顺而造成痛经。

中医耳诊中，在内生殖穴区或内分泌穴区如出现点状或小片状的红晕，或在盆腔穴区三角窝部位，毛细血管扩张，在临床诊断上均为痛经。

痛经患者应注意平时的调理和保健。平时饮食应多样化，不可偏食，应经常食用些具有理气活血作用的蔬菜水果，经前期及经期少吃生冷和辛辣等刺激性强的食物。

60. 遗精患者在穴区有怎样的反应？

中医耳诊认为，如在内生殖器穴区、艇角穴区颜色红润，或呈白色、干燥、有脱屑现象，则视为遗精。

遗精是一种生理现象，是指不因性交而精液自行泄出。中医将精液自遗现象称遗精或失精。有梦而遗者名为"梦遗"，无梦而遗，甚至清醒时精液自行滑出者为"滑精"。遗精基本上可以说是一种正常的生理现象，正常成年男性约有90%发生过遗精。遗精不像月经，是没有规律可言的，以前有遗精现在消失了，也是很正常的事情。尤其是男性进入中年，几乎就不再发生了。

由于遗精是男性性发育的正常生理现象，对身体和心理的健康都无害，也不会给身体造成任何不良影响，男性精子的数量和质量由睾丸和先天的基因决定。遗精不会影响生育能力。

61. 耳部哪些反应是由肩关节周围炎引起的？

中医耳诊认为，在肩穴区会出现形态和颜色的异常现象，如有点状或片状红晕，或是呈点状白色，且边缘处有红晕，或是呈暗红色，在形态上，或血管怒张，呈海星状，或呈小结节，或呈条索状，则为肩关节周围炎。

肩关节周围炎，简称肩周炎，是以肩关节疼痛和活动不便为主要症状的常见病症。本病的好发年龄在50岁左右，女性发病率略高于男性，多见于体力劳动者。如得不到有效的治疗，则可能严重影响肩关节的功能活动，妨碍日常生活。本病早期肩关节呈阵发性疼痛，常因天气变化及劳累而诱发，以后逐渐发展为持续性疼痛，并逐渐加重，昼轻夜重，夜不能寐，不能向患侧侧卧，肩关节向各个方向的主动和被动活动均受限。

中医认为肩周炎的形成有内、外两个因素。内因是年老体弱、肝肾不足、气血亏虚。外因是风寒湿邪、外伤及慢性劳损。

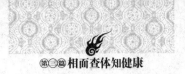

耳聋耳鸣的问题

1. 耳聋按程度可分为哪几类?

耳聋是听觉传导路器质性或功能性病变导致不同程度听力损害的总称，程度较轻的耳聋有时也称重听，明显影响正常社交能力的听力减退称为聋，因双耳听力障碍不能以语言进行正常社交者称为聋哑或聋人。

在医学上，耳聋按不同的分类标准，可分为不同的类型。按其程度轻重不同可分为:

(1) 轻微听力损失。无交流困难，但听力仪器测定听力比正常差。

(2) 轻度听力损失。一般距离内听不清小声讲话。

(3) 中度听力损失。听一般的讲话已感到困难。

(4) 中重度听力损失。听大声亦感困难。

(5) 重度听力损失。仅能听到耳边的大声喊叫。

(6) 极度听力损失。几乎听不到任何声音，连耳边的大声呼喊亦不能听清。

2. 哪些疾病可导致耳聋?

可导致耳聋的外耳疾病有耵聍栓塞、外耳道闭锁、外耳道炎症肿瘤导致的外耳道狭窄等。

可导致耳聋的内耳疾病有各种急、慢性中耳炎、中耳肿瘤、鼓膜外伤、听骨骨折或脱位、耳硬化等。

可导致耳聋的内耳、听神经及神经系统疾病，包括各种急、慢性传染性疾病的耳并发症，像流行性脊髓膜炎、流行性乙型脑炎、麻疹、猩红热、风疹等。这些疾病除了可导致氧性中耳炎而使听力减退外，还会侵犯内耳及其传入径路，造成感音神经性耳聋。另外，药物或化学物质中毒、迷路炎、膜迷路积水、颞骨骨折、听觉外伤、听神经瘤、颅脑外伤、脑血管意外或痉挛也是引起感音神经性耳聋的主要因素，老年性耳聋属于此类。

3. 传音性耳聋是由哪些疾病引起的?

由于外耳或中耳疾病，使到达内耳的声能减弱，从而引起听觉减退者称为传音性耳聋，又名传导性耳聋。这些病包括:

(1) 先天性疾病。如外耳道闭锁，但鼓膜、听骨、蜗窗、前庭窗和鼓室的发育正常。

(2) 后天性疾病。如外耳道异物、耵聍栓塞、炎性肿胀、肿瘤阻塞、外伤性疤痕闭锁、鼓膜炎、外伤性鼓膜穿孔等；各种中耳炎引起的鼓室积液、鼓膜穿孔、增厚、钙化、粘连内陷、鼓室黏膜充血肿胀、肉芽、息肉、听骨链断离、溶解或粘连固定、胆脂瘤、胆固醇性肉芽肿、鼓室硬化症、耳硬化症、中耳癌，以及由周围器官或组织侵入中耳的良性或恶性肿瘤。

4. 哪些病因可导致感音性耳聋?

感音性耳聋，是指听觉障碍或听力减退。多由于先天或后天性原因引起的耳蜗、听神经和听中枢的病变，使传入内耳的声波不能感受而致。

产生感音性耳聋的原因很多，如一些急性传染病：腮腺炎、麻疹、猩红热、流行性感冒、脑膜炎、伤寒等皆可导致感音性耳聋。腮腺炎引起的耳聋，发作突然，严重时伴发恶心、呕吐和眩晕，有时有耳鸣或耳闷塞感；麻疹一般导致较重的后果，是双侧对称的耳聋，高频听力损失严重；脑膜炎所致的耳聋较严重，多为全聋，且不易恢复。此外，还有听神经瘤、美尼尔氏病等也会引起感音性耳聋。

5. 哪些原因会导致突发性耳聋?

突发性耳聋是一种突然发生的原因不明的感觉神经性耳聋，又称暴聋。其临床表现为：耳聋，听力消失的速度快，也有晨起时突感耳聋。突发性耳聋目前认为主要有两种原因：

（1）病毒感染。病毒对内耳血管中的红细胞和听神经有较强的亲和力，当病毒侵入内耳后与红细胞、血小板发生亲和，凝集成团阻塞内耳血管，导致突聋的发生。另外，病毒和听神经亲和，可使听神经充血、水肿，也是引起突聋的原因。

（2）内耳微循环障碍。当人情绪激动或着急之后，人的肾上腺素分泌会增加，使内耳小动脉血管发生痉挛，小血管内血流缓慢，造成血液中的红细胞与血小板相互黏着，发生血行障碍，内耳供氧不足导致突聋的发生。一些老年人，特别是合并动脉硬化者，内耳血运极易发生障碍而引起突聋。

6. 神经衰弱性耳鸣会发展为耳聋吗？

神经衰弱性耳鸣患者往往有失眠、多梦、头昏、脑涨等症状。病人可以听到外界并不存在而由自己耳内发出的响声，或强或弱，或远或近，或有或无，或起或停，在夜深人静的时候，其莫名其妙的响声会显得更加明显。有时搅得人烦躁不安，影响日常的生活和工作。

许多人认为，神经衰弱的耳鸣发展下去便是耳聋，这种担心是多余的。从发病的原因我们可以知道，神经衰弱患者出现的耳鸣只是一种症状，其听觉器官并没有发生器质性病理改变，所以，不会发生耳聋。一般说来，病人只要保持乐观的情绪，积极配合医生治疗，随着神经衰弱的减轻或痊愈，耳鸣就会自然消失。

7. 哪些耳部疾患能引起耳鸣？

耳部疾病是引发耳鸣的重要病因，属耳源性，如外耳、中耳、内耳、螺旋神经节和蜗神经的损害均可引起耳鸣：

（1）中耳病变。中耳炎、咽鼓管阻塞、耳硬化症等均为耳鸣的常见病因。中耳鼓室周围的病变，如颈静脉球体瘤、颈静脉或动脉解剖异常、动静脉瘘等可引起搏动性耳鸣。

（2）内耳耳蜗病变。早期梅尼埃病损害耳蜗顶周螺旋器时出现低频耳鸣。耳毒性药物、噪音和老年性耳蜗损害，均可出现高频耳鸣，伴有感觉神经性聋。

（3）螺旋神经节和蜗神经的病变。听神经瘤80%以上出现患侧渐进性加剧的高频耳鸣，并有10%作为首发症状。多为单侧发病，且伴发患侧渐进性耳聋、瞬间头昏、眩晕或不稳感。

8. 哪些全身性疾病会引起耳鸣？

全身疾病如心血管、内分泌代谢、神经精神等疾病，与听觉器官无关也会引发耳鸣。这类耳鸣一般为双侧性，不伴耳聋，可随着这些疾病的痊愈而消失。

（1）心血管疾病。是最为常见的耳鸣原因之一，其中约有10%为高血压。耳鸣常呈搏动性，与脉搏、心跳同步。动脉粥样硬化，管腔缩小、狭窄亦可出现搏动性耳鸣。贫血者因心脏输出量增加引起搏动性耳鸣。

（2）内分泌代谢疾病。甲状腺功能亢进症或甲状腺功能减退症均可引起搏动性耳鸣。糖尿病、自身免疫性疾病、维生素缺乏症、碘或锌缺乏、肾病等引起耳鸣的发生率较高。

（3）神经精神疾病。脑膜炎、脑震荡、脑干肿瘤和血管病变皆可引起耳鸣，称为中枢性耳鸣。精神状态与耳鸣的产生有一定关系，精神紧张可引起血液循环改变，促发耳鸣。

9. 颈部疾患也会导致耳鸣吗？

除了耳部疾患、血管疾病等会引起耳鸣之外，一些颈部的疾患也会出现耳鸣现象，如颈部肿瘤（常见的由甲状腺癌和淋巴瘤）和其他的一些颈部疾患。

颈部疾患引发的耳鸣与颈动脉有着直接的关系。颈动脉有左右两侧，沿食管、气管和喉的外侧上行，到了甲状软骨分为颈内动脉和颈外动脉，在患者转动脖子时会发现一块明显的肌肉，从耳旁到胸骨处，这块肌肉就是胸锁乳突肌。在这块肌肉的内侧，可以明显摸到颈动脉的搏动，颈动脉受到压迫，便会引发耳鸣。耳鸣的特点为持续性、低音调，随体位变化，耳鸣的程度会有所不同。

10. 哪些药物中毒会导致耳内损伤或耳鸣？

所谓药物中毒性耳聋（简称药物性耳聋），就是因使用某种药物或接触某些化学制剂而引起的耳聋。其症状以耳鸣为主，小部分患者甚至完全丧失听力。

大剂量奎宁、奎尼丁、氯喹等药物，可引起剧烈耳鸣，但停药后会好转，多不影响听力。庆大霉素、链霉素、卡那霉素等药物，对听神经及前庭神经均有损害，可出现耳鸣，若不及时停药，可迅速发展成耳聋，并难以恢复。

由于耳毒性药物引起的耳鸣是直接损害内耳的感觉神经细胞，而人体的神经细胞一旦死亡就很难再生，所以，对于药物中毒性耳聋，要做到早期防范、及时发现和早期诊断。

11. 什么情况下会产生"幻听"现象？

幻听是一种歪曲或奇特的听觉，并没有相应的外部声刺激作用于听觉器官。病人有时会听到有人在喊救命，但这种声音在现实的外部声场中并未存在。

引起幻听的原因有心理因素，如过度精神紧张；身体某部疾病，如听觉中枢障碍或精神病；药物作用，如吸食或注射过量麻醉剂，吸食大麻及错食致幻物质，药物过敏等。

现代临床研究认为，幻听是大脑听觉中枢对信号错误加工的结果。我们面对的并非无声的世界，正常人的听觉将内外部的声音信号正确地向听觉中枢传输，幻听者由于听觉中枢出现障碍，将声音信号歪曲或夸张，甚至按主观意图加以改造，因此是种听觉变态。

12. 为什么单侧耳鸣要警惕听神经瘤？

一侧耳鸣、耳内有嗡嗡声，听觉不灵敏，伴有头晕、行走不稳。这些症状也可能是一种耳科疾病——听神经瘤的临床表现。

听神经瘤系原发于听神经鞘膜上的良性肿瘤。当肿瘤在 2 厘米以内时通常仅有耳科学症状，如耳鸣、听力下降、眩晕等。超过 2 厘米时，肿瘤开始推压脑干、小脑及其他颅神经，患者逐渐出现耳神经学症状。但由于中枢神经系统的代偿，神经学症状常常很轻微，并不易引起注意。肿瘤生长超过 3 厘米后，脑干、小脑明显受压变形，患者出现明显的头痛、呕吐、走路不稳，脑疝可随时发生，导致病人死亡。

耳道分泌物的信息

1. 怎样通过耳道溢液进行望诊？

当外耳、中耳或耳朵附近的组织发生不同病变时，耳道的溶液可出现不同的颜色变化。医生可借助这些分泌物的颜色来诊断疾病。

绿色脓液：即耳道内流出又脏又臭的绿色脓液。常见于因绿脓杆菌感染所致的慢性化脓性中耳炎，或因中耳乳突手术和中耳炎的颅内并发症合并绿脓杆菌感染。

黄色脓液：外耳道皮肤感染引起的疖肿，在脓肿成熟自行破溃或做切开排脓手术后，耳道内可流出黄色脓液。慢性化脓性中耳炎患者，因感冒或污水进入耳道，诱发中耳腔重复感染，也可流出黄色脓液。一般经采用抗生素滴耳剂后，黄色脓液可以逐渐减少或消失。

棕褐色液：某些人耳道内耵聍分泌特别多，呈稀泥浆状湿性物，俗称"油耳屎"，有时耵聍可呈棕褐色液从耳道流出。对此人们不必惊慌，必要时可去医院医治，切勿擅自用火柴梗、发夹、毛线针等挖耳，以免耳内感染。

黑色液：患有急性坏死性中耳炎或耳内恶性肿瘤的人，耳道内可有坏死物混合脓液形成的黑色液流出。当施行癌肿切除术或抗癌治疗后，黑色液即会减少或消失。

红色液：当患有耳道乳头状瘤或恶性癌肿时，耳道内可流出少量无痛性红色液体。此时，应及时去医院检查，必要时可做病理组织切片检查，做到早期诊断，早期治疗。

无色液：当头颅外伤、中耳手术时损伤了脑膜，耳道即刻有无色液流出，这实质上是脑液外漏。对此要提高警惕，并积极予以治疗，防止脑膜炎、脑脓肿等并发症。

白色液：较少见。如患有胆脂瘤性中耳炎时，耳道内可见白色胆脂瘤皮屑，并具有特殊臭味。

因此，一旦出现耳道溢液，不管它是什么颜色，都应尽早诊治，以免贻误病情。

2. 耳屎有什么作用？

从物理性状看，耳屎通常呈淡黄色蜡样干片状物质，味苦，不溶于水、酒精或乙醚。从化学分析来看，耳屎含有油、硬脂、脂肪酸、蛋白质和黄色素，还有 0.1% 的水以及少许白垩和钾、钠等元素。

耳屎因富含油脂，它可以滋润耳道皮肤上的细毛，这些细毛能阻挡由外界吹进来的尘埃颗粒。耳屎和细毛还能防止昆虫等微生物对耳朵的侵害。偶然闯进来的小虫等碰上密茸茸的细毛，被挡住去路；耳屎味苦，当小虫尝到耳屎的苦味后，便会"知难而退"。此外，富含油脂的耳屎能使耳道保持一定的温度和湿度，尤其对耳道深处的鼓膜可使其不致干涸，从而使鼓膜经常处于最佳运动状态。

富含脂肪酸的耳屎，在耳道皮肤表面形成一层酸膜，使外耳道处于酸性环境，具有轻度的杀菌作用。经证明，耳屎里的化学成分能抑制好几种细菌的生长、繁殖。

耳屎和细毛，不仅能吸附进入耳道的灰尘和微生物，保持耳道的清洁，而且还能使耳道空腔稍稍变窄，对传入的声波起到滤波和缓冲作用，使鼓膜不致被强声所震伤。

由此可见，正常的耳屎不是废物，对保护听觉器官还是有一定功劳的。

3. 为什么不要经常掏耳屎？

外耳道皮肤中有许多汗腺及皮脂腺，它们不断地分泌液体至外耳道中，这些液体量很少，但黏性很大，能将灰尘及皮肤的脱鞘黏在一起，经过一段时间的积聚即形成耳屎。耳屎积聚过多时，会引起耳痒及堵塞感。所以，经常挖耳道，会使耳道内变得比较干燥，皮肤则容易发炎及产生瘙痒感。耳朵一痒就会想去挖它，结果就是愈挖愈干燥，愈干燥就愈痒，愈痒就愈挖，如此恶性循环。

很多人缺乏医疗知识，感觉耳内痒时，就随便用火柴棒等硬物搔痒，这样容易导致外耳道外伤，引发外耳道内疾患。所以我们最好不要经常掏耳朵，平时耳内痒时可以用棉棍轻轻在外耳道转动，然后耳朵朝下，耵聍则可自行出来，尽量做到不用指甲、铁签等硬物掏耳。另外不要形成经常挖耳的习惯，一般一周一次为宜。

4. 为什么耳垢增多要警惕糖尿病？

耳朵经常痒痒，耳垢明显增多，如果有糖尿病家族史的人出现这些情况，要警惕是否被糖尿病缠上了。

糖尿病患者由于耵聍腺及皮脂腺分泌旺盛而容易形成较多的耳垢，从临床看，形成的数量常与病情的严重程度成正比。在糖尿病的早期，通常是糖耐量减低阶段，这时，只是"准糖尿病病人"，不用服药，通过饮食、运动可以将血糖控制在正常水平。而耳垢增多的阶段，比糖耐量减低还要早一些，是"隐性糖尿病病人"，控制血糖达标更容易一些。有试验表明，健康人的耳垢中不含葡萄糖或含量甚微，而糖尿病患者的耳垢中葡萄糖的含量多在 0.1 微克。

因此，有家族史、肥胖、肚子大腿细的人，在出现耳朵的不适后要考虑到是否糖尿病导致的，应及早去医院做检测。

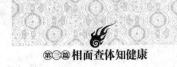
5. 耳内瘙痒是怎么回事?

耳道内正常时不痛不痒,少许耵聍分泌物随人体活动自然脱落出来。但有时其内部也会出现异常征象,如有的人经常会感到耳内瘙痒。

耳内瘙痒可能是感染上了外耳道霉菌病,应及早去医院求医,而不要用火柴棒、牙签等搔痒,以防造成外耳道外伤,并发外耳道炎及外耳道疖等症。霉菌是无孔不入的,由于人的体温对霉菌适宜,加之外耳道的潮湿和阴暗,这就给喜潮怕光的霉菌以繁殖发展提供良好的场所。若个人不太讲究卫生,喜欢用手到处乱摸,或者是用有脚癣者的擦脚毛巾及抠了脚丫的手再去擦、挖耳道,便会把霉菌带入外耳道使其受霉菌感染。这在医学上称为"外耳道霉菌病。"

6. 与湿性耳垢相关的疾病有哪些?

耳垢系指外耳道耵聍腺分泌出的液体干结后的物质。耳垢通常有两种,一种又湿又厚,另一种又干又薄。湿性耳垢即人们所说的"油耳","油耳"又名湿型耵聍、湿耳朵、软耵聍、油状耵聍等。据科学研究发现,耳垢湿性与某些疾病有一定的关系。

一般来说,湿性耳垢的人,其体内血脂水平要高于干性耳垢的人,所以他们动脉粥样硬化发生率比后者高些。另外,湿性耳垢的妇女患乳腺癌的危险性要比干性耳垢者高一倍。

7. 哪些疾病可导致耳道流脓?

耳道流脓可见于外耳道疖肿或慢性中耳炎。外耳道疖肿,常为掏耳或外耳道炎未愈而引起;也可因洗澡或游泳,耳道内进水后使表皮软化,细菌乘虚而入引起感染;慢性病病员有肾炎、糖尿病、慢性便秘者也易罹患此病。此病早期时,应使用抗菌素控制感染,还可作耳部热敷或理疗,如疖肿成熟,则应切开排脓。

慢性中耳炎系耳科最常见的疾病,多因急性化脓性中耳炎治疗不及时、不彻底或鼻咽部及邻近器官炎症反复发作所致。其特点是,长期或间接性流脓、鼓膜穿孔或耳聋。由于中耳炎为一种持续不断的化脓性感染或慢性刺激的疾病,常引起中耳腔内所含氧气和二氧化碳比例失调,血液循环和营养发生障碍,致使中耳腔上皮细胞逐渐演变成多层鳞状型或分泌型上皮,组织细胞在增生分化过程中易发生癌变。

预防外耳道疾病,平时就要养成良好的生活卫生习惯,如禁止掏挖耳朵,外耳道要保持干燥洁净等。

8. 耳道发堵的原因是什么?

耳道发堵,即耳朵有憋闷和堵塞的感觉。这一症状与某些疾病有着一定的关系。如,当人感冒的时候,如果病菌侵犯了耳的相关部位,则耳道就会被堵塞;中耳炎病症也会造成耳道的堵塞。此外,耵聍积聚时刻堵塞耳道,听力会受到影响。一旦耳道内进水,耵聍会发生膨胀,紧紧压迫耳道产生耳痛。

另外,乘坐飞机的过程中,飞机在起飞时大气压力迅速降低,会让耳朵出现堵塞样感觉,少数人还可能会产生短暂的听力障碍及耳道疼痛。

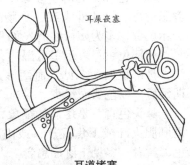

耳道堵塞

第六章

鼻诊——鼻子是"面诊之王"

鼻子与身体疾病的关系

1. 中医望鼻诊病的依据是什么?

鼻子又叫"面王",中医里有"上诊于鼻,下验于腹"的说法,可见在面部望诊中鼻的价值颇大。鼻子位于面部正中,根部主心肺,周围候六腑,下部应生殖。所以鼻子及四周的皮肤色泽最能反映五脏六腑的疾病。《灵枢·五色篇》说:"庭者,首面也,阙上者,咽喉也;阙中者,肺也;下极者,心也;直下者,肝也;肝左者胆也,下者,脾也;方上者,胃也;中央者,大肠也;狭大肠者,肾也,当肾者,脐也;面王以上者,小肠也;面王以下者,膀胱、子处也"。由此可见鼻与脏腑之间的密切关系。

鼻诊是中医望诊中的重要组成部分,它是通过观察鼻的色泽、形态变化以及呼吸时的动态改变来诊断疾病的,有分病性、别病位、测病势、断预后的临床意义。随着中医望诊的不断发展,鼻诊在其中也发挥着越来越重要的作用。

2. 鼻色变化与疾病的关系有哪些?

正常人的鼻色明亮、红润,为健康色。若见鼻色晦暗、赤红、青紫均为病色。常见的鼻色变化与疾病的关系如下:

鼻头色赤:为肺脾实热,鼻头微赤为脾经虚热;鼻孔内缘赤红,兼见鼻中隔溃疡,多患梅毒。鼻孔外缘红,是肠内有病的表现,多数肠内有寄生虫。此外,妇女鼻翼部见于赤色者,多为妇科疾病,如月经不调、闭经。

鼻部色黄:表示里有湿热,如面目俱黄,是黄疸,见于急性黄疸性肝炎。

鼻部色白:多见气血两虚,为贫血表现;若鼻尖色白而有白色粟粒小突起,常有经期延后,经色淡而量少。

鼻头色青:是疼痛的征象,往往是腹部剧痛;若鼻尖色青而又有红色粟粒样小突起,是肝胆火旺或下焦湿热,或内分泌不调。妇女为经血暗红而量多,小腹呈持续性坠痛;色青黄者,多见于淋症患者。

鼻部色黑:是水气为患,多见胃病;男子鼻翼部出现黑色,下连人中,多见腹痛及阴茎、睾丸抽痛;妇女鼻翼色黑,见月经不调或痛经。若鼻黑如烟熏者,表示病情危重。

鼻尖色蓝:鼻尖部呈紫蓝色者,为患心脏病的征象。

3. 为什么说鼻部色诊在疾病诊断中非常重要?

色诊属中医望诊的范畴,是通过观察颜面五官气色变化了解病情的诊断方法。它是中医的独特诊法,为历代中医学家所重视,在中医望诊中的地位可见一斑。

鼻部是人体面部重要的器官之一,也是全息现象最完整、最明显的代表部位之一,鼻部色诊即根据鼻部不同部位的色泽变化，来诊断病症的发生。鼻部色诊在疾病的诊察中是非常重要的。我国的传统医学也有相关的论述，《灵枢·脏腑病形篇》说："十二经脉，三百六十五络，其气血皆上于面而走空窍"。这就是通过观察面部颜色的变化，来达到诊断病症的目的。

鼻部的颜色变化通常为红色、黄色、白色、青色、黑色、蓝色以及棕色等，根据中医鼻诊的理论，不同的色调即是不同疾病的反应。

4. 山根色诊的原理是什么?

山根，又称下极，位于鼻根部，两目内眦之间。根据《内经》"中以候中"的原理，山根部位正好候心。山根位于两目内眦之间，由于手少阴心经脉"还目系"，手太阳小肠经脉到达目内眦，心又与小肠经脉相表里，其经气均能上达目内眦间。因此，山根的色泽变化最能反应心气的存亡，通过临床观察发现，很多的心脏病人山根部均显现白色，心阳虚时尤甚。在心血瘀阻时轻则现青色，重则紫暗。

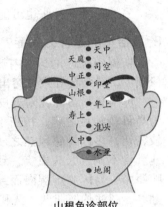

山根色诊部位

需要说明的是：山根色诊的方法尤其对四岁以下的孩子有较明显的效果。因为幼儿的肌肤与成人不同，比较薄弱，身体内部的疾病较容易显示于外。如，小儿山根青灰表示心阳不足；山根色青可能会发生惊风；发暗又可能出现厥气等。总之，山根色诊对心脏及小儿临床观察极有价值，应加以研究及发展。

5. 健康的鼻形应该是怎样的?

鼻子位于面部中央，向前隆起呈长三角形椎体状，对构成容貌起重要作用。在形态上，个体差异较大，因种族不同也会有很大的差异。中国人颜面较纤巧。以男性鼻梁近似笔直，女性微呈凹弧，鼻尖微翘者为美。

鼻子的形态主要由外鼻决定，外鼻呈锥体形，分为鼻根、鼻梁和鼻尖三部分。鼻根部位鼻形部分，是由两块鼻骨和上颌骨鼻突所构成；鼻梁部分位于鼻根部和鼻尖部中间，由两块鼻软骨构成；鼻尖部主要由两块鼻翼软骨所构成。一般正常人的鼻子大小适中，鼻梁直，外观漂亮，呈隐隐的红黄色，较明润。

在医学理论上，依鼻子的形态来判断一个人的身体状况，一般来说，只要鼻子的外形端正，没有异常颜色，没有明显的畸形，都是正常的、健康的表现。

6. 根据鼻形能诊断哪些疾病?

前面已经讲到鼻的各部与内脏相应，当内脏发生疾病后，其相应的部位就会有所反应，如色泽变化等。而鼻的形态发生改变，也能反映出内脏的病理变化。

（1）鼻尖小而薄者，这种人呼吸器官和生殖系统容易患病。

（2）看鼻孔的下缘，鼻孔大的人气管不好，是支气管过细的表现。

（3）鼻子大而硬者，可能有动脉硬化，或胆固醇太高，心脏脂肪积累太多。

（4）鼻子发生肿块，表示胰腺和肾脏有毛病。

（5）鼻尖红肿，心脏可能肿大。

（6）鼻部出现碎小疙瘩，形如黍屑，色赤肿痛，破后出白色粉汁，为肺经血热壅滞。

（7）鼻梁垮塌如鞍鼻，伴有湿糜、溃烂为梅毒。

（8）鼻根部出现静脉怒张，显示有肠内瘀血。

（9）鼻子歪斜，与脚有一定关系，如鼻尖歪向哪一侧，则哪一侧的脚有疼痛。另外，鼻子歪斜还可见于面神经麻痹。

（10）鼻梁根高者，脚踝有病，多数内踝压痛，但左右相反。

7. 什么原因可导致外鼻肿胀?

外鼻肿胀是鼻在形态上的变化之一,是某种疾病的反应。

依据中医理论,外鼻肿胀是邪气实正气衰的表现。邪正盛衰,是指在疾病过程中,致病邪气与机体正气之间的盛衰变化,决定着病肌的虚或实,从中可以看出疾病的发展变化。在疾病的发生、发展及其转归的过程中,邪正的消长盛衰不是不变的,在一般情况下,正盛邪退,疾病则趋向于痊愈或好转;邪盛正衰,疾病则趋向于恶化,甚则可以导致死亡。

另外,外鼻肿胀也可能是由于外伤而引起的鼻部形态特征。

8. 鼻疮指的是什么病症?

依据中医理论,如内热过多,风热客于肺经,长时间积蕴,则会导致疮症。在临床诊断中,鼻疮会导致鼻窍出现异常。

鼻疮是指鼻前孔附近皮肤红肿、糜烂、结痂、灼痒,有经久不愈、反复发作的特点,为鼻科较常见之病,相当于西医的鼻前庭炎。以小儿为多见。鼻疮发病与肺、脾关系比较密切,多因外感风热之邪,或鼻疾脓涕浸渍鼻前孔肌肤,外邪引动肺热而发,或因小儿乳食不调,久病虫疾,致使脾胃不健,运化失职,湿浊内停,湿热上犯而致。小儿脏腑娇嫩,易因脾虚湿滞而致病。湿热循经上蒸,壅结鼻窍,腐蚀肌肤,则鼻窍肌肤糜烂潮红,湿浊灼腐肌肤,久积黄浊厚痂,故流溢脂水,结黄浊厚颜;因湿性黏滞不易速去,湿热伏留不散,故病情缠绵,反复发作。

鼻疮总的治疗方法是清肺清脾,可以内服中药渣再煎水热敷局部。另外,病人要注意,不可因痒或结痂而用手指挖鼻,有结痂者要待其自脱,以免加重病情延长病程。饮食上忌食辛辣炙煿及腥荤发物等,对小儿尤应注意调节饮食。

9. 鼻内肌膜出现不适是由什么疾病引起的?

依中医理论,鼻内肌膜出现肿胀主要是由肺脾气虚、寒湿之气在鼻窍滞留而形成的。这是某些鼻部疾患的反应。

医学上,这种症状见于萎缩性鼻炎。鼻炎是一种发展缓慢,以鼻黏膜、骨膜及鼻甲萎缩,嗅觉消失,鼻腔内有结痂形成特征的鼻病。本病可分为原发性和继发性两种,原发性病因不明,可能与遗传因素、营养不良、代谢紊乱、内分泌失调等有关;继发性多由局部因素或多次鼻腔手术所引起。

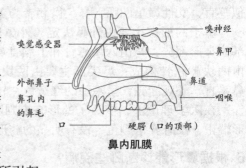

鼻内肌膜

鼻痔也可导致鼻内肌膜肿胀。按中医的说法,发生于鼻腔内的赘生物称鼻痔,现代医学称为"鼻息肉"。鼻息肉是一种常见鼻病,多发于 20 ~ 30 岁的年轻人。因为其形状像海息肉,故称为鼻息肉,其外观很像肿瘤,但不是真正的肿瘤,而是鼻腔和鼻窦黏膜极度肥厚水肿形成的。

10. 鼻子内外生有小颗粒是怎么了?

在鼻子的内外生出很小的颗粒,有麻或痒之感,中医认为,这是肺经风热的表现。由肺经风热引发的鼻部疾患主要表现为鼻渊。

鼻渊,是指鼻流浊涕,如泉下渗,量多不止为主要特征的鼻病。常伴头痛、鼻塞、嗅觉减退,鼻窦区疼痛,久则虚眩不已。现代医学认为本病是鼻窦黏膜的化脓性炎症,最多见的为发生于感冒、急性鼻炎之后。此外过敏性体质及全身性疾病如贫血、流感等亦可导致本病的发生,邻近病灶感染,如扁桃体肥大、腺样体肥大,某些磨牙根部感染及鼻部外伤,异物穿入鼻窦,游泳时跳水姿势不当(如立式跳水),污水进入窦内等直接伤及鼻窦,均可引起感染。还有如鼻中隔弯曲,中鼻甲肥大、鼻息肉、肿瘤等鼻腔疾病,妨碍鼻窦通气引流亦可引发本病。

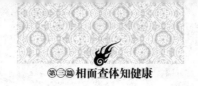

11. 为什么会出现鼻柱麻木疼痛的现象？

鼻柱麻木而疼痛，是疾病的反应，鼻疽患者就会出现此种症状。鼻疽属于人畜共患病，其病原体是不运动的革兰阴性鼻疽假单胞菌，主要引起马驴骡等牲畜得病。人对鼻疽十分易感，主要是接触感染动物致病的。病的体征是在鼻腔、喉头、气管黏膜或皮肤形成特异的鼻疽结节、溃疡或瘢痕，在肺脏、淋巴结或其他实质性器官产生鼻疽结节。可通过病原学及血清学方法进行诊断。

另外，疠风也会导致鼻部麻木而疼痛。疠风，俗名"大麻风"。因感触暴厉风毒，邪滞肌肤，久而发作。初起先觉患部麻木不仁，次发红斑，继则肿溃无脓，久而漫延全身肌肤而出现眉落、目损、鼻崩、唇反、足底穿等严重征候。

12. 鼻子出现什么症状是梅毒的表现？

中医鼻诊中，如鼻窍糜烂，鼻黏膜上出现暗红色的斑疹和杨梅痘，随着病情的不断发展，而导致鼻准萎缩，鼻梁垮塌，则为梅毒的信号。

梅毒是由苍白螺旋体，即梅毒螺旋体引起的一种慢性性传播疾病。可以侵犯皮肤黏膜及其他多种组织器官，可有多种多样的临床表现，病程中有时呈无症状的潜伏状态，病原体可以通过胎盘传染给胎儿而发生胎传梅毒。梅毒的危害是巨大的，梅毒螺旋体结构变异、产生抗药性，进一步增加了治愈的难度。同时，螺旋体变异后，毒性增强，对身体器官的损伤程度加重，而且变异后病情发展迅速，对身体的致残率增加，会危及患者的生命。

13. 鼻疮的症状有哪些？

鼻疮指鼻孔内刺疼，色红，甚则鼻毛脱落，干燥易结痂，多由肺热引起。《医宗金鉴》卷六五认为："由肺经雍热，上攻鼻窍，聚而不散，致成此疮。"治宜清热解毒，可服黄连解毒汤加紫花地丁等。反复发作者，可用六味地黄汤加减，也可外涂黄连膏、美容膏。

该病有急性和慢性两种。急性者自觉鼻孔灼热疼痛，鼻孔皮肤红肿，尤以外侧为著，可覆有干痂，触摸会很痛。慢性者鼻孔干痒热痛，局部皮肤粗糙开裂，鼻毛脱落或有干痂，会反复发作。

本病在预防护理上是十分关键的，平时要养成较好的生活卫生习惯，禁止挖鼻，成人禁拔鼻毛；多涕儿童及鼻炎患者要注意经常擦净鼻涕，使鼻腔保持通畅及干净；积极治疗一切鼻腔病；禁止用肥皂水洗患处。

14. 鼻子的大小与什么有关？

鼻子的大小与呼吸功能的强弱有关。

鼻子长得大而挺的人，由于呼吸器官发达，生理构造和机能状况也非常良好，因此能够大量而顺畅的呼吸空气。鼻子看起来相对较小的人，则可能会有呼吸道虚弱的倾向。

鼻腔具有调节进入体内空气温度的作用。从体外进入人体的冷空气。通过鼻腔的时间仅仅0.5秒。而鼻腔必须在这极短的时间内将空气调节成接近人体温度的30摄氏度和湿度90%以适应体内环境，这相当于空气调节器的功能。空气的温度愈低，使之接近身体温度所需的时间也就相对延长，因此也有人说，这就是为何北方人的鼻子较高挺，而南方人的鼻子较扁平的缘故。

15. 鼻头长痘是什么原因引起的？

从皮肤角度来看，容易长痘痘的肌肤，其角质抵抗力也比较弱，一旦接触到刺激物质影响，都会促使肌肤的新陈代谢脚步加快，角质便容易堆积，阻塞毛孔。当毛孔阻塞后，还未成熟的角质细胞因新陈代谢的加快而被推到肌肤表面，造成干燥、粗糙的肌肤纹理表面，又接触到外在刺激等影响后，造成恶性循环的痘菌生成。

从身体内部角度来看，鼻头长痘的原因可能是由于胃火大，消化系统异常等。

16. 哪些原因会导致鼻头很红？

鼻子具有帮助进入体内的冷空气加温的作用。当天气变冷的时候，鼻头会容易变得红红的，这就是因为鼻腔内的血液全都集中到了鼻头，以便迅速将吸入的冷空气加温的缘故。

吃辛辣的食物或是挖鼻孔过度时，也会刺激鼻子发红，不过这些都只是暂时的现象。

有的人无论在什么情况下鼻头总是红红的，我们称之为"酒糟鼻"。酒糟鼻又名玫瑰痤疮，是一种发生于面部中央部分以红斑和毛细血管扩张为主的慢性疾病。

此外，在饮酒过量而造成肝脏负荷过重的人身上，也可经常看到鼻头发红的状况，这是因为体内为了分解酒精而将血液滞留于肝脏所产生的微血管扩张导致的。

17. 鼻子发红是毛囊虫在作怪吗？

毛囊虫是人体皮肤感染的一种最普遍的寄生虫病，医学上称为"蠕形螨"。由于毛囊虫感染侵犯人体脸部皮肤，不仅发生红鼻子（俗称酒糟鼻），严重者还可毁人面容，因此不可忽视。

毛囊虫是一种针尖大小的节肢动物，成虫长为 0.1 ～ 0.4 毫米。因为虫子较长，外形呈纺锤状，很像蠕虫，故名"蠕形螨"。毛囊虫主要是接触传染的，在新生儿身上一般查不到毛囊虫，可通过喂乳、亲吻等由大人传染给婴幼儿。一旦发病，主要表现是皮肤潮红、粗糙，出现红斑丘疹或脓疮丘疹等。毛囊虫大多数寄生在面部皮脂腺丰富的部位，如鼻尖、鼻唇沟、额部及颈部。由于鼻部皮脂腺特别丰富，故容易形成红鼻子。也可发生在口周围，称口周围炎；发生在眼睑部，即是眼睑炎；有时可累及两颊，甚至整个面部的皮肤。

18. 哪些原因会引起鼻甲肥大？

鼻甲肥大是指鼻甲长期受到炎症的刺激引起鼻甲黏膜水肿，导致鼻腔阻塞。鼻甲肥大一般由慢性单纯性鼻炎发展而来，黏膜上皮纤毛脱落，变为复层立方上皮，黏膜下层由水肿继而发生纤维组织增生而使黏膜肥厚，久之，可呈桑葚状或息肉样变，骨膜及骨组织增生，鼻甲骨骨质也可呈肥大改变。

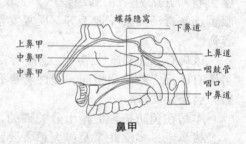

鼻甲

除此之外，慢性鼻窦炎、咽喉扁桃体炎、慢性扁桃体炎等也会出现鼻甲肥大。由于患者平时不讲究卫生，生活环境空气污浊，导致有毒物质衍生，鼻甲肥大也会出现。

鼻甲肥大的治疗方法有手术、微波以及射频消融术，该症手术操作简单、无需住院。在日常生活中，要注意保暖，尽量减少感冒，因为长期的感冒会导致慢性鼻炎，而鼻甲肥大往往都是由于慢性鼻炎引发的。

从呼吸看健康

1. 健康的呼吸是怎样的？

人的呼吸过程包括三个互相联系的环节：外呼吸，包括肺通气和肺换气，气体在血液中的运输；内呼吸，指组织细胞与血液间的气体交换。呼吸系统是由鼻腔和喉咙中的通气管、两个肺，以及一条连接喉咙与肺部的长长的气管组成。

正常呼吸是比较均匀、规则、无声、不费力的，一般是在无意识中进行，但有时也可随意识改变深度和频率。正常呼吸的频率是 16 ～ 20 次 / 分，呼吸与脉搏之比为 1：4。男性、儿童以腹式呼吸为主，女性以胸式呼吸为主。

呼吸具有一些生理变化：婴幼儿呼吸频率较成年人快，但老年人稍慢；同年龄女性快于男性；其他活动如情绪激动、环境温度升高时，均可使呼吸增快；休息和睡眠时呼吸较慢。

2. 呼吸时鼻孔张缩异常是哪些疾病的先兆?

呼吸时,鼻孔张缩异常,并且在吸气时,鼻孔会开大,这是疾病在鼻部的反应。

大叶性肺炎患者往往会出现呼吸时鼻孔张缩异常的现象。该病主要是由肺炎链球菌引起,病变累及一个肺段以上组织,以肺泡内弥漫性纤维素渗出为主的急性炎症。

支气管哮喘是一种可以导致呼吸时鼻孔异常的常见病,是由多种细胞参与的慢性气道炎症。在易感者中此种炎症可引起反复发作的喘息、气促、胸闷和咳嗽等症状,多在夜间或凌晨发生。

还有一类哮喘是心脏疾病所引起的,称心源性哮喘。心源性哮喘也会使患者在呼吸时出现鼻孔张缩异常的症状。这类病人通常是由冠心病、风湿性心脏病、心肌病或高血压病等发生引起的哮喘。这种哮喘常在夜间发作,多在睡熟后 1 ~ 2 小时突然发生呼吸困难。病人会因为气憋而突然惊醒,被迫坐起来喘气、咳嗽。

3. 潮式呼吸是怎么回事?

潮式呼吸又称陈—施氏呼吸,是一种周期性的呼吸异常。

潮式呼吸的特点是开始呼吸浅慢,以后逐渐加快加深,达高潮后,又逐渐变浅变慢,而后呼吸恢复正常数秒(5 ~ 30 秒)后,再次出现上述状态的呼吸,如此周而复始,其呼吸运动呈潮水涨落般的状态,故称潮式呼吸。

潮式呼吸发生机理:当呼吸中枢兴奋性减弱时,呼吸减弱至停,造成缺氧及血中二氧化碳潴留,通过颈动脉体和主动脉弓的化学感受器反射性地刺激呼吸中枢,引起呼吸由弱到强,随着呼吸的进行,二氧化碳排出,使二氧化碳分压降低,呼吸再次减弱至停止,从而形成周期性呼吸。这种呼吸常见于脑溢血、颅内压增高病人。

4. 间停呼吸常见于哪些病人?

间停呼吸,又称毕奥氏呼吸。其表现为呼吸和呼吸暂停现象交替出现。常常是有规律的呼吸几次后,突然暂停呼吸,周期长短不同,随后又开始呼吸,如此反复交替出现。间停呼吸同潮式呼吸一样,为呼吸中枢兴奋性显著降低的表现,但比潮式呼吸更为严重,多在呼吸停止前出现。

间停呼吸在临床上多发生于中枢神经系统疾病,多因颅内病变而导致的各种疾病,如脑炎、脑膜炎、颅内高压及某些中毒现象。颅内发生的病变占据了颅腔内固定的容量,而对颅内组织产生挤压,或对血管、硬脑膜也产生一定的影响,从而导致疾病的发生。随着病变的不断发展,该症也会不同程度地加重。所以,近年来,医学上对颅内病变进行了更多的关注,研究也取得了一定的成果。

5. 为什么会出现"点头呼吸"?

头随同呼吸上下移动,即点头呼吸,在医学上,和前述的间歇呼吸一样,也是一种特殊的呼吸形式。因为病人吸气深长时,头向后仰,呼气短促,头又向前恢复原位,在这整个过程中,病人随呼吸而出现有节奏的后仰和前俯,上下移动,如点头状,所以在医学上被称为"点头呼吸"。

点头呼吸多表示病人处于极度衰竭状态,生命垂危,是濒死的一种先兆。如急性小儿肺炎,是儿科中较严重的一种病,会危及幼儿的生命,患者大多有咳或喘,且程度较重,常引起呼吸困难。如果病人呼吸频率不协调,太慢或快慢不等,且胸廓呼吸动度明显变小,此时往往会出现点头状呼吸,两侧鼻翼一张--张的,口唇发紫,这是病情危重的表现。

6. 根据呼出的异常气味可诊断出哪些疾病?

健康的人与患病的人呼出的气体是不一样的,所以,在临床实践中,医生往往会根据人体呼出的气体特点来诊断相应的疾病。

如呼出的气体为腥臭味，类似于我们平常所说的"口臭"。牙龈炎、牙周炎、龋齿等都可能导致口臭的发生。此外，一些鼻腔疾病（如鼻炎、鼻窦炎、鼻腔肿瘤）和呼吸道疾病（如支气管扩张、肺脓肿）等也会引起口中发出腥臭的气体。

如呼出的气体为鼠臭味，即肝臭味，这是患有肝功能衰竭的病人的症状表现。

如呼出的气体为尿臊味，临床诊断多为尿毒症。

如呼出的气体为大蒜味，则可能为磷中毒；如为酸馊味，多为幼儿因各种原因引起的消化不良；如为甜味，可能为糖尿病的信号。

嗅觉的秘密

1. 什么原因导致嗅觉障碍？

嗅觉是具有气味的微粒（嗅素）随吸入气流进入鼻腔，接触嗅区黏膜，溶于嗅腺的分泌物中，刺激嗅细胞产生神经冲动，经嗅神经、嗅球、嗅束传至皮层中枢所产生的感觉功能。当因为某种原因导致无法形成正常嗅觉功能时即称为嗅觉障碍。产生嗅觉障碍的原因有：

（1）机械性嗅觉下降：包括各种原因引起的鼻塞，如鼻炎、鼻窦炎、鼻息肉、鼻窦肿瘤等，鼻塞使气味不能到达引起嗅觉的鼻腔相应部位，多为一侧，也可以为双侧。

（2）神经性嗅觉下降：药物、毒物、有害气体损伤嗅区黏膜、嗅神经和老年性的嗅觉退变。

（3）癔病性嗅觉下降多为一贯性出现。

（4）幻嗅多是一种精神性疾病的表现。

（5）嗅觉过敏，即轻微的气味闻起来却十分强烈，可由嗅神经炎或者由神经官能症引起。

（6）恶臭，即闻到臭味，可以出现在鼻窦炎，鼻腔异物或者神经病变的病人中。

2. 嗅觉倒错常见于哪些疾病患者？

嗅觉在人体生理功能中起着重要的作用。人的嗅觉能辨别数万种气味，通过对不同气味的辨别，人们加深对事物性质的认识，更好地为人类自身服务。嗅觉异常，常常是某些疾病的表现。嗅觉倒错是嗅觉异常的一种表现。

嗅觉倒错是把一种明显的气味误认为是另一种气味，如将臭气错认为是香气，或无臭气认为有臭气。嗅觉倒错与嗅觉减退不同，前者是一种定量改变，后者则是定性改变。

嗅觉倒错常见于头部外伤者、脊髓结核、精神病、癔病、神经衰弱等病人，以及服用某些药物，如氨基比林等，常会出现嗅觉倒错。另外，一些原来嗅觉丧失的患者，进入恢复期也会出现嗅觉倒错。

3. 嗅觉减退应警惕哪些疾病？

嗅觉减退是帕金森病的常见症状，在高达 70% ~ 90% 的帕金森病患者中存在。更重要的是，嗅觉减退往往在帕金森常见症状，如震颤、动作迟缓等运动症状出现前 3 ~ 7 年即已表现出来，是目前最被重视、最具应用前景的帕金森病早期预警信号。现在有多种嗅觉检测方法可以检测出嗅觉减退或丧失，方法简便易行，可以很好地用于帕金森病的早期筛查。当然，嗅觉减退在其他疾病症状中也存在，接受检测者先要排除鼻炎等常见疾患，还要评估其他也可能出现嗅觉减退的疾病（如老年痴呆症、精神分裂症）的可能。

因此，中老年人如果新近出现了嗅觉减退，并且经过嗅觉检测证实，但无法以其他原因来解释，则需要考虑是早期帕金森病的可能，建议去正规医院神经科专科做进一步检查。

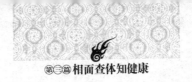

4. 嗅觉过敏常见于哪些患者?

嗅觉过敏是指对嗅气味刺激敏感性增加,是嗅觉障碍的一种临床表现。往往多见于一些神经过敏体质和颅内压增高的病人。

医学上一般将容易发生过敏反应和过敏性疾病的体质,称之为"过敏体质"。具有过敏体质的人神经系统的感觉机能异常敏锐,患者常会有呼吸系统类的疾病,出现气喘、咳嗽症状;眼睛瘙痒或红肿;消化系统类疾病,则可能产生腹痛、恶心、呕吐、腹泻等症状。

一些颅内压增高患者也会出现嗅觉过敏的现象。颅内压增高是临床常见的许多疾病共有的一种症候群。头痛、呕吐、视乳头水肿视颅内压增高的三主症,还会有头晕、耳鸣、烦躁不安、嗜睡、癫痫发作,生命体征较明显。

5. 为什么会出现"幻嗅"的现象?

幻嗅是又一种嗅觉障碍,和幻听一样,其实是一种幻觉,没有外界环境的刺激就产生的一种虚幻。幻嗅多见的是一些使患者不愉快的难闻气味,如腐烂食品、烧焦物品、化学药品的气味。

产生幻嗅往往是患有精神分裂症、颞叶癫痫和抑郁症的人群。这类患病人群大多有严重的心理障碍,患者的认识、情感、意志动作行为等心理活动均可出现持久明显的异常。临床还发现,幻嗅是一种脑肿瘤的前期信号,但也不一定就是脑肿瘤,目前实证还较少。

除上述疾病与幻嗅有着一定的关系外,一些正常人,在特殊的环境和自身状态异常下,也会出现幻嗅,如极度的疲劳、恐惧、寒冷、饥饿,因精神状态不佳而出现失眠,以及某种药物的作用。

6. 引起失嗅的疾病有哪些?

人的嗅觉能辨别数万种化学气味。而嗅觉异常,不但会给生活带来很多不便和困惑,而且它还常常是某些疾病侵入体内的信号。当嗅觉通路的任何一点发生故障,就会出现嗅觉减退或丧失,就像一根电话线,无论哪一端出现故障,另一端都得不到信号。

嗅觉丧失时要找出病因,需要对鼻内和颅内疾患进行全面分析和评估。气流在到达鼻腔的过程中受阻,使气体不能接近嗅区,会导致失嗅,常见于感冒和急性鼻炎。如神经末梢被破坏,其感知气味的功能就会受到影响,常见于颅骨骨折、脑膜炎、脑肿瘤等疾病。病毒的感染也会导致失嗅,如头外伤、颅内手术感染、肿瘤均可发生嗅觉丧失。其中,头外伤是年轻人嗅觉丧失的主要原因;病毒性感染则在老年人中比较常见。另外还有先天性的嗅觉丧失,可见于男性性腺功能减退或发育不足的患者。

鼻内分泌物的信息

1. 为什么会有鼻屎?

鼻屎是由鼻腔分泌物凝固形成。人的鼻腔功能之一就是分泌大量的黏液,以湿润吸入的干燥的空气。这些黏液是由分布在鼻腔黏膜上的黏液腺分泌的,正常人二十四小时要分泌 500 ~ 1000 毫升的黏液。感冒时,由于黏膜充血,所以黏液腺分泌也相应增多。鼻孔入口的位置有一些毛囊,平时分泌的这些黏液腺用以润滑及保护鼻子内部,当分泌物干燥时,就变成了我们所说的鼻屎了,此时若吸入不干净的空气(如灰尘等),则鼻屎颜色会呈现深色,例如煤矿工人的鼻屎通常都是黑色的。

2. 为什么鼻涕带血要预防鼻癌?

鼻癌是鼻部的严重疾病,由于鼻咽位置隐蔽,不易检查,同时其早期症状缺乏规律性的特征,多因容易被人们忽视,延误诊断和治疗。

一般来说，鼻咽癌患者在临床上的症状首先表现为出血，主要是吸鼻后韧中带血，或鼻出带血鼻涕。开始常为少量血丝，容易被忽视，及至出血量较大时，往往病变已入中、晚期。所以，这也警示我们，如果鼻涕带血，一定要格外的留意，它往往是鼻癌发生的前兆。

鼻癌还有一明显症状为头痛，早期头痛现象是单侧性的，且呈间歇性，晚期则出现持续性剧烈头痛，容易误认为神经性偏头痛。颈部淋巴结肿大也是鼻癌引发的症状之一，表现为一侧或双侧颈部出现肿块，质较硬，活动度差，常易误认为淋巴结核或淋巴结炎。

3. 什么病症可引发黄脓性鼻涕？

黄脓性鼻涕主要是由感冒、慢性鼻炎、副鼻窦炎引起。

感冒是因外邪侵袭人体所引起的以头痛、鼻塞、鼻涕、喷嚏、恶风寒、发热、脉浮等为主要临床表现的病症。感冒全年均可发病，但以冬、春季节为多。

患慢性鼻炎的人也会流黄脓性的鼻涕。如其中的慢性单纯性鼻炎多涕常为黏液性或黏脓性，偶成脓性。脓性者多于继发性感染后出现，而慢性干燥性鼻炎鼻涕稠厚，多成黏液性或黏脓性。由于鼻涕后流，刺激咽喉致有咳嗽、多痰。

另外，流黄脓性鼻涕的患者还可能为副鼻窦炎患者。副鼻窦黏膜是受到细菌感染产生浓汁流入鼻腔内而引起的。木病相当于中医学"鼻渊"等范畴，其病是外感风寒、肺经风热、胆腑郁热、脾经湿热、肺脾气虚等所致。

4. 流黄绿色鼻涕是怎么回事？

流黄绿色鼻涕是萎缩性鼻炎患者的主要症状之一。

萎缩性鼻炎又称臭鼻症，是一种发展缓慢的鼻腔萎缩性炎症，其特征为鼻腔黏膜、骨膜和骨质发生萎缩。严重而伴有典型恶臭者，称臭鼻症。该症多始于青春期，女性较男性多见。本病可分原发性和继发性两种，原发性病因不明，可能与遗传因素、营养不良、代谢紊乱、内分泌失调等有关；继发性多由局部因素或多次鼻腔手术所引起。除流黄绿色鼻涕外，其临床表现还有鼻及鼻咽部干燥感、鼻塞、鼻出血、鼻内脓痂多、嗅觉障碍、呼气恶臭、头痛、头昏等。

萎缩性鼻炎在护理方面应做到：改善生活、工作环境，经常接触粉尘及化学气体的工作人员应戴口罩；忌烟酒及辛辣食物；冬天烤火，火炉上放上水壶，不加壶盖，让蒸汽尽量蒸发以湿润空气等。

5. 哪些疾病患者出现白黏液鼻涕？

白黏液鼻涕常见于慢性鼻炎，本病主要表现是鼻塞和鼻流涕增多。鼻塞多为两侧间歇性或左右交替，有时为持续性，平卧时加重，侧卧时下侧较重。鼻塞严重时，可伴有鼻音、嗅觉减退、头昏头胀、咽部干痛。

慢性鼻炎是鼻腔黏膜和黏膜下层的慢性炎症。表现为鼻黏膜的慢性充血肿胀，称慢性单纯性鼻炎。若发展为鼻黏膜和鼻甲骨的增生肥厚，称慢性肥厚性鼻炎。导致其发病的原因有：急性鼻炎反复发作或治疗不彻底，这是慢性鼻炎的主要致病原因；临近病灶，如慢性化脓性鼻窦炎、慢性扁桃体炎及腺样体肥大等长期刺激和影响的结果；鼻腔用药不当或用药时间过长；长期接触粉尘、水泥、烟草、煤炭、面粉、化学气体以及温度变化较大的从业人员，较易患慢性鼻炎。

6. 清水样鼻涕是哪些疾病的先兆？

清水样鼻涕，鼻涕稀薄透明如清水，这种症状多见于风寒感冒或急性鼻炎早期和过敏性鼻炎发作期的病人。

风寒感冒，其起因通常是劳累，没休息好，再加上吹风或受凉所致。风寒感冒通常秋冬发生比较多，其症状为：后脑疼痛，脖子的正常活动受阻；怕寒怕风；鼻涕是清涕，白色或稍微带点黄。如果鼻塞不流涕，喝点热开水，开始流清涕，这也属于风寒感冒。

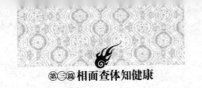

急性鼻炎是鼻黏膜的急性炎症，其临床症状表现为初期有鼻内干燥、烧灼和痒感，继有打喷嚏、流大量清鼻涕、鼻塞、嗅觉减退等。

过敏性鼻炎又称应变性鼻炎，是鼻腔黏膜的变应性疾病，可引起多种并发症。喷嚏、鼻痒、流涕和鼻塞是其最常见的四大症状。

另外，头颅外伤或鼻部手术后也可出现这种清水鼻涕。如清水鼻涕为均匀速度滴出时，要想到有脑脊液鼻漏的可能性，应及时请神经外科医生诊治。

7. 哪些疾病会引起鼻子出血？

鼻甲及鼻窦在鼻腔外侧，其中血管极其丰富，另外，大量血管汇聚在鼻腔的后方，医学上称为鼻咽血管丛。由于鼻腔黏膜表面没有皮肤覆盖，血管大都较表浅，因此，容易受损而出血。

鼻出血是多种疾病的常见症状，又称鼻衄。出血在鼻腔的任何部位都可发生，但常见于鼻中隔前下区。导致鼻出血的原因较复杂，其中局部原因有外伤、气压性损伤、鼻中隔偏曲、炎症、肿瘤，其他的一些鼻腔异物、鼻腔水蛭，可引起反复大量出血。高原地区的低温度较低，干燥性皮炎较为常见，这也是地区性鼻出血的重要原因。全身性鼻出血主要有血液疾病、急性传染病、心血管疾病、维生素缺乏、化学药品及药物中毒、内分泌失调等。

8. 怎样依据鼻涕类型的不同诊断感冒？

当身体内产生的热量过多时，从鼻子流出的鼻涕就会变得浓稠；相反，身体过冷的时候鼻涕则会变得稀薄如水，这些都是感冒的征候。

中医学的传统理论将感冒的原因分为两种：一种是病菌从鼻腔或咽喉的黏膜侵入所引起的感冒，会造成发烧、黏膜红肿热痛而产生热，并随着体温的升高，使得鼻水变得越来越浓稠。这是由于体内的水分随着热的散发而慢慢减少，以及鼻水中含有大量与细菌对抗后的白血球遗骸所造成的缘故。

另一种则是病菌由皮肤进入所引起的感冒，也就是所谓的"风寒"，容易使身体感到阵阵寒意，而出现稀稀的鼻水和打喷嚏的症状。

因此，单从鼻涕的状态，就能判断感冒的病因，适时针对不同的病症给予适当的照顾，加上充足的睡眠，有助于感冒的恢复。

9. 为什么有的人容易流鼻血？

有些人稍微挖鼻孔或鼻子瘙痒时就流鼻血，这是肠胃不好的征兆。

肠胃衰弱的人，由于无法吸收充足的营养，使得肌肉和血管组织变得脆弱，只要稍微碰撞就很容易破裂，同时也常伴随有牙龈容易出血、皮下瘀青、月经不容易结束等状况。

体内的热容易集中在头部的人，也比较容易流鼻血。当肝脏处于紧张状态时，除了流鼻血之外，还会伴有眼睛充血、不易入睡、感觉不舒服等症状。

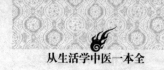
第七章
望人中——人中是人体的"救命穴"

望人中的依据与方法

1. 人中望诊的理论依据是什么？

人中望诊，是以观察人中的色泽、形态变化，来诊察男女生殖及泌尿系统疾病的方法，此法在临床上应用具有很重要的意义。

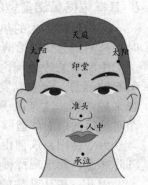

人中一词，首见于《内经》，如《灵枢·经脉篇》曰："大肠手阳明之脉……还出挟口，交人中，左之右，右之左，上挟鼻孔"。人中位于鼻与唇之间上中凹沟部，在望诊中主候膀胱、子处。如《灵枢·五色篇》曰："面王（鼻）以下者，膀胱、子处也"。即提示人中主候男女泌尿系统及生殖系统状况，而事实上人中有着更深远的作用，是人体生命功能的重要处所，因此临床上用人中穴常有复苏之效。主治癫、狂、痫、中风昏迷、小儿惊风、面诊、腰背肿痛等症。手指掐或针刺该穴位是一种简单有效的急救方法。

头部相关穴位

2. 为什么说人中部位是经络交错的要地？

经络，中医指人体内气血运行通路的主干和分支。它们纵横交贯，遍布全身，将人体内外、脏腑、肢节连成一个有机的整体。经络学是我国医学基础理论的核心之一，源于远古，服务当今。在两千多年的医学长河中，一直为保障中华民族的健康发挥着重要的作用。

人中部位是经络交错，经气贯注的要地，如手阳明大肠经"交人中"，足阳明胃经也行人中部位。如"还出挟口，环唇"，足厥阴肝经"环唇内"，冲任二脉循行也与人中相近，而督脉经气则直贯人中。因此人中为人体经气会聚之地，脏腑经络的疾病可以反映于人中。督脉为阳经之海，其气与肾通，故人中尤可反映阳气的存亡和肾气的盛衰。概括之，人中是反映肾、命门阳气的重要部位。

3. 测量人中沟长度的方法和标准是什么？

人中是身体上的一处小穴位，也称水沟，在人中沟的上1/3与中1/3交界处，位于鼻与唇之间的中凹沟部，而在鼻子正下方，上嘴唇正上方的小沟则称为人中沟。

在介绍测量人中沟长度的方法和标准之前，我们先要知道两个名词。首先是鼻下点，鼻下点即在正中矢状面上，鼻中隔与上唇皮肤所构成的角的最深点。其次是上唇，上唇是衔接在唇基前缘盖在上颚前面的一个双层薄片，外壁骨化，表面具一些次生的沟。上唇是口前腔的前壁，可以前后活动并稍微左右活动。

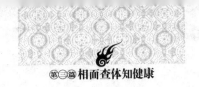

按通常的测量方法和标准，人中的长度是从鼻下点至上唇缘中点的连线。在测量的实际结果中，如果人中长度小于 12 毫米，则视为人中偏短，如果人中长度在 12 ~ 19 厘米之间，则视为人中中等，如果人中大于 19 厘米，则视为人中长度偏长。

4. 如何观察人中沟道的深浅？

观察人中沟道的深浅首先是受检者的位置与姿势要正确。正确的检查方式应为受检者与检查者相对而坐，坐姿端正，身体保持平稳。在医学上，检查者往往会用聚焦灯光的侧面照射受检者的人中沟，在这个操作中，要让光线与受检者的上唇平面呈 30 度到 50 度角，这样能使测量的结果更准确，也更具有说服力。要仔细观察人中沟的两侧边缘是否有隆起状以及这种隆起是否清晰、明显。如果沟缘隆起状不是很明显，而呈现的是人中沟道浅平或者是上唇漫平，则在沟道内便不能显示由聚焦灯光照射的阴影，这种现象被称为人中沟浅平；如果沟缘的隆起较清晰、较明显，且两条沟缘之间有明显的凹陷出现，在沟道内会见到清晰的由聚焦灯光照射的阴影，这种现象被称为人中沟深；如果观察到的现象介于上述两种情况之间，则称为人中沟中等深浅。

人中形态的望诊

1. 人中的健康形态应该是怎样的？

人中的位置上边是鼻子，鼻子能够呼吸天气，下边是嘴，嘴可以吃地上产的五谷杂粮，能够通地气。人位于天地之间，所以叫"人中"。人中的形态因人而异，它是构成上唇形态的重要因素之一。依据中医理论，人中反映了人体的肾气、命门的盛衰状况，因此对生机的盛衰存亡有着重要的预测意义。

正常的人中，第一个特点是上窄下宽，呈端直的正梯形，有些人的人中呈梨形；第二个特点是人中的沟道很深，一眼就看得出来；第三个特点是人中的沟缘非常明晰；第四个特点是这个沟的沟缘非常直，没有什么弯曲；第五个特点是人中的颜色和周围的颜色基本上是一致的，而且它的光亮程度和周围的颜色也基本上一致。凡是具备以上这些特点的，就是一个比较标准的人中。

2. 人中短浅或沟道扁平是哪些疾病的征兆？

正常人的人中，沟道深浅适中，人中的过短过长都是人中异常的表现。

临床检测发现，人中短浅型，即人中特短、沟道扁平、沟缘仍显或隐约可见，如果是女性，一般提示女子的子宫小（常为幼稚型子宫），发育差，多无内膜增生，子宫颈短。女性还可有月经初潮迟，经量少。

如是男性，人中短浅，则在临床上表示男子的睾丸先天发育不良或阴茎短小。此型人性欲较低，多有不育症。男子阳痿遗精，精子成活率往往低于 50%，精子计数也偏少。

如上所述，女性子宫小，男性阴茎短小，都是生殖器官发育不良的表现，直接对性生活产生了一定的影响，严重者可产生不育症。

3. 人中狭长对男性和女性分别意味着什么？

中医讲究望诊，我们每个人可从人中的颜色、状况来了解自己的身体情况。如人中狭长，则是男女生殖系统出现疾患的表现。

人中狭长是指沟道狭窄细小，沟缘显著，或中段尤细，上下稍宽。男性人中狭长，则往往表现为包皮过长。包皮是指阴茎皮肤在阴茎头处褶成双层的皮肤。无论是包皮过长或者包茎，因包皮将龟头覆盖，通常情况下龟头及冠状沟处在阴暗潮湿的环境，一是容易滋生细菌，造成龟头炎，再者容易聚集分泌物及沉积物，形成包皮垢。

女性人中狭长，则表示为宫颈狭长，宫颈细窄，往往会出现痛经。痛经是指月经前后或月经期出现的下腹痛、坠胀、腰酸等不适。

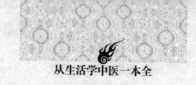

4. 倒梨形人中多见于女性什么状况？

通过观察人中的形态的异常变化来诊断疾病是人中诊病的重要内容。人中呈倒梨形是人中形态出现异常的一种表现。

倒梨形人中，上端宽，下端窄，似梨子倒立，具此形者提示子宫前位或前屈。妇女子宫在盆腔内的位置可分为前位子宫、中位子宫和后位子宫。前位子宫指的是子宫颈是向下指向阴道后穹隆，它在体内的位置较低，所以性生活后，精液容易在那里集中，子宫颈易被精液浸泡，有利于精子穿过宫颈口与卵子相遇而受孕。所以前位子宫受孕的机会多。

人中呈倒梨形的女性，往往会有经行胀痛的症状，即女性每于行经前或正值经期、经后，会出现胀痛现象，还会伴有乳房胀痛，痛感剧烈甚至不能触衣者，称"经行乳房胀痛"，给女性带来巨大的身心痛苦。

5. 人中呈八字形是什么原因？

人中呈八字形是女性子宫后倾症状在人中的表现。

子宫在盆腔内的位置可呈前位、中位和后位，并有倾和屈之分。正常情况下，子宫的位置是前倾前屈的。所谓"子宫后倾"，即子宫的纵轴不变，整个子宫向后方倾倒，容易使子宫颈呈上翘状态，致使子宫颈不易浸泡在精液池中而影响受孕，但并非所有的后位子宫都会引起不孕。轻度的后位子宫一般无症状，严重者就会引起盆腔淤血、月经过多、经血排出困难以及白带过多、小腹疼痛、腰酸背痛、肛门坠胀等症状，有些妇女甚至有性交痛或性交不适。

子宫后倾并不是非常严重的病症，但确实会造成下腹部的不适和疼痛感，总觉得腹部肿胀有下坠的感觉，适当的体育锻炼可以让子宫归回原来的位置，消除因子宫后倾造成的不适感。

6. 凹陷形人中可以诊断出什么病症？

人中呈凹陷形往往是女性骨盆异常或骨盆狭窄的诊断依据。

女性骨盆是产道的重要组成部分，是胎儿经阴道娩出的必经之路，其大小、形状直接影响到分娩。骨盆狭窄是指骨盆径线过短或形态异常，可以为一个径线过短或多个径线同时过短，也可以为一个平面狭窄或多个平面同时狭窄，从而影响产程顺利进展。狭窄骨盆可能会让产妇出现严重梗阻性难产，如果不及时处理，可能会危及产妇的生命。

骨盆狭窄对胎儿及新生儿也会产生一定的影响。骨盆狭窄产妇出现脐带脱垂的概率要高于正常产妇，而脐带脱垂是导致胎儿窘迫乃至死亡的重要原因。另外产道狭窄，无形中增加了手术助产的机会，这样易发生新生儿产伤或感染。

如上所述，骨盆狭窄会给产妇及新生儿带来巨大的负面影响。在中医望诊中，医生往往会通过凹陷形人中来判断骨盆狭窄形产妇，提前准备相应的手术方案，降低临床风险。

7. 人中向一侧歪斜预示着什么？

人中向左倾斜，说明子宫体偏左，反之，则说明子宫体偏右。

一般情况下，子宫的位置是前倾前屈的，有的女性也可能出现子宫稍微左偏或右偏，这属于正常生理现象，如果没有其他疾病，一般不影响生育。但严重的盆腔炎、盆腔结缔组织炎症及盆腔粘连等也可能会引起子宫左偏。若是病理性引起的子宫左偏，随着炎症的轻重变化会出现不同程度的腰痛等，严重者还可能引起不孕。

子宫是女人独有的脏器，平时一定要注意对子宫的保护。要积极避孕、不要纵欲乱性；减少高脂食物；注意观察月经、白带是否正常，月经和白带是子宫出问题的"晴雨表"，女性要及时注意其变化。

8. 为什么有的人人中会有双沟？

如人中有双沟，则可成为女性体内有双子宫的诊断依据。

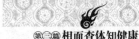

双子宫是一种先天子宫发育畸形的状况。女性生殖器官在胚胎发育形成过程中，如果受到某些内在或外在因素的干扰，均可导致发育异常。双子宫，两侧副中肾管完全未融合，各自发育形成两个子宫和两个宫颈，阴道也完全分开，左右侧子宫各有单一的输卵管和卵巢。患者无任何自觉症状，一般是在人工流产、产前检查甚至分娩时偶然发现。

双子宫容易导致女性不孕、早产、流产、宫外孕。所以，双子宫病人在决定怀孕前，可以先通过检查判断左右两个子宫哪个是"好"子宫，哪个是"坏"子宫，然后再通过B超对卵巢的排卵情况进行监测，这样就可以避免胎儿着床在发育不良的子宫里，影响胎儿的正常生长了。

9. 人中平浅是哪些患者的外在表现？

人中平浅是人中异常的又一表现。

如人中浅而窄，可能为后天形成的子宫萎缩，子宫的活动性较差，从而会影响正常的月经，出现如经期紊乱、月经量较少、闭经等症状。

如人中浅而宽，则可能子宫先天性发育不良，生殖机能较正常人低下。凡属子宫发育不良者，饮食上的合理搭配是非常关键的，可适当增加肉食类饮食，以补充所需营养。在发育期切莫盲目节食减肥，特别是发育期一些瘦弱的、身体先天素质较差的女子更是如此。因为脂肪类食物和女性的雌激素水平有着极其密切的关系，当雌激素不能维持人体正常需要时，女性性器官的发育必然会受到一定的影响。

10. 人中弛长多见于哪些患者？

人中弛长在中医人中诊察中可作为诊断子宫下垂的依据。

子宫下垂也叫子宫脱垂，子宫内壁不能良好收缩复原，下垂到阴道中，严重的可能伸到体外。子宫下垂一般的症状至少会有下坠感（下腹有东西要掉出来的感觉），平时就会腰酸背痛，严重时还会拖累膀胱及直肠，还会有尿频、小便解不干净或大便不顺之感。

引起子宫下垂的原因有：巨婴、难产等生产造成的伤害；过度肥胖、久咳、便秘，或盆腔内有肿瘤压迫，使腹腔内的压力太高；年龄及器官衰老加上女性雌激素的降低，使骨盆腔底部肌群失去张力，子宫韧带也逐渐退化萎缩；经过各类盆腔手术之后也可能造成子宫脱垂的后遗症；此外，先天性盆腔肌群软弱松弛也可以引起子宫脱垂。

11. 哪些患者会出现人中隆起的现象？

人中出现隆起状，往往是某些妇科病的信号。如宫颈糜烂，就是其中的一种典型病症。

宫颈糜烂是妇女最常见的一种疾病。多由急、慢性宫颈炎转变而来，宫颈糜烂在已婚、体虚的妇女中更为多见。宫颈糜烂病因大多是由于性生活或分娩时损伤宫颈，使细菌侵入而得病。也有因为体质虚弱，经期细菌感染而造成。

此外，人中呈隆起状还是子宫肌瘤和子宫息肉的信号。

子宫肌瘤又称子宫平滑肌瘤，是女性生殖器最常见的一种良性肿瘤，多无症状，少数表现为阴道出血。子宫肌瘤可以生长在子宫体、子宫颈，或者两个部位都有。

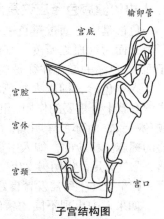

子宫结构图

子宫息肉主要症状为月经量增多或不规则子宫出血；宫颈口处看到或触及息肉，子宫体略增大。做宫腔镜检查或分段诊刮，将取出的组织或摘除的息肉送病理检查，可以明确诊断。

12. 人中起疹子是什么疾病的征兆？

人中起疹子，女性多有附件炎，男性多有前列腺炎。

子宫左右的输卵管和卵巢统称为子宫附件，这部分引起的炎症称为附件炎，分卵巢炎和输卵管炎。急性期症状为恶寒、发烧、下腹部疼痛、恶心、呕吐等，另外，脓性分泌物增加。慢性期表现为下腹部钝痛、腰痛，月经期加重。此外，也可能出现分泌物增多或经期外出血。

前列腺炎是一种男性常见病。各种不同原因，如性生活不正常、性生活过频、性交逼迫中断或过多的手淫等，都可使前列腺不正常充血，这是前列腺炎的重要致病因素。

13. 为何人中的改变能反映男女泌尿生殖系的状况？

人中与子宫在人体发育学上有着密切的联系。子宫，是人和动物雌性生殖器官的一部分，是人和动物胎儿或幼体发育生长的场所。现代最新医学研究表明，子宫是女人的第六脏器，位于盆腔中部，膀胱与直肠之间。其位置会随膀胱与直肠的充盈程度或体位而有一定的变化。其形态与中肾旁管的发育情况有一定的关系。在胚胎生长到第六周或第七周的时候，如因某种因素的存在影响了其正常生长，则相应的中肾旁管的形成也会受到一定的影响，从而产生形态上的某种变异。所以，人中可以反映男女泌尿和生殖系统的状况是毋庸置疑的。

14. 人中有瘀斑是哪些疾病的表征？

人中有青紫色的瘀斑，可能是子宫内膜结核、附睾结核、精索静脉曲张等疾患的信号。

子宫内膜结核是女性生殖器结核的一种，绝大多数子宫内膜结核为继发感染，子宫内膜结核发病初期，由于内膜坏死脱落，可出现经期延长和经量增多的现象，随着子宫内膜遭到破坏程度的不同，月经量逐渐减少，甚至闭经。

附睾结核是由结核杆菌所致的疾病。患者一般多有肺结核、肾结核等病史，结核杆菌随血流或淋巴液侵犯附睾。本病多发于 20 ～ 40 岁的青壮年。临床以附睾上有缓慢增大、无痛的肿块，有些会波及睾丸。后期肿块与阴囊粘连，甚至形成脓肿或肿胀疼痛，溃破后可形成窦道。

精索静脉曲张是由于血流瘀滞而使阴囊内精索蔓状静脉丛发生迂曲扩张，常见于青年男子。部分病人睾丸的生精功能受到损害，引起不育。

人中色泽的望诊

1. 人中的健康色泽应该是怎样的？

色诊是中医通过辨色来诊察病情的方法。由于"色为气血之所荣，面为气血之所凑，气血变幻，色即应之，色之最著，莫显于面"，色泽的变化往往是病症的反映。

人中色诊，即以人中色泽的变化作为诊断病症的依据，在临床中有着十分重要的作用。正常情况下，人中的颜色应该与面部的颜色一致，面部色泽明润，黄中透红，是人体脾肾健旺，后天充盛的标志。相应的，如人中宽直、色泽明润、沟道红活，表明肾气盛、阳气充足，说明男女生殖系统和泌尿系统运转正常，如女性子宫、卵巢及外生殖器发育良好；男性睾丸、外生殖器发育正常。

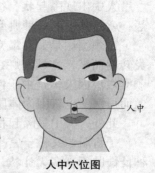

人中穴位图

如果人中出现不同的颜色改变，就有可能罹患疾病。

2. 人中颜色淡白多见于什么疾病？

人中颜色淡白，可能有慢性溃疡性结肠炎。

慢性溃疡性结肠炎是一种结、直肠黏膜的弥漫性炎症，其临床特点为原因不明、时好时坏的血性腹泻。本病发病机理虽未完全明了，但一般认为与免疫、精神状况、过敏、遗传及非特异性感染等因素有关。

患者要注意劳逸结合，不可太过劳累。暴发型、急性发作和严重慢性型患者，应卧床休息，注意衣着，保持冷暖相适，适当进行体育锻炼以增强体质。一般应进食柔软、易消化、富有营养和足够热量的食物，宜少量多餐，补充多种维生素。勿食生、冷、油腻及多纤维素的食物，注意食品卫生，避免肠道感染诱发或加重本病。忌烟酒、辛辣食品、牛奶和乳制品，平时要保持心情舒畅，避免精神刺激，解除各种精神压力。

3. 人中颜色变白预示着什么？

在人中诊病中，人中颜色变白，临床上多见于一些病危难治的患者。

对病危难治的患者临床护理是十分关键的。为防止褥疮发生，要常翻身，床单保持平整、干燥、无皱褶、无渣滓；协助长期卧床者经常更换体位，促使呼吸道分泌物咳出，以防止病情出现更大的恶化；为防止肌肉萎缩，应协助患者进行简单的四肢被动活动；有尿潴留者可按摩下腹部或使病人听流水声以助排尿，必要时可导尿；对危重病人多采取重症监护，对体温、脉搏、呼吸、血压等生命体征进行动态观察。

4. 人中颜色淡白多见于什么疾病？

人中颜色淡白，可能有慢性溃疡性结肠炎。

慢性溃疡性结肠炎是一种结、直肠黏膜的弥漫性炎症，其临床特点为原因不明、时好时坏的血性腹泻。本病发病机理虽未完全明了，但一般认为与免疫、精神神经、过敏、遗传及非特异性感染等因素有关。

患者要注意劳逸结合，不可太过劳累。暴发型、急性发作和严重慢性型患者，应卧床休息，注意衣着，保持冷暖相适，适当进行体育锻炼以增强体质。一般应进食柔软、易消化、富有营养和足够热量的食物，宜少量多餐，补充多种维生素。勿食生、冷、油腻及多纤维素的食物，注意食品卫生，避免肠道感染诱发或加重本病。忌烟酒、辛辣食品、牛奶和乳制品，平时要保持心情舒畅，避免精神刺激，解除各种精神压力。

5. 什么病症会导致人中淡白而干枯？

人中淡白而干枯是女性闭经的信号。

闭经是从未有过月经或月经周期已建立后又停止的现象，是常见症状，可由全身或局部疾病引起，年过 18 岁尚未来经者称原发闭经，月经已来潮又停止 6 个月（或 3 个周期）者称继发闭经。

在经期，一定要注意多方面的护理和调理，以防止继发性闭经的出现。要劳逸结合，保证睡眠。在生活上有规律地安排起居生活，坚持适当体育锻炼和劳动，以改善机体血液循环，维持神经系统的稳定性。饮食上要做到平衡合理，有目的地选择一些禽肉、牛羊肉等，配合蔬菜烹调食用，以起到补肾益精、健脾养血的作用。精神上应避免不良的刺激，减轻各方面压力带来的紧张，学会放松，保持心情舒畅。

6. 哪些病症会导致人中变白且出冷汗？

人中变白且出冷汗，在临床上常见于咳嗽及咳血症状，多发生于支气管扩张、肺结核咳血。

支气管扩张其典型症状为慢性咳嗽伴大量浓痰和反复咯血。咯血可反复发生，程度不等，从小量痰血至大量咯血，咯血量与病情严重程度有时不一致。

肺结核一般说来常见的症状包括：咳嗽、咳痰、发热（多为午后低热）、咯血（自少量至大咯血）、胸痛、乏力、食欲不振、盗汗，病程长的可有消瘦，病变广泛而严重的可有呼吸困难，女性患者可有月经不调。

出现咳嗽、咳血的患者，要避免劳累及情绪波动，保持心情舒畅。饮食宜富有营养，可进食高蛋白、高热量、高维生素食物。注意口腔卫生、晨起、睡前、饭后用复方硼砂液或洗必泰液漱口。若排痰不畅者，应采取各种引流办法。患者的浓痰不可随地乱吐，应集中消毒处理。

7. 人中上段鼻迹处呈白色可判断为什么病症？

人中上段鼻迹处呈白色，为气虚崩漏的标志。

崩漏在传统医学中有相关的著述。一般是指经血量多或淋漓不尽。崩漏是妇科常见病，也是疑难症状。

中医认为，患此病者多因素体虚弱，或忧思不解，或饮食劳倦，以致损伤脾气，气虚下陷，统摄无权，冲任失约。症见经行下血量多或淋漓不断、色淡质稀、神疲气短、不思饮食等。治宜补气固摄，方用举元煎或补中益气汤。血多加阿胶、艾叶炭、乌贼骨；若血流不止，两目昏暗或眩晕跌仆，脉细弱者，用固本止崩汤。

8. 人中微见红色预示着什么病症？

人中微见红色，则为痈的信号。

痈是一种急性化脓性疾病，生于皮肉之间，呈一片稍隆起的紫红色浸润区，质地坚韧，界限不清，在中央部的表面有多个脓栓，破溃后呈蜂窝状，之后中央部逐渐坏死、溶解、塌陷，象"火山口"，其内含有脓液和大量坏死组织。痈易向四周和深部发展，周围呈浸润性水肿，局部淋巴结有肿大和疼痛。除有局部剧痛外，病人多有明显的全身症状，如畏寒、发热、食欲不佳、白细胞计数增加等。

在预防上，要注意个人卫生，保持皮肤清洁，及时治疗，以防止感染扩散。

9. 孕妇人中偏红且有红疹代表着什么？

人中诊病中，如孕妇人中偏红且有红疹出现，则表示孕妇体内胎毒较重，所生的幼儿多会有疮疖之疾。

胎毒，主要指热毒。婴、幼儿疮疖、疥癣、痘疹等病统称胎毒。病因是孕妇恣食辛热，甘肥厚味，或生活调摄失宜，遗毒于胎，或郁怒悲思等因素使胎儿患有此病症。胎毒是父母抵抗疾病遗传到子女身上的病毒，因为胎儿在母腹中时，都是从胎元肚脐摄取一切，故名胎毒。去胎毒是避免婴儿出生皮肤出疹或出现黄疸严重的做法，孕妇可以吃一些寒凉食物清胎毒，但要注意不能太早，以免过于寒凉造成流产，须满7个月才可以。

10. 实热胃痛患者的人中是什么样的？

人中诊病中，实热胃痛患者的人中下段近唇迹处颜色为淡紫色。

实热胃痛，即十二指肠球部溃疡，主要是胃酸、胃蛋白酶侵袭球黏膜，前者攻击力超过后者防御力所致。患者多在空腹时疼痛，进餐后缓解，也可于晚间睡前或后半夜出现疼痛。十二指肠球部溃疡的病因主要是胃炎和其他刺激因素，如不良习惯：吃喝生冷、辛辣、过热、粗糙食物、烟、酒等造成。此外，精神情绪也与本病有一定联系，精神紧张、易生气、长期处于恐惧之中的人易患此病。

十二指肠球部溃疡的主要临床表现为腹部疼痛，可为钝痛、灼痛、胀痛或剧痛，也可表现为仅在饥饿时隐痛不适。

11. 人中发黄预示有怎样的身体状况？

人中颜色发黄，表明脾胃虚弱，如呈土黄，则脾胃虚寒，可能有慢性病。

脾胃虚寒为中医名词，同脾胃阳气不足，其症状表现为常因天气变冷、感寒食冷品而引发疼痛，疼痛时伴有胃部寒凉感，得温症状减轻。胃痛隐隐、绵绵不休、冷痛不适、空腹更痛，得食则缓，劳累或食冷或受凉后疼痛发作或加重，泛吐清水、食少、神疲乏力、手足不温、大便溏薄、舌淡苔白、脉虚弱。

脾胃虚寒的主要病因是饮食习惯不良如饮食不节制、经常吃冷饮或冰凉的食物引起的，再加上生活节奏快，精神压力大，更易导致胃病。所以防治脾胃虚寒需养成良好的饮食习惯。脾胃虚寒病人可多吃胡椒猪肚汤，生姜水。胡椒和生姜是健胃、暖胃的调味品，可以调理好脾胃虚寒的病症，恢复健康脾胃。当然，出现胃痛需警惕胃的器质性病变，最好去医院做胃镜检查。

12. 什么疾病患者的人中呈青色？

人中呈青色，多见于寒性痛经者。

寒性痛经是痛经中常见的一种。患有寒性痛经的患者往往是寒性体质，中医理论认为，人体是平衡的有机整体，体弱的根本原因是阴阳失衡。寒性体质是身体内部阴气过剩，导致阴阳失调。此症表现为精神虚弱且容易疲劳，脸色苍白、唇色淡、怕冷、怕吹风、手脚冰冷、喜欢喝热饮、吃热食，常腹泻，常小便且颜色淡，月经常迟来，血块多且常会有痛经症状。

中医讲究治本，所以寒性痛经患者可以参考下面的一些日常调理方法：要注意保护自己的腿和脚，最好在每晚睡觉前用热水泡脚；平时出门不要让腿部受冻，要经常活动腰部和腿部，运动可以加速血液循环。在饮食方面，不能吃寒性的东西，吃点红肉如牛羊肉补铁，不要让肠胃受凉。

13. 人中时青时黑是怎么回事？

人中时青时黑是肝和肾发生病变的信号。

肝位于上腹部，横膈之下。肝脏是人体最大的腺体，有很多重要的功能，肝健康则生命昌盛。肝部发生病变，可引发的疾病主要有：因感染引起的病毒性肝炎、肝脓肿、肝结核；肝脏占位性疾病，如各种良恶性肿瘤、肝囊肿、肝包虫病、肝血管瘤、肝内胆管结石等；因代谢障碍引起的肝脏疾病；酒精肝病等。

肾脏是通过排泄代谢废物，调节体液，分泌内分泌激素，以维持体内内环境稳定，使新陈代谢正常进行。肾病往往会有下列相关症状：眼皮和足踝浮肿、血压高、腰腹疼痛、血尿、蛋白尿、尿路感染、小便赤痛、小便不顺、尿量增多（减少）及夜尿等。

14. 人中青黑是哪些疾病的征兆？

人中青黑，常见于睾丸炎、前列腺炎、输卵管结石等疾病而引起的疼痛。

睾丸炎是由多种致病因素引起的睾丸炎性病变。各种炎症感染均可导致睾丸的损害，影响男性的生育能力，部分患者可导致男性继发性不育。

前列腺炎于病发早期并无任何病症，很多患者甚至不会察觉。至于有症状患者常见的病症包括：小便困难，久久不能排出尿液；小便缓慢或不畅顺；小便时感到疼痛；小便带血；鼠蹊部位出现肿胀的淋巴结；下背、盆骨和股部疼痛。

输尿管结石常引起典型的患侧肾绞痛和镜下血尿。疼痛可向大腿内侧、睾丸或阴唇放射，常伴有恶心、呕吐等症状。

人中诊病中，人中色黑，则往往是病危的信号。

15. 人体肾气不足时人中会出现什么症状？

肾气不足，中医又分为：肾气不固和肾不纳气。肾气不固临床表现是：肾虚中重在下元不固、面白神疲、听力减退、腰膝酸软、小便频数而清或尿后余沥不尽或遗尿等。男子滑精早泄，女子带下清稀或胎动不安，舌淡苔白，脉沉弱。肾不纳气临床表现是：肾虚尤见呼多吸少，动则尤甚，为本症特点，兼有肺气不足表现。腰膝酸软，舌淡苔白，脉沉弱。

肾气不足患者平时应多吃一些补肾、养肾的食物，如山药、干贝、鲈鱼、栗子、枸杞等可以增强体质，促进健康，提高生活质量。预防肾虚还要注意休息，劳逸结合，善于通过一些休闲活动来减轻精神压力。

人中诊病中，人中若出现黑褐色或有片状黑斑，则为人体肾气不足的信号。

16. 哪些疾病患者的人中色泽灰暗？

人中色泽灰暗，常见于男女泌尿系统疾病。

男性泌尿生殖系统感染是指男性泌尿生殖系统（尿道、前列腺、附睾、输精管、精囊、睾丸等）受到细菌、病毒或寄生虫感染而引起的疾病。如不及时治疗，会影响精子活力，造成无精症、少精症，精子活力低及畸形率高，导致不孕不育，还会引发生理功能障碍，导致会阴部及腰骶部疼痛等。此外，泌尿生殖感染也会降低身体免疫力，增加患者精神压力，诱发其他疾病。

女性人中色泽灰暗，则常见于各种妇科疾病，如宫颈炎、附件炎、卵巢囊肿、子宫肌瘤等，给女性带来巨大的身心痛苦，影响和谐、幸福的家庭生活。

17. 人中呈暗绿色可预示哪些疾病？

人中呈暗绿色，临床上常见于胆囊炎、胆结石及胆绞痛患者。

胆囊炎多见于 35 ～ 55 岁的中年人，女性发病较男性为多，尤多见于肥胖且多次妊娠的妇女。胆囊炎分急性和慢性两种，急性胆囊炎的症状主要有右上腹疼、恶心、呕吐和发热等。少数病人还有眼白和皮肤轻度发黄。

胆结石是胆囊结石、胆管结石的总称。胆结石的形成与不良的习惯关系密切：喜静少动、身体肥胖、饮食过量、不吃早餐等，多孕多产的妇女更容易患胆结石。

胆绞痛是由于胆囊或胆管内结石移动，造成胆囊管或胆总管的暂时性梗阻而引起的绞痛。该症表现为上腹持续性痛，阵发性加重，放射到肩部或胸部，伴恶心呕吐，如果同时并发胆道感染，可随之发生寒战、发热、黄疸。

18. 怎样的人中预示肾虚不孕？

肾从中医的角度来讲，涵盖了人体的生殖、泌尿、神经、骨骼等各个组织、器官。肾在调节人体功能，为生命活动提供"元气""原动力"方面发挥了巨大的、不可替代的作用。

肾虚不孕为不孕病症之一，主要是由肾虚导致的不孕症。在临床上的主要表现症状有：面部出现黄褐斑，这是因为肾气不足，不能滋润肌肤而出现的，而且经常伴有月经不调；出现黑眼圈，中医理论认为黑色代表肾，黑眼圈就表示肾虚；肾阳不足，不能摄精成孕，常伴有月经色淡，腰酸痛楚、头晕、怕冷、疲惫、乏力等症状。

人中诊病中，如人中的色泽偏暗且枯槁，或者是有明显的色素沉着，则为肾虚不孕的信号。

19. 人中紫红多见于什么病症？

人中呈现紫红色，是瘀热痛经的信号。

痛经是指妇女在经期及其前后，出现小腹或腰部疼痛，甚至痛及腰骶。每随月经周期而发，严重者可伴恶心呕吐、冷汗淋漓、手足厥冷，甚至昏厥，给工作及生活带来影响。目前临床常将其分为原发性和继发性两种，原发性痛经多指生殖器官无明显病变者，故又称功能性痛经，多见于青春期少女、未婚及已婚未育者。此种痛经在正常分娩后疼痛多可缓解或消失。继发性痛经则多因生殖器官有器质性病变所致。

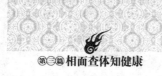
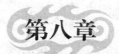

第八章

望口唇——口唇是人体健康状况的"出纳官"

口唇与脏腑的关系

1. 为什么口唇与健康关系密切?

口唇与脾关系密切。脾是重要的淋巴器官,具有造血、滤血、清除衰老血细胞及参与免疫反应等功能,被称为"后天之本"。我国医学有记载:"脾气通于口,脾和则口能知五谷矣","口唇者,脾之官也。"可见口唇与健康的密切关系。

俗话说:"病从口入",口腔是疾病进入人体的门户。由不洁食物引起的各种传染病以及糖尿病、高血压病、肥胖和贫血等,都是与食物经口而入分不开的。

2. 唇诊的理论依据是什么?

唇诊,是以观察唇所分属各部位的色泽,以及唇的形态变化,来判断相应脏腑的生理、病理的变化,以预测疾病的方法。

"唇为脾窍,乃脾胃之外候",如《素问·金灵真言》曰:"脾开窍于口。"《灵枢·阴阳清浊》曰:"胃之清气,上出于口。"都说明了唇与脾肾的密切关系。其实唇与大肠、肝、督脉等部位的关系也极为密切,如《灵枢·经脉》篇记载:"大肠手阳明之脉……还出挟口,交人中。"还有任脉、冲脉、肾脉等,其循行与口唇相近,说明唇与脏腑关系很密切,所以唇可以反映脏腑的精气状况,观唇能预知疾病。

3. 口唇与脏腑是如何对应分布的?

口唇是十四经的枢纽,脏腑的要冲。我们可以以八卦图来说明脏腑与唇的对应关系。将口微闭,从两口角画一横线,再从鼻中沟经上、下唇中央画一垂直于两口角的竖线,将口唇分成四等份,再画两条过直角中点的斜线,将口唇分成了八等份,每份为一个八卦方位,每个脏或腑分配在一个方位上,然后根据每个方位上的形态、色泽等来判断生理、病理变化。

乾属肺、大肠。坎属肾、膀胱。艮属上焦、膈以上,胸背部、胸腔内脏器、颈项、头颅、五官。震属肝胆区。巽属中焦。离属心、小肠。坤属脾和胃。兑属下焦(包括脐水平以下小腹部、腰骶部、盆腔、泌尿生殖系统)。

4. 口唇的"乾"位主哪些疾病?

由于"乾"属肺、大肠。如果口唇下方起疱疹。则说明患者肺热、发烧。

肺病变会出现以下症状:咳嗽、气喘、呼吸不利;体倦无力、气短懒言、自汗;气滞胸闷、咳喘;水湿停留、尿少、水肿;鼻塞、流涕、嗅觉异常,甚至鼻翼翕动,呼吸困难。

大肠的主要功能是进一步吸收粪便中的水分、电解质和其他物质,形成、贮存和排泄粪便。同时大肠还有一定的分泌功能，如杯状细胞分泌黏液中的黏液蛋白，能保护黏膜和润滑粪便，使粪便易于下行，保护肠壁防止机械损伤，免遭细菌侵蚀。大肠有病则主要表现为大便次数和形状的异常。

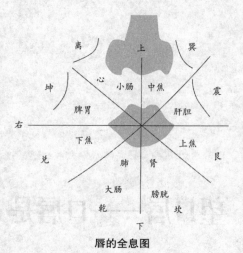

唇的全息图

5. 口唇的"坎"位主哪些疾病？

由于"坎"属肾、膀胱。急性肾炎的病人此处红紫，慢性肾炎的病人此处黯黑。

肾是主宰人体生长发育、生殖及维持水液代谢平衡的重要脏器。肾在下开窍于二阴，与大小便的排泄、性机能活动有关，故大便糖稀、小便困难或淋漓不尽、阳痿、早泄等都可以从肾治。

膀胱是储尿和排尿的器官。当膀胱有病时，就会出现小便的异常和排尿困难。膀胱之所以能排尿，主要靠肾的气化作用。

综上所知，肾的生理功能包括现代医学上的生殖、泌尿系统及部分内分泌、中枢神经系统的功能，这些系统的疾患都可能跟肾有关。膀胱的功能主要是储尿和排尿的作用，其病变也主要表现在泌尿功能方面。

6. 口唇的"艮"位主哪些疾病？

由于"艮"属上焦，膈以上，胸背部、胸腔内脏器、颈项、头颅、五官。凡是上焦火旺的病人此处易起疱疹、口角溃烂。

上焦，人体部位名，三焦之一。三焦的上部，从咽喉至胸膈部分。《灵枢·决气》："上焦开发，宣五谷味，熏肤，充身，泽毛，若雾露之溉，是谓气。"这是形容上焦心肺敷布气血，犹如雾露弥漫之状，有灌溉并濡养全身脏腑组织的作用。

膈为一向上隆凸的薄肌，位于胸、腹腔之间，封闭胸廓下口。膈穹隆右高左低，最高点分别位于有左第5肋间隙，膈上面覆以隔胸膜筋膜、壁胸膜或心包壁层，隔着胸膜与肺底相邻，中央部与心包愈合。膈下面右半与右半肝右内叶，隔下面左半与肝左外叶、胃和脾相邻。膈为主要的呼吸肌。

7. 口唇的"震"位主哪些疾病？

由于"震"属肝胆区。凡是肝胆有温热、瘀热、肝胆火旺者，均有疱疹或肿胀、痛、痒等症状。

中医认为肝与胆互为表里，称胆为肝府，故二者常并提。肝是身体内以代谢功能为主的一个器官，并在身体里面扮演着去氧化，储存肝糖，分泌蛋白质的合成等。肝脏也制造消化系统中的胆汁。肝脏还能促使一些有毒物质的改进，再排泄体外，从而起到解毒作用。肝脏很容易患上如甲型或乙型肝炎、中毒性肝炎、肝癌或是肝硬化等疾病。其中，最为严重者是肝癌。

胆呈囊形，附与肝之短叶间，与肝相连。肝和胆又有经脉相互络属，互为表里。胆有储存浓缩胆汁、排空胆汁、调节胆道压力的作用。胆常见疾病有胆囊炎、胆结石。

8. 口唇的"巽"位主哪些疾病？

由于"巽"主中焦。凡是中焦（包括膈肌以下，肚脐以上，上肢部，腰背部及其内在器官）疾患均在此处有胀肿、疱疹等。

中焦具有消化、吸收并转输水谷精微和化生气血的功能。《灵枢·营卫生会》说："中焦……此所受气者，泌糟粕，蒸津液，化其精微，上注于肺脉，乃化而为血，以奉生身。"并概括中焦的功能为"中焦如沤"。沤，是浸泡的意思。所谓"如沤"，是形容中焦脾胃腐熟、运化水谷，进而化生气血的作用。

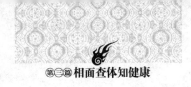

9. 口唇的"离"位主哪些疾病？

由于"离"属心、小肠。凡心经有热、小肠经有热，均会在鼻唇沟右侧起疱疹。

中医学中，心是脏腑中重要的器官，主宰各脏腑进行着协调的活动。故《内经》说："心者五脏六腑之大主"，也就是说，各脏腑在心的领导下互相联系，分工合作，构成一个有机的整体。心的主要生理功能是：主神志，主血脉，主汗，开窍于舌等。

小肠位于腹中，上端接幽门与胃相通，下端通过阑门与大肠相连。盘曲于腹腔内，上连胃幽门，下接盲肠，全长 3 ~ 5 米，展开有半个篮球场大。小肠与心互为表里，是食物消化吸收的主要场所。

10. 口唇的"坤"位主哪些疾病？

由于"坤"属脾和胃，凡是脾胃有病的均在此处有疱疹或红肿。

脾是重要的淋巴器官，具有造血、滤血、清除衰老血细胞及参与免疫反应等功能。脾位于左季肋区，相当左侧第 9 至第 11 肋的深面，其长轴与第 10 肋方向基本一致。脾的位置可因体位、呼吸及胃的充盈程度而有所变化。正常的脾脏一般不能摸到，如在左肋缘下可扪及者，均表示脾肿大。

胃位于膈下，上接食道，下通小肠。胃的上口为贲门，下口为幽门。胃的形态、大小、位置因人而异，主要由肌张力和体型决定。其主要生理功能是受纳与消化食物。

别让唇膏掩盖了唇色

1. 如何根据唇色诊断疾病？

正常人的嘴唇红润、干湿适度、润滑有光。如果唇色发生变化，则是病色。

唇色发白：双唇淡白，多属脾胃虚弱，气血不足，常见于贫血和湿身症；上唇苍白泛表，多为大肠虚寒、腹泻、胀气、腹绞痛、畏寒、冷嘲热讽热交加等症状间而出现；下唇变苍白，为胃虚寒，会出现上吐下泻、胃部发冷、胃阵痛等现象。

唇色淡红：多属血虚或气血两虚。体质虚弱而无疾患之人可见此唇色。

唇色深红：唇色火红如赤，常见于发热。肺心病伴心力衰竭者，当缺氧时呈绛紫红色，临床上称为发绀。唇色如樱桃红者，常见于煤气中毒。

唇色泛青：气滞血瘀，多是血液不流畅，易罹患急性病，特别是血管性病变，如血管栓塞、中风等急暴之症。

唇色发黑：环口黑色是肾绝，口唇干焦紫黑更是恶候。若唇色黯黑而浊者，多为消化系统有病，时见便秘、腹泻、下腹胀痛、头痛、失眠、食欲不振等；若唇上出现黑色斑块，口唇边缘有色素沉着，常见于慢性肾上腺皮质功能减退；若在唇部、口角，特别是下唇及口黏膜上有黑色斑点，有时很密集，没有不适的感觉，则可能在患者的胃肠道中发生多发性息肉。

2. 唇色呈红色常见于哪些症状？

唇呈红色，多数为热证，但有虚实之分，一般常见以下几种唇色。

如胭脂红。此色多因脏腑久受湿热，蕴郁不解，化生蛔虫。凡是见到这种唇色，可以验其大便，一定有蛔虫卵。

下唇深红。红而晦暗无华，多数脾虚运化不强，症见食少神倦、四肢困乏等征象。

唇色红如血染。两唇闭合缝处，隐见烟熏色，这是三焦热炽的表象。如外侧红如血染，内侧反淡白无华，这是脾胃虚寒。

唇色干红。多因血热的缘故，症见热气上冲、眩晕、烦躁或兼见失血征象。

唇色绛紫红。多见于气血瘀滞，病见冠心病伴心力衰竭者。

3. 唇色淡白多由哪些病症导致？

淡白唇色，多见于气血不足的面相，是由于脾不健运，化生无权，气血亏虚所致，相当于现代医学的各类贫血。

如果唇色淡白还兼有心悸、失眠、食少乏力等症，为心脾两虚，血不养心所致，常见于惊悸、怔忪、不寐等症，相当于现代医学中的神经衰弱，植物神经紊乱和心脏病患者。

如果唇色淡白还兼有畏寒肢冷，腰膝酸软等症，则属于虚寒证。多因脾肾阳虚、不得温煦所致。常见于腰痛、遗尿、阳痿、久泻久痢等症。

如果唇色淡白还兼有久嗽、咳喘，这是脾肺气虚，痰湿阴肺，肺气失于宣肃所致。常见于咳嗽、哮喘、肺痨等久病体虚者，相当于现代医学中的支气管炎、老年性咳喘、慢性支气管扩张等疾病。

如果唇色淡白还兼有脘腹冷痛，朝食暮吐者，为脾阳不足，胃气虚弱，虚寒内生之症。常见于反胃、呕吐、胃痛等症状，相当于现代医学中的慢性胃炎、胃、十二指肠溃疡，胃神经官能症等疾病。

4. 为什么会出现上下唇异色的症状？

如果上唇深红，下唇淡白，属于胃热脾寒，症多见能食易泄，面赤四肢倦等。上唇属于胃，上唇白肉和人中属于肾，上唇左右两角属胃和大肠。因胃中伏热不解，所以上唇深红。下唇属于脾，下唇白肉凹处属脾和肝胆。下唇两角，属于膀胱和小肠，下唇淡白，系脾寒血不充于下唇的面相。

若是下唇深红，上唇淡白，为胃冷脾热的征兆，症见欲呕吐、不思饮食、头昏、胸痛。治胃热脾寒，当温脾清胃。治脾热胃冷，当凉脾暖胃。

5. 什么病症可致唇色发黄？

唇色发黄多为饮食内伤，见湿热郁于肝脾之故，有肝炎迹象，肝胆可能有病变。症见精神倦怠、四肢困乏、头晕等。如果唇色发黄且干燥，多是脾脏分泌功能有碍，削弱免疫系统的抵抗力以及辅助造血功能，很容易受感染。有此症状者应该多食用黄色食物，如黄豆、黄花菜等，有很好的健脾功效。

6. 哪些疾病可致唇色泛青？

如果唇色苍白泛青，会有大肠虚寒、泄泻、胀气、腹绞痛、畏寒、冷热交加等症状出现。治疗方法可以选择一些活血的食物，并且要注意保养肠胃，注意保暖。同时注意适当运动，促进身体新陈代谢，加快血液循环。

如果唇色青紫，多属气滞血瘀，血液不流畅，易患急性病，特别是心血管疾病，如血管栓塞、中风等急暴病症。药物中毒和机体缺氧也会出现唇色青紫，胸闷不舒或时有刺痛、心慌气短、舌有瘀斑、瘀点等症。可以适时地做一些有氧运动，调节呼吸方法，都可以帮助身体机能的有氧代谢。

7. 唇色发蓝是哪些疾病的表现？

唇色发蓝是病情危重的信号。肝胆急性疾患、卒中暑毒，唇色偶尔会呈浅蓝；如唇肌枯萎无华，唇色发蓝，是肝脏之真气将败，病多难救；唇呈蓝紫色，是贫血以及心脏病的表现；偶有骤染时疫，外唇呈现浅蓝色，唇皮燥裂，此为火毒炽甚之象。

8. 唇色发黑是哪些疾病的征兆？

唇色发黑是痛极、寒极、呼吸困难、肾气绝的表现。此外，唇黑有深浅的差别，症有寒热、轻重的不同。

唇色灰黑。这是中阳不足，痰饮内停之象，症见眩晕咳逆、大便结、小便黄，有时略感恶心。

唇微黑兼紫红。多为内实之邪淤积在腑，症多见心烦、口干思饮，腹坚满微痛，夜里不能睡觉等。

唇紫黑如猪肝。这是淤血攻心之象，多见于产妇血晕和剧烈心绞痛。

另外，如果唇色出现黑色斑块，口唇边缘有色素沉着，常见于慢性肾上腺皮质功能减退。如果在唇部、口角，特别是下唇和口腔黏膜上有褐、黑色斑点，有时很密集，没有不适的感觉，则可能在患者的胃肠道中发生多发性息肉。

9. 梅毒患者的唇色是什么症状？

梅毒是由苍白螺旋体，即梅毒螺旋体引起的一种慢性性传播疾病。可以侵犯皮肤黏膜及其他多种组织器官，可有多种多样的临床表现，病程中有时呈无症状的潜伏状态，病原体可以通过胎盘传染给胎儿而发生胎传梅毒。梅毒的危害是巨大的，梅毒螺旋体结构变异、产生抗药性，进一步增加了治愈的难度。同时，螺旋体变异后，毒性增强，对身体器官的损伤程度加重。而且变异后病情发展迅速，对身体的致残率增加，且会危及患者的生命。

梅毒患者的唇色发紫或有黑色斑点，出现此种情况，应及时就医，以便早期治疗。

10. 唇黏膜出现异常色斑是什么病症？

唇黏膜出现异常色斑，可预报内脏疾患。下唇黏膜面出现圆形或椭圆形紫黑色斑块，不高出皮肤，压之不退色的，可考虑患有消化道癌症，如胃癌、食管癌、肝癌、肠癌。下唇黏膜出现粟米大小的淡红色或淡白色丘疹，呈半透明样突起，这是蛔虫斑。翻开上唇，上唇系带出现白色或灰白色小点，可诊断为痔疮。上唇系带上出现一个或多个大小不等、形状不一的增生物，其表面呈灰白色或粉红色，提示有痔漏存在。上唇系带出现白色颗粒样赘生物，是诊断急性慢性腰痛的征象。

小儿下唇黏膜出现碎米样小白点，这是疳积病的标志。结合临床检查，可以发现患儿四肢消瘦、腹胀大、腹部青暴露等症状。

口唇外表形态与所主疾病

1. 口唇干裂是由什么原因引起的？

口唇干裂表现为干燥无光，红肿焦裂或裂开出血，是体内津液大伤，唇失滋润的征象。多为燥热之邪所致。

口唇干燥而裂沟出血或红肿，并伴有口臭、烦渴、便秘、舌红苔黄者，为脾胃热盛之候。多因外感热邪入里或过食辛辣厚味，而使津液耗损所致。

口唇干裂而嫩红，并伴有颧红、潮热盗汗、虚烦不眠、舌红少苔者，为阴虚火旺之候。多因急性热病耗伤阴液或脏腑内生火热伤阴，或过服温燥劫阴之药所致。

口唇干裂而色黑，为热毒盛极之候，预后多不良。

日常饮食缺乏水分和油脂，缺乏维生素 A、维生素 B、维生素 C、维生素 E 以及阴虚低热、气候干燥或某些全身性疾病都会导致口唇干裂。

2. 口唇红肿是怎么引起的？

口唇红肿是指双唇漫肿或唇上出现硬结、肿块的症状。常同时伴有溃破、瘙痒、疼痛等症。根据唇肿形状、性质，又有唇风、唇疽、唇疔、唇核、唇菌、唇疳、唇癌之分。

（1）唇风。口唇漫肿发红发痒或痛如火灼，脱屑无皮，下唇为甚，多因阳明胃经风火上攻而成。

（2）唇疽。唇疽生于唇上，色紫有头，大如枣李，肿硬如铁，时有痛木之感，为脾胃积热所致。治宜清胃泻火解毒。

（3）唇疔。唇角或唇上生疔，色紫坚硬，形如粟米，唇口外翻，不能张合，寒热交作，为火毒之邪上攻所致。

（4）唇核。唇生硬物如核，色赤坚硬，由脾经湿热凝结而成，治宜清热利湿。

（5）唇菌。口唇肿起，翻突如菌状，触之不痛，多因心脾积热火气滞血瘀所致。治宜清心除湿，行气活血。

（6）唇疔。唇疔生于唇周四旁，红赤无皮，燥裂肿胀，此为小儿脾胃湿热上壅，多因小儿消化不良、食积停滞、脾胃湿热内生所致。

（7）唇癌。唇上初结如豆，坚硬，久治不愈，胬肉翻花，痛极难忍，或出血、溃烂等。

3. 为什么口唇会生疱疹？

口唇疱疹表现为初起局部先有灼热、瘙痒及潮红，继而出现密集成群的针头大小水疱，破裂后而糜烂，渗液，逐渐干燥结痂，全程经过 1～2 周，愈后局部可留有暂时性色素沉着。

口唇疱疹多是由于发热或机体在某一阶段疲劳过度，体能消耗过大，体内各种营养物质供给不足，致使免疫力下降所致。夏季气温过高，机体新陈代谢加快，营养物质消耗增多，且高温常引起食欲下降、睡眠不足，造成体内蛋白质、维生素、电解质等营养物质缺乏，使免疫力下降。当病人发热时，身体抵抗力低下，发热时唾液分泌减少，对口腔的冲刷作用减弱，食物残渣容易存留在口中，也为微生物生长繁殖创造了良好的条件，发热时口腔往往成为细菌生长的安乐窝。这样的情况，该病毒往往乘虚而入，在口唇周围皮肤、牙龈等处发作。

4. 下唇出现什么症状可诊断为疳积病？

翻看小儿的下唇黏膜，如果下唇黏膜上出现米粒样小点，并且出现腹胀、脐凸、胸部浮现青筋、四肢消瘦、大便稀，就可诊断为疳积病，并且白点的密集稀疏与疳虫的多少相对应。

疳积病多发于小儿，又称小儿营养不良，是消化功能紊乱和营养障碍引起的一种慢性疾病，多发生在 3 岁以下的婴幼儿。中医认为，疳积为积滞和疳症的总称，是由于孩子吃零食过多而造成的一种疾病。有些家长经常给孩子买糖果、甜点心、巧克力、花生、水果等，孩子小嘴整日闲不住，到吃饭的时候就吃不下去，长此下去，就会引起小儿消化吸收功能紊乱，发展为小儿疳积病。

5. 唇系带上出现异常可诊断为哪些疾病？

凡在唇系带上有点状结节者，表示有痔核。一个小点表示一个痔。若有数个大小不等的小点就表示有大小不同的痔。小点在唇系带正中线上者，多是外痔；小点在正中旁，多是内痔；小点在唇系带左侧，则表示痔核在肛内左侧；小点如在唇系带右侧，那就表示痔核在肛内右侧；小点在唇系带上面，痔核多靠近肛门12点；若在唇系带下端，痔核多靠近肛门6点。小点色白而硬，表示痔核生长时间已久；色红而软，表示痔核初生或时间较短；小点红多白少，则表示肛门括约肌松弛或痔核已引起脱肛，往往脱肛与痔核并存。

6. 唇裂表现为哪些症状？

唇裂俗称"兔唇"，指上唇有裂开者，是先天畸形的一种。唇裂是口腔颌面部最常见的先天性畸形，常与腭裂伴发。正常的胎儿，在第五周以后开始由一些胚胎突起逐渐互相融合形成面部，如未能正常发育便可发生畸形，其中包括唇裂。

唇裂的主要表现为上唇部裂开。根据裂隙的部位和裂开的程度可分为三度。

（1）一度唇裂仅为红唇裂开。

（2）二度为裂隙超过红唇但未达鼻底。

（3）三度为裂隙由红唇至鼻底全部裂开，前二者又称为不完全唇裂，最后者又称为完全唇裂。

7. 为什么冬天嘴唇容易掉皮？

寒冷的冬天，娇嫩的嘴唇最容易受到伤害。不少人苦恼于双唇开始出现翘翘的硬皮，不自觉用手去撕或用舌头去舔，却越舔越干。专家提醒，冬天嘴唇起皮是因为人体有内热，因此要随时清热。嘴唇反映一个人的脾胃，如果一个人老爱动脑筋，饮食上又偏爱吃热性食物，嘴唇就容易干燥起皮。另外，冬天屋里有暖气温度高，很多人又喜欢盖棉被睡觉，人体就会有内热，这时可以吃些清热凉血的食物。

冬季护唇很重要，因为冬天空气中的湿度下降，会带走嘴唇上的水分，所以应该从一些生活细节着手。嘴唇起皮千万不要用手撕，这样有可能将唇部撕伤。可以先用热毛巾敷 3 ~ 5 分钟，然后用柔软的刷子刷掉唇上的死皮，再涂护唇膏。

8. 女人常抹润唇膏好吗?

秋冬季节，由于天气干燥嘴唇会稍微发干，许多女性会随身携带润唇膏不时地往嘴上抹以保持唇部湿润。其实这种方法是错误的。

频繁使用润唇膏只会使嘴唇越来越干。润唇膏涂在唇上，好像给嘴唇穿上了一件"隔离衣"，阻碍了嘴唇表皮细胞的正常代谢，使皮脂腺分泌减少，嘴唇更容易干燥、脱皮。而且有些润唇膏含有甘油成分，有锁水功能，如果超过一定浓度，就容易吸走嘴唇上的水分。更重要的是润唇膏过量使用会使口唇黏膜自身的屏障能力下降，更容易发生各种口唇疾病。一些敏感体质的人还容易引发口唇炎、复发性唇炎等。使用润唇膏只能作为一种辅助手段。一般润唇膏的滋润时间可达 4 小时左右，因此一天最好不要涂抹超过 3 次，而且最好选用没有添加色素的无色润唇膏。

9. 唇炎是一种怎样的病症?

唇炎是一种以口唇干燥、皲裂、脱屑为主要临床表现的黏膜病，严重的表现为唇肿胀、糜烂，有炎性渗出物，形成血痂或脓痂，疼痛明显，有灼热感。严重的病人会出现高烧、肌肉关节疼痛、头痛、咳嗽等症状，还会出现全身红斑性水疱，水疱破裂后出现皮肤大面积脱落，称为"中毒性表皮坏死松解症"。除了某些全身性疾病和其他口腔黏膜病在唇部的表现外，唇炎是特发于唇部的疾病中发病率最高的疾病。

唇炎患者要纠正不良的生活习惯，少吸烟，少喝酒，不要随意使用抗生素，不要使用劣质或不适合自己的唇膏，不要盲目去做"文唇"。要避免可能引起过敏反应的各种因素。改掉喜欢咬唇、咬舌等习惯，避免造成黏膜创伤。患者可以多吃新鲜蔬菜水果和富含蛋白质的食物。

10. 如何根据口唇形态诊病?

口唇干燥：患者嘴唇发干，常用舌尖去舔，甚至发生唇裂，多见于高烧、气候干燥、缺水和爱蒙头睡觉的人；缺乏维生素 B 和很少吃新鲜蔬菜、水果、杂粮的人也多有发生唇干现象。唇炎也是引起唇干的一个重要因素，唇炎的主要表现是口唇干燥、脱屑、皲裂、进食酸辣等刺激性食物时会感到疼痛，说话或大笑时口唇会皲裂出血。重者口唇发生肿胀、水疱、糜烂、结痂等，由于灼痛剧烈，会妨碍进食和说话。唇炎最常见的病因是使用口唇化妆品后过敏。另外，口唇干燥还见于经常大量饮酒者和慢性胃病患者。

口唇糜烂：多是脾胃有热，常见于慢性肠胃病患者。初生儿口唇溃烂要警惕是否得了遗传性梅毒。如果口角嘴唇处发生糜烂，并有红斑、水肿、渗液、皲裂、脱屑等，口角处可见向外辐射状的皱纹，多为双侧口角同时发生，也有个别发生于单侧的，这是得了口角炎，俗称烂嘴角，是口角部位皮肤和黏膜的炎症。

11. 口唇外翻是哪些疾病的征兆?

口唇外翻，色黑而无纹理，是脾气衰败的症状。病人如果出现口唇外翻，人中部肿满，说明足太阴脾经的脉气衰竭。病人人中部位无凹凸，是平的，说明有胃病。如果肌肉失去濡养，就会松软，肌肉松软，便会导致人中部肿满，就会使口唇外翻，口唇外翻便是肌肉先死。

12. 口唇生疮预示着怎样的身体状况?

病人上唇生疮的，是有虫侵蚀到内脏；下唇生疮的，是有虫在噬咬肛门肠道。牙龈无血色，舌上尽是白苔，甚至唇内有疮，四肢沉重，困倦乏力的，是有虫病。口唇上像生疮，面黄肌瘦，腹部肿大的，是疳病，并有蛔虫。上唇内侧有米粒大小的疮，心中烦乱不安，疼痛满闷，吐血的，是虫在噬咬较高部位的脏腑；下唇内侧生疮，困倦嗜睡的，是虫在噬咬较低部位的肛肠。

13. 如何从口唇判断儿童是否有蛔虫病？

蛔虫病是蛔虫寄生于人体所引起的疾病，除肠道症状外，有时可引起严重的并发症，如胆道蛔虫病、肠梗阻等。肠道蛔虫感染者及病人为本病的传染源，生食未洗净的瓜果、蔬菜是受染的重要因素，感染性虫卵经口吞入为主要传播途径。人对蛔虫普遍易感，儿童感染率尤高。

判断儿童是否患有蛔虫病，可以瞅下嘴唇。如果孩子的下唇角膜上出现针尖米粒样的颗粒丘疹，多为灰白色，则是蛔虫病。

14. 嘴唇哪些异常特征是难产或包皮的信号？

妊娠足月临产时，胎儿不能顺利娩出者，称为"难产"。包皮是指阴茎皮肤在阴茎头处褶成双层的皮肤，在婴幼儿期包皮较长，包绕阴茎使龟头及尿道外口不能显露，称之为生理性包茎。随着年龄的增长，阴茎和包皮逐渐发育，到青春期时，包皮向后退缩，至成人期龟头露出，但是约有30%的成人，包皮仍完全盖住阴茎龟头。

女子难产与男子包皮都有其相应的体型特征，主要表现是：女性嘴巴较小，且引人注目，是盆骨小的表现，生育时剖宫产的概率较大；如果男性嘴巴较小，则易患先天性的包皮症。女性双脚较小，与身高不成比例，则剖宫产概率也较大。

15. "驴嘴风"是怎么回事？

驴嘴风又叫唇颤动，以唇部红肿、疼痒，口唇不时颤动为症状。可发生于双唇，但以下唇颤动较为常见，好发于秋冬季节，相当于现代医学中的剥脱性唇炎。唇颤动时，时开时闭，频频运动叫做动，动是不规则的，多由于烦躁，常在抽搐将发作或神志不清而昏迷未深的时候产生。也可颤动兼牙齿咯咯作响，往往与身体发抖并见，且较动为快，似有节奏。

本病临床上可分为实证和虚证两类。实证多是胃火挟风，因过食辛辣厚味，胃腑蕴热，又受风邪外袭，以致风热相搏，循经上炎所致。虚证多是脾虚血燥，因感受秋季的燥邪，或过食温燥的食物，耗伤阴血，血燥生风所致。

患者平时应该少吃辛辣厚味，减少烟酒刺激，并注意口腔卫生。

16. 哪些疾病可出现口闭不开的症状？

癫痫、痉病和中风的闭症、女人子痫，还有破伤风、急惊风等症，都可能出现口闭不开。此外，风寒乘袭或热极神伤，也可因筋脉拘急而出现口闭不开。口闭不开与口张不闭都是病症严重的征象，但是单凭这样一个征象很难断定是什么病症，要与问诊合参。下面简单介绍一下痉病和子痫的特点。

痉病表现为卒然口噤、四肢抽搐、角弓反张，亦表现为某些或某个脏腑、经络的拘挛、强急。

子痫是妊娠20周以后"妊娠高血压综合征"（简称妊高征）的特殊表现，包括水肿、高血压和蛋白尿，特别于妊娠晚期发展呈最严重而紧急情况时，以抽搐及昏迷为特点，可并发肾功能衰竭、心力衰竭、肺水肿、颅内出血、胎盘早期剥离等。

口腔的各种病变

1. 唾液有什么作用？

唾液是一种无色且稀薄的液体，被人们俗称为口水，它来源于饮食，通过胃的"游溢精气"、肠的吸收、脾的"散精"而成。津液在人体生理上十分重要，亦是构成人体和维持人体生命活动的基本物质。津是指体液中的清稀部分，它流动性强，布散于体表皮肤、肌肉和孔窍，并能渗注于血脉，起滋润作用。液是指质地黏稠的部分，它流动性小，灌注于骨节、脏腑、脑和髓等组织，起濡养作用。由于津与液之间可以相互转化，故津与液常可并称，津液作为气化作用的物质基础，以维持生理活动。

2. 滋润用的唾液与消化用的唾液有什么不同？

人的唾液分为滋润用和消化用两种。

滋润用的唾液带有些黏性，一天 24 小时不断滋润着人的口腔黏膜，具有保护黏膜和促进牙齿再钙化的功能，是由负责体内水分调节的肾脏所分泌出来的。

消化用的唾液则不具有黏性，只在进食时才会分泌出来。也就是我们俗称的"口水"。其中含有许多与胃肠道运作息息相关的消化和抗菌的酵素。

这两种唾液分工合作以保持口腔内部的清洁。一旦失去平衡，会使得唾液变得过于黏稠或是稀薄。同时也容易引发蛀牙、口腔炎、口臭及消化不良等毛病。

3. 为什么会感觉口干舌燥且口水黏稠？

正常来说，成人每天分泌的唾液量约有 1 千克。唾液除了能保持口腔滋润、使食物顺利吞咽之外，同时也有杀菌、清洁口腔的功能。另外，唾液也能将淀粉分解成糖。只要饭粒嚼久一点就会感觉到甜甜的味道，就是由于食物中的碳水化合物被分解成糖的缘故。

当唾液分泌不足时，会觉得嘴巴黏糊糊的、说话困难、消化不良，并且会因为口腔内的杂菌繁殖增生而引发口臭等症状。所以感觉口干舌燥且口水黏稠，是全身水分不足的表现。

4. 口腔内唾液分泌过多是由哪些疾病引起的？

唾液分泌过多的原因很多，从总的方面又可分为真性和假性唾液分泌过多两种情况。真性唾液分泌过多的原因主要有口腔炎、咽炎、舌炎、齿龈炎等口腔疾病，以及假牙不合适引起的刺激；汞、铅、碘、砷以及尼古丁等药物中毒或刺激；脑炎、脑性麻痹、癫痫、帕金森综合征、植物神经紊乱等神经精神疾病；突发性甲状腺肿、糖尿病等内分泌系统疾病。假性唾液分泌过多，是口腔唾液去路受阻所致。其主要原因是食管狭窄或肿瘤、瘢痕等引起通路障碍；口腔、咽喉等部位手术后引起吞咽神经麻痹，导致口腔唾液难以顺利下咽；老年人唾液腺萎缩，可因服用药物后导致药源性唾液分泌过多等。还有可能是因紧张心理因素造成的唾液分泌过多。胃痛初期也会出现唾液分泌过多的症状。

5. 口角流涎是哪些疾病的征兆？

流涎俗称"流口水"。见于乳儿时期是生理现象，不视为病态。如果年龄增长持续流涎，则视为病态，有以下几种情况。

口角流涎不止，并伴有半身麻木不遂，口眼歪斜或神志不清，是风痰上涌的症状，常见于中风昏仆、癫痫发作等症。

流涎时伴有颜面麻木，口眼歪斜，恶风流泪者，为风中经络，大多是由于外风趁经络空虚而侵袭头面所造成的，常见于面神经麻痹症。

口中流涎淋漓，口水清稀，并伴有面白神怯者，是肝虚不敛之象。多因脾胃素虚或伤于冷饮，以致脾胃虚寒，津液失于输布所致。常见于小儿脾胃虚弱、营养失调、发育不良者。

口中流涎而口舌生疮，舌红起刺，苔黄者，是脾胃热盛之象。多因素体阳盛，或过食甘甜肥厚，内热上迫津液外溢所致。常见于小儿便秘、呕吐、积滞等症。

6. 口腔炎表明身体有怎样的状况？

发生口腔炎，即表示身体免疫力降低。

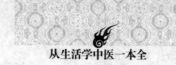

口腔内原本就藏有很多杂菌，与皮肤相比，口腔黏膜的表皮更薄，因而很容易被细菌等外物入侵。身体的抵抗力一旦下降，就很容易产生细菌感染，从而引发口腔炎。

另外，由于口腔也是属于消化道的一部分，直接和胃肠道密切相连，因此饮食过量或压力过大而造成肠胃发炎时，也会同时引发口腔炎。

7. 口腔白斑跟癌症有怎样的关系？

口腔黏膜学特指的"口腔白斑"是指发生在口腔黏膜上的白色角化斑块，属于"癌前病变"，但不包括吸烟等局部病理因素去除后可以消退的单纯性过角化。人们大可不必谈斑色变。真正的口腔白斑的临床表现特征为：有乳白色隆起的白色斑块，表面粗糙或略粗糙（单纯型）；有的在白斑基础上发生溃疡或糜烂（溃疡型）；有的斑块呈毛刺状或绒毛状（疣状型）；有的则在充血发红的"背景"中间夹杂有颗粒状白色化损害（颗粒型）。根据这些特征，临床医生可以通过仔细检查而得出初步诊断结果，然后，再经过病理检查证实，才能最终确诊。

"癌前病变"不是"癌"，只因为口腔白斑有上皮异常增生的病理基础，所以癌变概率高于正常上皮组织。据世界各国调查，白斑患者一般不会发生癌变，但仍有0.9% ～ 19.8%的癌变危险。这些要引起白斑患者的注意。

8. 红斑与白斑哪个癌变率更高？

口腔黏膜红斑也是常见的一种口腔病。随着医学科学和病理研究的进展，发现口腔黏膜红斑的癌变率要比白斑的癌变率高得多。口腔黏膜红斑为口腔黏膜上平伏或微凹于黏膜表面的鲜红而柔软斑块，边界清楚，其表面酷似天鹅绒，大小不等，多呈圆形或椭圆形，可分为颗粒型或平滑型两种。损害区与正常黏膜界线清楚，患者可有轻微疼痛或不适，也可无任何症状。临床上如果发现原因不明（凡有原因而引起的如炎症、创伤时出现的红斑，叫继发性红斑，不在此列），不能诊断为其他疾病所出现的红斑时，必须要提高警觉，密切随诊复查。红斑一旦发生出血、变硬、溃疡则为癌变表现，应及时做组织检查。

9. 口腔黑斑是怎么回事？

口腔黑斑是在临床上观察到的口腔黏膜出现的黑色斑点或蓝黑色、棕黑色斑块。一般不高出于黏膜表面。

黑斑一般多由于黑色素沉积所致。黑色素是由黑素细胞产生，黑素细胞来源于神经嵴，胚胎期这种细胞迁入上皮基底层附近。黑素细胞内含有合成黑色素的酪氨酸酶，可以将酪氨酸氧化为黑色素。在正常情况下，上皮组织中的黑素细胞与角质细胞及朗格汉斯细胞三者相互调控上皮组织的代谢平衡。一旦出现某种障碍，均可导致黑素细胞产生黑色素过多或减少、缺失。生理性黑斑多为黑素细胞功能亢进所致。

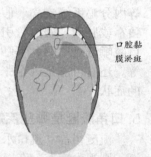

口腔黏膜淤斑

口腔黑斑

10. 如何知道自己是否有口臭？

所谓口臭（也称"口气"），就是人口中散发出来的令别人厌烦、使自己尴尬的难闻的气味。别小看口臭这小小的毛病，它会使人（尤其是年轻人）不敢与人近距离交往，从而产生自卑心理，影响正常的人际、情感交流，令人十分苦恼。

有些人，口臭较重，自己就可以闻到自己的口气臭秽；而有些人，通过他人的反应，才知道自己口臭。自测口气的方法：将左右两手掌合拢并收成封闭的碗状，包住嘴部及鼻头处，然后向聚拢的双掌中呼一口气后紧接着用鼻吸气，就可闻到自己口中的气味如何了。

11. 口臭的原因有哪些？

引起口臭原因有很多，主要分为生理性因素和病理性因素两大类。

（1）生理性因素。饮酒后的酒精气味，吸烟者的烟味，食大蒜后口腔残存的大蒜臭味。

夜间睡眠起床后的口臭。

饥饿和长期禁食也可带来强烈的口臭。

一些女性在青春发育期、妊娠期及月经期可出现口臭。

（2）病理性因素。口腔疾病。牙周病、龋病、黑毛舌病、口腔坏死性炎症、冠周炎、口腔癌肿坏死等。

鼻咽部疾病。化脓性上颌窦炎、萎缩性鼻炎、急性扁桃体炎、咽峡炎、小儿鼻内异物等。

全身其他器官疾病。口臭原因如消化不良、胃炎。支气管扩张，继发肺部感染，肺脓肿、白血病、血小板减少症、粒细胞缺乏症、糖尿病，铅、汞和有机物中毒时均可有异常气味。

12. 口腔溃疡是怎么回事？

口腔溃疡，又称为"口疮"，是发生在口腔黏膜上的表浅性溃疡，大小可从米粒至黄豆般大小、成圆形或卵圆形，溃疡面为口腔溃疡凹、周围充血，可因刺激性食物引发疼痛，一般一至两个星期可以自愈。口腔溃疡的诱因可能是局部创伤、精神紧张、食物、药物、激素水平改变及维生素或微量元素缺乏。系统性疾病、遗传、免疫及微生物在口腔溃疡的发生、发展中可能起重要作用。

平常应注意保持口腔清洁，常用淡盐水漱口，戒除烟酒，生活起居有规律，保证充足的睡眠。坚持体育锻炼，饮食清淡，少食辛辣、厚味的刺激性食品，保持大便通畅。妇女经期前后要注意休息，保持心情愉快，避免过度疲劳，饮食要清淡，多吃水果、新鲜蔬菜，多饮水等，以减少口疮发生的机会。

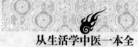
第九章

舌诊——舌是人体健康状况的一面镜子

舌诊的依据与方法

1. 望舌诊病究竟是怎样一种诊断方法？

舌是人体的全部信息，它全方位反映了人体的变化，通过观察、辨析舌苔、舌质和变化现象，可以对疾病做出诊断和治疗。望舌诊病具有悠久的历史，早在《黄帝内经》和《伤寒论》等古典书籍中，就有望舌诊病的记载。现代医学也证明，舌作为唯一显露于外的内脏组织，舌面膜的细胞代谢旺盛，生长迅速，当体内缺少某些物质时，舌象上就会有所表现，所以通过舌诊可以反映机体的疾病情况。

望舌除了对医生十分重要外，一般百姓在掌握了相关知识后，也可以通过望舌对自身健康或患病状况进行了解，并应用于养生、保健和防病。在疾病治疗时，虽然不可能根据舌象变化来决定自己的治疗方案，但是可以在较好地理解的基础上，主动地配合医生，从而取得更好的治疗效果。

2. 舌的基本结构有哪些？

舌是口腔中的主要器官之一，表面覆以黏膜，里面是横纹肌，可灵活转动，分舌根、舌体和舌尖三部分。舌的背面有许多细小的舌乳头：丝状乳头、菌状乳头、轮廓乳头和叶状乳头，除丝状乳头外，其他三种均有味觉感受器——味蕾。味蕾呈卵圆形花苞状，由支持细胞和味蕾细胞组成，有味孔伸向舌表面，可感受口腔内食物的味觉。不同部位的味蕾可分别感知甜、酸、苦、咸四种味道。

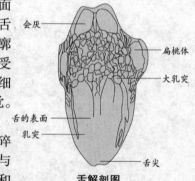

舌解剖图

舌乳头上皮细胞经常轻度角化脱落，与唾液和食物碎屑混合形成一层白色薄苔，称为舌苔。舌苔的形成主要与黏膜层有关，舌黏膜与口腔黏膜相同，由复层扁平上皮和纤维结缔组织构成。人的舌苔可因身体情况不同而有不同颜色的变化。

3. 为什么说舌是人体内脏的一面镜子？

舌诊是中医诊断疾病的重要方法。舌通过经络与五脏相连，因此人体脏腑、气血、津液的虚实、疾病的深浅轻重变化，都有可能客观地反映于舌象。其中舌质的变化主要反应脏腑的虚实和气血的盛衰；而舌苔的变化主要用来判断感受外邪的深浅、轻重，以及胃气的盛衰。

就像指甲、头发一样，舌头也是反映内脏变化的一面"镜子"。通过辨别它的颜色、湿润程度等，就可以简单了解自己的身体状况。如果舌苔白且厚，并且看上去比较油腻，可能是消化不良而造成积食。舌苔发黄，说明有内热，比如感冒加重。如果苔黄且油腻，多为炎症：胃溃疡患者溃疡发病、慢性乙肝患者的传染性增强都会出现此种情况。舌色发黑说明病情已经持续了一段时间，并且病情开始变重。

4. 中医是如何观舌诊病的？

根据舌面部位的区域分布，舌根属肾、命门，舌中属脾胃，舌尖属心、肺，舌边属肝胆，所以当舌色大部分颜色浅淡，有部分为鲜红时，按其部位不同，可做出区别。舌根部的舌苔变化往往发生在患病时间很长的慢性病人身上。如果患病时间过长，很多机体重要功能可能受到损害，特别是以下丘脑、垂体、肾上腺皮质为轴心的神经、内分泌的调控系统的功能受到了削弱，常多见于一些长期患有肺、支气管或肝脏等慢性疾病的人。

舌中部的变化多见于胃、肠道等消化系统疾病的患者；肝脏、胆囊疾病患者在舌两边可见到相应的变化（如瘀点、瘀斑等）。舌尖部舌质发红，常提示神经系统或心脏功能发生了相应变化等。

5. 观舌诊病有什么意义？

在疾病的发生和发展过程中，舌的变化迅速、明显，犹如内脏的一面镜子，能够反映疾病的发生、发展及转归等各种情况。在近代医学中舌诊已经形成一种独特的诊断手法。观舌诊病有以下几种意义：

（1）能判断人体的功能状态，如舌淡红，柔软灵活，苔薄白而润，说明健康无病。

（2）判断病位和病性，如舌质正常、苔薄白滑，病在表，为轻症；舌质红绛、苔厚黄干，病深在里，病情重。

（3）判断疾病的轻重进退和预后，观舌最好采用日光，舌自然伸出口外，两侧展平，充分显露舌体，细心观察舌质、舌苔的各种变化以检测疾病。

6. 怎样进行舌体的诊察？

舌体的诊察包括舌体的神色、形态和舌面的变化三个方面。舌体的神色主要指从舌体的荣、枯、老、嫩加以诊察。舌体的形态诊察主要观察舌体有无震颤、歪斜、痿软、僵硬等。如果舌苔不自主地颤抖，多属气血两虚或肝风内动；如果舌体偏歪于一侧，多为中风偏瘫或中风先兆；如果舌苔伸展无力，多因气血俱虚筋脉失养所致。

7. 望舌诊病时应注意哪些事项？

患者在看病前应避免吃有色食物、药物或饮料，因为这样对舌苔的染苔作用而使舌苔的颜色发生变化，比如吃橘子或喝橙汁后，舌苔可变成黄苔。望舌前患者也要避免进食冷冻或刺激性食物，以免舌质颜色发生变化而产生假象。

望舌诊病时一定要在光线充足的情况下进行，在室内有光源时，尽量避免有色光源对舌色的影响。患者伸舌头时要自然，舌体放松，舌面平展，舌尖略向下，口尽量张大（但不要过分用力），使舌体充分暴露。不要轻易刮舌苔，那样容易看不清真实的舌苔。望舌时一般看舌尖，再看舌中、舌侧，最后看舌根部，同时看舌体（舌质）的色质和舌苔的厚薄、颜色等。

8. 舌的诊察可分为哪几部分？

舌的诊察一般可分为望舌、望苔、望舌下静脉三个部分。传统中医师在望舌的过程中，最先获得的信息是舌苔的颜色，接着是观察舌苔性状和舌体性能等表现，观察舌质和舌苔的变化对看病起着举足轻重的作用。另外，舌下望诊法也是获取资讯的重要途径，由诊察舌下脉络的充盈情形，来作为判断瘀症的重要指标，最后再综合各种的资讯加以分析归纳。

9. 如何进行舌下脉络的诊察？

通过舌下面的黏膜可见有浅蓝色的舌静脉，中医称为舌脉。正常人舌脉隐现可见，直径不超过 2.7 厘米，其长度不超过舌尖至舌下肉阜连线的 3/5，颜色暗红，脉络无怒张、紧束、弯曲、增生，排列有序。绝大多数为单支，极少有双支出现。望舌下络脉主要观察其长度、形态、色泽、粗细、舌下小血络等变化。

望舌下络脉的方法是：让病人张口，将舌体向上腭方向翘起，舌尖轻抵上腭，勿用力太过，使舌体自然放松，舌下络脉充分显露。首先观察舌系带两侧大络脉的长短、粗细、颜色，有无怒张、弯曲等异常改变，然后观察周围细小络脉的颜色、形态有无异常。

10. 怎样根据舌下脉络进行诊断？

舌下络脉的变化有时会早于舌色变化，因此，舌下络脉是分析气血运行情况的重要依据。舌下络脉诊法是指对舌下络脉之颜色、形状、充盈等情况进行诊察，以帮助判断疾病的方法。正常舌下络脉隐现于舌下，脉色暗红，脉形柔软，无弯曲紧束等，不超过舌下 1/3。故凡察血瘀者当先视舌下脉。

舌脉色青紫，其形粗长或怒张，提示气滞血瘀或痰瘀互结；其色淡紫，脉形粗大或怒张，提示寒邪凝滞或气虚血瘀；其色紫红，脉形怒张，提示热壅血滞；其色淡红或浅蓝色，脉形细小，提示正气虚弱。所以舌下络脉的变化，主要提示瘀血病变的存在，根据其色青紫、淡紫、紫红，分别可确认瘀血属气滞、寒凝、气虚还是热壅。

观舌苔的常识

1. 正常的舌苔应该是怎样的？

正常人的舌体表面铺有一层薄薄的苔垢，呈白色，干湿适度，中医称为正常舌苔，也叫薄白苔。它呈白色和舌最表面的角化细胞有关。从扫描电镜拍摄的舌表面照片来看，舌苔非常像直升机飞越山岭上空所见到的地貌机构。它表面的突起样结构主要是丝状乳头，丝状乳头末梢常分化成角化树，呈佛手样、枯枝状、松针状等突起，在其间隙中，常填嵌有舌表面层脱落下来的角化上皮，还有口腔内分泌的唾液、细菌、食物碎屑和渗出的白细胞等。舌表面的角化细胞对舌组织整体有一定的保护作用，可以缓冲口腔内酸辣物质或温度变化对舌组织内血管和神经的影响。

2. 影响舌苔发生变化的因素有哪些？

影响舌苔发生变化的因素很多，一般有以下几个方面：

（1）与营养缺乏有关。缺乏核酸的食物，可造成舌黏膜上皮角化亢进和溃疡；缺乏蛋白质的食物，可造成舌黏膜萎缩；在胃肠系统疾患和癌肿患者，由于肿瘤的消耗或胃肠机能损害，造成营养缺乏，甚至发生恶病质，均可使舌黏膜乳头上皮角化亢进，促使溃疡形成或发生萎缩，形成异常舌苔。

（2）与微循环的关系。局部血行障碍对舌苔变化有很大影响，心肌梗死或因头部外伤而休克的病人，舌苔往往在 1～3 日内变厚，如治疗后病情好转，则苔在 1 周左右恢复正常，如病情恶化，则厚苔症状持续不退。

（3）吸烟对舌苔的影响。吸烟可影响舌苔色泽，使之变黄变黑；对苔质影响更大，使舌苔变厚、变腻、变燥，成为异常烟苔。

（4）饮酒对舌苔的影响。饮酒对舌苔苔质有一定影响，主要是易形成黑苔和厚腻苔。

3. 舌苔能不能清除？

舌头表面上的白色苔状物称之为“舌苔”。舌苔为舌头细胞角质化后所形成的物质。健康人的舌头表面都会有一层薄薄的白色舌苔，关于舌苔的功能，目前虽还没有完全解开，不过其中也有维持口腔内杂菌生态平衡，以及保护味蕾的说法。如果硬将舌苔刮除的话，除了会伤及舌头外，有时也会引发人体内的防御反应，使得舌苔变得更厚，这样会导致舌苔无法呈现体内传达出的正确信息。也有说舌苔会引起口臭，但其实舌苔本身

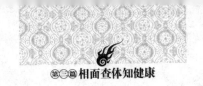

是没有臭味的，甚至还有说法认为，正常健康状态下的舌苔，有预防口臭的功能。

4. 如何看待舌苔的色泽？

正常的舌苔为薄白一层，白苔嫩而不厚，干湿适中，不滑不燥。苔色有白苔、黄苔、灰苔、黑苔等。

（1）白苔。临床上常见的一种，其他颜色的苔可以认为是白苔基础上转化而形成的，舌苔一般属肺，主表证、寒证，但临床上也有里证、热证而见白苔者。如薄白而润为风寒；薄白而燥为风热；寒湿之里证可见白而厚腻之苔。

（2）黄苔。有淡黄、嫩黄、深黄、焦黄等不同。一般说，黄苔的颜色越深，则热邪越重。淡黄为微热；嫩黄热较重；深黄热重；焦黄则为热结；黄而干为热伤津；黄而腻则为湿热。

（3）灰黑苔。多主热证，也有寒湿或虚寒证。舌苔灰黑而干，为热盛伤津；舌苔灰黑而湿润，多属阳虚寒盛。灰黑苔多见于疾病比较严重的阶段。

5. 白苔可分为哪几类？

白苔主要分为薄、厚、腐、腻四种。

（1）薄白苔。是舌面上薄薄分布的一层白色舌苔，就像舌头上蒙了一层白纱。薄白苔铺于舌面，颗粒均匀，干润适中，舌色淡红清润，为正常情况下最常见的舌苔。薄白苔的形成主要由于口腔咀嚼、吞咽与唾液、饮食的综合作用，使舌黏膜丝状乳头间的物质与角化上皮不断被清除脱落，使舌苔仅有薄白一层。

（2）厚舌苔。往往在舌的边尖部稍薄，尚能见到舌质，而中根部则较厚，大部舌质均被舌苔所遮盖而不被透出，苔色呈乳白色或呈粉白色。

（3）腐苔。形状如豆腐渣一样堆铺在舌面上，颗粒大而疏松，揩之可去，不久又可复生。

（4）腻苔。舌中心稍厚，舌边较薄，颗粒细小致密，揩之不去，刮之不脱，舌面罩着一层黏液呈油腻状。

6. 白苔多见于哪些疾病？

一般来说，白苔除见于正常人之外，多见于轻病、表征初起以及疾病的恢复期等。例如：

（1）上呼吸道感染、肺炎、急性支气管炎早期，多见白苔，可能较正常增厚。

（2）一些有主诉症状，而没有器质性病变的疾患，如神经官能症，包括心脏、胃肠神经官能症，多呈现为白色舌苔。

（3）中医辨证无表里征候的疾病，如单纯性甲状腺肥大、早期乳腺癌、子宫颈癌等。

（4）疾病的恢复期。有些急性热病可见黄黑苔或红绛光剥苔，但到恢复期又转为白苔。

（5）白苔还可以出现于体内有水湿停留或痰饮病人，如哮喘、慢性支气管炎、支气管扩张，以及胸水、腹水等中医辨证属痰湿或水湿者，多见白滑腻苔。体内有各种慢性炎症感染，如慢性盆腔炎、慢性肾盂肾炎、轻型肺结核等的患者，由于慢性炎症刺激，可使舌苔较正常稍厚。

7. 根据不同临床表现白苔可分为哪些类型？

根据不同临床表现，白苔可分为四种辨证类型。

（1）表寒型。多见于风寒外感初起，舌苔薄白而润，舌质淡红或较正常略淡，全身症状恶寒较重，治宜辛温解表。

（2）表热型。多见于温病初期，舌苔薄白而干，舌质边尖较红，全身恶寒较轻。治宜辛凉解表。

（3）寒湿积滞型。苔多厚折而垢腻，刮之不能去，表明湿滑多津，多属寒湿、痰饮、停食等所致。治宜温阳化湿、祛痰化饮、消食导滞等。

（4）实热型。舌苔白而干燥起裂，或如白粉铺舌、颗粒分明、干燥无津，此为热邪传里，可见于瘟病的中期，也可见于湿温症。

8. 黄苔有哪些不同表现？

黄苔的颜色有不同表现，如淡黄苔热轻，深黄苔热重，焦黄苔为热结，嫩黄苔为虚热。黄苔有时可与其他苔色（白、灰、黑）兼见，各种苔色又可有厚薄、润燥、腐腻等不同表现，从而形成各种形态的舌象，因而其临床意义也各不相同。若舌苔由白转黄，白中带黄，润泽如常，或舌边淡红，中根淡黄润滑，或舌苔尖白、根黄，为外感热病，表邪入里化热。若舌苔黄而干涩，深黄而厚，甚而见芒刺、焦裂，为阳明实热，热邪内结。若舌苔黄而黏腻，滑润多津，属湿热为患。与黄苔相应的舌质多为红色或绛色，但亦可见淡红舌。

9. 根据不同临床表现黄苔可分为哪些类型？

根据临床所见，黄苔可分为以下几种辨证类型。

（1）表热入里型。苔薄白或稍厚，白中带有黄色，颗粒分明，润泽如常；或白苔初变微黄苔，舌边淡红，中根淡黄而润滑；或舌苔尖白根黄，均表示表邪将入里，或为寒邪已有化火的征兆。

（2）胃实热型。邪热传里，胃热炽盛，舌见黄苔干涩，深黄而厚，甚或见芒刺、焦裂或夹灰、黑等色，或舌苔黄而干涩，中隔有花瓣形，均示胃里有实热内结。

（3）湿热型。舌苔黄而黏腻，滑润多津，犹如黄蜡涂在罩舌上；或舌见黄滑苔，并有身目俱黄，小便也黄，均属湿热为患。

10. 黄苔的形成与哪些因素有关？

黄苔形成机制的现代研究认为：

（1）黄苔形成与体温升高有关；

（2）黄苔与炎症感染有关；

（3）黄苔与消化道功能紊乱有关；

（4）黄苔与古苔微生物有关。

总的来说，黄苔与感染炎症及发热而导致消化功能紊乱关系最大，由于舌局部丝状乳头的增殖，口腔唾液腺体分泌减少。加上局部着色作用，舌的局部性炎症渗出，以及产色微生物作用，共同形成黄苔。黄苔可见于各种炎症感染，包括消化、呼吸、泌尿系统感染等。

11. 黑苔的具体症状是怎样的？

黑苔的色泽有棕黑、灰黑、焦黑和漆黑等，且不同深浅。一般在人字形界沟的附近黑色较深，接近舌的边尖部则色较浅。发辫的丝状乳头其根部黑色较浅，越到顶部则黑色越深，黑苔的厚度，取决于丝状乳头的长度，可自轻度增厚 0.5 毫米到显著增厚可达 1 厘米以上。轻度增厚的黑苔，往往呈绒毯样密布于舌背上。显著增厚时，则要看丝状乳头的角化程度而有软硬之别，软者呈毛发状，自舌尖向舌根方向倾倒，如果用物体自后向前刮之，刮去唾液后则毛发样的黑苔也可根根竖立；其硬者往往布于舌根，如硬毛刷样，竖立而拂刷软腭，可引起患者疼痛不适或恶心感。经治疗后，黑苔可逐渐转淡而代之以薄白苔，也有黑苔脱落而见红舌苔的。黑苔患者的舌质则视病情而异，多数为红绛色，但也有淡白色。

12. 根据不同临床表现黑苔可分为哪些类型？

黑苔的出现是当疾病持续一定时日，发展到相当程度后，热极或亏虚至极所致。在临床上也比较少见。一般可分为以下三种辨证类型：

（1）热极耗阴型。多由伤寒或温病迁延日久，热邪传里化火，热极耗阴，致舌苔由

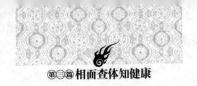
白转黄，由黄转黑，热甚至芒刺干焦起裂，属热极伤阴的病症。这类病人的西医诊断大多是休克、败血症、霉菌细菌混合感染等危重病症。

（2）阳虚阴寒型。舌质淡白，上有薄润的黑苔。此种黑色呈淡墨色，较极热之黑色为淡，舌面嫩滑湿润，是阳虚极寒的症状。治宜温肾散寒。

（3）肾亏型。舌苔黑而较干，但不如热极之焦黑，舌体较瘦，且有一般肾亏的临床见症，而无发热。属阴虚肾水不足的症状。治宜补肾、调整阴阳。

13. 黑苔是如何产生的？

黑苔，一般为疾病加重和恶化的表现。导致黑苔的形成主要有两个方面的原因：

（1）各种原因导致的丝状乳头的延长：如高热、脱水、急性慢性炎症、毒素刺激、中枢神经系统功能失调。

（2）局部着色：黑色成分来源有认为系霉菌或其他产色微生物的增殖和产色染成的。也有认为是由于血色素、蛋白碎屑或烟草崩解产物，发生化学反应产生的。

14. 厚苔的形成与哪些因素有关？

以下因素与厚苔的形成关系密切。

（1）发热感染。发热是引起舌苔增厚的重要原因之一。由于发热使机体代谢增加，舌血流增多，导致舌乳头增生，另机体失水唾液减少，舌自洁作用消失，形成厚舌苔。

（2）植物神经功能紊乱。黄厚苔和白厚苔均较正常薄白苔厚，提示厚苔交感系统活跃。交感神经兴奋时唾液黏稠性增高而致舌苔增厚；情绪紧张使口腔及消化道酸度增高，而念珠菌易在酸性环境中增殖；植物神经系统过度刺激或胃扩张可反射性使舌血管收缩，此种相对缺血使舌表面上皮脱落变平而发生厚舌苔。

（3）脏腑功能状态。消化系统功能紊乱或减退时，舌苔上皮细胞营养受到障碍，产生异常代谢，引起舌苔变化，味觉减退，致舌苔增厚。

15. 腻苔多见于哪些病变？

腻苔是舌面上罩着一层黏腻状物质，给人以十分肮脏的感觉。腻苔是舌中心稍厚，舌边较薄，其黏腻的颗粒细小致密，揩之不去，刮之不脱。

腻苔多见于湿浊、痰饮、食积、顽痰等阳气被阴邪所抑的病变。凡苔白腻而色黄，为痰热、湿热、暑湿、湿温、食滞、痰湿内结、腑气不利；苔滑腻而色白，为湿浊、寒湿；苔厚腻不滑、粗如积粉，为时邪夹湿、自时而发；苔白腻不燥、自觉闷极，属脾湿重；苔白厚黏腻、口发甜、吐浊涎沫，为脾胃湿热气聚。

16. 剥苔的临床表现和分类是怎样的？

剥苔也是临床上一种很常见的舌象变化，舌背表面的舌苔发生剥落或缺损，舌上皮的丝状乳头萎缩、减少甚至消失。根据舌表面舌苔剥落的不同表现，剥苔又可分为三种。

（1）全舌光剥。舌背面的舌苔全部剥落，丝状乳头、蕈状乳头同时萎缩，舌背表面光滑如镜，所以又称为镜面舌。

（2）局部剥落。舌背表面的舌苔有部分缺损或剥落，缺损一般是一处，常位于舌根或舌中部，多处剥苔较少见；缺损中央舌黏膜平整光滑，周边的舌黏膜无明显隆起，舌黏膜色泽也没有明显的变化。

（3）地图舌。舌背表面的舌苔有多个缺损或剥落，缺损常有多处，形状不定，且时时变换位置（舌背某个部位舌苔缺损修复，却又在另一处出现新的舌苔缺损），缺损周边黏膜呈灰白色的隆起。现代医学称之为"良性游走性舌炎"。

17. 剥苔的形成与哪些因素有关？

导致剥苔形成有以下原因：

维生素缺乏：维生素作为细胞氧化还原的重要辅酶，其缺乏可导致细胞内氧化和能量代谢障碍，使舌乳头萎缩。另外酵母菌的生长需要维生素 B ，若此时维生素缺乏，则酵母菌即不能繁殖而形成剥苔。

微量元素减少：锌铁与体内的多种酶的合成及活性有关，其缺少可致舌上皮氧化代谢障碍而不能正常成熟，变性坏死，形成剥苔。

pH 值变化：剥苔患者的唾液 pH 值高于正常人，可能是口腔内碱性环境会减弱细胞间的黏合作用，而有利于与剥苔的形成。

其他：各种贫血影响细胞内呼吸，消化道功能障碍影响了必要营养物质的吸收和利用，导致舌黏膜萎缩。其他因素如酒精的慢性刺激、手术、心血管疾病、肿瘤等。

18. 剥苔的临床意义有哪些？

舌苔的存在与胃气及五脏功能的盛衰有明显的关系，舌苔发生剥落，应从脾胃肝肾等脏腑功能盛衰方面去找原因。根据临床所见，舌苔剥落一般可做以下分析。

镜面舌是胃阴枯竭、胃气大伤的表现。大多数见于慢性疾病、迁延日久而逐步出现舌苔光剥、舌质暗红和红绛色（很少有呈鲜红色的），为气血双亏、阴血不足的表现，尤其是以气阴两虚为主的虚劳症患者多见，难以在短期内取得治疗效果。但也有极少数人，在服食红参等温热药品后出现全舌剥落、舌质红绛的现象。

如果舌苔剥落为局部，也属胃的气阴两伤之候。舌尖剥落，除胃阴不足外，心肺阴液也出现不足。如果局部剥苔兼有腻苔者，说明痰浊未化，正气已伤，病情较为复杂，治疗要根据病情的变化，不断地加以调整。

舌质的疾病信号

1. 怎样诊察舌质的色泽？

当身体有病时，血液的成分、浓度或黏滞度等有一定改变，以及舌黏膜上皮有增生肥厚或萎缩变薄，都可引起舌色的变化。

（1）淡舌。舌色较正常浅淡，主虚证、寒证，多见于血虚，为阳气衰弱、气血不足象。色淡而胖嫩为寒证；胖嫩而边有齿痕为气虚、阳虚。

（2）红舌。舌色较正常深，呈鲜红色，主热证，多为里热实证。舌尖红是心火上炎；舌边红为肝胆有热；红而干为热伤津液或阴虚火旺。

（3）绛舌。舌色深红，为热盛，多为邪热深入营分、血分或阴虚火旺。红、绛舌颜色越深，表明热邪越重。

（4）瘀斑舌。舌上有青紫色瘀点或斑点，多为内有瘀血蓄积。

（5）青紫舌。全舌舌质呈现青紫，或为热极，或为寒证。舌质绛紫色深而干燥为热极，温热病者为病邪传入营分、血分；舌质淡黄紫或青紫而润滑者为阴寒证。

2. 舌质的诊察可分为哪几个方面？

舌质，是指舌苔的质地。舌质的变化能反映出一定的病象，主要从以下几个方面来看：

（1）厚薄。透过舌苔能隐约见到舌质者为薄，不见舌质者为厚。正常人每于晨起时舌苔较厚，经洗漱、进餐说话等机械摩擦及唾液饮食的冲洗而变为薄净；吸烟、口腔卫生不良、口腔黏膜炎症、念珠菌感染等会引起舌苔增厚。

（2）润燥。舌苔润滑或露水为润，粉干无水为燥。润苔多见于天疱疮等口腔黏膜病，以及患有哮喘、慢性支气管炎、慢性肾炎、肾病综合征、肺心病等全身性疾病的患者；燥苔多见于感染性黏膜病的早期，如疱疹性口炎、带状疱疹以及猩红热引起的杨梅舌等全身性急性病症。

（3）腐腻。颗粒粗大，苔厚疏松，状如豆腐渣，称为腐苔；颗粒细小，致密而粘，称为腻苔，可见于白斑、盘状红斑狼疮、天疱疮、白色念珠菌病，伴全身性慢性疾病的患者，如糖尿病、贫血、慢性肝炎、胃溃疡、慢性肠炎等。

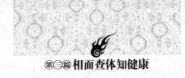

3. 正常舌质的颜色应该是怎样的？

舌质的颜色反映的是舌黏膜下毛细血管和舌肌内的血液色泽。正常人的舌尖蕈状乳头内有 6 ～ 12 个毛细血管襻，管襻粗细均匀，多数乳头内的微血管襻丛呈树枝或花瓣状，微血管内血流速度较快，极少有血细胞聚焦的现象，血色鲜红。正常人舌乳头固有层的血运十分丰富，舌又是由很多肌肉组成的器官，肌肉内的血运也十分丰富，使舌肌呈红色。但由于红色的舌肌上面和舌固有层上还覆盖着一层白色半透明，并带有角化细胞层的黏膜上层，从而使正常人的舌质呈现淡红色，滋润光泽。中医认为，舌质红活而润泽，说明血液充足、阳气和畅、血运正常，为健康的颜色。如果舌色改变，则为疾病的征象。

4. 淡白舌的舌象表现和临床意义是什么？

淡白舌，就是舌质的颜色比正常人浅淡的舌象，在中医临床中又叫作舌淡。按舌色的红、白比例不同，可大致分为两类：较正常人的舌色略淡，但仍可见有红色，虚证尚轻；若舌色枯白，血色全无，连口唇、齿龈均呈苍白色，则虚证较甚。淡白舌的舌苔一般以白苔为主，可见有黄苔，也会出现光剥无苔的情况。

淡白舌主要是红色的色度值下降，在中医里面，多主虚寒证或气血两虚。传统的中医认为，阳虚证的舌质是淡白的，但是舌体较正常肥大，舌面湿润多津液，舌质有种娇嫩的特点，舌边有齿痕，这样的淡白舌主要出现在阳虚寒证的人身上。传统的中医还认为，如舌体与正常大小相似或稍瘦小，舌面虽润而并不多津，则见于气血两虚之症。

5. 淡白舌常见于哪些病症？

现代医学证实，淡白舌多见于贫血及蛋白质缺乏，营养不良的患者。此外，慢性肾炎、甲状腺机能减退、低血压、晚期血吸虫病、低体温症、黏液水肿等也可伴有舌质淡白的表现。患者主要因为内分泌失调，新陈代谢降低，末梢血管收缩，血液充盈减少，血流较为缓慢，所以舌的颜色变淡。由于蛋白代谢产生障碍，蛋白总量不足，白蛋白降低，可使组织水肿，导致舌质出现浮胖娇嫩现象，就更使舌质变淡，显示出淡白而胖嫩的舌象。

6. 慢性肾炎与淡白舌的关系是怎样的？

慢性肾炎患者初期症状是舌质淡红，苔多腻；肾炎明显浮肿时，舌质均淡白，舌体胖大娇嫩，舌边有齿痕；浮肿消退后，舌质多转淡红而稍瘦，苔薄白；尿毒症期，舌质大多淡白无华，甚至枯白，舌体胖大，苔薄腻，病情危重者常见黑苔。

有研究证实，肾病是导致肾功能衰减而成为淡白舌较多的一个重要因素，其实关联因素还是慢性肾炎的水肿和贫血，在动态观察中观察到仅贫血一个因素较重时也可出现淡白舌。另一方面，有的血色素并不低，肾功能生化指标也不低而出现淡白舌，但在随后的观察中逐步出现肾功能衰竭，提示在肾病的舌诊中对偏淡舌色应引起警惕和重视。

7. 青紫舌的舌象有哪些？

古书中认为舌色为青色属寒，紫色属热，是很常见的病症。青紫舌有全舌青紫和部分青紫的区别。全舌青紫，即全身呈均匀的青色或紫色，或为红绛之中泛现青紫色（紫中带青），或为淡红之中混以青蓝色（青多于紫），虽红、青的比例不同，但相混却极为均匀，故称之为全舌青紫。部分青紫，即在舌的左侧，或右侧，或两侧，或在舌边与舌中央沟之间，有一条或两条纵行的青紫带，有时可呈斑块状，有的仅在舌边尖蕈状乳头中有点状青紫，而舌质的其他部分则不见青紫。青紫部分往往受舌的其他部分色泽的影响而为深暗色。

8. 青紫舌在临床上可分为哪几类？

青紫舌可分为三类。

（1）热毒内蕴型。舌质大多紫而带绛，舌上黄苔干燥、焦裂，或舌紫肿大而生大红点，或焦紫起刺如草莓状，均属热毒内蕴之症。此类型多由红舌转变而来。

（2）寒邪直中型。全舌大多淡紫带青，滑润无苔，舌质瘦小，或舌淡紫而带两路青筋，均为伤寒直中肝肾阴证。此种舌象，多由淡白舌转变而来。

（3）瘀血型。舌质青紫，色暗，潮湿不干，或舌边色青，或舌青口燥，漱水不欲咽，或舌体全蓝，或舌的边尖可见点状或片状的瘀点、瘀斑，均属体内有瘀血。

9. 为什么会出现青紫舌？

人在正常情况下，红细胞在血管内流动就像一根线一样，连贯不断。在有瘀血的情况下，红细胞之间就存在着空隙而不连贯，在血管内流动时也成为点状，甚至可看到几个红细胞扭结在一起，使毛细血管发生栓塞。现代研究证实，任何病因引起的静脉瘀血、血流缓慢、血黏度增高、毛细血管扭曲畸形、血管脆性增加、血管收缩痉挛、血中缺氧、血栓阻塞等，都可导致舌的微血管循环不良、血管颜色变深变紫，而出现青紫舌。如果用微循环电子显微镜观察，可以看到血管密布的舌头里血液流动像蜗牛爬行般缓慢，甚至阻塞不通，有的微血管还有破裂出血的痕迹，舌组织缺血缺氧，显现出一幅因瘀血阻滞而舌质青紫的彩色图像。

10. 出现青紫舌意味着什么疾病？

舌头发青发紫，是体内有瘀血或血流滞缓的特殊信号。在出现青紫舌的人群中，约有90%体内蕴藏着各种慢性疾病。

据临床统计，在青紫舌的人群中，癌症病人占大多数，尤其是食管癌患者、肝癌患者。临床还发现，中晚期癌症病人的青紫舌远远多于早期病人，转移者也多于无转移者。癌症病人在经过手术、放射治疗及化学治疗后如出现青紫舌，则预后较差，病情将恶化。若进行中医活血化瘀治疗后青紫舌消退，则病情好转或趋向稳定，反之预后不良。

虽然癌症病人往往会舌色青紫，但有青紫舌的人并不都患有癌症，其他诸如与瘀血积滞有关的慢性病，如冠心病、肺心病、慢性肝病、糖尿病、脉管炎、红斑狼疮、妇女痛经、闭经等亦可见有青紫舌，但其比例及严重程度远不及癌症。

11. 红绛舌的舌象表现是怎样的？

正常人舌质的色泽，淡红而润。如果舌质鲜红，以红色为主，称为红舌；如果舌红而颜色深暗，则较红色更进一层，就称为绛舌。绛舌在出现之前，多经过红舌的阶段。

红绛舌可以有多种不同的表现，基本上可以分为鲜红和红绛两种，结合舌质的光泽，则又有光亮和晦暗之分。其舌体大多较瘦瘪，如果为急性失水脱液患者，可因舌体组织中液体骤损而体积缩小，使舌黏膜呈皱缩现象。某些严重患者，舌可蜷缩而不能伸出口外，舌面的湿润度一般均较干燥，唾液黏稠而少；或舌面干燥，津液全无，以手摸之，毫不沾指。还可在多数病人的舌面上看到各种形状的裂纹，如纵裂、横裂、井纹裂、叶脉状裂及鹅卵石样裂纹，也有各种不规则的裂纹。裂纹有深有浅，达到整个舌厚度的4/5以上。

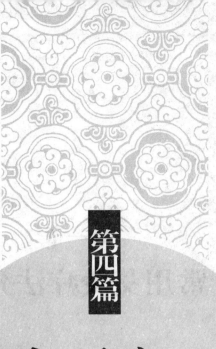

第四篇

灸除百病，艾灸是最古老的中医疗法

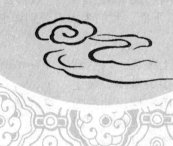

第一章
常用艾灸疗法介绍

艾炷灸：艾叶苦辛，能回垂绝之阳

艾炷灸就是将艾炷直接或间接置于穴位上施灸的方法。那么，艾炷又是什么呢？其实，艾炷就是把艾绒做成大小不等的圆锥形艾团，其制作方法也很简单：先将艾绒置于手心，用拇指搓紧，再放到平面桌上，以拇、食、中指捻转成上尖下圆底平的圆锥状。麦粒大者为小炷，蚕豆大者为大炷，黄豆大者为中炷。

在施灸时，每燃完一个艾炷，我们叫作一壮。施灸时的壮数多少、艾炷大小，可根据疾病的性质、病情的轻重、体质的强弱而定。根据不同的操作方式，艾炷灸可分为直接灸（着肤灸）和间接灸（隔物灸）两大类。一般而言，用于直接灸时，艾炷要小些；用于间接灸时，艾炷可大些。下面，我们为大家分别详细介绍：

1. 直接灸

即把艾炷直接放在皮肤上施灸，以达到防治疾病的目的。这是灸法中最基本、最主要且常用的一种灸法。古代医家均以此法为主，现代临床上也常用。根据对皮肤的刺激程度，直接灸又分为无化脓灸、发疱灸、化脓灸三种。

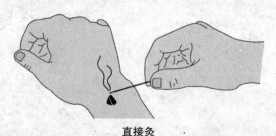

直接灸

（1）无化脓灸。施灸时多用中、小艾炷，可在施灸穴位的皮肤上涂少许石蜡油或其他油剂，使艾炷易于固定，然后将艾炷直接放在穴位上，用火点燃尖端。当患者有灼热感时，用镊子将艾炷夹去，再更换新艾炷施灸。灸治完毕后，可用油剂涂抹，以保护皮肤。此法适用于一般虚寒证及眩晕、皮肤病等。

（2）发疱灸。用小艾炷施灸，等艾火烧到皮肤，病人感到皮肤稍微灼痛时，再继续3～5秒钟，此时施灸处皮肤出现一块比艾炷略大的红晕，且有汗出，隔1～2小时就会发疱，不需挑破，任其自然吸收，如水疱较大，可用消过毒的毫针点刺数孔，放出液体，局部涂些紫药水即可。一般短期内留有色素沉着，不遗留瘢痕。此法适用于哮喘、肺结核、瘰疬和肝硬化腹水等。

（3）化脓灸。用小艾炷直接安放在穴位上施灸，施灸前要选择平整而舒适的体位，在相关穴位上涂些蒜汁后，安放艾炷点燃施灸，待艾炷燃尽后方可除去艾灰，更换新炷再灸。每次换新炷时，需重新涂蒜汁。在施灸过程中，当艾燃烧近皮肤，患者感到灼痛时，可用手轻轻拍打施灸部位四周，以减轻疼痛。灸毕，可在施灸部位敷贴灸疮膏药（淡膏药）或一般膏药，封护灸疮，大约1周可化脓形成灸疮，化脓期每天换药1次，约5～6周结痂愈合，结痂脱落后遗留瘢痕。本法一般多用于四肢穴位，临床常用于治疗哮喘、慢性肠胃病、肺痨、瘰疬、痞块、癫痫、发育障碍等慢性疾病，以及皮肤溃疡日久不愈、痣、疣、鸡眼和局限难治的皮肤病，另对高血压、中风的防病保健也有较好作用。

2. 间接灸

即在艾炷与皮肤之间垫上某种药物而施灸，具有艾灸与药物的双重作用，加之本法火力温和，患者易于接受，故广泛应用于内、外、妇、儿、五官科疾病。间接灸根据其衬隔物品的不同，可分为多种灸法。

（1）隔姜灸。用厚约 0.3 厘米的生姜一片，在中心处用针穿刺数孔，上置艾炷放在穴位上施灸，病人感觉灼热不可忍受时，可用镊子将姜片向上提起，衬一些纸片或干棉花，放下再灸，或用镊子将姜片提举稍离皮肤，灼热感缓解后重新放下再灸，直到局部皮肤潮红为止。此法简便，易于掌握，一般不会引起烫伤，可以根据病情反复施灸，对虚寒病症，如腹痛、泄泻、痛经、关节疼痛等，均有疗效。

（2）隔蒜灸。取新鲜独头大蒜，切成厚约 0.3 厘米的蒜片，用细针于中间穿刺数孔，放于穴位或患处，上置艾炷点燃施灸。艾炷如黄豆大，每灸 4 ～ 5 壮更换蒜片，每穴 1 次灸足 7 壮。也可取适量大蒜，捣成泥状，敷于穴上或患处，上置艾炷点燃灸之。本法适用于治疗痈、疽、疮、疖、蛇咬、蝎蜇等外伤疾患。

（3）隔盐灸。用于脐窝部（神阙穴）施灸。操作时用食盐填平脐孔，再放上姜片和艾炷施灸。若患者脐部凸起，可用水调面粉，搓成条状围在脐周，再将食盐放入面圈内隔姜施灸，本法对急性腹痛吐泻、痢疾、四肢厥冷和虚脱等证，具有回阳救逆之功。

（4）隔葱灸。把葱白切成厚 0.3 厘米的葱片，或把葱白捣如泥状，敷于脐中及四周，或敷于患处，不要太厚，上置大艾炷施灸，一般灸治 5 ～ 7 壮，自觉内部温热舒适，不觉灼痛为度。本法适用于虚脱、腹痛、尿闭、疝气及乳腺炎等。

（5）隔附子灸。取熟附子用水浸透后，切片厚约 0.3 厘米，中间用针穿刺数孔，放于穴位或患处，上置艾炷点燃灸之。或将附子切细研末，用黄酒调和做饼如 1 元硬币大，厚约 0.4 厘米，中间扎孔，放于穴位上置艾炷灸之。本法适用于各种阳虚病症，如阳痿、早泄、遗精以及疮疡久溃不敛或一些阴虚性病症。

（6）隔胡椒饼灸。取白胡椒末加适量面粉，用水调制成 1 元硬币大、厚约 0.3 厘米、中间按成凹陷的圆药饼，再取丁香、肉桂、麝香各等份，共研细末，用药末填平凹陷，放于施灸穴位，上置艾炷点燃，施灸 5 ～ 7 壮，以局部温热舒适为度。本法可治风寒湿痹、局部麻木不仁、胃寒呕吐及腹痛诸证，亦可用于治疗湿疹、顽癣等皮肤病。

（7）隔鸡子灸。取鸡蛋 1 个，煮熟，对半切开，取半个（去蛋黄）盖于患处，于蛋壳上置艾炷，以局部感觉热痒为度。本法适用于发背、痈疽初起诸证。

（8）隔豆豉饼灸。取豆豉（或加花椒、生姜、青黛、葱白各等份）适量捣烂，用黄酒调制成直径 2 厘米、厚约 0.3 厘米的药饼，中间扎数孔，放在施灸穴位上置艾炷灸 3 ～ 5 壮。施灸中如豉饼被烧焦，可更换新饼再灸。本法适用于痈疽发背、顽疮恶疮、肿硬不溃或溃后不收口，疮面黯黑。

（9）隔胡椒灸。将白胡椒研末，加适量白面粉，用水调和制成圆饼，约 0.1 厘米厚，中央按成凹陷，内置药末适量（丁香、肉桂、麝香等），上置艾炷灸之。每次用艾炷灸 5 ～ 7 壮，以觉温热舒适为度。本法适用于治疗风湿痹痛及局部麻木不仁等。

（10）隔黄土灸。以黄色黏土做成泥饼，中间扎数孔，贴于患处，上置艾炷灸之。本法适用于湿疹、白癣及其他因湿毒而致的皮肤病。

（11）隔巴豆饼灸。取不去油巴豆 10 粒（或加黄连末适量）研细末加面粉少量，用水调制药饼放脐中，上置艾炷点燃施灸，也可与隔蒜灸合用，灸毕以温湿纱布擦净施灸处皮肤，避免药物刺激起疱。本法适用于治疗食积、泄泻、腹痛、胸痛、小便不通等症，也可用于水肿和肥胖症。

以上为艾炷灸的几种常见灸法，除此之外尚有隔韭菜灸、隔甘遂灸、隔皂角灸、隔陈皮灸、隔蓖麻仁等多种，总之根据不同的病症采用不同的间隔物。

艾条灸：调整人体机能，提高身体抵抗力

艾条灸是目前人们最为常用的灸法，因其方便、安全、操作简单，最适于进行家庭自我保健和治疗。艾条灸又可分为无间隔物和有物衬垫两大类，前者一般称为艾条直接灸，后者称为艾条隔物灸。另外，艾条直接灸又分为温和灸、雀啄灸、回旋灸，艾条隔物灸又分为按熨灸、隔核桃壳灸等。下面我们为大家分别介绍。

1. 艾条直接灸

将艾条点燃后在穴位或病变部位进行熏灸的方法，又称艾卷灸法。根据艾条灸的操作方法，分温和灸、雀啄灸和回旋灸三种。

（1）温和灸。施灸者手持点燃的艾条，对准施灸部位，在距皮肤3厘米左右的高度进行固定熏灸，使施灸部位温热而不灼痛。一般每处需灸5分钟左右，温和灸时，在距离上要由远渐近，以患者自觉能够承受为度，而对于小儿施行温和灸时，则应以小儿不会因疼痛而哭叫为度。也有用灸架将艾条固定于施灸处上方进行熏灸，可同时在多处进行灸治。本法有温经散寒、活血散结等作用，对于神志不清、局部知觉减退的患者及小儿施灸时，术者可将另一只手的食、中两指分置于施灸部位两侧，通过术者的手指感觉局部皮肤的受热程度，以便调节施灸距离，防止烫伤。进行温和灸时应注意周围环境的温凉度，以免因袒露身体而致伤风感冒。

（2）雀啄灸。施灸者手持点燃的艾条，在施灸穴位皮肤的上方约3厘米处，如鸟雀啄食一样做一上一下的活动熏灸，而不固定于一定的高度，一般每处熏灸3～5分钟。本法多用于昏厥急救及小儿疾病，作用上偏于泻法。注意向下活动时，不可使艾条燃及皮肤，及时掸除烧完的灰烬，此外还应注意艾条移动速度不要过快或过慢，过快则达不到目的，过慢易造成局部灼伤及刺激不均，均影响疗效。

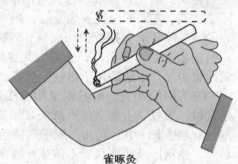

雀啄灸

（3）回旋灸。施灸者手持燃着的艾条，在施灸部位的上方约3厘米高度，根据病变部位的形状做速度适宜的上下、左右往复移动或反复旋转熏灸，使局部3厘米范围内的皮肤温热而不灼痛。适用于呈线状或片状分布的风湿痹痛、神经麻痹等范围稍大的病症。

2. 艾条隔物灸

即在使用艾条施灸时，在施灸部位垫上某种物质，以免造成灼伤或烫伤。艾条隔物灸分为按熨灸和隔核桃壳眼镜灸两种。

（1）按熨灸。在施灸的穴位或部位上预先铺垫6～7层棉布或绵纸，将用于按熨的药艾条"太乙神针"或"雷火针"点燃后，直接在施灸部位上趁热按熨；或用6～7层棉布包裹住艾火，直接按熨在施灸穴位或部位上。若火熄灭，再次点燃艾条，按熨，每次治疗每穴按熨5～7次，也可同时多点燃几根艾条，交替使用，可保持火力的连续，使药力随火力持续不断地深入肌肤，加强治疗效果。

"太乙神针"和"雷火针"除配方不同外，其制作、使用方法和作用大致相同，都可用于治疗风寒湿痹、各种瘀证、痛证、虚证、痿证，如附骨疽、闪挫肿痛等。

（2）隔核桃壳眼镜灸。用于治疗眼科疾病，如结膜炎、近视眼、中心性视网膜炎、视神经萎缩等。取半个去仁干核桃壳，放在菊花液中浸泡15分钟，用细铁丝支成一副能够套住核桃壳的眼镜框架，眼镜框架外用钢丝向内弯成一个高与长约2厘米的钩形。将浸泡过的核桃壳套在眼镜框上，钩上插一段长15厘米的艾条，点燃后在患者的眼睛上熏灸，灸1段为1壮，一般1次灸1～3壮。

除此之外，艾条施灸时还须注意以下几点：艾绒易燃，在施完艾条灸后务必将艾条

熄灭，避免引起火灾，治疗完毕后可用一瓶口直径与艾条直径相等的玻璃瓶将艾条燃着的一端插入瓶口，隔绝空气，即可熄灭；艾条积灰过多时，则须离开人体，吹去灰后再灸，使用艾条灸法时，可准备一个烟灰缸，以便及时掸落燃尽的灰烬，避免烫伤；施灸时应注意火与皮肤的距离，切勿烧伤皮肤。如出现烫伤，起小水疱时，不必做任何处理，待水疱自行吸收。大水疱则用消毒注射针头刺破，放出液体，再涂上龙胆紫，外用消毒纱布固定即可。

温针灸：严防艾火脱落，谨防烧伤

温针灸，又称温针、针柄灸及烧针柄等，是一种艾灸与针刺相结合的方法，适用于既需要留针，又需施灸的疾病。此法最早见于《伤寒论》，但具体方法不详。明代高武《针灸聚英》中说："近有为温针者，乃楚人之法。其法针于穴，以香白芷做圆饼，套针上，以艾蒸温之，多以取效。"近代已不用药饼承艾，在方法上也有一定改进。其适应证已不局限于风湿疾患，现以偏于寒性的一类疾病为主，如骨关节病、肌肤冷痛及腹胀、便溏等。

温针灸流传已久，多年来江浙一带颇为盛行，现在全国各地都有人使用。此法有一举两得之妙，既达留针之目的，又加热于针柄，借针体而传入深部。其适应证很广，南方有些针灸医生，几乎每针必温，不扎白针（干针、冷针）。

施用温针灸时，应选用略粗的长柄针，一般在28号以下最好，长短适度，将针刺入穴位所在部位的肌肉深厚处，行针得气后，留针不动，针根与表皮相距二三厘米为宜，在针柄上插入一段长1～2厘米的艾条（或将艾绒捏在针柄上），使其下端距离皮肤约3厘米高，或点燃下端（温针补法）或点燃上端（温针泻法），或同时点燃两端（温针平补平泻法），使热力通过针体传入穴内，传导至经脉脏腑，用以治疗寒滞经脉、气血痹阻一类疾病。

施灸中如果不热，可将艾条（或艾绒），放得靠下一些，过热觉痛时，可将艾条（或艾绒）向上提一些，以觉温热而不灼痛为度。每次可烧3～5壮或更多。此法方便易行，但必须小心防止折针，因烧过多次之后，针最易从针根部位折断。此外，采用本法施灸时，应防止烫伤皮肤或烧坏衣物。当艾绒或艾条段燃尽后，还有一些余火，此时最易脱落造成烫伤或烧坏病人的衣物。可在施灸穴位周围垫上厚纸片，以防止烫伤或烧伤的发生。

近年，采用帽状艾炷行温针灸的方法也比较盛行。帽状艾炷的主要成分为艾叶炭，类似无烟灸条，其长度为2厘米，直径1厘米，一端有小孔，点燃后可插于针柄上，燃烧时间为30分钟。因其外形像小帽，可戴于毫针上，故又称帽炷灸。帽炷温针灸，既无烟，不会污染空气；同时，它的作用时间又长，是一种较为理想的温针灸法。

电子温针灸是利用电热作用来替代艾炷、艾条使毫针发热行温针灸治疗疾病的一种灸法。施灸时，用毫针刺进预先选好的穴位或患处，施行手法得气后接通温针治疗机，每次灸治15～30分钟。适用于治疗颈椎病、骨质增生、关节痛、肩凝症、心痛偏瘫、下肢痹痛、哮喘、少腹痛、不孕症等。

天灸：灸除"内"毒，一身轻松

天灸，近人称之为药物发疱灸，是用一些对皮肤有刺激性、能引起发疱的药物敷贴于穴位或患处的一种无热源灸法。敷药后能使局部皮肤潮红、充血，甚至引起疱如火燎，故称灸。天灸所用药物大多是单味中药，但也有用复方的。常用的有毛茛、大蒜、斑蝥、白芥子、巴豆、细辛、吴萸、甘遂、天南星、蓖麻子等数十种。下面为大家简单介绍几种常用的天灸方法：

（1）毛茛叶灸：将鲜毛茛叶适量捣烂，敷贴于穴位或患处。初时皮肤有热辣感，继而局部潮红、充血，稍后出现水疱。敷灸时间为 1 ~ 2 小时。发疱后局部遗留色素沉着，以后可自行消退。常用于治疗疟疾（敷贴寸口、内关、大椎）、寒痹（敷贴局部）、急性结腹炎（与食盐和捣，敷于少商、合谷）等。

（2）斑蝥灸：施灸时先取一块胶布，中间剪一黄豆大圆孔，将胶布贴于穴位上，以暴露施灸穴位并保护周围皮肤，然后取斑蝥末适量（或甘油调和）置孔中，上面再用胶布固定，灸至局部发疱为度。或用95%酒精浸泡斑蝥10日后，取药液涂抹患处。适用于顽癣、银屑病、神经性皮炎、麻痹、胃痛、黄疸等。孕妇忌用。

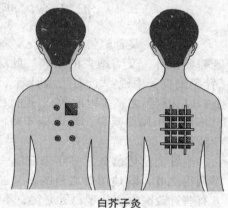

白芥子灸

（3）白芥子灸：取白芥子末5 ~ 10克，用水或醋调为糊状，敷贴穴位上，再以油纸覆盖，胶布固定；或取白芥子末1克，置于直径3厘米的圆形胶布中央，直接贴在穴位上。敷灸2 ~ 4小时，以局部充血、潮红或皮肤起疱为度。可用于治疗关节痹痛、肺结核、口眼歪斜等。现在，临床常用复方白芥子敷灸（冬病夏治哮喘膏）治疗支气管哮喘和支气管炎。取白芥子、延胡各21克，甘遂、细辛各12克，共研细末（为1人3次用量）。在夏季伏天施灸时，每次取药末1/3量用生姜汁调如糊膏状，并加麝香少许，分摊于6块直径3厘米的油纸上，分别敷于肺腧、心腧、膈腧处，用胶布固定，每次敷灸4 ~ 6小时。从初伏开始，每伏（10日）各敷灸1次，每年敷灸3次，连续治疗3年。

（4）旱莲草灸：取鲜旱莲草捣烂敷于大椎穴上，胶布固定。灸1 ~ 4小时，以局部皮肤充血潮红或起疱为度。可治疟疾。

（5）蒜泥灸：取紫皮大蒜适量，捣烂敷涌泉穴治疗咯血、吐血；敷合谷穴治疗扁桃体炎，敷鱼际治疗喉痹。一般敷灸1 ~ 3小时，以局部皮肤发痒、潮红或起疱为度。

（6）天南星灸：取天南星末适量，以生姜汁调成糊状，敷于颊车、颧髎穴，上用油纸覆盖，胶布固定，可治疗面瘫，左贴右，右贴左。

（7）威灵仙灸：取威灵仙嫩叶捣烂，加入少许红糖拌匀，敷贴足三里穴可治痔疮下血；敷贴身柱穴可治麦粒肿、结膜炎；涂擦还可治疥癣、神经性皮炎、痣、疣等。敷贴后如局部出现蚁爬感，应将药去除，以起疱为度，避免过度刺激。

（8）蓖麻仁灸：取蓖麻仁捣烂敷于涌泉穴，可治滞产及包衣不下；敷贴百会穴，可治胃下垂、脱肛、子宫脱垂；敷贴患侧颊车、下关、地仓，可治面瘫。

（9）细辛灸：取细辛末适量，用陈醋调敷于涌泉或神阙可治疗小儿口疮。

（10）吴萸灸：取吴萸末适量，用陈醋调敷涌泉穴可治高血压、口腔溃疡、小儿水肿。如加入黄连亦可治疗急性扁桃体炎。

（11）甘遂灸：取甘遂末少量敷贴肺腧穴治疗哮喘；敷贴大椎治疗疟疾；敷贴中极治疗尿潴留。也可以在甘遂中加入适量的面粉，用温开水调成糊状，敷贴在穴位上，再用油纸覆盖，胶布固定。

（12）马钱子灸：将适量马钱子切片或研成细末，敷贴颊车、地仓，可治疗面瘫。

（13）食盐灸：取细净食盐炒热待温，纳满脐窝，再取麸皮适量，加醋炒热，装入布袋放在脐部盐上敷灸，用来治疗脱证。

（14）半夏灸：取生半夏、葱白各等份，共捣烂如膏，敷贴患处，或制成栓剂塞入患侧鼻孔，每次30分钟，每天2次，可治疗急性乳痈。

（15）荆芥穗灸：取荆芥穗切碎炒热，装入布袋内敷灸患处，可治疗荨麻疹。

此外，还有葱白灸、巴豆霜灸、小茴香灸、芫花灸、鸦胆子灸、生附子灸、生姜灸、乌梅灸、五倍子灸、桃仁灸、川芎灸、透骨草灸、山楂灸、薄荷叶灸、蓖麻柄灸、丁桂散灸、椒豉膏灸、白胡椒丸灸、车桂散灸、桂术灸、鹅透膏灸、复方公丁香灸等。

熨灸：活血化瘀，扶阳正气

熨灸是使用一些重要及其他传热的物体，加热后不用包裹，直接或间接地放在穴位或患处皮肤上，做来回往返或旋转移动行熨烫以治疗疾病的一种方法。熨灸通过使特定部位皮肤受热或借助热力逼药气进入体内，起到温经散寒、疏通经脉、调和气血、活血化瘀、祛邪止痛等作用。

根据取热方式可分为直接和间接熨两种。直接熨是将温热的物体直接放在穴位或患处的皮肤上熨烫，包括将药物等材料煨炒温热后直接熨在皮肤上，或煨热的石块、砖块、盛火的熨斗，贮入热水的铜器等在皮肤上直接温灸；间接熨是将温热物体先烫熨药物或盛有药物的布帛上，借助温热的作用使药力透入皮肤、经络之内。例如《千金要方》说："治风头痛，虽重绵厚帛，不能御风寒者。艾叶揉如绵，用帛夹住，包头上，用熨斗熨艾，热气入内，良久即愈。"

根据所用的材料可分为药熨、盐熨、砖土熨、水熨、酒熨、烙铁熨、热沙熨等。

（1）药熨：将配好的药物加热后装入药袋，温熨患处，借温热烫熨使药物透入皮肤经络以发挥治疗作用。熨烫时间随病情而定，一般为20～60分钟。

（2）盐熨：取纯净大粒盐适量炒热，用布包趁热熨烫患处，加入适量药末同炒热熨烫亦可，热力下降后，可炒热再熨，时间同药熨。

（3）葱熨：用葱白适量，捣烂制成饼状，置于需熨部位上，再以盛火的熨斗在葱饼上反复熨烫。也可将葱白炒热，用纱布包起，放于需熨部位进行熨灸。本法适用于小便不通、痛肿、跌打仆伤、阳脱、结胸等证。例如，《景岳全书》治疝，"以葱白为一束，去须叶切为寸厚，葱饼烘热，置脐上，仍以熨斗熨之，尤便而妙"。

（4）姜熨：将生姜捣烂炒热，温熨胸腹部。临床上常配合葱白同用，适用于胸膈痞闷等症。也有用干姜配合其他药物的，如《幼幼新编》中说："小儿吐泻……或以白芷干姜为末，蜜丸置脐中，以绢敷定，用热鞋底时时熨之。"

（5）砖土熨：取大小适中的青砖（或红砖）2块，放在炉火上烧至烫手，用厚布包好，或取适量灶心土煨热装入布袋，并在治疗部位铺3～5层棉布，趁热在上面熨烫，热力降低后再换一块，反复多次，20～60分钟。

（6）水熨：用烫壶、烫瓶或热水袋盛贮热水温熨患处，也可用毛巾浸热水拧干后熨烫患处。有活血散结、消肿止痛的作用，临床广泛用于血瘀肿痛。

（7）酒熨：将60～65度的白酒置酒壶烫热后，用纱布蘸热酒熨摩患处。用于气郁不舒、胸膈胀闷、局部红肿等证。

（8）烙铁熨：将烙铁烧热，待温后反复熨贴患处，一般适用于疖子疮疡。治疗腰背痛及疟疾可熨贴背部；治疗眼部疾患则熨眼睑近处。

（9）热沙熨：取干净沙粒炒热用布包裹，趁热反复熨贴腹部以治疗腹泻等。

（10）蛋熨：《良方集腋》说："凡阴证将死，而胸前微有热者，法用鸡蛋十数个煮熟，将平者一头略去壳，开一圆孔，先将麝香少许安脐内，将鸡蛋对合脐上，稍冷又换一热蛋，须备数人将病者按住，恐蛋至六七枚时，病人要回阳发躁耳，换蛋至十余枚，其病乃愈。"

熨灸临床应用广泛，内、外、妇、儿科等均有其适应证。大凡寒侵入经络脏腑，或素体阳虚，气血不和而致的病症，如风寒湿痹、跌仆扭挫等，均可选用，但高热、急性炎症等实热证，以及肿痛、局部皮肤溃烂、急性出血证等应忌用。

非艾灸法：与艾灸疗法的异曲同工之妙

所谓"非艾灸法"，就是利用艾绒以外的物质作为施灸材料（如灯心草、香烟、线香、火柴、电吹风、电熨斗、电热毯、黄蜡等）来进行灸治的方法。通常来说，主要有以下几种：

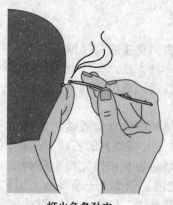

灯火灸角孙穴

（1）灯草灸：又名灯火灸、打灯火。是用灯心草蘸麻油点燃后，快速接触穴位淬灸的方法。施灸时，将点燃的灯心草迅速接触穴位，即可听到"啪"的爆响声，然后迅速离开，如无响声，应重复施灸1次。灸后皮肤有一发黄点或起小疱，应保持清洁，防止感染。本法多用于小儿惊风、流行性腮腺炎、腹泻、麻疹、喉蛾、痧胀、脐风等急性病症，也可用于胃痛、腹痛。

（2）桑枝灸：是将桑枝点燃后，用炭火在疮口上施灸以治疗疮疡的一种灸法。施灸时取干桑枝条（或桑柴条）点燃，然后吹灭火焰，用炭火灸患处。此法具有解毒止痛、消肿散瘀、助阳生肌的作用。疮疡未溃者，用之能拔毒止痛，已溃者，可补接阳气，去腐生肌。应用于疮疡肿毒、顽疮、臁疮、流注。

（3）桃枝灸：是用干桃枝蘸麻油点燃，吹灭火焰，趁热施灸的一种方法。操作方法同雷火神针法。适用于风寒湿痹、心腹冷痛及阴疽等。

（4）火柴灸：是将火柴擦燃后按在穴位上灸治的一种方法。施灸时将火柴擦燃，待燃至中段去掉火柴头部，对准穴位迅速淬灸。适用于痄腮、乳蛾、麻疹、吐泻等。

（5）烟草灸：用香烟代替艾条施灸的一种灸法。可按艾条温和灸的方法操作。适用于风寒湿痹、寒性痛经、冻疮等。

（6）麻叶灸：是用大麻叶和花捣碎做炷，类似艾炷灸的一种灸法。有消肿散结、生肌敛疮的作用，适用于瘰疬、瘘管等。

（7）竹茹灸：是用竹茹做炷代替艾绒施灸的一种灸法。有解毒消肿止痛作用，适用痈疽疗毒、蛇咬伤等。

（8）线香灸：是用线香点燃后，快速按在穴位上淬灸的一种灸法。亦可按艾条温和灸法操作，适用于哮喘、肝硬化腹水、毛囊炎等。

（9）硫黄灸：是用硫黄作施灸材料的一种灸法。施灸时，取硫黄一块（随疮口大小）置患处，另取硫黄少许于火上烧着，用其点燃疮口上的硫黄，以脓水干为度。适用于顽固性溃疡或已成瘘管者。

（10）黄蜡灸：是将黄蜡烤热熔化，用以施灸的方法。施灸时，先用面团将患处围成约2厘米高一圆圈，圈外周围铺数层棉布，避免烘烤正常皮肤，圈内放优质黄蜡片约1厘米厚，用铜勺（或铁勺）盛炭火在蜡上烘烤，使之熔化，待患者皮肤有热痛感即可。本法近似于近代蜡疗，可以代替。有拔毒消肿作用，适用于风寒湿痹、无名肿毒、痈疖等。

（11）药锭灸：又称药片灸，是将多种药物研末与硫黄熔化在一起，制成药锭放在穴位上，点燃施灸的一种灸法。因药锭药物组成不同，临床适应证也不同。如香硫饼适用于寒湿气；阳燧锭适用于痈疽流注、经久不消、内溃不痛；敷苦丹适用于风痹、跌仆、小儿搐搦、口眼㖞斜及妇人心腹痞块疼痛等。

（12）药捻灸：是用多种药物粉末制成药捻以施灸的一种灸法。如"蓬莱火"（牛黄、雄黄、乳香、没药、丁香、火硝、麝香各等份，或去牛黄加硼砂、草乌）。施灸时，取药捻0.5～1厘米，用糨糊粘于患处或穴位上，点燃灸之。适用于风痹、水肿、脘腹胀满等。

（13）穴位药熏灸：是利用药液蒸汽喷患处或穴位而达到治病目的的一种灸法。如利用补中益气汤熏灸治疗久痢体虚血崩、脱肛。临床可因药物不同，适应证也不一样。

近代有人利用药熏器械喷熏施灸治疗顽痹症。常用药液蒸汽灸有：

①姜椒蒸汽灸。生姜、辣椒各等份，水煎后用蒸汽熏灸患处，可治冻疮。

②葱白蒸汽灸。葱白500克，蒲公英60克，牙皂15克，水煎用蒸汽熏灸患部，可治疗乳痈未化脓。

③荆防蒸汽灸。荆芥、防风、艾叶、去皮大蒜各等份，水煎用蒸汽熏灸患部，可治疗风湿痹痛、关节痛、腰腿痛等证。

④侧柏叶蒸汽灸。鲜侧柏叶300克，水煎熏灸患部，可治疗鹅掌风。

⑤海桐皮蒸汽灸。海桐皮、透骨草各30克，当归18克，川芎、白芷、丹皮各12克，乳香、没药、川椒、红花、甘草、威灵仙各9克，水煎利用蒸汽熏灸患处，可治疗骨结核。

⑥枸杞根蒸汽灸。枸杞根适量，可治疗痔疮。

⑦五倍子蒸汽灸。五倍子250克，白矾10克，水煎用蒸汽坐熏，可治疗脱肛。

⑧乌梅蒸汽灸。乌梅60克，五味子、石榴皮各10克，水煎用蒸汽坐熏，可治疗阴挺。

⑨地肤子蒸汽灸。地肤子、蛇床子各30克，白鲜皮、苦参各15克，川椒9克，白矾3克，水煎用蒸汽熏灸患处，可治疗湿疹。

⑩巴豆蒸汽灸。巴豆5～15粒，用60度白酒250毫升煮沸，趁热用蒸汽熏劳宫穴，可治疗口眼㖞斜。

（14）铝灸：是利用中药和化学合成物通过化学反应产生温热的一种灸法。施灸时，将治疗某种疾病的中药末100克，同升汞、花椒面各20克，氯化钠10克，按1：5的比例加水和甘油混合调制成软膏，涂于一定规格的铝纸上，敷贴于施灸部位。由于化学反应引起铝氧化而产热，使施灸部位出现温热或灼烫的感觉，这种治疗方法就称铝灸。适用于治疗风寒湿痹、风寒咳嗽、肺虚气喘证、脾胃虚弱证、月经不调等。

（15）电热灸：利用电热作热源的一种施灸方法。施灸时，用电灸器接通电源后，调到合适温度在施灸部位熨灸，每次10～15分钟。适用于风寒湿痹、寒凝腹痛、泄泻等。

第二章
轻松治疗儿童病

灸法治疗小儿腹泻，既方便又安心

腹泻是宝宝最容易患的"小儿四病"之一，几乎每个宝宝都发生过腹泻。很多家长在遇到这种情况的时候，从心底里恨不得能让宝宝立即好起来，于是，一股脑儿地给宝宝服用各种药物。殊不知，宝宝体质纤弱，根本承受不住这些药物的作用，病情不仅不见好转，甚至会拖至几个月不愈，致使宝宝的生长发育受到很大影响。面对这种状况，家长们可以试试简便易行的艾灸疗法。

中医认为，小儿腹泻常与腹痛并发，其病因大多与暑热、湿滞、伤食、虚寒损伤脾胃等致气机失调有关，临床上分为寒证与热证两种，所以艾灸疗法也要分别对待。

1. 小儿寒证腹泻

小儿寒泻多是由脾胃虚寒，肾火不足，不能运化水湿，致使水湿停聚而引起的。主要症状有泻下完谷不化，澄澈清冷，如鸭粪一般，气不甚臭，腹部冷软，小便清白，汗出作呕，面唇淡白或淡黄，精神疲倦，舌质淡、苔薄白。针对宝宝的以上症状，可以选用以下的艾灸疗法：

（1）艾炷隔姜灸：将生姜切成0.3～0.5厘米的姜片，放在需要灸治的大肠腧、中脘、天枢、神阙、足三里这几个穴位上，再取黄豆粒大小的艾炷，放在姜片上点燃，每个穴位灸3～5壮，每天灸治1次。

（2）附子敷灸：取适量的盐、附子，将其捣烂后加入少许肉桂末，调成糊状，涂在患儿的手心和脚心上，然后包扎固定，进行敷灸，以感肢暖为度。每天施灸1次。

2. 小儿热证腹泻

小儿热泻多发生于夏秋季节，暑湿内扰，或冬春风温，热移大肠。其症状主要包括：肠鸣腹痛，痛泻阵作，泻下如注或夹肠垢黏稠，便色深黄，气秽臭，唇面微红，烦躁啼哭，口渴喜冷，腹部胀满，四肢温或手心热，肛门四周发红，舌质红少津。对此可选用以下两种艾灸疗法：

（1）食盐熨灸：取250克食盐，放在锅中炒热后装入一个布袋（或者将食盐装入布袋后，放入微波炉内加热），用炒烫布包熨灸肾腧、命门穴及脐腹部，每日1次。

（2）艾条回旋灸：取患儿的大肠腧、中脘、天枢、神阙、足三里、上巨虚、曲池和阳陵泉等穴，点燃艾条后，在

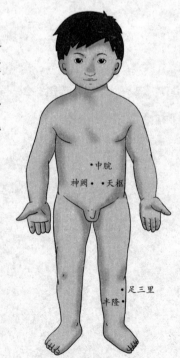

治疗小儿腹泻常取穴位

距离患儿皮肤2厘米处施灸，每次选3～5个穴位进行灸治，各灸5分钟，以局部皮肤温热潮红为度。每日灸治1次。

如果家长觉得选取多个穴位进行灸治比较麻烦的话，也可以采用单穴治疗的方法。神阙穴是个神奇的穴位，只灸神阙穴，也能达到止泻的作用。下面就给大家介绍几种既简单又方便的灸治方法：

（1）生姜敷灸：小儿寒证腹泻，可以用生姜敷灸脐部。具体方法是，切一大片生姜，盖在患儿的肚脐上，然后用医用胶布固定。每天换一次姜片即可。

（2）大蒜敷灸：大蒜是常见的佐餐用料，如果小儿腹泻属寒证，家长可以取大蒜（或加炮姜粉3克）适量，加热后捣烂，趁热敷在患儿的脐部进行灸治。每天施灸1次，疗效显著。

（3）白胡椒敷灸：用白胡椒末（或加白芷末少许）将患儿的脐部填满，然后以医用胶布固定，再用手按脐部5分钟，每2～3日更换1次胡椒末。此方法可用来治疗小儿寒泻、伤食泻、久泻。

用灸法治疗小儿腹泻，一般2～3次即可控制症状。如果再配合针刺和穴位按摩，效果会更好。在使用灸法治疗期间，应适当控制患儿的饮食，慎防受寒而影响疗效。如果宝宝有暴泻不止，明显脱水的症状，家长应及时将宝宝送至医院，进行综合治疗。

小儿百日咳，艾灸辨证治疗更有效

百日咳是儿科常见的呼吸道传染病，以阵发性、痉挛性咳嗽为主症，以夜间为甚，咳时面红目赤，弯腰屈体，涕泪交流，咳尾有鸡鸣样的回声，或伴呕吐，颜面浮肿，口、鼻、眼结膜出血等症。多发于冬春两季，以5岁以下儿童发病较多，发病后可获持久免疫力。虽然国内目前对百日咳的免疫计划已经广泛展开，但在一些地区仍然流行。

中医通常将百日咳分为初期、痉咳期、恢复期三个阶段。灸法治疗本病时，主要以宣肺止咳、理气化痰为主。

1. 百日咳初期

百日咳在初咳期的症状类似感冒，宝宝在夜间咳嗽加剧，并伴有发热和流涕的症状。在治疗时以宣肺化痰止咳为主，主要选用大椎、风门、肺腧、列缺、合谷等穴。大椎可解表清热；风门、肺腧具有疏表肃肺的作用；列缺、合谷多用于解表清热、化痰止咳。具体的灸法，可选用以下几种：

（1）艾炷隔姜灸：将姜切成0.3～0.5厘米的姜片，敷在大椎、风门、肺腧这三个穴位上，取麦粒大的艾炷，放置在姜片上点燃。每个穴位都要灸3～5壮，每天灸治1次。此法在百日咳的初期，有很好的疗效。

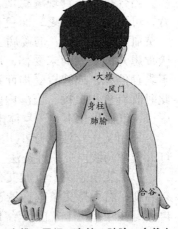

大椎、风门、身柱、肺腧、合谷穴

（2）灯火灸：每次选用2～3个穴位，每穴每次灸1～2壮，每日灸治1次，7次为1疗程。

2. 百日咳痉咳期

在百日咳的痉咳期，宝宝的痉挛性咳嗽间歇发作，白天症状较轻，到了晚上反而加重，在咳嗽时宝宝会出现面红憋气、涕泪俱出症状，待咳出或呕吐大量痰液后症状才能暂时缓解。此时治疗应以清热化痰，降逆镇咳为主，多选用大椎、身柱、尺泽、丰隆等穴。大椎具有通阳泄热的作用，身柱可理气平喘，尺泽可止咳止血，丰

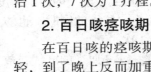

尺泽、列缺穴

隆具有祛痰的功效。具体灸法如下：

（1）五倍子敷灸：取适量五倍子末，用水调成糊状，涂满神阙穴进行敷灸。每天施灸一次，效果明显。

（2）麻黄敷灸：取麻黄末 1.5 克和面粉 10 克，用甜酒调成糊状，涂在第三胸椎处，进行敷灸，每日灸治 1 次，能起到止咳化痰的作用。

（3）吴茱萸敷灸：将吴茱萸 10 克，研极细末，用好醋调如粥状，敷于双足涌泉穴（也可涂抹整个足心），外面再用纱布包好，18 小时后除掉，可以治疗小儿百日咳。

3. 百日咳恢复期

在百日咳的恢复期，患儿顿咳渐减，咳嗽声低无力，哮鸣逐渐消退，痰量减少或干咳，多见神疲体倦，食少便溏等症状。此时的治疗以健中扶正，温养肺脾为主。在灸治时，选用益气健脾的肺腧、脾腧，健中培土生金的足三里及补益肺脾太渊、太白等穴。灸治时可采用艾条温和灸和艾炷灸这两种方式，具体操作方法如下：

（1）艾条温和灸：将艾条点燃后，在距离穴位皮肤 2 厘米处施灸，每个穴位灸治 5 分钟，每日 1 ~ 2 次。可以使患百日咳的宝宝尽快得到恢复。

（2）艾炷灸：每穴灸 3 ~ 5 壮，灸至皮肤局部温热红润为度，灸毕用手按压穴上片刻，每日 1 次。

在施灸时应注意，小儿皮肤娇嫩，避免过灸，灸治完毕后，应在施灸部位涂抹消炎膏，如出现水疱，注意护理，谨防感染。灸后患儿饮食宜清淡，忌食煎炸、辛辣、油腻之品。

艾灸治恶食，让孩子吃饭香身体棒

厌食，古代称为"恶食"，是指小儿在较长时期内食欲不振，甚至拒绝饮食的病症。厌食与不良的饮食习惯、微量元素缺乏及精神因素有关，究其具体的发病原因，主要因内在胃气薄弱，外在乳食失调，如暴食不节，偏食挑食；食物品种单调，影响食欲；喜吃零食，厌进粥饭；大病之后调护不当，导致脾胃不和，纳运失健等。

当今孩子厌食现象猛增，多与独生子女娇生惯养、偏爱任性有关。小儿厌食较严重者，可出现消瘦疲乏，面色萎黄，毛发无光泽等症状；病程较长的患儿，可并发中度以上贫血、营养不良、佝偻病、抗病力下降，甚至影响生长发育，智力低下。在厌食初期，厌食患儿的正气尚未受伤，厌食症状较轻，一般只见食欲不振。在厌食中期，可能是由于乳食停积，或脾胃受损而痰湿滋生，或感染了各类虫病，从而影响了脾胃功能。虽然此时既有食积虫扰、痰湿内阻，又有脾胃功能损伤。到了厌食症后期，脾胃已伤，正气虚馁，气血生化不足，身体虚弱且容易出现并发症。

采用艾灸疗法治疗小儿厌食，主要作用是和脾助运，养胃滋阴。可采用艾条悬灸、灯火灸和药线点灸三种灸法。具体操作方法如下：

（1）艾条悬灸：点燃艾条后，施灸者将左手中、食二指放于穴位两旁，以便测知艾条温度，右手持艾条垂直悬于穴位上，在距离穴位皮肤 3 ~ 4 厘米处施灸，先灸中脘穴，再灸身柱穴，每个穴位灸治 15 分钟，10 次为一个疗程。此法对于小儿厌食疗效甚佳。

（2）灯火灸：先轻柔揉儿的左耳耳背，使局部充血，用酒精给皮肤常规消毒后，将浸泡桐油的灯心草点燃，对准中耳脾穴施灸，以听到"啪"的声响为度，每次施灸 1 ~ 2 次。施灸后用创可贴或医用胶布贴在施灸部位上，防水的同时，也防止宝宝抓挠施灸部位。如果 7 天后没有效果，可再在右耳处施灸 1 次。

（3）药线点灸：用苎麻卷成长 30 厘米、直径 0.7 厘米的麻线，放入由麝香、雄黄等药物制成的溶液中浸泡 24 小时，药线灸就做好了。操作时以食指和拇指持药线的一端，将露出的线头点燃，吹灭明火后，用拇指将线头火星压在穴位上，火星熄灭随即拿起为 1 壮，依次在四缝、胃腧、中脘、足三里这四个穴位施灸。实热者配不容、内关；虚寒

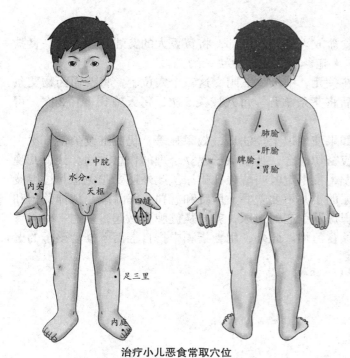

治疗小儿恶食常取穴位

者配关元、脾腧；腹痛及大便溏泄者配水分、天枢；大便干燥者配内庭；多汗者配肝腧；咳嗽者配肺腧。若宝宝的厌食症状较轻，每个穴位施灸1壮即可，症状较重的，每个穴位施灸2壮。每天施灸1次，10次为一个疗程。一个疗程效果欠佳者，可以再继续治疗一个疗程。

研究表明，如果父母挑食或偏食，则孩子多半也是厌食者，因此，父母应当为孩子做出榜样，避免挑食或偏食。当孩子不愿吃某种食物时，大人应当引导孩子品尝这种食物，不要强迫孩子去进食他不愿意吃的食物。在吃饭时要创造好的气氛，使孩子心情愉快地进食，不要在吃饭时训斥孩子。要给孩子耐心讲解各种食品的味道及其营养价值，尽量不要使用补药和补品去弥补孩子营养的不足。

止住小儿遗尿，艾灸疗法来帮忙

小儿遗尿是指3岁以上儿童，睡眠中小便经常自遗，醒后方知的一种病症，俗称"尿床"。轻者隔数日遗尿1次，重者一夜可遗尿数次。

遗尿的儿童晚上都睡得很沉，叫也叫不醒，即使叫醒了，往往还是迷迷糊糊，尿了床也不知道。由于睡得太沉，以致大脑不能接受来自膀胱的尿意，因而发生遗尿。亲人突然死亡或受伤、父母吵架或离异、母子长期分离、黑夜恐惧受惊等原因均可导致孩子遗尿。孩子脾胃虚弱，功能紊乱，导致膀胱气化功能失调，从而引起遗尿。过度疲劳、初换环境、病后体虚等精神及体质因素也可引起遗尿。少数患儿遗尿可能是由泌尿生殖系统畸形、隐性脊柱裂、大脑发育不良等器质性疾病引起。

肾阳虚的患儿，遗尿量多，每夜1次或数次，兼见面色苍白，小便清长，四肢冰冷；脾肺气虚的患儿，多发生于病后或向来体质较弱，遗尿量少而次数多，兼见神疲体倦，面色萎黄。艾灸疗法只适用于功能性遗尿，且以益肾补气固摄为治疗原则。在治疗时多取任脉、足太阳经及足三阴经的穴位。具体操作方法如下：

（1）丁香敷灸：取丁香3粒，将其研成细末，用米饭调成饼，敷在患儿的肚脐上进行敷灸，每晚1次。此法简便易行，对于小儿遗尿，疗效也较好。

（2）补骨脂敷灸：取补骨脂适量，研成细末，取0.3克研好的药末放入患儿的肚脐中，然后包扎固定，每2日更换1次药末。此法治疗小儿遗尿，效果甚佳。

（3）热吹疗法：平时吹头发用的电吹风，也可用来治疗小儿遗尿。将电吹风调至热风，吹患儿的关元、中极、三阴交者三个穴位，每个穴位吹10分钟，每日1次，可缓解小儿遗尿的

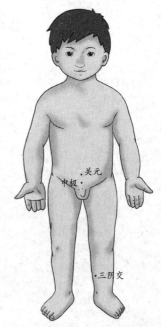

治疗小儿遗尿常取穴位

症状。

（4）艾炷隔盐灸：取适量的食盐放入患儿的脐部，将黄豆大的艾炷点燃后放在食盐上进行灸治，每次灸 3 ~ 7 壮，隔天施灸 1 次，7 次为一个疗程。

（5）艾火衬垫灸：用布垫衬在关元、中极、三阴交这三个穴位上，将普通药物艾条点燃按灸在衬垫上约 5 秒钟，然后将艾条拿开。每穴按灸 5 次，每天施灸 1 ~ 2 次，可缓解小儿遗尿的症状。

灸治宜在下午或睡前进行。如果使用以上灸法后，效果显著，仍应继续灸治 6 次左右，以巩固疗效。治疗期间家长应密切配合，帮助孩子建立合理的作息时间。让患儿晚餐少喝水，临睡前嘱患儿排空小便，夜里定时叫醒患儿排尿。此外还要避免患儿过度疲劳，避免受惊吓刺激。对已患遗尿的小儿不要羞辱、斥责和惩罚，解除患儿精神负担和引起情绪不安的因素。如果是脾胃虚弱引起的遗尿，就要从健脾胃做起，多吃一些养胃健脾的食物，让孩子养成合理的饮食习惯。此外，用食指和中指自上而下推动孩子的七节骨，也可以有效治愈孩子的遗尿。

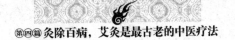
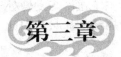

温经活血治妇科病

艾灸温热止痛，轻松消除经期疼痛

月经期间发生剧烈的肚子痛，月经过后自然消失的现象，叫做痛经。多数痛经出现在月经时，部分人发生在月经前几天，月经来潮后腹痛加重，月经后一切正常。痛经可以说是女性的一大困扰，很多女性都存在痛经问题，其中有一半的人找不到病因，从而无法得到根治。

痛经可分为原发性痛经和继发性痛经两种。原发性痛经是指从有月经开始就发生的腹痛，继发性痛经则是指行经数年或十几年才出现的经期腹痛，两种痛经的原因不同。原发性痛经的原因为子宫口狭小、子宫发育不良或经血中带有大片的子宫内膜。继发性痛经的原因，多数是疾病造成的，其病机有气滞血瘀、寒湿凝滞、气血虚弱、肝肾亏损等。

在现实生活中，很多女性对痛经具有恐惧感，只要痛经一出现就立即服用止痛药，其实这并不是解决问题的根本方法。虽然止痛药可以暂时缓解疼痛，但造成痛经的根源并没有解除，甚至还会导致神经系统功能紊乱、记忆力降低、失眠等不良后果。

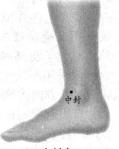

中封穴

痛经可以通过按摩经络来解决。中医认为，虽然痛经产生的原因有很多种，但最终无外乎冲、任二脉气血不通畅，使血在子宫中瘀滞所造成的。俗话说"痛则不通，通则不痛"，要想使痛经远离，就得把瘀滞在子宫里的经血化解开，使身体内的气血通畅起来，也就是中医常说的"活血化瘀"。在每次月经来潮前 3 ~ 5 天按摩关元、三阴交、中封三个穴位，每次以按摩部位有热感为度，如果条件允许，也可以用艾草灸一下，效果会更好。

我们知道，关元是任脉上的大穴，同时也是治疗妇科疾病的要穴，《针灸大成》这样记载它的主治范围："妇人带下，月经不能，绝嗣不生，胞门闭塞，胎漏下血，产后恶露不止。"它是任脉气血运行的关卡，只要把它打通了，痛经也就解决了。三阴交也是妇科要穴，具有调经活血的功效。另外，痛经的发生与肝关系密切，肝为"将军之官"，是藏血的，是血的仓库，肝气郁滞则血行不畅，中封是肝经的经穴，具有疏肝理气的作用，治疗痛经也有很好的效果。

此外，还可以用发疱灸来治疗女性痛经。附片放置在中极穴上，在将底部直径约 1厘米的艾炷放置在附片中心点燃施灸。艾炷燃尽后及时更换艾炷进行灸治。如果热度使患者难以忍受时，可以将附片提起数秒后再放下继续施灸，直至灸处皮肤红晕直径达 5厘米以上，红晕中间微微泛白透明时停止施灸，将灸处用消毒敷料覆盖，外面再用胶布固定。数小时后灸处就会起水疱，无需特殊处理，令其自行吸收即可。此法在经前 10 天

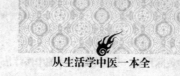
施用为宜，对虚证、寒性痛经疗效较好。

其实，要想打通经脉治疗痛经，除了按摩和用艾灸穴位之外，还有一个小方法，就是用生姜水泡脚：每次取生姜300克，切成片，下锅加半盆清水后大火煮沸，用小火再煮10分钟，煮成浓浓的生姜水，倒入洗脚盆内泡脚。用这种方法很快就可以见效。这是因为脚上有众多的人体关键穴位，而且足厥阴肝经与足太阴脾经都源于脚上，这两条经脉都与血有关，前者主藏血，后者主统血。当女性处于经期，而它们又运行不畅、产生瘀堵时，就会出现剧烈腹痛，即为痛经的症状。因此，只要让这两条经脉畅通了，治愈痛经也就容易了。

艾灸补气行血，调理肾脏治闭经

月经是女人的一种正常生理现象，如果女子年龄超过18岁仍无月经来潮（暗经除外），或已形成月经周期而又中断达3个月以上者（妊娠及哺乳期除外），即是闭经，其发病多与内分泌、精神因素等有关。临床表现为形体瘦弱，面色苍白，头昏目眩，精神疲倦，腹部硬满胀痛，大便干燥，忧郁恼怒等症。

中医学将闭经称为经闭，其形成的原因有很多种，如先天不足，体弱多病，或多产房劳，肾气不足，精亏血少；大病、久病、产后失血，或脾虚生化不足，冲任血少；情志失调，精神过度紧张，或受刺激，气血瘀滞不行；肥胖之人，多痰多湿，痰湿阻滞冲任等。现代女性由于生活、工作压力过大，以及创伤、手术等，也可引起闭经。

中医认为闭经产生的根源无外乎"肝肾不足、气血亏虚、阴虚血燥、血海空虚，或因痨虫侵及胞宫，或气滞血瘀、痰湿阻滞冲任"。对于不同病因导致的闭经，应采用不同的诊治手法。以由肝气郁结致使气滞血瘀而形成的闭经为例，治疗时应以疏肝理气、活血通滞为主，取穴中极、气海、膻中、合谷、血海、三阴交、太冲、行间，进行诊治。其中，中极、合谷、血海、三阴交、行间诸穴可以退烦热，舒郁结，祛瘀生新；而气海、膻中二穴则可以补气行血。

找到这些穴位之后，我们就可以进行自我调理了，建议采用艾灸法或者点按法，点按法每次点按一分钟。另外，对位于腹部的三个任脉穴位——中极、气海、膻中，也可以采用摩法来刺激，只要找到三个穴位的大致位置，以顺时针方向按摩5分钟，腹部有热感即可。

口服避孕药也可以导致闭经，相对来说，这种原因导致的闭经在现代社会可能更为普遍，因为目前人们已经广泛地接受了这种不健康的避孕方式。口服避孕药造成的闭经大多没有明显的疼痛，或者疼痛非常轻微。《素问·上古天真论》有云："女子七岁，肾气盛；二七而天癸至，任脉通，太冲脉盛，月事以时下，故有子。"这表明女人的月经与肾的关系密切。但长期服用避孕药会抑制自身内分泌功能，扰乱生理周期，从而对肾造成极大的伤害。

因口服避孕药导致的闭经，应采用补肾之法来进行治疗。三阴交可疏调肝肾脾经之气，合谷可理气通经，膈俞可以补益气血，脾俞、胃俞能健补脾胃以资气血生化之源，肝俞、肾俞、太溪可养肝肾，调和冲任。施灸方法是：将艾条点燃后，在距离穴位皮肤2～3厘米处施灸，每次每个穴位灸20～30分钟，每天施灸2次。

女性想要经血通畅，就应该养成良好的生活习惯，注意劳逸结合并保持乐观和积极向上的心态。只有好好爱自己，才能保持年轻健康的状态。

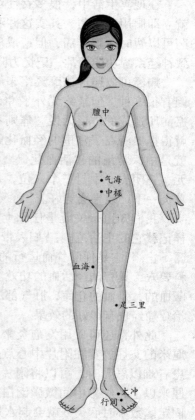

膻中

气海
中极

血海

足三里

太冲
行间

治疗闭经常取穴位

艾灸疗法是产后调养的首选方法

生产对女人而言是一个阶段性的改变，除了坐月子外，产后调养也是一门学问。

产妇分娩后突然头晕眼花，不能坐起或心胸满闷，恶心呕吐，痰涌气急，心烦不安，甚至不省人事，称为产后血晕。许多产妇向来体质虚弱，再加上生产时间过长，失血过多，或产时受寒血瘀，容易引起产后血晕。产后阴道出血量多，突然头晕目眩，面色苍白，四肢厥冷，汗出淋漓，渐至昏迷不省人事等症状多见于血虚气脱型血晕；血瘀气逆型产后血晕多见产后阴道出血量少，小腹疼痛拒按，恶心呕吐，面、唇、舌色紫暗等症状。

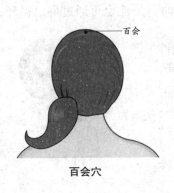

百会穴

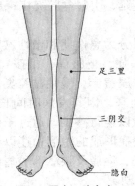

足三里、三阴交、隐白穴

用灸法治疗产后血晕，宜采用益气固脱，活血祛瘀的灸法。艾条灸简便易行，其具体灸法如下：取百会、神阙、中极、关元、隐白、足三里六个穴位，将艾条点燃后，在距离皮肤2厘米处施灸，以皮肤感到温热为度，连续灸至苏醒为止。也可以采用艾炷直接灸，方法是：取百会、神阙、关元、三阴交4穴，将黄豆大小的艾炷放置在上述穴位上，点燃直接施灸，每穴连续灸10~20壮，直至苏醒为止。隔物灸也是治疗产后血晕的良方，将盐敷于神阙穴，取蚕豆大小的艾炷置于盐上，点燃艾炷施灸，可连续灸10壮，直至苏醒为止。

产后小腹部疼痛，是指产后子宫收缩时引起的收缩痛，又称"产后痛"，这种疼痛一般来说是属于生理性的，以新产妇多见。轻者不需治疗，腹痛可逐渐消失。妊娠期子宫高度扩张，产后恢复至原来状态时产生的子宫疼痛，一般不需要特殊治疗，多数在产后3~5天，或1周左右即可逐渐消失。初产妇因子宫纤维较为紧密，子宫易复原，疼痛不明显。经产妇由于子宫肌纤维多次牵拉，复原较难，疼痛时间相对延长。产后腹痛包括腹痛和小腹痛，以小腹部疼痛最为常见，大多由于血瘀、气血虚或感受风寒所致。

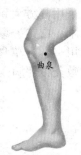

曲泉穴

灸法治疗产后腹痛，以温通经脉，或行气化瘀为主，多取任脉、足阳明、足太阴经穴为主。《神灸经纶》中说：脐下冷痛灸气海、膀胱腧、曲泉；《世医得效方》中有脐下绞痛灸关元和膏肓二穴的记载。施灸时，多采用隔附子饼灸法，具体操作如下：取气海、关元、神阙、足三里穴，将附子饼放置在上述穴位上，把枣核大的艾炷放在附子饼上点燃施灸，直至身体变温暖为止，每个穴位各灸7壮。

行气活血，轻轻松松灸除盆腔炎

盆腔就像一朵娇艳的花，点缀着女性的身体。但它生性娇气，稍不注意，就会感染炎症，让女人小腹隐痛，白带和月经异常，不孕不育，甚至引起致命的宫外孕。当今生活节奏加快，有些问题往往被忽略，女人要懂得爱护自己的身体。

盆腔炎是指妇女盆腔内器官（子宫、卵巢、输卵管、宫旁结缔组织及盆腹膜）的炎症，由多种化脓菌感染所致，多发生于30~40岁之间，可局限于某部位，也可涉及整个内生殖系统。女性生殖系统有自然的防御功能，在正常情况下，能抵御细菌的入侵，中医认为是女性体质虚弱，或经期、产后胞脉空虚，邪毒乘虚侵袭，湿浊热毒蕴结于胞宫脉络，导致气血运行不畅，进而损伤冲任而发病。

引起盆腔炎的主要病因有以下几种：分娩后产妇体质虚弱，或分娩造成产道损伤，产后过早有性生活，容易引起感染；自然流产、药物流产过程中阴道流血时间过长，引发感染；人流手术前有性生活、手术消毒不严格或术前适应证选择不当，生殖道原有慢性炎症经手术干扰而引起急性发作并扩散；不注意经期卫生，使用不洁的卫生巾和护垫、经期盆浴、经期性交等也可使病原体侵入而引起炎症；女性患阑尾炎、腹膜炎时，炎症可以通过直接蔓延，引起盆腔炎症；患慢性宫颈炎时，炎症也可通过淋巴循环，引起盆腔结缔组织炎。

盆腔炎可以分为急性期和慢性盆腔炎两类。急性期可见发热、头痛，下腹痛，拒按，甚至全腹剧痛，带下黄浊臭秽，尿黄赤。慢性盆腔炎往往是急性期治疗不彻底迁延而来，因其发病时间长，病情较顽固，外阴部的细菌可以逆行感染，通过子宫、输卵管而到达盆腔。慢性炎症形成的瘢痕粘连以及盆腔充血，可引起下腹部坠胀、疼痛及腰骶部酸痛，常在劳累、性交、月经前后加剧。

艾灸多适用于慢性盆腔炎。治则调理脾胃，活血化瘀，通调冲任带三脉。取大肠腧、次髎、神阙、气海、归来、中极这六个穴位，采用艾炷直接灸的方法，将麦粒大的艾炷直接放置在上述穴位上点燃施灸，每次灸3～5个穴位，每个穴位3～5

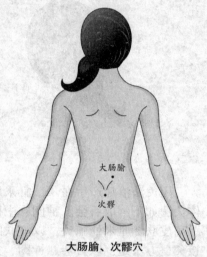

大肠腧、次髎穴

壮，每天灸治1次，10次为一个疗程。艾炷隔姜灸对盆腔炎也有很好的疗效，把鲜姜切片贴在上述穴位上，再取黄豆大的艾炷放置在姜片上点燃施灸，每次选3～5个穴位，每个穴位各灸3～5壮，每天灸治1次，10次为一个疗程。如果时间比较充裕，也可以采用复方大黄敷灸的方法：取大黄、黄柏、姜黄、苍术、红藤、枳壳、赤芍、三棱、莪术、白芷、厚朴、防风、红花、香附、没药、丹参、花粉、艾叶、泽兰叶、全当归、生川乌、生草乌、败酱草各10克，共研细末，加白酒适量用温水调成糊状，用纱布包裹，敷灸腹部病变部位，药包上面可用热水袋保持温度，每次灸治10分钟，每晚施灸1次。

第四章
补虚养精治男性病

男人亚健康，及早治疗防阳痿

阳痿，中医又称"阴痿""阳事不举"，是指男性生殖器痿软不举，不能勃起或勃起不坚，不能完成正常房事的一种病症。临床表现上，有男子未到性欲衰退期，阴茎不能充血勃起，或勃起不够坚硬，或不能保持足够的勃起时间，甚至是有些男子性欲衰退，甚至完全没有性欲、阴茎痿软等，而上述情况经过反复多次出现性交失败者，称为阳痿。

阳痿是最常见的男子性功能障碍性疾病。常见原因可套用古书《景岳全书》的《辨证论》来说明："凡男子阳痿不起，多由命门火衰，精气虚冷，或以七情劳倦损伤生阳之气，多致此证。"阳痿的病因主要为房事不节、情志刺激、湿热浸渍、寒邪侵袭、瘀血阻滞、饮食不节、先天不足等。简单而言，阳痿的发生常受精神、环境、生理、药物等因素的影响。阳痿的发生大多与肝、肾、阳明三经有关，而且属肾阳虚命火不振、精气清冷者居多。在过去，医家多认为阳痿是由虚衰邪热引起的，因此大多从劳伤、肾虚立论治疗。

现代中医认为阳痿多数是由于神经系统功能失常引起的。通常，阳痿患者会有神经衰弱症状，如头昏脑涨、腰背酸痛、乏力或盗汗等。此外，神经系统器质性病变，如肿瘤、损伤、炎症等均可引起神经功能紊乱而影响性功能。内分泌系统的疾病，如双侧隐睾、睾丸发育不全和外生殖器本身的损伤或疾病，如尿道下裂、阴茎局部病变等都可引起性功能障碍。阴茎不举或举而不坚的心理障碍也会成为引起阳痿的主要因素，如不及时纠正，将使阳痿的程度越演越烈。

艾灸疗法治疗本病，以温补肾阳为主。采用小茴香敷灸法时，取炮姜和小茴香各5克，放在一起研成细末，再加少许的食盐，用蜂蜜调成糊状，敷在神阙穴进行灸治，每5～7天灸治1次即可。当然，也可以采用艾炷隔盐灸的方法，用适量的细食盐填满神阙穴，再取半个枣核大的艾炷放在食盐上点燃施灸，每次灸5～30壮，每天或隔天灸1次，10次为一个疗程。在施灸时，也可在食盐上放置姜片或用艾条在食盐上进行熏灸，熏灸时每次灸10～30分钟。

此外，每天练练"兜肾功"，也可起到治疗阳痿的作用。兜肾功又名"铁裆功"，是古代养生家发明的健身功，其具体步骤是：两手搓热，一手兜睾丸，一手小指侧放在小腹毛际处，双手齐用力向上擦兜睾丸、阴茎等100次左右；然后换手，同样再擦兜100次左右；两手搓热，然后来回适当用力搓揉睾丸、阴茎100余次；最后两手掌挟持睾丸和阴茎用力向上、下各拉3～5次。

灸除早泄，让男人重拾尊严

早泄是夫妇生活的噩梦。早泄是射精过快或叫早发性射精，一般指男子在阴茎勃起之后，未进入阴道之前，或正当纳入、刚刚进入而尚未抽动时便已射精，阴茎也自然随之疲软并进入不应期的现象。对于男人来说，早泄是非常可怕的，不仅让自己无法享受"性"福，更重要的是会在女性面前丢失尊严。

随着现代生活节奏的加快和工作压力的增加，早泄患者人数日趋增多。导致早泄的原因主要可以分为心理和生理两种。明代医学家徐春甫认为，此症是由于纵欲过度，或因犯手淫，致损伤精气，命门大衰；或思虑忧郁，损伤心脾；或恐惧过度，损伤肾气所致。早泄患者主要有以下症状：由于惊恐伤肾引起的早泄，主要表现为心悸胆怯，性欲淡漠，恐惧不安，一交即泄；而阴虚上亢引起的早泄主要表现为阳事易举，早泄滑精，腰酸膝软，五心烦热，盗汗；肾虚肝郁型早泄的症状是精神抑郁，腰膝酸软，一交即泄，头晕目眩，口苦咽干。

中医学认为，早泄的原因虽然很多，不过最根本的原因还是虚损（肾、心、脾虚）和肝胆湿热。当然，如果是心理性早泄，则不在这个范围之内，因此中医提倡的艾灸疗法其实也是针对这些早泄的根本原因入手的。

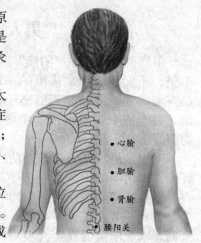

心腧、胆腧、肾腧、腰阳关穴

采用艾灸疗法进行治疗时，主要取关元、三阴交、太溪、中极、曲骨这五个穴位，如果患者有腰膝酸软的症状，加腰阳关、肾腧二穴；夜尿多者，加中极和膀胱腧；潮热盗汗者配合谷、复溜穴；精神抑郁的患者，配内关、太冲；心虚胆怯者则需加心腧、胆腧、大陵、丘墟。

采用温和灸法时，每次选用5～6个穴位，每个穴位每次灸20分钟左右，隔天灸1次即可，10次为一个疗程。采用艾炷隔姜灸时，每次选用3～4个穴位，将鲜姜切成0.3～0.5厘米的薄片，覆盖在穴位上，再根据病人的症状选用大小不等的艾炷放在姜片上点燃施灸，每个穴位每次灸5～10壮，隔天灸1次，10次为一个疗程。隔姜灸多用于肾虚型早泄的患者。此外，患者还可以在家中用穴位按摩法进行治疗，具体方法是：点按两侧三阴交，轮流进行，点按时做收腹提肛动作。每日1～2次，每次30～40分钟。

另外，在日常生活中要积极参加体育锻炼，以提高身心素质；调整情绪，消除各种不良心理，性生活时要做到放松；切忌纵欲，勿疲劳后行房，勿勉强交媾；多食一些具有补肾固精作用的食物，如牡蛎、胡桃肉、芡实、栗子、甲鱼、文蛤、鸽蛋、猪腰等。但阴虚火亢型早泄患者，不宜食用过于辛热的食品，如羊肉、狗肉、麻雀、牛羊鞭等，以免加重病情。

艾灸补心养肾，灸除遗精难言之隐

肾藏精，宜封固不宜外泄。发育成熟的男子，未经过性交，每月偶有1～2次梦中醒来有精液自行外泄，且无任何不适者，属正常生理现象，若遗精频繁则此病程日久，肾阴亏耗，会导致元气大伤。遗精有生理性与病理性的不同，其中有梦而遗者名为"梦遗"，无梦而遗，甚至清醒时精液自行滑出者为"滑精"。中医认为，遗精是精关不固、肾亏或肾虚，虚火扰动而致。凡劳心太过，郁怒伤肝，恣情纵欲，嗜食醉酒，均可影响肾之封藏而遗精。

遗精的发生跟人的心神有关，人的心神白天比较理性，即使有欲望也不会发生什么事情，但是到了晚上，所谓日有所思、夜有所梦，晚上心神潜藏起来，人就有可能做春梦，导致遗精。另外，遗精发生的时间不同，代表的健康问题也不同。如果是晚上11点

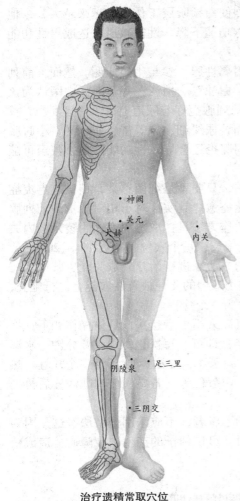

治疗遗精常取穴位

前遗精，是肾的收敛功能出了问题，病在肾；如果发生在夜里11点以后，阳气开始生发，这个时候如果出现遗精，就是生发失常，属于心的问题。所以，有遗精病症的男性要根据自己的实际情况，看看自己是肾出了问题，还是心出了问题，然后再决定是补肾还是养心。

艾灸疗法对增强体质、调整神经功能、治疗遗精有独特的功效，在治疗时，多选取任、督脉和足太阴、厥阴经穴为主。采用艾炷隔姜灸的灸法时，取肾腧、次髎、大赫、关元这四个穴位，将鲜姜切片后覆盖在上述穴位上，再把艾炷放置在姜片上点燃施灸。每个穴位每次各灸5～10壮，每天或隔天灸1次，10次为一个疗程。隔附子饼灸选用的是内关、阴陵泉、三阴交这三个穴位，将附子饼放置在以上三穴上后，再取艾炷放在附子饼上点燃施灸。每次每个穴位各灸2～3壮，每天灸治1次，10次为一个疗程。甘遂敷灸神阙穴也是治疗遗精有效方法，其具体做法是：取等量的甘遂和甘草，一起研成细末，每天晚上临睡前取1克左右的药末放在脐窝内，再敷上黑膏药进行敷灸，第二天清晨除去即可。男性朋友也可以采用艾条温和灸的方法预防遗精的发生，取关元、足三里、三阴交穴，将艾条点燃后在距离穴位皮肤2～3厘米处施灸。

众所周知，站桩是练习武术的基本功，可以锻炼腿部力量，但是站桩能治疗男性遗精，恐怕有些人就不知道了。下面就教给大家具体的练习方法：挺胸直腰，屈膝做1/4蹲（大腿与小腿之间的弯曲度为120～140度左右），头颈挺直，眼视前方，双臂向前平举，两膝在保持姿势不变的情况下，尽力向内侧夹，使腿部、下腹部、臀部保持高度紧张，持续半分钟后走动几步，让肌肉放松后再做。如此反复进行6次。每天早晚各做一回。随着腿力的增强，持续时间可逐渐延长，重复次数亦可逐渐增加。

以上各种方法治疗遗精不是几次就能奏效的，只有树立恒心，坚持不懈，才能收到良好的效果。同时，还要注意培养广泛的兴趣爱好，多参加集体活动，制定合理的生活制度，养成良好的生活习惯，如戒除手淫、早睡早起、用热水洗脚、内裤要宽松、不要憋小便等。更重要的是，患者要消除心理障碍，采用清心寡欲的精神疗法，往往会达到不治而愈的效果。

慢性前列腺炎不用愁，艾灸帮你来解忧

在我们的印象中，中青年男士应该是孔武健壮的代名词，与前列腺疾病搭不上边，认为那是老年人的专利。实际情况却并非如此，近年来临床数据显示，前列腺炎的发病年龄正不断年轻化。调查显示，前列腺炎患者六成是白领。

久坐办公室的白领们，整日里西装革履，天天洗澡，讲究个人卫生，为什么前列腺疾病会特别青睐他们呢？这是由于白领男士必须久坐的工作生活模式造成的。中医认为"久坐伤身"，朝九晚五的白领一族，一天坐八个小时甚至更久是常事，久坐加上缺乏体育运动，使白领人士的气脉运行和血液流通受阻，就容易造成男性阴部充血，引发前列

腺充血、肿胀、发炎。另外，社会竞争的日趋激烈使白领阶层工作压力越来越大，令他们过度紧张、精神疲劳，长期下去就会导致前列腺功能下降，性欲减退，造成男性功能障碍。

前列腺是男性特有的器官，也是男性最大的附属性腺，参与生殖代谢。然而，前列腺是个"多事"的地方。前列腺炎在中医学属于"白浊"、"精浊"等范畴。中医认为该病是由于"下焦湿热""气化失调"所引起。由于前列腺扼守着尿道上口，一旦发炎，首先排尿便会受到影响，从而导致尿频、尿急、尿痛、尿线细、尿等待、尿分叉、小腹胀等症状，给男性带来难以言状的痛苦。此外，前列腺炎还会导致性功能障碍，甚至可能成为癌症的帮凶。

不过，我们也不能把前列腺炎想象的那么可怕，只要不是细菌感染，稍微有点炎症并不严重，遵循有规律的性生活完全可以使其自然痊愈。其实，对于相对严重的前列腺炎，我们也可以通过艾灸疗法的调节治愈。具体操作方法是：取三阴交、阴陵泉、内关三穴，将艾条点燃后在距离穴位皮肤 2～3 厘米处施灸，每个穴位每次灸 15～20 分钟，每天施灸 1 次。当然，我们可以采用艾炷直接灸的方法来进行治疗：取关元、归来、三阴交、肾腧、志室、太溪、内关这几个穴位，取大小适中的艾炷放置在穴位上进行施灸，每次每个穴位灸 3～5 壮，每天灸 1～2 次，10 次为一个疗程。

除了用艾灸疗法来治疗慢性前列腺炎外，还可以采用坐浴疗法，具体操作如下：将40℃左右的水（手放入不感到烫）倒入盆内，约半盆即可，每次坐 10～30 分钟，水温降低时再添加适量的热水，使水保持有效的温度，每天 1～2 次，10 天为一个疗程。热水中还可加适当的芳香类中药，如苍术、广木香、白蔻仁等。若导入前列腺病栓后再坐浴，可促进药物的吸收，提高疗效。

应当注意的是，对已确诊为因前列腺炎引起的不育者，不应采用坐浴法。这是因为精子对生存条件要求很高，当阴囊内的温度升高时，可使精子的产生出现障碍，造成精子停止产生的严重后果，从而减少受孕的可能。

疏肝理气，延缓前列腺增生肥大

前列腺是男性特有的性腺器官，它扼守着尿道口，形状像一个栗子，底朝上，与膀胱相贴，尖朝下，抵泌尿生殖膈，前面贴耻骨联合，后面依直肠。它的主要功能为分泌前列腺液，每天大约分泌 2 毫升，是构成精液的主要成分。小儿的前列腺非常小，性成熟期前列腺迅速生长，到老年时则退化萎缩，如果腺内结缔组织增生，就会形成前列腺增生。

一般情况下，男性的前列腺从 35 岁开始，就会以每年 1.5～2 克的速度增生。前列腺增生多发生于中老年人群中，其临床表现初为尿频、尿急、夜尿增多，继而呈现尿液点滴而出，严重的还会闭塞不通，形成尿闭，所以中医又称前列腺增生为"癃闭"，如果不及时正规治疗，会导致急性尿潴留、泌尿道感染、结石、肾积水、肾功能不全、肾衰竭等许多严重并发症，甚至会危及生命。

中医认为，前列腺增生的病机在于年高则肾气衰，肺气虚，脾气弱，津亏血虚，五脏失润，气化不周，造成膀胱失养，阳气不化，日久则膀胱下口外侧肥大，增生形成。故而，在治疗上当扶正与祛瘀并重，首先补益肾气助膀胱气化以扶正，然后清热利湿、活血软坚以祛瘀。此外，"足厥阴肝经湿热遏郁，经气阻滞"也会造成前列腺增生肥大并发感染，故而在治疗中应配合疏肝理气之法。

艾灸疗法治疗前列腺增生，有两组处方，可以交替使用。第一组处方是膀胱腧、肾腧、膈腧、太溪；第二组处方是中极、京门、飞扬、关元。太溪配肾腧和京门，可以补肾气；飞扬配中极可以利膀胱之气；膈腧穴能调节内分泌；灸关元穴能补元气。如果患者有排尿困难或尿失禁的现象，加灸水道穴。采用温和灸或者隔姜灸，每天灸治 1 次，

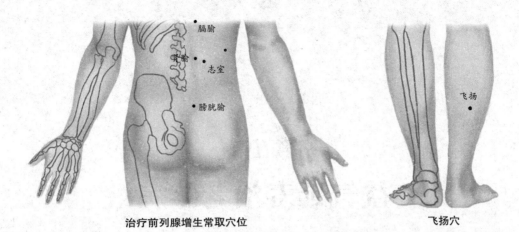

治疗前列腺增生常取穴位　　　　　　　　　飞扬穴

每次每个穴位各灸 3 ～ 5 壮，10 次为一个疗程，疗程之间可休息 3 ～ 5 天。如果能在膀胱腧、肾腧、膈腧采用瘢痕灸，疗效会更好。

　　平时注意调节日常饮食和生活习惯。一天饮用的水量控制在 1500 ～ 2000 毫升，少食辛辣刺激性食品，因为这些食品既可导致性器官充血，又会使痔疮、便秘症状加重，压迫前列腺，加重排尿困难。大小便时尽量用力排干净，憋尿会造成膀胱过度充盈，使膀胱逼尿肌张力减弱，排尿发生困难，容易诱发急性尿潴留。多做臀部训练，如跑步爬山，活动筋骨，避免打麻将或骑自行车等长时间久坐的活动，经常久坐易使会阴部充血，引起排尿困难。如必须久坐也不可端坐，宜将重心移至左右臀部，并适当轮换。有些药物如阿托品、麻黄素片等可加重排尿困难，剂量大时可引起急性尿潴留，故应慎用。

　　该病若早期发现，灸法治疗不仅能延缓病情发展，且能治愈。一旦发现尿频、夜尿增多、排尿不畅等症状，中老年男性就应及时到具有泌尿专科的正规医院就诊，进行相关检查与合理治疗。

第五章
益气延寿治老年病

止咳定喘，治疗肺气肿

肺气肿，中医又称"虚喘"或"肺胀"，是指终末细支气管远端气腔的异常扩大及气腔壁的破坏，以年老、有长期吸烟史的患者最为多见。临床症状主要表现为：发病缓慢，咳声短促，胸中痞闷，喘息，咳逆气喘，不得平卧，动则尤甚，颈肩背部酸痛，两目如脱状，随气候变化而病情时轻时重。

中医认为，肺气肿是在漫长的岁月里，久咳、久喘、久哮不愈致使肺叶胀满，气血津液运行受阻，肺脾肾虚损所致，其症多虚少实，但多为虚中挟实，因此病情复杂，病程也长。其发病原因多于感染、遗传因素、环境因素、大气污染及吸烟等因素有关。如果肺气肿长期得不到有效治疗，最终会导致自发性气胸或肺源性心脏病。

艾灸疗法治疗常用于治疗阳虚引起的肺气肿及肺气肿的缓解期。本病的治疗主要以补肾培本、纳气平喘为主。多取任脉、肺经及背腧穴。用艾炷隔姜灸治疗本病时，取大椎、肺腧、膏肓腧、心腧、肾腧、膻中、气海、关元、太渊、足三里、太溪穴，每次选用 3 ～ 5 个穴位，每个穴位每次灸 3 ～ 5 壮，每天或隔天灸 1 次，10 次为一个疗程。疗程中间休息 7 天。当然也可以采用复方白芥子敷灸的方法：取白芥子、细辛、延胡各 30 克，甘遂 15 克，将上述药物一起研成细末后，加入适量面粉，用姜汁调制成直径 2 厘米大小的药饼，将药饼敷在百劳、肺腧、膏肓穴，以胶布固定，2 ～ 4 天更换一次。

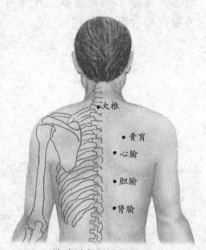

治疗肺气肿常取穴位

肺气肿患者日常护理须注意气温变化，防止感冒。流行性感冒高发季节不要到公共场所去，以免感染。一旦被感染，应及时治疗。经常开窗通风，保持室内空气新鲜，避免吸入煤烟、油烟等各种刺激性气体。适当参加室外活动，如散步、做呼吸操（腹式呼吸和缩唇呼气锻炼）等，有益健康。生活要有规律，避免过度紧张及疲劳。哮喘病人应避免接触诱发因素，如吸入花粉、尘螨及进食鱼、虾、海鲜等。加强营养，特别是多吃高蛋白饮食。疾病缓解期可用扶正固本的中药或核酪口服液等药物，以提高机体免疫力。

疏通经络，让脉管炎消失于无形

脉管炎是发生于血管的变态性的炎症，可导致中小动脉节段性狭窄和闭塞，使肢端失去营养而出现溃疡和坏死的一种较顽固的血管性疾病。《黄帝内经》有关脉管炎的记载："发于足指，名曰脱痈。其状赤黑，死不治。不赤黑，不死。不衰，急斩之，不则死矣。"中医讲本病归于"脱疽"的范畴，多见于北方寒冷地区。

脉管炎多发于吸烟者、精神紧张者、营养不均衡、寒冷潮湿地区的居民及有遗传因素的家庭，多见于下肢的一侧。患者绝大多数为20～40岁的男性，女性很少见。

患病初期，患肢出现发凉、怕冷、麻木及脚趾刺痛和小腿酸麻胀痛，行走时加重，休息时则减轻，足背动脉搏动微弱或消失，小腿可伴有浅静脉炎；中期可见患肢呈持续性疼痛，肢端皮肤温度降低，患肢皮肤呈潮红色、紫红色或苍白色、趾甲生长缓慢、增厚变形、汗毛脱落、小腿肌肉萎缩、患肢动脉搏动消失并伴有头晕腰痛、筋骨松软等证；晚期由于患肢血液循环发生严重的障碍，脚趾或足部会发生溃疡或坏死，疼痛剧烈难忍，溃疡处经久不愈合并伴有发热、失眠食欲减退、便秘等症状。

中医认为，脉管炎的发生多因先天不足，正气虚弱，复感寒湿之邪，导致脉络瘀阻、气血不畅。若该病出现脚趾皮肤青紫色，不再是灸法的适应证了。艾灸疗法治疗本病时，分两组处方。第一组为委中、承山、膈腧、肾腧、阴陵泉；第二组为太渊、冲养、八风、关元、足三里、三阴交。以上各穴，除太渊、膈腧、肾腧、关元外，余者均取患侧穴位。两组穴位，交替使用，每天灸1～2次，10次为一个疗程，疗程期间休息1～2天。疼痛剧烈时，也可随时灸患处的穴位。以上诸穴均可使用温和灸或隔姜灸，若在肾腧、膈腧、关元三穴施用瘢痕灸，疗效会更好。但是，太渊、冲阳二穴尽量不要采用艾炷直接灸，因为桡动脉和足背动脉的血管从这两个穴位下面通过。一旦出现水疱，要及时消毒，以防感染化脓。

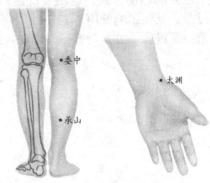

委中、承山、太渊穴

脉管炎的患者平时应穿着松软的布鞋，注意患肢的保暖，并适当透气，使脚处于温暖干燥的环境中。剪趾甲时要小心谨慎，防止外伤，以免引起严重的后果。一旦患肢出现坏疽或溃疡，应及时到医院诊治。此外还应进行全身治疗，以控制病情的发展。

艾灸降血糖，糖尿病不用慌

各种社会因素的交织使糖尿病的发病率越来越高，得了糖尿病以后饮食习惯和其他相关的生活习惯都会受到很多限制。糖尿病在临床上以高血糖为主要特点，可出现多尿、多饮、多食、消瘦等表现，即"三多一少"的典型症状，且常并发肺结核、肾脏疾病、神经系统病变、眼病等，严重时可危及生命，是对人类健康危害较严重的一种疾病。

糖尿病的致病因素首先是遗传因素。举世公认，糖尿病是遗传性疾病，遗传学研究表明，糖尿病发病率在直系亲属中与非直系亲属中有显著差异，前者较后者高出5倍。其次还有精神因素。近年来，中、外学者确认了精神因素在糖尿病发生、发展中的作用，认为伴随着精神的紧张、情绪的激动及各种应激状态，会引起升高血糖激素的大量分泌，如生长激素、去甲肾上腺素、胰升糖素及肾上腺皮质激素等。

长期摄食过多很容易诱发糖尿病。现在国内外亦形成了"生活越富裕，身体越丰满，糖尿病越增多"的概念。因此糖尿病也被叫做"富贵病"。肥胖因素是常见的致病因素。目前认为肥胖是糖尿病的一个重要诱发因素，有60%～80%的成年糖尿病患者在发病前均为肥胖者。相关研究表明：随着年龄增长，体力活动逐渐减少时，人体肌肉与脂肪的比例也在改变。自25岁至75岁，肌肉组织逐渐减少，此是老年人，特别是肥胖多脂肪的老年人中糖尿病明显增多的主要原因之一。

使用艾灸疗法治疗老年人糖尿病时，根据病人的不同症状，分3组处方。以多饮证较突出者，取尺泽、中府、肺腧、膈腧、胰腧；多食症状明显者，取足三里、胃腧、中脘、膈腧、胰腧；多尿症状明显者，取阴谷、肾腧、京门、膈腧、胰腧。如果患者兼具

"三多"症状，就将以上 3 组处方交替使用。若并发肺结核，则可加灸膏肓穴；若并发心血管疾病，可加心腧、巨阙两个穴位；并发眼底病变，可加光明、翳明两个穴位。以上诸穴，均可采用温和灸或隔姜灸，膈腧和肾腧两个穴位，用隔蒜灸法并形成瘢痕，效果最好。每天灸 1 次，10 次为一个疗程，疗程间可休息 3 ~ 5 天。每治疗 9 ~ 10 个疗程，进行一次空腹血糖化验，以观察疗效。

老年糖尿病人也必须参加体育锻炼，持之以恒、切合实际的体育锻炼，可使患者血糖、血脂下降，体重减轻，体质增强，而且精神愉悦，充分享受幸福的晚年生活。但老年人毕竟是老了，有些问题在体育锻炼中必须予以注意：要选择适当的运动方式、运动时间和运动强度。避免过分剧烈的运动，避免可能引起血压急剧升高或者造成心、脑血管意外的运动方式。运动要适量，不要玩起来就忘乎所以，要注意适可而止，以免运动过量，反而影响健康。老年糖尿病人皮酥骨脆，在运动中要善于保护自己的皮肤及骨骼，避免穿过硬、过紧的鞋子，以防皮肤损伤或发生骨折。

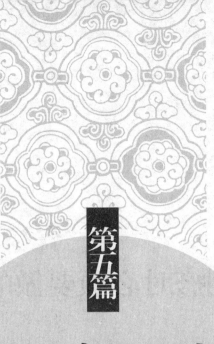

第五篇

刮痧保健
——排出血毒，
让疾病远离

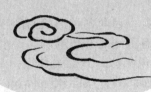

第一章
刮痧时必须要做的准备

刮痧的器具

1. 选择刮痧的工具

刮痧工具包括刮痧板和润滑剂。工具的选择直接关系刮痧治病保健的效果。古代用汤勺、铜钱、嫩竹板等作为刮痧工具，用麻油、水、酒作为润滑剂。这些工具虽然取材方便，能起到一些刮痧治疗作用，但因其简陋、本身无药物治疗作用，均已很少应用。现多选用经过加工的有药物治疗作用并且没有副作用的工具。这样的工具能发挥双重的作用，既能作为刮痧工具使用，其本身又有治疗作用，可以明显提高刮痧的疗效。

刮痧板

刮痧板是刮痧的主要工具。目前各种形状的刮痧板、集多种功能的刮痧梳已相继问世，其中有水牛角制品，也有玉制品和玛瑙制品。水牛角质地坚韧，光滑耐用，药源丰富，加工简便。药性与犀牛角相似，只药力稍逊，常为犀牛角之代用品。水牛角味辛、咸、寒。辛可发散行气、活血润养；咸能软坚润下；寒能清热解毒。因此水牛角具有发散行气，清热解毒，活血化瘀的作用。玉性味甘平，入肺经，润心肺，清肺热。据《本草纲目》介绍：玉具有清音哑，止烦渴，定虚喘，安神明，滋养五脏六腑的作用，是具有清纯之气的良药，可避秽浊之病气。古人常将玉品佩戴在手腕、颈部及膻中部位，若将玉质刮痧板佩戴在膻中部位，不仅方便使用，通过其对局部的按摩和某些成分的慢性吸收，还可养神宁志，健身祛病。水牛角及玉质刮痧板均有助于行气活血、疏通经络而没有副作用。

刮痧板一般加工为长方形，边缘光滑，四角钝圆，弧度自然。刮板的两长边，一边稍厚，一边稍薄。薄面用于人体平坦部位的治疗刮痧，凹陷的厚面适合于按摩保健刮痧，刮板的角适合于人体凹陷部位刮拭。

水牛角刮板如长时间置于潮湿之地，或浸泡在水里，或长时间暴露在干燥的空气中，容易发生裂纹，影响使用寿命。因此刮毕洗净后应立即擦干，最好放在塑料袋或皮套内保存。玉质板在保存时要避免磕碰。

为避免交叉感染，最好固定专人专板使用。水牛角刮痧板可以使用 1∶1000 的新洁尔灭、75% 的酒精或者 0.5% 的碘伏擦拭消毒。玛瑙和玉制品的刮痧板，除了擦拭消毒还可以使用高压或者煮沸消毒。

润滑剂

刮痧治疗的润滑剂应为有药物治疗作用的润滑剂，这种润滑剂应由具有清热解毒、活血化瘀、消炎镇痛作用，同时又没有毒副作用的药物及渗透性强、润滑性好的植物油加工而成。药物的治疗作用有助于疏通经络，宣通气血，活血化瘀。植物油有滋润保护皮肤的作用。刮痧时涂以润滑剂不但减轻疼痛，加速病邪外排，还可保护皮肤，预防感染，使刮痧安全有效。比如活血润肤脂和刮痧活血剂两种。活血润肤脂的作用较为广泛，因为活血润肤脂为软膏制剂，不但润滑性好，涂抹时不会因向下流滴而弄脏衣服，易被皮肤吸收，活血润肤作用持久，特别适合于面部美容刮痧，可作刮痧和美容护肤两用。

2. 刮痧板什么材质最好

常用的多功能刮痧板主要材料为砭石与水牛角两种，其结构包括面、厚边、薄边和棱角部分。治疗疾病用刮法时多用薄边，保健多用厚边，关节附近穴位和需要点按穴位时多用棱角刮拭。

砭石刮痧板：

（1）砭石质感非常细腻、柔和，摩擦皮肤时有很好的皮肤亲和力，受术者感觉非常舒服。

（2）砭石刮痧板刮拭人体皮肤时，可产生丰富的超声波脉冲，每刮拭一次可产生的平均超声波脉冲数可达3698次。科学研究表明，超声波有改善人体血液微循环、镇痛、改善心肌的血液供应、增加胃肠蠕动、抑制癌细胞生长、消除体内多余脂肪等作用。

（3）砭石具有极佳的远红外辐射能力，可增强人体细胞的正常机能，提高吞噬细胞的吞噬功能，使杀菌力、免疫力等均有所提高，能改善各种疾病引起的病变，延缓衰老；同时能改善人体血液微循环，从而可防治冠心病、高血压、肿瘤、关节炎、四肢发凉等病症的发生；砭石还能促进新陈代谢，使新陈代谢产生的毒素和废物迅速排出体外，减轻肝脏及肾脏的负担；砭石刮痧还具有能降低血液黏度，防止血栓形成的作用，可减轻胸闷、心悸、头昏、麻木等症状。

水牛角刮痧板：

（1）以天然水牛角为材料，水牛角本身是一种中药，水牛角味辛、苦、寒，所以水牛角具有清热解毒、凉血、定惊、行气等功效，对人体肌表无毒性刺激和化学不良反应。

（2）水牛角在中国古代以至现代南方少数民族地区均视为避邪祛灾之吉祥物，随身携带或刮拭皮肤都有避邪强身之功，为理想的强身祛病之佳品。

（3）水牛角的角质蛋白和人体肌肤蛋白大致相同，水牛角做成的刮痧板光滑柔润，皮肤感觉舒适。使用水牛角刮痧板刮痧时，与人体体表摩擦生热，可使水牛角刮痧板蛋白轻微溶解，还可起到滋养皮肤的作用。

3. 刮痧的持板方法及手法

正确的持板方法是把刮痧板的长边横靠在手掌心，大拇指和其他四个手指分别握住刮痧板的两边，刮痧时用手掌心的部位向下按压。单方向刮拭，不要来回刮。刮痧板与皮肤表面的夹角一般为30度到60度，以45度角应用的最多，这个角度可以减轻刮痧过程中的疼痛，增加舒适感。

手拿刮板，治疗时刮板厚的一面对手掌，保健时刮板薄的一面对手掌。刮拭方向从颈到背、腹、上肢再到下肢，从上向下刮拭，胸部从内向外刮拭，力度要均匀。刮痧板一定要消毒。刮痧时间一般每个部位刮3～5分钟，最长不超20分钟。对于一些不出痧或出痧少的患者，不可强求出痧，以患者感到舒服为原则。刮痧次数一般是第一次刮完等3～5天，痧退后再进行第二次刮治。出痧后一至两天，皮肤可能轻度疼痛、发痒，这些反应属正常现象。

刮痧时患者的体位

人体的整体刮拭顺序是：先头部、颈部、背部、腰部，然后腹部、胸部，最后刮上肢、下肢。刮拭的方向都是从上往下刮拭，胸部处由内向外刮拭。每个部位先刮阳经，后刮阴经。先刮人体左侧，再刮人体右侧。

1. 头部

【方法】

头部有头发覆盖，可以不涂抹刮痧润滑剂而直接在头发上面用刮痧板刮拭，方法用平补平泻的方法，刮至头皮有热感。

【主治病症】

头部刮痧具有改善头部血流循环，疏通全身阳气等作用，可预防和治疗脑血栓、神经衰弱、各种类型的头痛、高血压、眩晕、记忆力衰退、老年痴呆、感冒、脱发等。利用牛角梳子对头部进行刮拭，可产生良好的治疗效果。

2. 面部

【方法】

（1）刮拭前额部：从前额正中线开始，分别向两侧刮拭，上方刮至前发际，下方刮至眉毛，经鱼腰穴、丝竹空穴等。

（2）刮拭两颧部：由内侧向外刮拭，经承泣穴、四白穴、下关穴、听宫穴、耳门穴等。

（3）刮拭下颌部：以承浆穴为中心，分别向两侧刮拭，经过地仓穴、颊车穴等。

【主治病症】

面部刮痧具有养颜美容的功效，可防治眼病、鼻病、耳病、面瘫、雀斑等五官科疾病。面部刮痧适宜选用S形刮痧板或小的多功能刮痧板，动作宜轻柔，不可过猛过重，以不出痧为度。对于眼耳口鼻等部位可以用手指刮摩来代替刮痧板。

3. 颈部

【方法】

（1）刮拭颈部正中线：从哑门穴刮至大椎穴。

（2）刮拭颈部两侧到肩：从风池穴开始到肩井穴。

【主治病症】

颈部刮痧可治疗感冒、头痛、近视、咽炎、颈椎病等。还可以用于治疗癫痫、脑震荡后遗症、失眠等。适宜采用多功能牛角刮痧板或者方形牛角刮痧板。

4. 背部

【方法】

背部的刮拭方向是从上到下，骶部的刮拭方向是自下而上。一般先刮背正中线的督穴，再刮两侧的膀胱经和夹脊穴。也可以根据病变在背部的全系反射对应区进行刮拭并结合揉法，由轻至重进行刮拭。

【主治病症】

可预防全身五脏六腑的病症。适宜使用多功能牛角刮痧板或者方形牛角刮痧板。

5. 胸部

【方法】

（1）刮拭胸部正中线：从天突穴经膻中穴向下刮至鸠尾穴，用刮板角部自上而下刮。

（2）刮拭胸部两侧：以任脉为界，沿肋骨走向由内向外，先左后右刮拭。

（3）中府穴：宜用刮板棱角部从上向下刮。

【主治病症】

胸部刮痧主治心肺疾患，可预防支气管炎、哮喘、乳腺炎、乳腺癌等。可采用多功能牛角刮痧板或者肾形牛角刮痧板等。

6. 腹部

【方法】

腹部由上往下刮拭。用痧板的一边1/3边缘，从左侧依次排刮至右侧，对内脏下垂的患者，宜从下往上刮拭。

【主治病症】

主要治疗肝胆、脾、肾、大小肠等腹腔脏器的病变。比如胆囊炎、消化不良、便秘、泄泻等。

刮痧疗法的种类

刮痧方法包括持具操作和徒手操作两大类。持具操作又包括刮痧法、挑痧法、放痧法。徒手操作又叫撮痧法，具体为揪痧法、扯痧法、挤痧法、焠痧法、拍痧法。

1. 刮痧法

刮痧法又分为直接刮法和间接刮法两种：

直刮法：指在施术部位涂上刮痧介质后，然后用刮痧工具直接接触患者皮肤，在体表的特定部位反复进行刮拭，至皮下呈现痧痕为止。

具体操作为：病人取坐位或俯伏位，术者用热毛巾擦洗病人被刮部位的皮肤，均匀地涂上刮痧介质。术者持刮痧工具，在刮拭部位进行刮拭，以刮出出血点为止。

间接刮法：先在病人将要刮拭的部位放一层薄布，然后再用刮拭工具在布上刮拭，称为间接刮法。此法可保护皮肤。适用于儿童、年老体弱、高热、中枢神经系统感染、抽搐、某些皮肤病患者。

2. 挑痧法

术者用针挑病人体表的一定部位，以治疗疾病的方法。具体方法为：术者用酒精棉球消毒挑刺部位，左手捏起挑刺部位的皮肉，右手持三棱针，对准部位，将针横向刺入皮肤，挑破皮肤 0.2 ~ 0.3 厘米，然后再深入皮下，挑断皮下白色纤维组织或青筋，有白色纤维组织的地方，挑尽为止。如有青筋的地方，挑 3 下，同时用双手挤出瘀血。术后碘酒消毒，敷上无菌纱布，胶布固定。

3. 放痧法

放痧法又分为"点刺法"和"泻血疗法"。

泻血疗法具体为：常规消毒，左手拇指压在被刺部位下端，上端用橡皮管结扎，右手持三棱针对准被刺部位静脉，迅速刺入脉中 0.5 ~ 1 分深，然后出针，使其流出少量血液，出血停止后，以消毒棉球按压针孔。当出血时，也可轻按静脉上端，以助瘀血排出，毒邪得泄。此法适用于肘窝、腘窝及太阳穴等处的浅表静脉，用以治疗中暑、急性腰扭伤、急性淋巴管炎等病。

点刺法，即针刺前先推按被刺部位，使血液积聚于针刺部位，经常规消毒后，左手拇、食、中三指夹紧被刺部位或穴位，右手持针，对准穴位迅速刺入 1 ~ 2 分深，随即将针退出，轻轻挤压针孔周围，使出血少量，然后用消毒棉球按压针孔。此法多用于手指或足趾末端穴位，如十宣穴、十二井穴或头面部的太阳穴、印堂穴、攒竹穴、上星穴等。

挑痧法及放痧法必须灭菌操作，以防止感染，针刺前消除患者紧张心理，点刺时手法宜轻宜快宜浅，出血不宜过多，以数滴为宜。注意勿刺伤深部动脉。另外，病后体弱、明显贫血、孕妇和有自发性出血倾向者不宜使用。为防止晕针，患者最好采取卧位，术后休息后再走。

4. 揪痧法

指在施术部位涂上刮痧介质后，然后施术者五指屈曲，用自己食、中指的第二指节对准施术部位，把皮肤与肌肉揪起，然后瞬间用力向外滑动再松开，这样一揪一放，反复进行，并连续发出"巴巴"声响。在同一部位可连续操作 6 ~ 7 遍，这时被揪起部位的皮肤就会出现痧点。

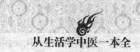
5. 扯痧法

扯痧疗法是医者用自己的食指、大拇指提扯病者的皮肤和一定的部位，使表浅的皮肤和部位出现紫红色或暗红色的痧点。此法主要应用于头部、颈项、背部、面部的太阳穴和印堂穴。

6. 挤痧法

医者用大拇指和食指在施术部位用力挤压，连续操作4～5次，挤出一块块或一小块紫红痧斑为止。此种方法一般用于头额部位的腧穴。

7. 焠痧法

用灯心草蘸油，点燃后，在病人皮肤表面上的红点处烧燃，手法要快，一接触到病人皮肤，立即离开皮肤，往往可听见十分清脆的灯火燃烧皮肤的爆响声。适用于寒证。如见腹痛，手足发冷等。

8. 拍痧法

用虚掌拍打或用刮痧板拍打体表施术部位，主要拍双肘关节内侧和膝盖或大腿内侧，或者是发病有异常感觉的身体部位，比如痛痒、胀麻的部位。

刮痧的疗程及实施步骤

1. 刮痧的疗程

刮痧疗法属自然疗法。用刮痧板在皮肤表面进行治疗，刮痧板和润滑剂虽然有一定的药物作用，但二者只接触皮肤表面，起保护滋润皮肤、加强疏通经络、刺激全息穴区的效果，进入体内的药量微乎其微。因此，刮痧治疗无严格的疗程之分。在治疗刮痧时，为便于观察治疗反应及疗效，根据病情的轻重缓急，大致确定疗程如下：急性病两次治疗为一个疗程。慢性病4次治疗为一个疗程。

任何疾病的发生，都是经络气血运行失常，脏腑阴阳失调所致。经络学说是中医刮痧治疗的理论基础，以经络学说和全息诊疗学说为基础的经络全息刮痧法，广泛适用于临床各种病症。经络全息刮痧法采用刮拭皮肤的经络穴位和全息穴区为治疗手段，这种特殊的治疗手段使其对某些疾病有显著的疗效，这些疾病就是其最佳适应证。

2. 刮痧实施步骤

选择工具

刮痧板应边缘光滑，边角钝圆，厚薄适中。应仔细检查其边缘有无裂纹及粗糙处，以免伤及皮肤。

解释说明工作

初诊病人刮痧时，应先向病人介绍刮痧的一般常识。对精神紧张、疼痛敏感者，更应作好解释安抚工作，以便取得病人的积极配合。

选择体位

应选择便于刮痧者操作，既能充分暴露所刮的部位，

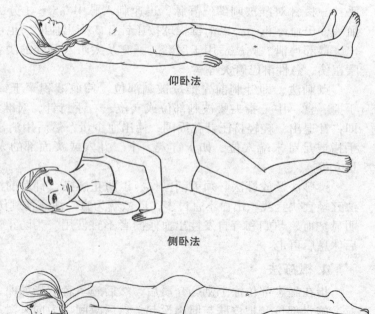

仰卧法

侧卧法

俯卧法

又能使患者感到舒适，有利于刮拭部位肌肉放松，可以持久配合的体位。

一般采取坐位，选用有靠背的椅子。刮腰背部，男士面向椅背骑坐，女士侧坐，使其身体有所依靠。刮胸腹部、上肢及下肢前侧采取正坐位。刮下肢后侧采取双手扶靠椅背的站立姿势，病情重或体力衰弱的虚证病人可采取卧位，根据刮拭部位的需要仰卧、俯卧或侧卧。被刮拭部位肌肉放松有利于操作。

涂刮痧润滑剂

暴露出所刮拭的部位，在刮拭的经络穴位处涂刮痧润滑剂。使用活血润肤脂可从管口中挤出少量，涂抹在被刮拭部位，用刮板涂匀即可。如使用刮痧活血剂则将瓶口朝下，使刮痧活血剂从小孔中自行缓慢滴出，忌用手挤压。因刮痧活血剂过多，不利于刮拭，还会顺皮肤流下弄脏衣服。

刮拭

手持刮板，先用刮板边缘将滴在皮肤上的刮痧润滑剂自下向上涂匀，再用刮板薄面约1寸宽的边缘，沿经络部位自上向下，或由内向外多次向同一方向刮拭。注意每次刮拭开始至结束力量要均匀一致，每条经络或穴区依病情需要刮20至30次左右。

刮痧保健运板方法

1. 刮痧的运板方法有几十种之多，但是最常用的主要有以下几种

面刮法：面刮法是刮痧最常用、最基本的刮拭方法。手持刮痧板，向刮拭的方向倾斜30度至60度，以45度角应用最为广泛，根据部位的需要，将刮痧板的1/2长边或整个长边接触皮肤，自上而下或从内到外均匀地向同一方向直线刮拭。面刮法适用于身体比较平坦部位的经络和穴位。

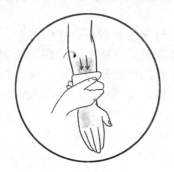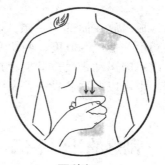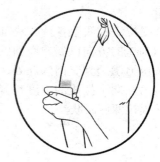

面刮法

平刮法：操作方法与面刮法相似，只是刮痧板向刮拭的方向倾斜的角度小于15度，并且向下的渗透力比较大，刮拭速度缓慢。平刮法是诊断和刮拭疼痛区域的常用方法。

推刮法：操作方法与面刮法相似，刮痧板向刮拭的方向倾斜的角度小于45度（面部刮痧小于15度），刮拭的按压力大于平刮法，刮拭的速度也慢于平刮法，每次刮拭的长度要短。推刮法可以发现细小的阳性反应，是诊断和刮拭疼痛区域的常用方法。

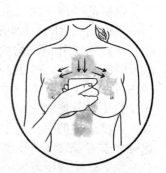

平刮法

单角刮法：用刮痧板的一个角部在穴位处自上而下刮拭，刮痧板向刮拭方向倾斜45度。这种刮拭方法多用于肩部肩贞穴，胸部膻中、中府、云门穴，颈部风池等穴。因接触面积比较小，所以要特别注意用力过猛而损伤皮肤。

双角刮法：用刮痧板凹槽处的两角部刮拭，以凹槽部位对准脊椎棘突，凹槽两侧的双角放在脊椎棘突和两侧横突之间的部位，刮痧板向下倾斜45度，自上而下的刮拭。这种刮拭方法常用于脊椎部位的诊断、保健和治疗。

点按法：将刮痧板角部与穴位呈90度角向下按压，由轻到重，逐渐加力，片刻后迅速抬起，使肌肉复原，多次重复，手法连贯。这种刮拭方法适用于无骨骼的软组织处和骨骼缝隙、凹陷部位，如人中穴、膝眼穴。

厉刮法：将刮痧板角部与刮拭区呈90度角垂直，并施以一定的压力，刮痧板始终不离皮肤，做短距离（约1寸长）前后或左右摩擦刮拭。这种刮拭方法适用于头部全息穴区的诊断和治疗。

平面按揉法：用刮痧板角部的平面以小于20度角按压在穴位上，做柔和、缓慢的旋转运动，刮痧板角部平面始终不离开所接触的皮肤，按揉压力应渗透至皮下组织或肌肉。这种刮拭方法常用于对脏腑有强壮作用的穴位，如合谷、足三里、内关穴以及手足全息穴区、后颈、背腰部全息穴区中疼痛敏感点的诊断和治疗。

垂直按揉法：垂直按揉法将刮痧板的边缘以90度角按压在穴区上，刮痧板始终不离开所接触的皮肤，作柔和的慢速按揉。垂直按揉法适用于骨缝部穴位，以及第二掌骨桡侧全息穴区的诊断和治疗。

2. 特殊刮痧方法

揉刮法：根据刮拭范围的大小，以刮痧板整个长度的一半长边接触皮肤，刮痧板向刮拭的方向倾斜，倾斜的角度尽量小于15度，自上而下或从内向外均匀地连续做缓慢、柔和的旋转刮拭，即边刮拭边缓慢向前旋转移动，向前移动的推动力小于向下按压的力量。

摩刮法：两手各持一块刮痧板，将刮痧板平面置于手掌心或四指部位，手指不接触皮肤，两块刮痧板平面紧贴面部两侧皮肤，以掌心或四指力量按压刮痧板的平面，将按压力渗透进肌肉深部，两块刮痧板在面部两侧同时自下而上或从外向内均匀连续做缓慢、柔和的旋转移动，即边按压边缓慢向前旋转移动，向前移动的推动力小于向下按压的力量。

提拉法：两手各持一块刮痧板，放在面部同一侧，用刮痧板整个长边接触皮肤，刮痧向刮拭的方向倾斜，倾斜的角度为20～30度，两块刮痧板交替从下向上刮拭，刮拭的按压力渗透到肌肉的深处，以肌肉运动带动皮肤向上提升，边提升边刮拭，向上提升的拉力和向下按压的力度相等。也可以两手各持一块刮痧板，分别放在面部两侧，同时刮拭提拉两侧肌肤。

刮痧的补泻手法

刮痧的补泻手法是由按压力大小、时间长短、刮拭方向和速度快慢等多个因素决定的。根据刮拭时的力量和速度，刮拭手法可以分为补法、泻法和平补平泻法。

一般中医外治法均认为速度快、按压力大、刺激时间短为泻；速度慢、按压力小、刺激时间长为补；速度适中、按压力适中、时间介于补泄之间为平补平泻，亦称平刮法，有三种刮拭手法。第一种为按压力大，速度慢；第二种为按压力小，速度快；第三种为按压力中等，速度适中。具体应用时可根据患者病情和体质而灵活选用。其中按压力中等，速度适中的手法易于被患者接受。平补平泻法介于补法和泻法之间，常用于正常人保健或虚实兼见证的治疗。

刮痧疗法按压力大小决定刮痧治疗的作用，而速度快慢决定刮痧的舒适感。

体弱、虚证及皮下脂肪少的部位：应用按压力小，速度慢的补法刮拭。

虚实兼见证及亚健康者：采用平补平泻法刮拭。

体质较好，肌肉丰厚部位应用按压力大，速度慢的手法。

体质差或肌肉、脂肪少的部位用按压力小，速度快的手法，虚实兼见证可用按压力中，速度中的平补平泻法刮拭。

刮拭过程中始终保持一定按压力，才能将刮拭的作用力传导至深层组织，才有治疗作用。按压力小，则治疗作用肤浅，按压力大，治疗作用深达经脉、肌肉、骨骼。刮拭速度快，对经脉气血运行的推动力大；速度慢，推动力则减弱。

补、泻效果是由机体状态、腧穴特性和刮拭手法一种因素决定的。刮拭手法是其中的一种因素。机体状态与补泻效果有直接的关系，当机体正气充足时，经气易于激发，刮拭补泻调节作用显著；当机体正气不足，经气不易激发，刮拭补泻调节作用缓慢。腧穴的特性也是一种因素，有些腧穴有强壮作用，如足三里、关元，刮拭这些腧穴可以补虚。有些腧穴有泻实作用，如肩井、曲池，刮拭这些腧穴可以泻实。中医经络的理论认为"顺经气而行则补，逆经气而行则泻。"在刮痧疗法中，保健刮痧和一般病症治疗不必拘泥于这一理论，主要以刮拭手法的速度和力量进行补虚和泻实。对于体质较弱的虚证，可参考这一理论按经气的运行方向刮拭进行补泻。

刮痧刺激后的痧痕和痧象

刮痧工具作用在人体表面后，皮肤会对这种刺激产生各种各样的反应，发生颜色和形态的变化，这种变化和反应就是"痧象"，也称"痧痕"。常见的痧痕包括体表局部潮红，紫红或紫黑瘀斑，点状紫红小疹子，与此同时常伴有不同程度的热痛感。皮肤的这些变化会持续一至数天。只要刮数分钟，凡有病原的部位它的表面轻则可见微红或花红点，重者出现斑块，甚至见黑色块，摸上去稍有阻碍或隆突感。较严重的青黑斑块在刮拭时会有痛感，如无病，就没有反应和痛感。

痧痕对疾病的诊断，治疗，病程，预后判断方面有一定的临床指导意义。痧色鲜红，呈点状多为表证，病程短，病情轻，预后好；痧色暗红，呈斑片状或瘀块，痧粒密集，多为里证，病程长，病情重，预后差。随着刮痧的治疗，痧象颜色由暗变红，由斑块变成散点，说明病情在好转，治疗是有效的。一般说来，无病者或属于减肥、美容或保健刮拭者，一般无明显痧象。

"痧象"是疾病在体表的病理反应，而刮痧疗法就是利用边刮痧工具或手指或针具在人体体表一定的特定刺激部位或穴位上施以反复的刮拭、提捏、挑刺、揪挤等手法，使皮肤出现片状或点片状瘀血的刺激反应，以达到疏通经络、扶正祛邪、调整脏腑功能、恢复生理状态、排泄毒素、退热镇痉、开窍醒神、祛除疾病为目的的一种物理性的外治疗法，也是从临床实践中总结出来的一种非药物治疗法，多年来一直流传和应用于民间，深受广大群众的欢迎。

刮拭要领与技巧

一个刮痧治疗的成功与否，刮拭要领是至关重要的，一次刮痧的疗效如何和刮拭要领是紧密联系的，我们主要介绍常用刮痧手法的刮拭要领。

1. 按压力

刮痧时除向刮拭方向用力外，更重要的是要有对肌肤向下的按压力，须使刮拭的作用力传导到深层组织，才能达到刺激经脉和全息穴区的深度，这样才有治疗作用。刮板作用力透及的深度应达到皮下组织或肌肉，如作用力大，可达到骨骼和内肌。刮痧最忌不使用按力，仅在皮肤表面摩擦，这种刮法，不但没有治疗效果，还会形成表皮水肿。但人的体质、病情不同，治疗时按压力强度也不同。各部位的局部解剖结构不同，所能承受的压力强度也不相同，在骨骼凸起部位按压力应较其他部位适当减轻。力度大小可根据患者体质、病情及承受能力决定。正确的刮拭手法，应始终保持稳定的按压力。每次刮拭应速度均匀，力度平稳。

2. 点、面、线相结合

点即穴位，穴位是人体脏腑经络之气输注于体表的部位。面即指刮痧治疗时刮板边缘接触皮肤的部分，约有 1 寸宽。这个面，在经络来说是其皮部；在全息穴区来说，即为其穴区。线即指经脉，是经络系统中的主干线，循行于体表并连及深部，约有 1 毫米宽。点、面、线相结合的刮拭方法，是在疏通经脉的同时，加强重点穴位的刺激，并掌握一定的刮拭宽度。因为刮拭的范围在经脉皮部的范围之内，经脉线就在皮部范围之下，刮拭有一定的宽度，便于准确地包含经络，而对全息穴区的刮拭，更是具有一定面积的区域。刮痧法，以疏通调整经络为主，重点穴位加强为辅。经络、穴位相比较，重在经络，刮拭时重点是找准经络，宁失其穴，不失其经。只要经络的位置准确，穴位就在其中，始终重视经脉整体疏通调节的效果。点、面、线相结合的方法是刮痧的特点，也是刮痧简便易学、疗效显著的原因之一。

3. 刮拭长度

在刮拭经络时，应有一定的刮拭长度，约市尺的 4 至 5 寸，如需要治疗的经脉较长，可分段刮拭。重点穴位的刮拭除凹陷部位外，也应有一定长度。一般以穴位为中心，上下总长度 4 至 5 寸，在穴位处重点用力。在刮拭过程中，一般需一个部位刮拭完毕后，再刮拭另一个部位。遇到病变反应较严重的经穴或穴区，刮拭反应较大时，为缓解疼痛，可先刮拭其他经穴处。让此处稍事休息后，再继续治疗。

刮拭后的反应

刮痧治疗，由于病情不同，治疗局部可出现不同颜色、不同形态、不同数量的痧。皮肤表面的痧有鲜红色、暗红色、紫色及青黑色。痧的形态有散在、密集或斑块状，湿邪重者皮肤表面可见水疱样痧。皮肤下面深层部位的多为大小不一的包块状或结节状。深层痧表面皮肤隐约可见青紫色。刮痧治疗时，出痧局部皮肤有明显发热的感觉。

刮痧治疗半小时左右，皮肤表面的迹逐渐融合成片。深部包块样痧慢慢消失，并逐渐由深部向体表扩散。在 12 小时左右，包块样痧表面皮肤逐渐呈青紫色或青黑色。深部结节状痧消退缓慢，皮肤表面 12 小时左右亦逐渐呈青紫色或青黑色。

刮痧后 24 至 48 小时内，出痧严重者局部皮肤表面微微发热，出痧表面的皮肤在触摸时有疼痛感。如刮拭手法过重或刮拭时间过长，体质虚弱者会出现短时间的疲劳反应，严重者 24 小时以内会出现低烧，休息后即可恢复正常。

刮出的痧一般 5 至 7 天即可消退。痧消退的时间与出痧部位、痧的颜色和深浅有密切的关系。阴经所出的痧，较阳经所出的痧消退得慢，慢者一般延迟至 2 周左右消退。胸背部的痧、上肢的痧、颜色浅的痧及皮肤表面的痧消退较快，下肢的痧、腹部的痧、颜色深的痧，及皮下深部的痧消退较慢。

刮痧操作步骤

（1）首先要向患者做简要解释，以消除其紧张恐惧心，以取得信任、合作与配合。

（2）准备齐全刮痧器具与用品。检查刮具边缘是否光滑、安全，并做好必要的消毒工作。

（3）根据病人所患疾病的性质与病情，并结合患者的体质。确定治疗部位，尽量暴露，用毛巾擦洗干净，选择合适的体位。

（4）在刮拭部位均匀地涂布刮痧介质，用量宜薄不宜厚。

（5）一般右手持刮痧工具，灵活利用腕力、臂力，切忌生硬用蛮力，硬质刮具的平面与皮肤之间角度以 45 度为宜，切不可成推、削之势。

（6）用力要均匀、适中，由轻渐重，力度要均匀，并保持一定的按压力，以病人能耐受为度，使刮拭的作用力传达到深层组织，而不是在皮肤表面进行摩擦。刮拭面尽量拉长，点线面三者兼顾，综合运用，点是刺激穴位，线是循径走络，面是作用皮部。

（7）刮痧时要顺一个方向刮，不要来回刮，以皮下出现轻微紫红或紫黑色痧点、斑块即可。应刮完一处之后，再刮相邻部位，不要无序地东刮一下，西刮一下。

（8）保健刮须和头部刮治，可不用刮溶介质，亦可隔衣刮拭，以病人能耐受为度。

（9）任何病症，宜先刮拭颈项部，再刮其他患处。一般原则是先刮头颈部、背部，再刮胸腹部，最后刮四肢和关节。关节部位应按其结构，采用点揉或挤压手法。

（10）如刮取头、额、肘、腕、膝、踝及小儿皮肤时，可用棉纱线或头发团、八棱麻等刮擦之。腔部柔软处，还可用食盐以手擦之。

（11）刮拭方向原则按由上而下、由内而外的顺序刮拭。

（12）刮完后，擦干水渍、油渍。让病人穿好衣服，休息一会儿、再适当饮用一些姜汁糖水或白开水，会感到异常轻松和舒畅。

（13）一般刮拭后半小时左右，皮肤表面的痧点会逐渐融合成片，刮痧后 24 ~ 48 小时出痧表面的皮肤触摸时有痛感或自觉局部皮肤有微微发热。这些都属于正常反应，休息后即可恢复正常。一般深部出现的包块样痧或结节样痧在皮肤表面逐渐呈现紫色或青黑色，消退也较缓。

（14）刮痧时限与疗程，应根据不同疾病之间的性质及病人体质状况等因素灵活掌握。一般每个部位刮 20 次左右，以使病人能耐受或出痧为度。在刮痧治疗时，汗孔开泄，为了有利于扶正祛邪，防止耗散正气，或祛邪而不伤正，所以每次刮治时间，以 20 ~ 25 分钟为宜。初次治疗时间不宜过长、手法不宜太重，不可一味片面强求出痧。第二次间隔 5 ~ 7 日痧象消失后或患处无痛感时再实施，直到原处清平无斑块，病症自然就痊愈了。通常连续治疗 7 ~ 10 次为 1 个疗程，间隔 10 日再进行下一个疗程。如果刮拭完成两个疗程仍无效者，应进一步检查，必要时改用其他疗法。

刮痧板的清洗和保存

水牛角和玉石制的刮痧板，刮拭完毕可用肥皂洗净擦干或以酒精擦拭消毒，绝对不可高温消毒。

水牛角刮痧板长时间置于潮湿之处或浸泡在水里，或长期置于干燥的空气中，均会产生裂纹，影响使用寿命。因此刮毕洗净后应立即擦干，最好放在塑料袋或皮套内密封保存。

玉质刮痧板不怕水泡，也不忌干燥。但是容易碎裂，所以在保存时要避免磕碰。

有些刮痧板的上端有小孔，可以穿入线绳，随身携带，但在携带中要注意避免磕碰。

刮痧保健的方式

保健刮痧有两种方式，涂刮痧油刮拭和不涂刮痧油刮拭。这两种刮痧的目的不同，所以在刮拭时间、用力程度和保健效果等方面也各有不同。

涂刮痧油刮拭适用于定期保健刮痧（如 1 ~ 2 周或 1 ~ 2 月刮拭一次），亚健康的诊断和治疗。它具有行经活血、疏通经络、排毒解毒、化瘀止痛、净化血液和体内环境、调理脏腑的作用。

涂刮痧油刮拭必须涂刮痧油，使用刮痧油在皮肤上进行刮拭。根据体质和病症，用轻力，或介于轻重之间，局部适当用重力。刮痧后一般情况下皮肤会出痧或者毛孔张开。每次刮拭不超过 30 分钟。它的间隔期为同一部位的痧消退后再进行第二次刮痧。

不涂刮痧油刮拭适用于短时间刮痧保健，它有激发经气运行，疏通经络，舒筋活血的作用。

刮拭时不必涂刮痧油，直接在皮肤上刮拭，也可隔衣刮拭。根据健康状况，刮拭时用轻力或介于重力和轻力之间。刮拭到皮肤出现局部的潮红或有热感即可。每次刮拭同一部位不超过两分钟。不涂刮痧油刮拭可以每天进行。

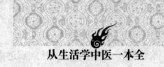

保健刮痧的应用范围

　　刮痧在中医理论的指导下可以进行宏观的中医定位诊断。与西医学的诊断不同，刮痧保健也可以对亚健康进行定位和定性。

　　不同的亚健康症状或不同的疾病，出痧和再现阳性反应的部位各异，同一种亚健康症状或同一种疾病，出痧和出现阳性反应的部位又有一定的规律性。这种规律性多与经络的循行分布，全息穴区的分布以及脏腑器官、经络的病理状态有直接的关系，掌握了这种规律，排除局部的病变，就可以根据出痧和阳性反应的部位来判断是否为亚健康或疾病的病位。

　　同一部位，痧象形态、疏密、深浅颜色不同的轻重程度有一定的规律性。皮下或肌肉组织发现有结节或条索状的阳性反应，不伴有疼痛感觉，提示虽然经脉气血瘀滞时间长，是以前病变的反应，目前没有症状表现。如果发现有结节或条索状的阳性反应，并伴有经脉气血瘀滞时间长，目前仍有炎症或症状表现。

　　刮痧后不同的阳性反应也反映了不同的病因，比如酸痛是气血不足的虚证，胀痛是气机运行障碍的气郁、气滞证；刺痛是血液运行障碍的血瘀证。根据痧的色泽，形态，多少也可以判断人的体质、病因、病性等，因为这些都与人的健康状况有直接的关系。

　　通过痧象和阳性反应的变化可以了解病情的进退，判断刮痧调理的效果。

　　有时候痧象的形态可以反映病变的形态，如乳腺增生者、背部乳腺对应区痧象的形态，即提示胸部相对应部位乳腺增生的位置和形态，均匀的痧象提示乳腺弥漫性增生条索状或圆形痧斑提示乳腺条索状或结节状增生，痧的颜色越深，增生部位瘀血越严重。出痧不但可以判断乳腺增生的部位和程度，还可以迅速缓解症状。

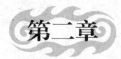

常见疾病的刮痧疗法

内科疾病的刮痧疗法

1. 发热

发热是指体温升高超过正常范围，可见于多种疾病，诸如病毒、细菌、立克次体原虫、寄生虫所引起的各种传染病，身体局部感染，组织破坏或坏死等感染性疾病；药物反应，甲状腺机能亢进，神经性低热等非感染性疾病。经医生明确诊断、指导用药后，可用刮痧辅助退热。

【刮痧治疗】

头部：全息穴区——额中带、额旁一带（双侧）。

胆经——双侧风池。

背部：督脉——大椎至至阳。膀胱经——双侧大杼至肺腧。

上肢：大肠经——双侧曲池、合谷。三焦经——双侧外关。

肺经——双侧列缺。

下肢：肾经——双侧复溜。

小提示

（1）刮痧后，饮 2～3 杯热水，以协助发汗退烧。刮痧后半个小时内不宜洗澡。

（2）勿暴露出痧部位，御寒为主。

（3）避开皮肤有疖肿、破损、痣斑等部位。

（4）饭后一小时、空腹或大汗后的病人不宜刮痧。如高热不退，需送医院就诊，以查明是否其他原因。

（5）饮食宜选用清淡而易于消化的流食和半流食，禁食高脂肪油煎熏烤炒炸的食物。

2. 头痛

头痛是很多疾病都可以引起的一种自觉症状，局部疾病如颅内脑实质疾患、脑水肿、脑血管病后遗症、脑炎后遗症、脑血管疾患、脑膜疾患、近颅腔的眼耳鼻咽疾患；感染中毒性疾病如流感、肺炎、疟疾、伤寒、煤气中毒、尿毒症、菌血症；心血管系统疾病如高血压、动脉硬化、贫血、心脏病；机能性疾病如神经衰弱、偏头痛、精神紧张性头痛、癔病和癫痫后头痛。明确诊断后，均可照此刮痧治疗。

【刮痧治疗】

头部：全息穴区——额中带、额顶带后 1/3、顶颞前斜带下 1/3（患侧）。

经外奇穴——双侧太阳。

胆经——双侧曲鬓、风池。胃经——双侧头维。

督脉——百会。以其为中心，分别向前至神庭、向左右至耳上区、向后至哑门。

疼痛重者加阿是穴。

肩部：胆经——双侧肩井。

上肢：大肠经——双侧曲池、合谷。

> **小提示**
>
> 刮痧治疗头痛的时候效果非常的好，但应结合现代的诊断方法，注意颅脑内的实质性病变要结合其他治疗方法。

3. 感冒

感冒是四季常见外感病，中医又有风寒外感、风热外感和暑湿外感之分。常见有头痛、发热、畏寒、乏力、鼻塞、流涕、打喷嚏、咽痛、干咳、全身酸痛等症状，部分患者还可出现食欲不振、恶心、便秘或呕吐、腹泻等消化道症状。

【刮痧治疗】

头部：全息穴区——额中带、额旁一带（双侧）。

督脉——百会至哑门。胆经——双侧风池。

大肠经——双侧迎香。

背部：督脉——大椎至至阳。

胸部：肺经——双侧中府。

上肢：大肠经——双侧曲池、合谷。

肺经——双侧列缺、尺泽。

下肢：胃经——双侧足三里。

> **小提示**
>
> 平时经常易患感冒的人，在易感季节每天使用艾柱灸双侧足三里穴可以起到预防感冒的作用。

4. 中暑

中暑是由于盛夏感受暑热所致，由于病情轻重程度之不同而症状表现各异。临床可见大量汗出、口渴、头昏耳鸣、胸闷、心悸、恶心、四肢无力、皮肤灼热，甚则猝然昏倒、不省人事。高温作业如出现类似症状可照此刮痧治疗。

【刮痧治疗】

头部：全息穴区——额中带、额旁一带（双侧）、额顶带前1/3。

督脉——人中。

背部：督脉——大椎至至阳。

膀胱经——双侧肺腧至心腧。

小肠经——双侧天宗。

上肢：心包经——双侧曲泽至内关。

大肠经——双侧曲池、合谷。

下肢：膀胱经——双侧委中。

【药物辅助治疗】

（1）藿香正气水，十滴水，仁丹，千金消暑丸。

（2）口服补充淡盐水至少300至500毫升。

> **小提示**
>
> 中暑发病急骤，必须及时给予治理，否则会有生命危险。首先应该把患者移至通风阴凉的地方。重者严密观察病情的变化。

5. 失音

失音是指声音不畅，甚至嘶哑不能发音。各种原因引起的急慢性喉炎、咽炎、声带疲劳、声带小结等，均可照此刮痧治疗。

【刮痧治疗】

头颈部：全息穴区——额中带、额旁一带（双侧）。

督脉——哑门至大椎。任脉——廉泉、天突。

胃经——双侧人迎。 大肠经——双侧天鼎。

上肢：肺经——双侧列缺。

下肢：肾经——双侧照海。

> **小提示**
>
> 失音患者使用单味中药胖大海泡水喝，有非常好的效果。

6. 咳嗽

咳嗽是呼吸系统疾病的主要症状之一。根据其发病原因，可概括分为外感咳嗽和内伤咳嗽两大类。外感咳嗽起病急、病程短，同时往往伴随上呼吸道感染的症状。内伤咳嗽病程长，时轻时重。本症常见于急慢性支气管炎、肺炎、支气管扩张、肺气肿、肺结核等疾病。

【刮痧治疗】

头部：全息穴区——额中带、额旁1带（双侧）。

背部：督脉——大椎至至阳。

膀胱经——双侧大杼至肺腧。

胸部：任脉——天突至膻中。

前胸——由内向外刮拭。

肺经——双侧中府。

上肢：肺经——双侧尺泽、列缺。

大肠经——双侧合谷。

【药物辅助治疗参考】

（1）二陈丸：用于痰湿内停引起的咳嗽。

（2）二母宁嗽丸：用于痰热壅肺引起的咳嗽。

（3）蛇胆川贝末：用于风热咳嗽、久咳痰多。

（4）橘红丸：用于肺胃湿热，咳嗽痰盛。

（5）枇杷止咳糖浆：用于伤风感冒咳嗽痰多。

（6）莱阳梨膏：用于肺燥咳嗽、干咳痰少。

7. 哮喘

哮喘是一种常见的反复发作性的呼吸系统疾病。喉中痰鸣声谓之哮，呼吸急促困难谓之喘。哮和喘常相伴发生，难以严格划分，故称为哮喘。支气管哮喘、喘息性慢性支气管炎、阻塞性肺气肿以及其他疾病所见的呼吸困难皆可照此刮痧治疗。

【刮痧治疗】

头部：全息穴区——额中带、额旁一带（双侧）、额顶带前1/3。

背部：督脉——大椎至至阳。

膀胱经——双侧大杼至膈腧。

奇穴——双侧定喘、气喘。

膀胱经——补刮双侧志室、肾腧。

胸部：任脉——天突至膻中。

前胸——由内向外刮拭。

肺经——双侧中府。

上肢：心包经——双侧曲泽经内关直至中指尖。

咳嗽加肺经——双侧尺泽至太渊。

痰多加胃经——双侧足三里至丰隆。

【药物辅助治疗参考】

（1）气管炎丸：用于老年性哮喘，支气管扩张，慢性支气管炎。

（2）痰咳净：用于急慢性支气管哮喘。

8. 发热

发热可见于多种疾病，诸如病毒、细菌、立克次体原虫、寄生虫所引起的各种传染病，身体局部感染，组织破坏或坏死，药物反应，甲状腺机能亢进，神经性低热等。经医生明确诊断、指导用药后，可用刮痧辅助退热。

【刮痧治疗】

头部：全息穴区——额中带、额旁一带（双侧）。

胆经——双侧风池。

背部：督脉——大椎至至阳。膀胱经——双侧大杼至肺腧。

上肢：大肠经——双侧曲池、合谷。三焦经——双侧外关。

肺经——双侧列缺。

下肢：肾经——双侧复溜。

> **小提示**
>
> （1）刮痧后，饮 2～3 杯热水，以协助发汗退烧。刮痧后半个小时内不宜洗澡。
>
> （2）勿暴露出痧部位，御寒为主。
>
> （3）避开皮肤有疖肿、破损、痣斑等部位。
>
> （4）饭后一小时、空腹或大汗后的病人不宜刮痧。如高热不退，需送医院就诊，以查明是否其他原因。

9. 肺炎

肺炎发病急剧，最常见的症状为寒战、高热、胸痛、咳嗽、咳吐铁锈色痰。体温可在数小时内升达 39～40℃，持续高热，同时伴头痛、疲乏、全身肌肉酸痛。若病变范围广泛，可因缺氧引起气急和发烧。部分肺炎患者伴有明显的消化道症状，如恶心、呕吐、腹胀、腹泻、黄疸等。

【刮痧治疗】

头部：全息穴区——额旁一带（双侧）、额顶带前1/3。

背部：督脉——大椎至至阳。

膀胱经——双侧风门、肺腧、心腧。

胸部：任脉——天突至膻中。

前胸——由内向外刮拭。

上肢：肺经——双侧尺泽、孔最。

大肠经——双侧曲池。

下肢：胃经——双侧丰隆。

【药物辅助治疗参考】

（1）清开灵：主治各种高热症，可清热解毒。

（2）清肺抑火丸：用于肺胃实热引起的咳吐黄痰、大便秘结。

（3）牛黄清肺丸：用于肺热咳嗽，喘促胸满，大便燥结。

10. 胃脘痛

胃脘痛是指疼痛在上腹心窝处及其邻近部位，故古代又有心痛之称。本证常见于急慢性胃炎，胃及十二指肠溃疡，以及胃痉挛或胃神经官能症等。食欲不振、胃扩张可参考此症刮痧治疗。

【刮痧治疗】

头部：全息穴区——额旁二带（双侧）、额顶带中1/3。

背部：膀胱经——双侧胆腧、脾腧、胃腧。

腹部：任脉——上脘、中脘。

上肢：心包经——双侧内关。

下肢：胃经——双侧梁丘、足三里。

【药物辅助治疗参考】

（1）胃气止痛丸：用于热胃寒证。

（2）九气拈痛丸：用于脘腹、两胁胀满疼痛。

（3）活胃散：用于胃寒作痛。

（4）气滞胃痛冲剂：用于治疗胃痛、腹痛、胁痛等诸种疼痛。

11. 呃逆

呃逆是一种气逆上冲胸膈，致喉间呃逆连声，声短而频，不能自制的症状。常见于胃肠神经官能症，或某些胃肠、腹膜、纵膈、食道的疾病。

【刮痧治疗】

头部：全息穴区——额中带、额旁二带（双侧）。

背部：膀胱经——双侧膈腧、膈关。

腹部：任脉——中脘，奇穴——双侧呃逆。

上肢：心包经——双侧内关。

下肢：胃经——双侧足三里。

久呃不止者加刮任脉——气海、关元。肾经——双侧太溪，用补刮法。

【药物辅助治疗参考】

（1）南瓜蒂4只，水煎服，连服3至4次。

（2）柿蒂10克，水煎服。

（3）刀豆子60克，炙后研末，每次服6克，日服2次。

（4）鲜姜，蜂蜜各30克，鲜姜取汁去渣与蜂蜜共调匀，1次服下。

12. 呕吐

呕吐是一种反射性动作，借以将胃中的内容物从口腔中突然排出，对人体是一种保护作用。中医认为因胃失和降、胃气上逆而导致的。

常见的神经性呕吐、急慢性胃炎、幽门痉挛或狭窄、先天性肥厚性幽门梗阻、不完全性幽门梗阻、胆囊炎、肝炎、腹膜炎、胰腺炎、百日咳、晕车晕船、耳源性眩晕等所出现的呕吐，在明确病因后，皆可照此对症刮痧治疗。

【刮痧治疗】

头部：全息穴区——额旁二带（双侧）、额顶带中1/3。

背部：督脉——至阳至脊中。膀胱经——双侧膈腧至胃腧。

腹部：任脉——天突、中脘。

上肢：心包经——双侧内关。

下肢：胃经——双侧足三里。脾经——双侧公孙。

> **小提示**
>
> 对于某些严重的疾病引起的呕吐，比如说上消化道严重梗阻、癌肿引起呕吐，刮痧只能做对症处理，此外还需要结合其他的治疗方法对原发病进行积极的治疗。

13. 腹胀

腹胀为自觉腹部胀满，嗳气和矢气不爽，严重时则有腹部鼓胀膨隆的症状。常见于消化不良、肠功能紊乱、肠道菌丛失调、各类肠炎、肠结核、肠梗阻，慢性肝、胆、胰腺疾患，以及心肾功能不全等疾病。明确诊断后，皆可照此对症刮痧治疗。

【刮痧治疗】

头部：全息穴区——额顶带后1/3、额旁二带（双侧）。

背部：督脉——大椎至命门。

膀胱经——双侧肝腧至胃腧，大肠腧至小肠腧。

腹部：任脉——上脘至下脘、气海。

胃经——双侧天枢。

下肢：胃经——双侧足三里。

肝经——双侧太冲。

14. 腹痛

腹痛是泛指胃脘以下，耻骨以上部位发生的疼痛，多与脾、胃、大肠、肝、胆等脏器有密切关系，诸如急慢性胰腺炎、急慢性肠胃炎、胃肠痉挛等皆可见此症。临床症状可由疾病的性质、部位的不同而表现各异。或腹痛剧烈，或腹痛绵绵，或脘腹胀痛等。在明确诊断后，均可照此对症刮痧治疗。

【刮痧治疗】

头部：全息穴区——额旁二带（双侧）、额顶带中 1/3。

背部：膀胱经——双侧脾腧至大肠腧。

腹部：任脉——中脘至关元。

胃经——双侧天枢。

上肢：心包经——双侧内关。

下肢：胃经——双侧梁丘、足三里至上巨虚。

15. 胃下垂

胃下垂多见于瘦长体形的人。胃下垂至脐腹乃至小腹部，食后脐腹或小腹饱胀，胃排空迟缓，嗳气嘈杂，气短乏力，也可伴有其他脏器下垂。多因饮食失节，劳倦过度，导致中气下陷，升降失常所引起。

【刮痧治疗】

头部：全息穴区——额顶带中 1/3、额旁二带（双侧）。

督脉——百会。

背部：膀胱经——双侧脾腧至肾腧。

腹部：任脉——下脘至上脘，中极、关元、中脘等穴位。

奇穴——双侧胃上。

下肢：胃经——双侧足三里。

脾经——双侧地机、公孙。

【药物辅助治疗参考】

（1）补中益气丸。

（2）枳壳 30 克水煎，送服补中益气丸 6 克，每日 2 次。

16. 腹泻

腹泻也称泄泻，主要表现是大便次数增多，便质稀薄如糜，可像浆水样。秋冬季节多见。急慢性肠炎、肠结核、肠功能紊乱、慢性结肠炎、直肠炎、伤食泄、结肠过敏等，都可有腹泻出现，均可照此刮痧治疗。

【刮痧治疗】

头部：全息穴区——额旁二带（双侧）、额顶带后 1/3。

背部：膀胱经——双侧脾腧至大肠腧。

腹部：任脉——中脘至气海。

胃经——双侧天枢。

下肢：胃经——双侧足三里至上巨虚。

脾经——双侧阴陵泉、公孙。

【药物辅助治疗参考】

（1）附子理中丸：用于虚寒性泄泻，受寒或进冷食发作加重者。

（2）肉果四神丸：用于早晨起床即泻者（中医称五更泄）。

（3）胡椒末和少量大米饭捣成药饼填入肚脐中，用胶布固定，24小时一换。

（4）艾条灸长强穴、神阙穴。每穴灸15分钟，每天灸1次。

17. 便秘

凡大便干燥，排便困难，秘结不通超过3天以上者称为便秘。如大便秘结不通，多日一解，排便时间延长，或虽有便意而排便困难者均可照此刮痧治疗。

【刮痧治疗】

头部：全息穴区——额顶带中1/3、额顶带后1/3。

背部：膀胱经——双侧大肠腧。

腹部：胃经——双侧天枢。

脾经——双侧腹结。

上肢：三焦经——双侧支沟。

大肠经——双侧手三里。

下肢：胃经——双侧足三里至上巨虚。

【药物辅助治疗参考】

（1）麻仁润肠丸：用于津液不足、肠道失润所致的习惯性便秘。

（2）胡桃肉5枚，每晚临睡吃，开水送下。大便通后可每日食3至5枚，连服1至2个月。

> **小提示**
> 患者应注意改变饮食习惯，多吃蔬菜水果，进行适当的体育锻炼，养成定时排便的习惯。

18. 心悸

心悸是指病人自觉心慌不安，不能自主，或伴见脉象不调。一般呈阵发性，每因情绪波动或劳累过度而发作。本症可见于各种原因引起的心律失常，如各类心脏病、甲亢、贫血、神经官能症等。

【刮痧治疗】

头部：全息穴区——额中带、额旁一带（右侧）。

背部：督脉——大椎至至阳。

膀胱经——双侧心腧、胆腧。

胸部：任脉——膻中至巨阙。

上肢：心经——双侧阴郄至神门。

心包经——双侧郄门至内关。

下肢：心神不宁加胆经——双侧阳陵泉。

胃经——双侧足三里。

【药物辅助治疗参考】

天王补心丹，柏子养心丸，安神定志丸。

19. 失眠、多梦

失眠是指经常不能获得正常的睡眠而言。轻者入睡困难，或睡而不实，或醒后不能入睡；重者可彻夜不眠。本症可单独出现，也可与头痛、头晕、心悸、健忘等症同时出现。神经衰弱、神经官能症以及因高血压、贫血等引起的失眠、多梦均可参照本症刮痧治疗。

【刮痧治疗】

头颈部：全息穴区——额旁一带（右侧）、额顶带后1/3、顶颞后斜下1/3（双侧）。

胆经——双侧风池。

奇穴——四神聪、双侧安眠。

背部：膀胱经——双侧心俞、脾俞、肾俞。

上肢：心经——双侧神门。

下肢：脾经——双侧三阴交。

【药物辅助治疗参考】

（1）朱砂安神丸，天王补心丹。

（2）酸枣仁15克，焙焦为末，睡前顿服。

（3）炒枣仁20克，麦冬10克，共研细末，每服6克，睡前服。

20. 眩晕

眩晕以头晕眼花、恶心呕吐、耳鸣等为特征。可见于高血压病、脑动脉硬化、贫血、内耳性眩晕、神经衰弱等多种疾病。

【刮痧治疗】

头颈部：全息穴区——额中带、额顶带后1/3、顶颞后斜带下1/3（双侧）。

奇穴——四神聪。

督脉——百会至风府。

胆经——双侧头临泣、风池至肩井。

背部：膀胱经——双侧肝俞、肾俞。

下肢：胃经——双侧足三里。

脾经——双侧三阴交。

肝经——双侧太冲。

肾经——双侧涌泉。

【药物辅助治疗参考】

（1）天麻10克，钩藤20克，水煎服。

（2）泽泻30克，白术10克，水煎服。

（3）绿豆衣6克，桑叶30克，荷叶30克，水煎代茶饮。

（4）白蒺藜10克，石决明15克，菊花5克，珍珠母15克，水煎服。

21. 高血压

凡动脉血压长期持续超过140/90毫米汞柱（18.7/12.0kPa）则称为高血压，分为原发性和继发性。原发性高血压占高血压患者的大多数，发病原因不明确；继发性高血压是指由某些明确疾病引起的高血压。

高血压常见头痛、头晕、耳鸣、失眠、心烦易激动、腰腿酸软等症。日久可导致心脏与心、脑、肾及眼底血管发生病变。无论是原发性高血压或继发性高血压，皆可照此刮痧治疗。

【刮痧治疗】

头颈部：全息穴区——额中带、额顶带后1/3、额旁二带（左侧）。血管舒缩区。

督脉——百会至风府。

胆经——双侧头临泣至风池、肩井。

奇穴——双侧太阳、血压点。

背部：督脉——大椎至长强。

膀胱经——双侧肺俞至心俞。

上肢：大肠经——双侧曲池。

下肢：胆经——双侧风市。

胃经——双侧足三里。

肾经——双侧太溪。

肝经——双侧太冲。

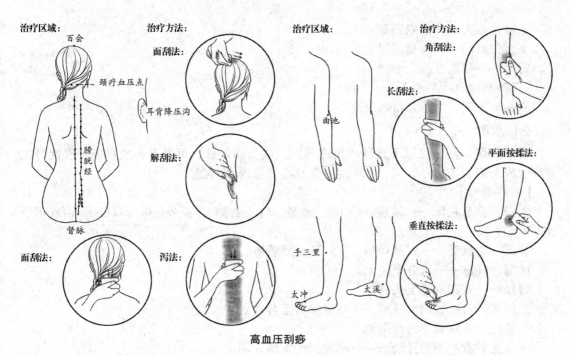

高血压刮痧

【药物辅助治疗参考】

（1）牛黄降压丸，降压片，脑立清。

（2）夏枯草20克水煎，每日1剂，分3次服。

（3）草决明子炒黄捣成粗粉，每次用3克，加糖、开水冲泡服用，1日3次。

22. 低血压

凡血压偏低，自觉头晕、四肢乏力、心悸气短、不耐劳作者，皆可照此刮痧治疗。

【刮痧治疗】

头颈部：全息穴区——额中带、额旁一带（双侧）、额顶带后1/3。

督脉——百会。

奇穴——双侧血压点。

背部：膀胱经——双侧厥阴腧至膈腧、肾腧、志室。

胸部：任脉——膻中至中脘。

上肢：心包经——双侧内关。

下肢：胃经——双侧足三里。

脾经——双侧三阴交。

肾经——双侧涌泉。

【药物辅助治疗参考】

（1）生脉饮口服液。

（2）人参或西洋参3至5克，水煎连渣服。

23. 盗汗

睡而汗出，醒后即止叫盗汗，多为阴虚所致，可见于结核病、心脏病及虚损诸证。自汗和无汗也可照此刮痧治疗。

【刮痧治疗】

头部：全息穴区——额旁一带（右侧）、额顶带后1/3。

背部：督脉——大椎至至阳。

膀胱经——双侧肺腧至心腧。

奇穴——与大椎至至阳平行的双侧夹脊穴。

胸部：任脉——膻中。

上肢：心经——双侧阴郄。

下肢：脾经——双侧三阴交。

肾经——双侧复溜。

【药物辅助治疗参考】

六味地黄丸，中华鳖精口服液。

24. 水肿

下肢肿胀，甚至腰以下皆肿，按之凹陷，或头面浮肿，可见于慢性肾炎、慢性肾盂肾炎、尿毒症、各类心脏病、心功能不全、心力衰竭等病症。

【刮痧治疗】

头部：全息穴区——额顶带后 1/3、额旁二带（右侧）、额旁三带（双侧）、顶枕带下 1/3。

背部：膀胱经——双侧肺腧、三焦腧至膀胱腧。

腹部：任脉——水分至关元。

肾经——双侧肓腧至大赫。

头面先肿者：加刮大肠经——双侧偏历至合谷。

三焦经——双侧支沟至阳池。

下肢先肿者：加刮肾经——双侧复溜至太溪、涌泉。

【药物辅助治疗参考】

（1）五苓散，已椒苈黄丸，六味地黄丸。杞菊地黄丸或其口服液。

（2）冬瓜皮（干者）60 克至 90 克，加水煎浓汤口服，每日 2 至 3 次。

25. 中风先兆

凡是有高血压、动脉硬化病史，见突发头晕或头晕加重，头痛疲乏，烦躁者；或一侧肢体麻木或肢体无力，应警惕发生中风先兆。此病刮痧除治疗中风先兆外，也有预防中风和治疗脑动脉硬化的作用。

【刮痧治疗】

头部：全息穴区——血管舒缩区、额中带、额旁一带（右侧）、额顶带后 1/3、顶颞前斜带（对侧）。

督脉——百会。

胃经——双侧头维。

胆经——双侧风池。

奇穴——双侧太阳。

背部：督脉——大椎。

胆经——双侧肩井。

上肢：大肠经——患侧曲池。

心包经——患侧间使至内关。

下肢：胆经——患侧风市。

胃经——患侧足三里、丰隆。

【药物辅助治疗参考】

（1）三乐喜。牛黄清心丸。维脑路通片。复方丹参片。

（2）芹菜汁，每次服 10 毫升，每日 2 次。

（3）花生皮、槐花等量，煮水服。

26. 中风

中风包括西医所说的脑梗塞、脑出血、短暂性缺血性脑血管病等。其轻者神志尚清，口眼歪斜，舌强语涩，半身不遂，情绪不稳。重者则见突然昏仆，神志不清，半身瘫痪，口歪流涎，舌强失语，并有生命危险。

【刮痧治疗】

头颈部：全息穴区——血管舒缩区、额中带、额旁一带（右侧）、额顶带后 1/3、顶颞前斜带（对侧）。

督脉——百会至风府。

胆经——双侧风池至肩井。

背部：督脉——大椎、神道至至阳。

膀胱经——双侧风门至心俞。

胸腹部：任脉——膻中至鸠尾。

上肢：心包经——双侧曲泽至内关。

下肢：肝经——双侧太冲。

膀胱经——双侧京骨。

胃经——双侧丰隆。

【药物辅助治疗参考】

安宫牛黄丸，苏合香丸，清开灵。

27. 面神经麻痹

本病有中枢性和周围性之分，可见一侧面部板滞、麻木、瘫痪，不能作蹙额、皱眉、露齿、鼓颊等动作，口角向健侧歪斜，漱口病侧漏水，进食常有食物停留于齿颊间，或眼睑闭合不全，迎风流泪。本病初起可见耳后、耳下及面部疼痛。周围性面神经麻痹、面肌痉挛可照此刮痧治疗。

【刮痧治疗】

头部：全息穴区——额中带、顶颞前斜带下 1/3（双侧）。

奇穴——患侧太阳、牵正。

胆经——患侧阳白、风池。

大肠经——患侧迎香。

三焦经——患侧翳风。

胃经——患侧地仓至颊车。

上肢：大肠经——对侧合谷。

小肠经——对侧养老。

下肢：胃经——对侧内庭。

膀胱经——对侧昆仑。

【药物辅助治疗参考】

（1）葛根汤。天麻丸。

（2）活鳝鱼血外涂患侧。

（3）将白芥子捣为细末，蜜调制成膏药，贴敷于患侧太阳穴上。

> **小提示**
>
> 患者应避免脸部受寒风吹，必要时可戴口罩和眼罩进行防护。注意少言笑，可配合热敷、理疗、按摩综合治疗。

28. 三叉神经痛

三叉神经痛主要表现为顽固性头痛，或面颊部疼痛。常突然发作，呈阵发性放射性电击样剧痛，如撕裂、针刺、火烧一般，极难忍受，可伴恶心呕吐，面色苍白，畏光厌声等。刮痧治疗时，可根据三叉神经眼支、上颌支和下颌支所支配不同区域的疼痛来选经穴区。

【刮痧治疗】

头部：全息穴区——额中带、额旁二带（左侧）、顶颞后斜带下 1/3（双侧）。

眼支：奇穴——患侧太阳。

膀胱经——患侧攒竹。

胃经——患侧头维。

胆经——患侧阳白。

上颌支：胃经——患侧四白。

大肠经——患侧迎香。

胆经——患侧上关。

下颌支：任脉——承浆。

胃经——患侧颊车、下关。

三焦经——患侧翳风。

上肢：小肠经——眼支加对侧后溪，上颌支加对侧阳谷。

下肢：胆经——下颌支加对侧侠溪。

【药物辅助治疗参考】

（1）麦角胺1片，每日3次，适宜发作时服用，不宜久服。

（2）镇脑宁，正天丸，复方羊角冲剂。

（3）全蝎2克，蚯蚓干3克，甘草2克，共研细末，分2次早晚口服。

（4）茶叶，生姜，红糖，先将茶叶，生姜水煎取汁，再兑入红糖，口服。

29. 帕金森氏综合征

帕金森氏综合征又称震颤麻痹综合征，由于感染、动脉硬化、中毒，或药物等原因引起。主要表现为痴呆，进食饮水发呛，手震颤不易持物，写字越写越小，上肢震颤，走路慌张，前冲易跌等症状。上肢麻痹、上肢肌肉萎缩可照此刮痧治疗。

【刮痧治疗】

头部：全息穴区——额中带、额顶带后1/3、顶颞前斜带中1/3（对侧）。

颈背部：督脉——风府至身柱。

胆经——双侧风池至肩井。

上肢：大肠经——患侧手五里至手三里。

三焦经——患侧外关。

下肢：胃经——患侧足三里至条口。

胆经——患侧阳陵泉。

【药物辅助治疗参考】

（1）安坦2毫克，每日3次。或金刚烷胺100毫克，每日2次。症状减轻后，可加服左旋多巴125毫克，每日2次。

（2）知柏地黄丸，大补阴丸。

（3）酸枣仁，黑豆，五味子，石决明，水煎取汁服，每日早晚2次。

30. 胃病

胃痛又称胃脘痛，由外感邪气，内伤情志，脏腑功能失调等导致气机郁滞，胃失温煦与滋养导致。以上腹胃脘部疼痛为主症的病证。该病在消化系统中最为常见，人群中发病率最高，西医学中可见急慢性胃炎、消化性溃疡、胃痉挛等疼痛。

病因病机

（1）寒邪客胃。外感寒邪，脘腹受凉，寒邪内客于胃；过服寒凉，寒凉伤中，致使胃气不和收引作痛。

（2）饮食伤胃。饮食不节，暴饮暴食，损伤脾胃，内生食滞，胃气失和而疼痛；五味过极，辛辣无度，肥甘厚腻，饮酒如浆，则蕴湿生热伤脾碍胃，脘闷胀痛。

（3）肝气犯胃。忧思恼怒，情志不遂，肝失疏泄，气机阻滞，横逆犯胃，胃失和降而发胃痛。

（4）脾胃虚弱。素体禀赋不足或劳倦过度，或久病脾胃受损，或肾阳不足失于温煦

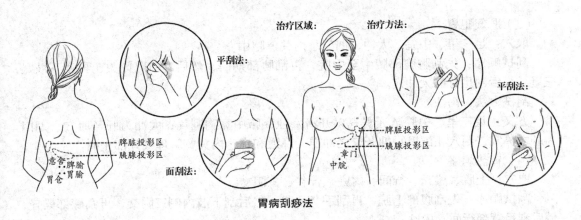

治疗区域：   治疗方法：
平刮法：
脾脏投影区
胰腺投影区
意舍 脾腧
胃仓 胃腧
面刮法：
脾脏投影区
胰腺投影区
章门
中脘
平刮法：

胃病刮痧法

均可引起脾胃虚弱，中焦虚寒，致使胃失温养作痛，或如《证治汇补·心痛》曰："服寒药过多，致脾胃虚弱，胃脘作痛"。

证候特征

胃痛根据其病因不同大体可分七型，其主要以胃脘部疼痛，常伴有食欲不振，痞闷或胀满，恶心呕吐，吞酸嘈杂为主要症状。除上述症状外，各型又有其显著特征，寒邪客胃型可见恶寒喜暖，得温痛减，遇寒加重；饮食停滞可见胀满拒按，嗳腐吞酸，或呕吐不消化食物，其味腐臭，吐后痛减；肝气犯胃型见胃部攻撑作痛，胸闷嗳气，喜叹息；胃热炽盛型见嘈杂吞酸、心烦、口苦或粘；瘀阻胃络型见胃痛如针刺，痛处固定；胃阴亏虚型可见胃痛隐隐，灼热不适，嘈杂似饥；脾胃虚寒型主要见胃痛绵绵，空腹为甚，得食则缓，喜热喜按，泛吐清水。

治疗区域：   治疗方法：
面刮法：
阴陵泉
三阴交
足三里
丰隆

胃病刮痧

【刮痧治疗】

（1）寒邪客胃

取穴：中脘至脐中、内关、梁丘、足三里、公孙。

刮拭顺序：先刮腹部中脘至脐中重刮中脘，再刮前臂内关，然后刮下肢内侧公孙，最后从梁丘刮至足三里。

刮拭方法：泻法。

方义：胃之募穴中脘与下合穴足三里相配以疏调胃气止痛，内关、公孙是八脉交会穴相配，能宽胸理气，开郁止痛，善治胸胃疼痛；梁丘为胃经郄穴可止胃痛。

（2）饮食停滞

取穴：天枢、足三里、内关、里内庭、下脘至脐中、阴陵泉。

刮拭顺序：先刮腹部下脘至脐中、天枢，再刮前臂内关，然后刮下肢阴陵泉，足三里最后刮里内庭。

刮拭方法：泻法

方义：天枢为足阳明胃经之穴又为大肠之募，可通调腑气，使食滞下行；足三里能健胃消积，推陈导滞；内关宽胸利膈，降逆止呕；内庭，下脘专消宿食；阴陵泉可运脾除胀。

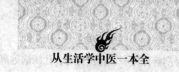

（3）肝气犯胃

取穴：足三里、中脘、太冲、期门、内关、膻中。

刮拭顺序：先刮胸腹部膻中至中脘，再刮胁部期门，然后刮前臂内关，再刮下肢足三里，最后刮足背的太冲穴。

刮拭方法：泻法

方义：足三里、中脘疏通胃气以开清降浊；膻中宽胸利气；太冲为肝经原穴、期门为肝之募穴，两穴相配以平抑肝气之冲逆，降逆和胃；内关宽胸理气开郁止痛。

（4）胃热炽盛

取穴：上脘、梁丘、行间、内庭、合谷、三阴交。

刮拭顺序：先刮腹部上脘，再刮手背合谷，然后刮下肢内侧三阴交，再刮膝部梁丘，最后刮足背部行间、内庭。

刮拭方法：泻法

方义：上脘穴是任脉和足阳明胃经交会穴，降逆和胃；梁丘为胃经郄穴治胃痛；行间清泻肝胆湿热，和胃止痛；胃经荥穴内庭，配合谷清泻胃热；三阴交清热除湿，健脾和中。

（5）瘀阻胃络

取穴：中脘、足三里、内关、膈俞、期门、公孙、三阴交。

刮拭顺序：先刮背部膈俞，再刮腹部中脘，胁部期门，然后刮前臂内关，接着刮下肢内侧三阴交，公孙，最后刮下肢外侧足三里。

刮拭方法：泻法。

方义：中脘、足三里疏调胃气止痛；内关公孙是八脉交会穴相配，能宽胸理气，开郁止痛；膈俞乃血之会穴，配期门可舒肝活血；三阴交为足三阴经之会穴，可活血通络。

（6）胃阴亏虚

取穴：脾俞至胃俞、中脘、章门、内关、足三里、血海、三阴交。

刮拭顺序：先刮背部脾俞至胃俞，再刮腹部中脘、胁部章门，然后刮前臂内关，刮下肢血海至三阴交，最后刮足三里。

刮拭方法：补法

方义：脾俞、胃俞、章门、中脘为俞募配穴法加足三里、内关可健脾和胃以促气血化生，血海、三阴交补阴以养血使阴液得复，胃得其濡养。

（7）脾胃虚寒

取穴：脾俞至胃俞，中脘、章门、内关、公孙、关元至气海。

刮拭顺序：先刮背部脾俞至胃俞，再刮腹部中脘、章门、关元至气海，然后刮前臂内关，最后刮足部公孙。

刮拭方法：补法。

方义：脾俞、胃俞与章门中脘相伍可温中祛寒，健脾补胃；内关、公孙相伍可健脾和胃；取任脉关元、气海可温中补虚。

外科疾病的刮痧疗法

1. 颈椎病

颈椎病是一种慢性、复发性的中老年疾病，表现为在生理退行性变化过程中，因颈椎骨质增生、椎管狭窄等颈椎病变使颈椎逐渐发生一系列解剖病理变化，从而引起颈神经根椎体周围软组织、颈脊髓受刺激或压迫，出现以颈项、肩臂、肩胛上部、上胸壁及上肢疼痛或麻痛、头晕恶心，甚或呕吐等症状。这些症状常随颈部的活动位置而减轻或加重。

【刮痧治疗】

头部：全息穴区——顶枕带上 1/3、顶后斜带（对侧）。

颈肩部：督脉——风府至身柱。

胆经——双侧风池至肩井。

膀胱经——双侧天柱至大杼。

背部：小肠经——双侧天宗。

上肢：大肠经——双侧曲池。

三焦经——双侧外关、中渚。

阿是穴——疼痛局部。

下肢：胆经——双侧阳陵泉至悬钟。

【药物辅助治疗参考】

（1）尪痹冲剂，颈复康。

（2）菊花、槐花、绿茶，沏水频服。

【颈椎病的分型及分型治疗】

颈椎病的临床表现较复杂，根据组织结构及症状不同，分为6种类型：颈型、神经根型、脊髓型、椎动脉型、交感神经型及混合型。以前两者最为常见。

（1）颈型颈椎病：颈项疼痛常常是其首发症状。时轻时重，可持续数月至数年。多由于睡眠时头颈部位置不当，受寒或体力活动时颈部突然扭转而诱发，呈持续性酸痛或钻痛，头部活动时加重，可向肩背部及头后上肢扩散，疼痛伴有颈部僵硬感，转动时颈部可发生响声。检查颈部有明显的压痛，无神经功能障碍表现，X线检查常显示弯曲度改变。

（2）神经根型颈椎病：神经根型脊椎病主要发于中、老年人，发生率仅次于颈型。主要是颈椎、椎间孔、邻近组织粘连，关节错位等病变使神经受压刺激所致，其中以颈5、颈6、颈7神经受累多见。其症状是受累一侧单根或几根神经根由颈部向肩、臂、前臂及手部呈电击样放射，常为钻痛或刀割样痛，多数还可表现患侧上肢沉重无力、麻木等，病程较长者可发生肌肉萎缩，咳嗽、打喷嚏、头颈过伸或过屈等活动诱发加剧。检查患者颈项强硬，活动受限，颈生理前凸变小，颈部有多处压痛点，最有诊断意义的是相应颈椎两侧有放射性压痛。压头试验、上举试验、臂丛神经牵拉试验常为阳性，X线检查示颈椎生理前凸减小或消失，椎间隙变窄，钩椎关节骨刺，椎间孔缩小，少数有椎体或关节脱位等改变。本病临床分为风寒阻络与气血瘀滞2型。

风寒阻络

【症状】

以颈项僵硬伴肩背上肢疼痛，畏寒无汗，舌淡苔白为典型症状。

【刮痧治疗】

（1）选穴。风池、肩井、天柱、大椎、昆仑。

（2）定位。风池：在项部，当枕骨之下，与风府相平，胸锁乳突肌与斜方肌上

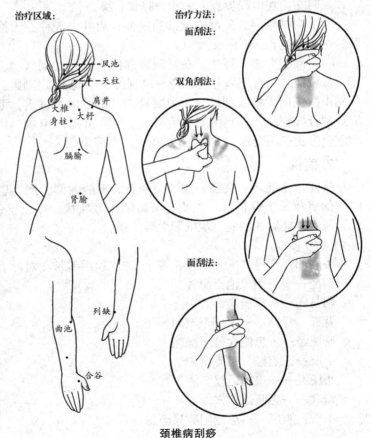

治疗区域：
风池
天柱
肩井
大椎
身柱　大杼
膈腧
肾腧
列缺
曲池
合谷

治疗方法：
面刮法
双角刮法
面刮法

颈椎病刮痧

端之间的凹陷处。

肩井：在肩上，前直乳中，当大椎穴与肩峰端连线的中点上。

天柱：后发际正中直上 0.5 寸，旁开 1.3 寸，斜方肌外缘凹陷中。

大椎：第七颈椎棘突下凹陷中。

昆仑：在外踝后方，当外踝尖与跟腱之间的凹陷处。

（3）刮拭顺序。先刮肩颈部的风池、肩井、天柱、大椎，再刮足部昆仑穴。

（4）刮拭方法。泻法。在需刮痧部位涂抹适量刮痧油。由于肩部肌肉丰富，用力宜重，从风池穴一直到肩井穴，应一次到位，中间不要停顿。然后刮颈后天柱穴至大椎穴，分别由两侧向大椎穴刮拭，用力要轻柔，不可用力过重，可用刮板棱角刮拭，以出痧为度。最后刮足部外侧昆仑穴，重刮，30 次，出痧为度。

气血瘀滞

【症状】

以颈项僵硬伴肩背上肢疼痛，胸闷心悸，舌质暗为典型症状。

【刮痧治疗】

（1）选穴。风池、肩井、天柱、大椎、昆仑、血海、膈俞、三阴交。

（2）定位。风池：在项部，当枕骨之下，与风府相平，胸锁乳突肌与斜方肌上端之间的凹陷处。

肩井：在肩上，前直乳中，当大椎穴与肩峰端连线的中点上。

天柱：后发际正中直上 0.5 寸，旁开 1.3 寸，斜方肌外缘凹陷中。

大椎：第七颈椎棘突下凹陷中。

昆仑：在外踝后方，当外踝尖与跟腱之间的凹陷处。

血海：屈膝，在髌骨底内侧缘上 2 寸，当股四头肌内侧头的隆起处。

膈俞：在背部，当第七胸椎棘突下，旁开 1.5 寸。

三阴交：在内踝尖直上 3 寸，胫骨后缘。

（3）刮拭顺序。先刮肩颈部的风池、肩井、天柱、大椎，再刮背部膈俞，最后刮下肢的血海、昆仑、三阴交。

（4）刮拭方法。泻法。在需刮痧部位涂抹适量刮痧油。由于肩部肌肉丰富，用力宜重，从风池穴一直到肩井穴，应一次到位，中间不要停顿。然后刮颈后天柱穴至大椎穴，分别由两侧向大椎穴刮拭，用力要轻柔，不可用力过重，可用刮板棱角刮拭，以出痧为度。刮背部膈俞穴，宜用刮板角部由上至下重刮，30 次，出痧。最后刮足部外侧昆仑穴和下肢内侧三阴交穴，重刮，各 30 次，出痧为度。

2. 落枕

落枕是指起床后突感一侧颈项强直，不能俯仰转侧，患侧肌肉痉挛，酸楚疼痛，并向同侧肩背及上臂扩散，或兼有头痛怕冷等症状。可见于颈肌劳损、颈项纤维组织炎、颈肌风湿、枕后神经痛、颈椎肥大等疾病。

【刮痧治疗】

头颈部：全息穴区——顶枕带上 1/3、顶后斜带（对侧）。

胆经——患侧风池至肩井。

阿是穴——疼痛局部。

背部：督脉——风府至至阳。

膀胱经——患侧大杼至膈俞。

上肢：三焦经——患侧中渚。

小肠经——患侧后溪。

奇穴——患侧落枕穴。

下肢：胆经——患侧阳陵泉至悬钟。

3. 肩关节炎

本病是肩关节囊及关节周围软组织的慢性炎症反应，造成肩关节疼痛、活动受限。凡肩关节扭伤、疼痛皆可照此刮痧治疗。

肩周炎是指由多种因素引起的肩关节囊和关节周围软组织的一种退行性、慢性的病理变化。以肩周围疼痛、活动功能障碍为主要表现，其名称较多，如本病好发于50岁左右患者而称"五十肩"，因患者局部常畏寒怕冷，且功能活动明显受限，形同冰冷而固结，故称"冻结肩"，此外还有漏肩风、肩凝症等称谓。

肩周炎的发病特点为慢性过程。初期为炎症期，肩部疼痛难忍，尤以夜间为甚。睡觉时常因肩部怕压而取特定卧位，翻身困难，疼痛不止，不能入睡。如果初期治疗不当，将逐渐发展为肩关节活动受限，不能上举，呈冻结状。常影响日常生活，吃饭穿衣、洗脸梳头均感困难。严重时生活不能自理，肩臂局部肌肉也会萎缩，患者极为痛苦。

【刮痧治疗】

头部：全息穴区——顶颞前斜带中 1/3（对侧）或顶颞后斜带中 1/3（对侧）。

背部：督脉——大椎至至阳。

膀胱经——患侧大杼至膈腧。

小肠经——患侧天宗。

胸背部：胆经——患侧肩井。患侧腋前线、腋后线。

大肠经——患侧肩髃

小肠经——患侧肩贞，分别至大肠经臂臑。

肺经——患侧云门

上肢：大肠经——患侧曲池。

三焦经——患侧外关、中渚。

阿是穴——疼痛局部。

【肩关节炎的分型刮痧治疗】

本病临床分为风寒阻络与气血瘀滞 2 型。

风寒阻络

【症状】

以肩部窜痛，遇风寒痛增，畏风恶寒为主要症状。

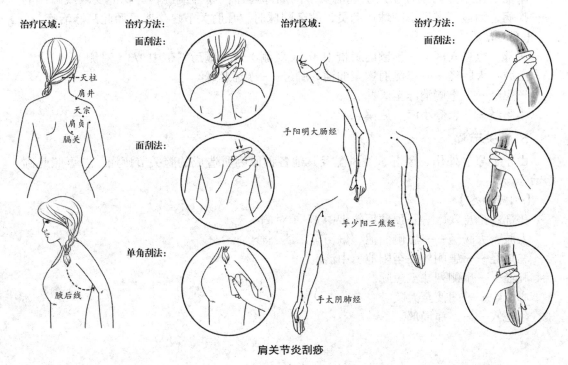

肩关节炎刮痧

【刮痧治疗】

（1）选穴。肩髃、肩贞、臂臑、曲池、外关、手三里、阿是穴。

（2）定位。肩髃：在肩部三角肌上，臂外展或向前平伸时，当肩峰前下方凹陷处。

肩贞：在肩关节后下方，臂内收时，腋后纹头上1寸（指寸）。

臂臑：在臂外侧，三角肌止点处，当曲池与肩髃连线上，曲池上7寸。

曲池：在肘横纹外侧端，屈肘，当尺泽与肱骨外上髁连线中点。

外关：在手背腕横纹上2寸，尺桡骨之间，阳池与肘尖的连线上。

手三里：在前臂背面桡侧，当阳溪与曲池连线上，肘横纹下2寸。

（3）刮拭顺序。先刮肩部的肩髃、肩贞，再刮上臂三角肌下臂臑穴，然后刮上臂的曲池、手三里、外关。

（4）刮拭方法。泻法。在需刮痧部位涂抹适量刮痧油：刮拭肩部时，遇关节部位不可强力重刮，先分别刮拭肩髃、肩贞，宜用刮板角部，出痧为度。再刮上臂三角肌下臂臑穴，宜重挂，由上向下刮。最后刮上臂外侧，由曲池经手三里至外关穴，由上至下，用刮板角部刮拭，中间不停顿，30次，出痧。

气血瘀滞

【症状】

以肩部肿胀，疼痛拒按，夜间为甚，舌暗或有瘀斑为主要症状。

【刮痧治疗】

（1）选穴。肩髃、肩髎、阿是穴、阳陵泉。

（2）定位。肩髃：在肩部三角肌上，臂外展，或向前平伸时，当肩峰前下方凹陷处。

肩髎：在肩部，肩髃后方，当肩关节外展时于肩峰后下方呈现凹陷处。

阳陵泉：在小腿外侧，当腓骨头前下方凹陷处。

（3）刮拭顺序。先刮肩部的肩髃、肩髎、肩前腧、阿是穴，再刮下肢阳陵泉穴。

（4）刮拭方法。泻法。在需刮痧部位涂抹适量刮痧油。刮拭肩部时，遇关节部位不可强力重刮，先分别刮拭肩髃、肩髎、肩前腧、阿是穴，宜用刮板角部，出痧为度。最后刮下肢内侧穴，由上至下，用刮板角部重刮，30次，出痧。

4. 网球肘

本症是由于劳累或外伤后引起肘关节的局部疼痛，屈伸或旋转等功能受限或障碍的一种疾病，因最早多见于网球运动员，故名网球肘。凡肘关节疼痛皆可照此刮痧治疗。

【刮痧治疗】

头部：全息穴区——顶颞前斜带中1/3（对侧）或顶颞后斜带中1/3（对侧）。

上肢：大肠经——患侧肘髎至曲池，肺经——患侧尺泽。

三焦经——患侧消泺至天井、外关。

小肠经——患侧小海、后溪。

5. 腕关节痛

由于劳累、外伤、风湿、类风湿及其他各种原因所造成的腕关节疼痛，皆可照此刮痧治疗。

【刮痧治疗】

头部：全息穴区——顶颞后斜带中1/3（对侧）。

上肢：大肠经——患侧曲池、偏历至阳溪、合谷。

三焦经——患侧外关至阳池、中渚。

肺经——患侧列缺至鱼际。

心包经——间使至大陵。

阿是穴——疼痛局部。

6. 腰痛

由于劳累、外伤、风湿、受寒等各种原因引起的腰部一侧、两侧或正中部位疼痛。如腰肌劳损、腰椎骨质增生、腰椎椎管狭窄、骶髂关节炎、腰部扭伤等各种病症引起的急慢性腰痛等，可照此刮痧治疗。

【刮痧治疗】

头部：全息穴区——顶枕带中 1/3、额顶带后 1/3。

背部：督脉——悬枢至腰腧。

膀胱经——双侧肾腧、志室。

奇穴——双侧腰眼。

下肢：膀胱经——双侧委中至承山。

因扭伤所致腰痛：小肠经——患侧后溪。

督脉——人中。

阿是穴——疼痛局部。

【药物辅助治疗参考】

（1）大秦艽丸。尪痹冲剂。

（2）鲜丝瓜藤煎水服。

（3）核桃仁 9 份，生姜 1 份，共煮烂，加红糖及白酒，饭后服。

7. 强直性脊柱炎

本病是由于类风湿、骨质增生或其他原因引起的脊柱强直、疼痛、活动受限、腰背疼痛、下肢疼痛、行路困难。

【刮痧治疗】

头部：全息穴区——顶枕带、额顶带。

背部：督脉——大椎至腰腧。

奇穴——双侧夹脊穴。

膀胱经——双侧大行至白环腧。

下肢：膀胱经——双侧委中至承山。

8. 踝关节痛

本症指因风湿、类风湿、劳累、扭伤、骨关节炎及关节周围纤维组织炎等各种因素所致的踝关节疼痛。

【刮痧治疗】

头部：全息穴区——额顶带后 1/3、顶颞前斜带上 1/3 或顶颞后斜带上 1/3（对侧）。

下肢：膀胱经——患侧昆仑至京骨。

胃经——患侧足三里、解溪。

肾经——患侧太溪至照海。

胆经——患侧丘墟至侠溪。

阿是穴——疼痛局部。

9. 足跟痛

本症指一侧或双侧脚后跟疼痛，常见于肾虚、劳损、挫伤、跟骨骨质增生等病证。

【刮痧治疗】

头部：全息穴区——额顶带后 1/3、顶颞前斜带上 1/3 或顶颞后斜带上 1/3（对侧）。

上肢：心包经——患侧大陵。

下肢：膀胱经——患侧委中至承山，委阳至申脉。

肾经——患侧太溪、照海、水泉、涌泉。

阿是穴——疼痛局部。

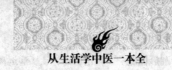

【药物辅助治疗参考】

（1）六味地黄丸。

（2）长服核桃仁、黑芝麻以及其他硬果类。

10. 腓肠肌痉挛

腓肠肌痉挛，即"小腿抽筋"。是指一侧或双侧小腿因寒冷，或姿势突然改变等，引起腓肠肌突然发作的强直性痛性痉挛，牵掣、痛如扭转、不能活动，持续数十秒至数分钟或更久，其痛楚难以名状。

【刮痧治疗】

头部：全息穴区——额旁二带（左侧）、额顶带后 1/3、顶颞前斜带上 1/3 或顶颞斜带上 1/3（对侧）。

上肢：三焦经——患侧液门。

下肢：膀胱经——患侧委中、承筋至承山。

胆经——患侧阳陵泉至悬钟。

脾经——患侧阴陵泉至三阴交。

【药物辅助治疗参考】

（1）肌肉注射维生素 B_1 和维生素 B_{12}。

（2）常服活性钙或其他钙剂。

（3）白芍 30 克，炙甘草 15 克，日 1 剂，水煎分 2 次早晚口服。

11. 扭伤

本病指由外伤引起的局部肿胀疼痛、关节活动障碍。早期疼痛剧烈，局部迅速肿胀，皮肤温热，2 至 3 天内瘀血凝结，3 至 4 天后肿胀开始消退，瘀斑呈青紫色。刮痧疗法可减轻疼痛、促进早日痊愈。

【刮痧治疗】

头部：全息穴区——肩、肘、腕部扭伤者取顶颞前斜带中 1/3 或顶颞后斜带中 1/3（对侧）。胸部挫伤者取额旁一带（对侧）、顶颞后斜带中 1/3（对侧）。急性腰扭伤者取额顶带后 1/3、顶枕带中 1/3。膝、踝部扭伤者取额顶带后 1/3、顶颞前斜带上 1/3（对侧）。

督脉——后顶至风府。

背部：督脉——腰阳关至腰腧。

上肢：三焦经——患侧肩髎至消泺。

小肠经——患侧阳谷至后溪。

下肢：胆经——患侧环跳至膝阳关。

12. 下肢静脉曲张

下肢静脉曲张是指下肢浅表静脉发生扩张延长成蚯蚓状、弯曲成团状，晚期可并发慢性溃疡的病变。本病多见中年男性，或长时间负重或站立工作者。本病未破溃前属中医"筋瘤"范畴，破溃后属"臁疮"范畴。下肢静脉曲张是静脉系统最重要的疾病，也是四肢血管疾患中最常见的疾病之一。站立过久或走远路后患肢发胀、易疲劳。

【刮痧治疗】

头部：全息穴区——额旁一带（右侧）、额顶带后 1/3、顶颞前斜带上 1/3 或顶颞后斜带上 1/3（对侧）。

背部：膀胱经——双侧心腧。

上肢：肺经——双侧太渊。

下肢：膀胱经——患侧承山至委中。

胆经——患侧外丘至阳陵泉。

胃经——患侧足三里。

阿是穴——自下而上补刮静脉曲张处局部皮肤。

小提示

（1）避免长期站或坐，应常让脚做抬高，放下运动，或可能的话小走一番。

（2）应养成每日穿弹力袜运动腿部一小时之习惯，如散步、快走、脚踏车、跑步或跑步机等。

（3）应养成一日数次躺下将腿抬高高过心脏的姿势，如此可促进腿部静脉循环。

13. 痔疮

本病分为外痔和内痔，平时肛门部有少量炎性分泌物，若并发感染可有疼痛、红肿。久站或排便后及长时间连续行走、剧烈运动后肛门发胀，或突然发生肛部剧烈疼痛。内痔的早期症状是便血，血色鲜红，不与粪便相混。肛周炎、肛红肿可照此刮痧治疗。

【刮痧治疗】

头部：全息穴区——额顶带中 1/3、额顶带后 1/3。

督脉——百会。

背部：督脉——腰腧至长强。

奇穴——痔疮。

腹部：任脉——关元至中极。

上肢：大肠经——双侧手三里至下廉、商阳。

下肢：脾经——双侧血海、三阴交。

【药物辅助治疗参考】

（1）1/5000 高锰酸钾液，乘热坐浴，每日 1 次，每次 30 分钟。

（2）地榆槐角丸。

14. 前列腺炎、前列腺肥大

此二病均属中医淋证范畴。主要以小便频急，余沥不尽为主症，可见于老年男性。大小便不爽、不利，皆可照此刮痧治疗。

【刮痧治疗】

头部：全息穴区——额旁三带（双侧）、额顶带后 1/3。

背部：督脉——命门。

膀胱经——双侧肾腧至膀胱腧，志室至胞肓。

腹部：任脉——神阙至中极。

胃经——双侧大巨至归来。

下肢：肝经——双侧曲泉。

脾经——双侧三阴交。

【药物辅助治疗参考】

（1）前列康，六味地黄丸。

（2）糯米粉适量和成面团，做成小圆饼烤熟，睡前黄酒送服，连服 3 个月。

（3）芡实 30 克炒黄，加米酒 30 毫升及适量水煎取汁，睡前服，每晚 1 次。

15. 阳痿、早泄

阳痿、早泄均指男性性功能低下而言。以阳事痿弱不举，或举而不坚，或坚而早泄，不能进行正常性生活为主要表现。凡男女性功能低下或亢进、不育症、不孕症、习惯性流产，皆可照此刮痧治疗。

【刮痧治疗】

头部：全息穴区——额旁三带（双侧）、额顶带后 1/3。

督脉——百会。

背部：督脉——命门。

膀胱经——双侧肾腧、关元腧至下髎，志室。

腹部；任脉——关元至中极。

下肢：胃经——双侧足三里。

脾经——双侧阴陵泉至三阴交。

肝经——双侧蠡沟。

【药物辅助治疗参考】

（1）金匮肾气丸。健阳片。

（2）五味子10克，水煎取汁冲蜂蜜30克口服，每日1次。

16. 牛皮癣

牛皮癣是一种皮肤红斑上反复出现多层银白色干燥鳞屑的慢性复发性皮肤病，病因不明。初起为大小不等的红色丘疹或斑片，以后渐大，部分相互融合，形状不一，界限明显。红斑上覆以多层银白色鳞屑，有不同程度的瘙痒，将鳞屑刮去后有发亮薄膜，再刮去薄膜，即有点状出血。神经性皮炎可照此刮痧治疗。

【刮痧治疗】

头部：全息穴区——额旁二带（左侧）、额顶带后1/3、顶颞后斜带（对侧）。

胆经——双侧风池。

背部：督脉——大椎至陶道。

上肢：肺经——双侧列缺至太渊。

下肢：脾经——双侧血海、三阴交。

阿是穴——直接刮拭皮肤病损处。

【药物辅助治疗参考】

（1）复合维生素B。

（2）涂肤氢松软膏。

17. 皮肤瘙痒症

皮肤瘙痒症是指无原发皮疹，但有瘙痒的一种皮肤病，中医称之为风瘙痒，属于神经精神性皮肤病，是一种皮肤神经官能症疾患。表现为只有皮肤瘙痒而无原发性皮肤损害，夜间尤甚，难以遏止。常因极度瘙痒而连续强烈搔抓，致皮肤残破造成血痂、渗液、色素沉着、皮肤增厚等。

【刮痧治疗】

头部：全息穴区——额旁一带（双侧）、额顶带后1/3、顶颞后斜带（对侧）。胆经——双侧风池。

背部：督脉——大椎至身柱。

上肢：大肠经——双侧曲池至手三里。

奇穴——双侧治痒穴。

下肢：脾经—双侧漏谷至商丘。

【药物辅助治疗参考】

（1）炉甘石，滑石，朱砂，冰片，适量研末混匀，涂撒患处。

（2）百部，苦参，白藓皮，冰片，酒浸涂患处。适用于不合并痤疮的患者。

18. 疲劳综合征

疲劳综合征是指饮食不调，睡眠不足，体力消耗过多，身体长期劳累，烦躁，抑郁，心理压力过大引发的身心疲惫症状。是一种无器质性病变的亚健康状态。

【刮痧治疗】

头部：以头顶（百会穴）为中心，分别向前（至前额）、后（至天柱穴）、左、右刮拭（分别至太阳、风池穴）；

肩部：双侧肩周部（从上向下至肩井穴）；

背部：胸椎、腰椎及两侧（督脉、膀胱经）；

足部：足跗外侧：（膀胱经：京骨穴）。

泌尿生殖疾病的刮痧疗法——妇科疾病

1. 月经不调

月经的周期或经量出现异常，都称为月经不调。包括月经先期、月经后期、月经先后无定期、经期延长、月经过多、月经过少等。不孕症可参考本病刮痧治疗。

【刮痧治疗】

头部：全息穴区——额旁三带（双侧）、额旁二带（右侧）、额顶带后 1/3。

背部：膀胱经——双侧肝腧、脾腧至肾腧。

腹部：任脉——气海至关元。

胃经——双侧归来。

下肢：脾经——双侧血海、三阴交。

肝经——双侧中都、太冲。

肾经——双侧交信、太溪。

经早：太冲、太溪为重点。

经迟：血海、归来为重点。

经乱：肾腧、交信为重点。

【药物辅助治疗参考】

（1）益母草膏，归脾丸，加味逍遥丸。

（2）枸杞子 15 克，大枣 10 枚，猪肝 30 克，水煎服，每日 1 至 2 次。

2. 崩漏

非经期出现经血暴下不止或淋漓不尽称为崩漏。类似西医所说的功能性子宫出血。月经过多和产后恶露不尽亦可照此刮痧治疗。

【刮痧治疗】

头部：全息穴区——额旁三带（双侧）、额旁二带（右侧）、额顶带后 1/3。

背部：膀胱经——双侧膈腧、肝腧、脾腧、肾腧。

腹部：任脉——气海至关元。

下肢：脾经——双侧血海、地机、三阴交、隐白。

肝经—双侧太冲。

肾经——双侧复溜至水泉、然谷。

胃经——双侧足三里。

【药物辅助治疗参考】

（1）安坤赞育丸，金匮肾气丸。

（2）仙鹤草 30 克，血见愁 30 克，旱莲草 30 克，水煎服，每日 3 次。

3. 痛经

痛经也称行经腹痛，是指妇女在行经前后或正值行经期间，小腹及腰部疼痛，甚至剧痛难忍，常伴有面色苍白，头面冷汗淋漓，手足厥冷，泛恶呕吐，并随着月经周期而发作。痛经可见于子宫发育不良，或子宫过于前屈和后倾，子宫颈管狭窄，子宫内膜异位症等。

【刮痧治疗】

头部：全息穴区——额顶带后、1/3、额旁三带（双侧）、额旁二带（左侧）。

背部：膀胱经——双侧肝腧至肾腧、次髎。

腹部：任脉——气海至中极。肾经—双侧中注至横骨。

下肢：脾经——双侧阴陵泉至地机、三阴交。肝经——双侧太冲。

【药物辅助治疗参考】

（1）益母草膏，异位痛经丸，良附丸，加味逍遥丸。

（2）大枣10枚，小茴香10克，干姜6克，水煎服，每日1至2次。

4. 闭经

闭经或称经闭，是指女子如果超过18岁还没有来月经，或未婚女青年有过正常月经，但已停经3个月以上，都叫闭经。前者叫原发生闭经，后者叫继发生闭经。

【刮痧治疗】

头部：全息穴区——额旁三带（双侧）、额顶带后1/3、额顶带中1/3。

背部：膀胱经——双侧膈腧至脾腧、肾腧、次髎。

腹部：任脉——气海至中极。

下肢：脾经——双侧血海、地机至三阴交。

肝经——双侧太冲。

胃经——双侧足三里至丰隆。

【药物辅助治疗参考】

（1）归脾丸，得生丹，金匮肾气丸。

（2）柏子仁10克，研末，猪肝180克，煮熟同食，连服3至4次。

5. 绝经前后诸症

妇女在绝经前后，出现经行紊乱，头晕耳鸣，心悸失眠，烦躁易怒，烘热汗出，或浮肿便溏，腰背酸楚，倦怠乏力，甚或情志异常。诸症轻重不一，有的可延续二三年之久。名为"绝经前后诸症"，西医称之为"更年期综合征"。

【刮痧治疗】

头部：全息穴区——额中带、额顶带后1/3、额顶带中1/3。督脉——百会。

背部：督脉——命门。

膀胱经——双侧肝腧至肾腧。

腹部：肾经——双侧中注至大赫。

上肢：心经——双侧神门。

心包经——双侧内关。

下肢：胃经——双侧足三里。

脾经——双侧三阴交、公孙。

肝经——双侧太冲。

肾经——双侧太溪。

【药物辅助治疗参考】

（1）更年安，补心丹，右归丸，金匮肾气丸，加味逍遥丸。

（2）莲子10克，百合10克，丹皮15克，共研末，每次2至3克，每日2次，黄酒送服。

6. 带下病

妇女阴道内流出的一种黏稠液体如涕如唾，绵绵不断，通常称白带。若带下量多，或色、质、气味发生变化，或伴有全身症状者，则称带下病。可见于阴道炎、宫颈炎、盆腔炎等。

【刮痧治疗】

头部：全息穴区——额旁三带（双侧）、额旁二带（右侧）、额顶带后1/3。

背部：膀胱经——双侧脾腧至肾腧，次髎至下髎，白环腧。

腹部：任脉——气海至关元。

胆经——双侧带脉。

下肢：胃经——双侧足三里。

脾经——双侧阴陵泉至三阴交。

肾经——双侧复溜。

【药物辅助治疗参考】

（1）金樱子30克，和冰糖炖服。

（2）千金止带丸。

（3）白扁豆250克（研末），红糖120克，白糖120克，同煮至扁豆熟为度，分2次早晚口服。

7. 产后乳少

产后乳汁甚少或全无，不能满足婴儿需要称"乳少"或"缺乳"，也叫"乳汁不足"。此现象哺乳期也可出现。

【刮痧治疗】

头部：全息穴区——额旁二带（双侧）、额顶带前1/3。

背部：膀胱经——双侧肝腧至胃腧。

小肠经——双侧天宗。

胸腹部：任脉——膻中。

肾经——双侧气穴。

胃经——双侧乳根（乳头直下，在第五肋间隙）。

上肢：心经——双侧极泉（腋窝正中）。

小肠经——双侧少泽。

下肢：胃经——双侧足三里。

【药物辅助治疗参考】

（1）王不留行30克，水煎服，每日2次。

（2）赤小豆50克，红糖30克，水煎服，每日2次。

8. 乳腺增生

乳腺增生即乳房出现片块状、结节状、条索状、砂粒状等数目不一、形状不规则、质地中等、活动、不粘连、边界与周围组织分界不清楚或比较清楚的非炎性肿块。

【刮痧治疗】

头部：全息穴区——额旁二带（左侧）、额顶带前1/3。

背部：膀胱经——双侧膈腧至胆腧、膏肓。

胆经——患侧肩井。

小肠经——患侧天宗。

胸部：任脉——膻中。 胃经——患侧屋翳。

阿是穴——乳腺增生局部。

肝经——患侧期门（乳头直下，第六肋间隙）。

下肢：胃经——患侧丰隆。

胆经——患侧侠溪。

脾经——患侧血海。

肝经——患侧太冲。

【药物辅助治疗参考】

乳块消，加味逍遥丸。

9. 子宫下垂

子宫下垂为子宫从正常位置沿阴道下降到坐骨棘水平以下，甚至脱出阴道以外，形如鸡冠、鹅卵，色淡红，中医叫"阴挺"。胃肾下垂可参照本病刮痧治疗。

【刮痧治疗】

头部：全息穴区——额旁三带（双侧）、额顶带后 1/3。

督脉——百会。

背部：督脉——命门。膀胱经——双侧肾俞。

腹部：任脉——关元至气海。

胆经——双侧维道。肾经——双侧大赫。

奇穴——双侧提托。

下肢：胃经——双侧足三里。

【药物辅助治疗参考】

（1）补中益气丸，金匮肾气丸。

（2）山药 120 克，每晨煮服。

（3）黄芪 30 克，生姜 5 片，炖鸡食肉。

泌尿生殖疾病的刮痧疗法——男科疾病

1. 泌尿系感染

泌尿系感染是指因细菌等感染所造成的泌尿系急性炎症，包括尿道炎、膀胱炎、肾盂肾炎等。主要表现为尿频、尿急、尿痛，可伴有发热、畏寒，炎症侵及肾盂时可伴腰痛。尿液镜检有白血球或脓球。慢性泌尿系感染、泌尿系统结石、尿毒症、尿潴留、尿血皆可照此刮痧治疗。

【刮痧治疗】

头部：全息穴区一额旁三带（双侧）、额顶带后 1/3。

背部：膀胱经——双侧三焦俞至膀胱俞。

腹部：任脉——气海至中极。

肾经——双侧水道至归来。

上肢：三焦经——双侧会宗。

下肢：肾经——双侧筑宾、太溪、水泉。

【药物辅助治疗参考】

（1）知柏地黄丸。

（2）糯稻根须 30 克，用水煎，取汁服，次数不限。

2. 泌尿系结石

本病包括肾结石、输尿管结石、膀胱结石和尿道结石。肾结石绞痛发作多自腰部沿大腿内侧向下放射，输尿管结石绞痛多在下腹部，向肛门周围放射，并可伴有恶心、呕吐、痛后血尿、活动加重；膀胱结石可出现排尿中断；尿道结石多见于男性，表现尿道疼痛、尿流不畅，有时成滴排尿。本病属中医的淋证范畴。

【刮痧治疗】

头部：全息穴区——额旁三带（双侧）、额顶带后 1/3、顶枕带下 1/3。

背部：膀胱经——双侧肾俞至膀胱俞。

腹部：任脉——关元至中极。

胃经——双侧水道至归来。

下肢：脾经——双侧阴陵泉至三阴交。

肾经——双侧复溜至太溪。

【药物辅助治疗参考】
（1）金钱草 30 克，水煎服。
（2）芹菜末 30 克，绿豆芽 50 克，共用开水泡 2 分钟后，饭前服用，每日 2 次。

3. 前列腺炎、前列腺肥大

此二病均属中医淋证范畴。主要以小便频急，余沥不尽为主症，可见于老年男性。大小便不爽、不利，皆可照此刮痧治疗。

【刮痧治疗】
头部：全息穴区——额旁三带（双侧）、额顶带后 1/3。
背部：督脉——命门。
膀胱经——双侧肾腧至膀胱腧，志室至胞肓。
腹部：任脉——神阙至中极。
胃经——双侧大巨至归来。
下肢：肝经——双侧曲泉。
脾经——双侧三阴交。

【药物辅助治疗参考】
（1）前列康，六味地黄丸。
（2）糯米粉适量和成面团，做成小圆饼烤熟，睡前黄酒送服，连服 3 个月。
（3）芡实 30 克炒黄，加米酒 30 毫升及适量水煎取汁，睡前服，每晚 1 次。

4. 阳痿、早泄

阳痿、早泄均指男性性功能低下而言。以阳事痿弱不举，或举而不坚，或坚而早泄，不能进行正常性生活为主要表现。凡男女性功能低下或亢进、不育症、不孕症、习惯性流产，皆可照此刮痧治疗。

【刮痧治疗】
头部：全息穴区——额旁三带（双侧）、额顶带后 1/3。
督脉——百会。
背部：督脉——命门。
膀胱经——双侧肾腧、关元腧至下髎，志室。
腹部：任脉——关元至中极。
下肢：胃经——双侧足三里。
脾经——双侧阴陵泉至三阴交。
肝经——双侧蠡沟。

【药物辅助治疗参考】
（1）金匮肾气丸，健阳片。
（2）五味子 10 克，水煎取汁冲蜂蜜 30 克口服，每日 1 次。

5. 遗精

遗精是指在无性生活状态下发生的精液遗泄，正常未婚男子或婚后夫妻分居者，每月遗精 1～2 次，或偶尔稍多，属正常生理现象。若未婚成年男子遗精次数频繁，每周 2 次以上，或已婚有正常性生活而经常遗精，则属于病理状态。

梦遗为夜间有淫梦，精随梦泄；滑精为无梦而滑泄，甚或清醒时精液自流，或有所思慕而精液自流，或见色而精液自流。梦遗和滑精均有各自的特征，相比较而言，遗精病轻，滑精病重。患者多伴有头昏失眠、精神萎靡、腰腿酸软等症状。

梦遗

【症状】
以心烦不寐，梦中遗精阳兴不举，头晕目眩，心悸健忘为主要症状。

【刮痧治疗】

（1）选穴。关元、太溪、神门、三阴交。

（2）定位。关元：位于脐下 3 寸处。

太溪：内踝后方，当内踝尖与跟腱之间的中点凹陷处。

神门：腕横纹尺侧端，尺侧腕屈肌腱的桡侧凹陷处。

三阴交：在小腿内侧，当足内踝尖上 3 寸，胫骨内侧缘后方。

（3）刮拭顺序。先刮腹部关元穴，再刮前臂神门穴，然后刮下肢内侧三阴交，最后刮太溪。

（4）刮拭方法。补泻兼施。在需刮痧部位涂抹适量刮痧油。先刮拭腹部关元穴，不宜重刮，自上而下来回刮动，至皮肤发红、皮下紫色痧斑痧痕形成为止。再刮拭前臂内侧神门穴，不宜重刮，自上而下来回刮动，至皮肤发红、皮下紫色痧斑痧痕形成为止。然后重刮下肢内侧三阴交穴，30 次，出痧。最后重刮足部太溪，用刮板角部，30 次，出痧。

滑精

【症状】

以遗精遇思虑或劳累而作，头晕失眠，心悸健忘，面黄神倦为主要症状。

【刮痧治疗】

（1）选穴。心俞、脾俞、肾俞、关元、足三里、三阴交。

（2）定位。心俞：在背部，当第五胸椎棘突下，旁开 1.5 寸。

脾俞：在背部，当第十一胸椎棘突下，旁开 1.5 寸。

肾俞：在腰部，当第二腰椎棘突下，旁开 1.5 寸。

关元：位于脐下 3 寸处。

足三里：膝盖下 3 寸，胫骨外侧一横指处。

三阴交：在小腿内侧，当足内踝尖上 3 寸，胫骨内侧缘后方。

（3）刮拭顺序。先刮背部心俞至肾俞，再刮腹部关元，然后刮下肢内侧三阴交，最后刮足三里。

（4）刮拭方法。补法。在需刮痧部位涂抹适量刮痧油。先刮拭背部心俞经脾俞至肾俞穴，宜重刮，自上而下来回刮动，至皮肤发红、皮下紫色痧斑痧痕形成为止。然后刮拭腹部关元穴，不宜重刮，自上而下来回刮动，至皮肤发红、皮下紫色痧斑痧痕形成为止。最后重刮下肢内侧三阴交穴和外侧足三里穴，各 30 次，出痧。

皮肤疾病的刮痧疗法

1. 疔、疖、痈、疽

疔、疖、痈、疽是急性化脓性疾病。其特征是病变局部皮肤红肿、疼痛、皮肤灼热，严重者伴全身发热。因其发生部位不同，又有不同名称，但皆可照此刮痧治疗。

疔：其形小、根深，坚硬如钉子状；患处皮肤麻木或痒痛并伴有寒热交作。多因饮食不节，外感风邪火毒及四时不正之气而发。发病较急，变化迅速，初起如栗，坚硬根深，继则焮红发热，肿势渐增，疼痛剧烈，待脓溃疔根出，则肿消痛止而愈。治疗宜清热解毒。

疖：即毛囊和皮脂腺的急性炎症。由内蕴热毒或外触暑热而发，疖长于肌表，肿势局限，形小色红、热痛、根浅，出脓即愈。治宜清热解毒。

痈：疮面浅红肿而高大。有肿胀、焮热、光泽无头、疼痛及成脓等。多由外感六淫，外伤感染等，导致营卫不和，邪热壅聚，气血凝滞而成。痈分为内痈、外痈两类。属急性化脓性疾患。

疽：漫肿而皮色不变，疮面较深。由于气血为邪毒所阻滞，发于肌肉、筋骨间的疮肿。分为有头疽和无头疽两类。

【刮痧治疗】

头部：全息穴区——额旁一带（双侧）、额旁二带（左侧）。

督脉——百会。

背部：督脉——身柱至灵台。膀胱经——双侧心腧至膈腧。

上肢：心包经——双侧郄门至内关。

下肢：膀胱经——双侧委中。

阿是穴——沿患部周围呈放射状刮拭。

【药物辅助治疗参考】

（1）牛黄解毒丸。

（2）初期，可选金黄膏，紫金锭等外敷；中期，用九一丹放于疮顶，再用金黄膏外敷；后期，用生肌散盖贴。

2. 丹毒

本病常有畏寒，发热和全身不适等症状，发热可持续至局部病变消退时。病变局部皮肤色红，边缘明显，表面光滑发亮、水肿，略高出皮面，触之坚实，如有大疱发生，压痛明显。反复发作的可产生局部象皮肿。尤以小腿多见，也可见于面部。

【刮痧治疗】

头部：全息穴区——额旁一带（右侧）、额旁二带（左侧）、额顶带后1/3。

背部：督脉——大椎至身柱。

上肢：大肠经——双侧曲池、合谷。

下肢：脾经——患侧血海、阴陵泉。膀胱经——患侧委阳、委中。

【药物辅助治疗参考】

冰片酒渍，外涂患处，不拘时。

3. 带状疱疹

本病多发于春秋季节。发疹前常有发热、倦怠、食欲不振等轻重不等的前驱症状，局部先感皮肤灼热，感觉过敏和疼痛，继则皮肤潮红，在红斑上出现簇集性粟粒大小丘疹，迅速变为小疱，疱膜紧张发亮，中心凹陷，呈脐窝状，不相融合，一般数日后干燥结痂，不留斑痕，仅有暂时性色素沉着，附近往往有淋巴结肿大，好发于腰部，中医称"缠腰龙"。

【刮痧治疗】

头部：全息穴区——额旁二带（左侧）、顶颞后斜带中1/3（对侧）。奇穴——太阳。

背部：夹脊——疱疹所在部位相对应的向侧夹脊穴。

上肢：大肠经——患侧曲池、合谷至二间。

下肢：胆经——患侧阳陵泉至外丘。

【药物辅助治疗参考】

（1）维生素 B_1。

（2）达克宁油膏涂患处。

（3）龙胆泻肝丸。

4. 湿疹

急性湿疹，属变态反应性皮肤病。初起时可局限于某部位，很快发展为对称性，甚至泛发全身。皮肤损害为多形性、有红斑、丘疹、水疱等。常集簇成片状，边缘不清，由于搔抓可引起糜烂、渗液、结痂等继发性损害，剧痒。迁延不愈可转变为亚急性和慢性湿疹，此时皮疹渗出液减少，出现浸润肥厚，反复发作。

【刮痧治疗】

头颈部：全息穴区——额旁一带（双侧）、额旁二带（右侧）。督脉——风府至陶道。

背部：膀胱经——双侧肺腧至心腧，肝腧至脾腧。

上肢：大肠经——双侧曲池至手三里。

下肢：脾经——双侧阴陵泉至三阴交。

【药物辅助治疗参考】

（1）蒲公英、甘草各 50 克煎水放凉，用 5 至 6 层纱布浸水敷患处，每次 10 至 15 分钟，每日 2 至 10 次。

（2）10％水杨酸软膏，加适量炉甘石，樟丹，冰片研末混匀外涂患处。

5. 扁平疣

扁平疣大多突然出现，为芝麻或粟米大，扁平，稍高起皮面的小疣，表面光滑，呈浅褐色或正常肤色，小圆形、椭圆形或多边形，境界清楚，多数密集。用手抠掉可扩散分布排列成条状。偶有微痒，好发于颜面、手背及前臂处。

【刮痧治疗】

头部：全息穴区——额旁一带（双侧）、额旁二带（左侧）。

胆经——双侧风池。

背部：督脉——大椎至陶道。

上肢：大肠经——双侧曲池至手三里。

下肢：胆经——双侧中渎、阳陵泉。胃经——双侧丰隆。

【药物辅助治疗参考】

薏仁米 50 克煮粥，每日服 1 次，亦可薏仁米水煎外洗患部。

6. 牛皮癣

牛皮癣是一种皮肤红斑上反复出现多层银白色干燥鳞屑的慢性复发性皮肤病，病因不明。初起为大小不等的红色丘疹或斑片，以后渐大，部分相互融合，形状不一，界限明显。红斑上覆以多层银白色鳞屑，有不同程度的瘙痒，将鳞屑刮去后有发亮薄膜，再刮去薄膜，即有点状出血。神经性皮炎可照此刮痧治疗。

【刮痧治疗】

头部：全息穴区——额旁二带（左侧）、额顶带后 1/3、顶颞后斜带（对侧）。胆经——双侧风池。

背部：督脉——大椎至陶道。

上肢：肺经——双侧列缺至太渊。

下肢：脾经——双侧血海、三阴交。阿是穴——直接刮拭皮肤病损处。

【药物辅助治疗参考】

（1）复合维生素 B。

（2）肤氢松软膏，涂患处。

7. 荨麻疹

本病是指皮肤常突然发生局限性红色或苍白色大小不等的风团，境界清楚，形态不一，可为圆形或不规则形，随搔抓而增多、增大。肩觉灼热、剧痒。皮损大多持续半小时至数小时自然消退，消退后不留痕迹。除皮肤外，亦可发于胃肠，可有恶心呕吐，腹痛、腹泻，发于喉头黏膜则呼吸困难、胸闷，甚则窒息而危及生命。风疹可照此刮痧治疗。

【刮痧治疗】

头部：全息穴区——额旁一带（双侧）、顶颞后斜带（双侧）。

胆经——双侧风池。

背部：膀胱经——双侧膈腧至肝腧、大肠腧。

上肢：大肠经——双侧曲池至手三里。

奇穴——双侧治痒穴。

下肢：脾经——双侧血海、三阴交。

【药物辅助治疗参考】

（1）维生素 B_1。克感敏。扑尔敏。防风通圣丸。

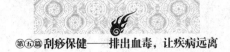
（2）荆芥 45 克，防风 45 克，白菊花 45 克，开水冲泡，外洗，不拘时。

8. 痤疮

痤疮也叫"粉刺"，好发于颜面，胸背等处，皮肤起丘疹如刺，可挤出碎米样白色粉质物。常形成丘疹、脓疱或结节等，好发于青年男女，除儿童外，人群中有 80%～90% 的人患本病或曾经患过本病。

【刮痧治疗】

头部：全息穴区——额旁一带（双侧）、额旁二带（左侧）。

背部：督脉——大椎至命门。

奇穴——与大椎至命门相平行的双侧夹脊穴。

膀胱经——双侧肺腧、肝腧、脾腧、大肠腧至小肠腧。

上肢：大肠经——双侧曲池、合谷。

下肢：胃经——双侧足三里至丰隆。脾经—双侧三阴交。

> **小提示**
>
> 痤疮患者饮食方面要注意"四少一多"，即少吃辛辣食物（如辣椒、葱、蒜等），少吃油腻食物（如动物油、植物油等），少吃甜食（如糖类、咖啡类），少吃"发物"（如狗、羊肉等），适当吃凉性蔬菜、水果，也防过量后引起胃病。

五官科疾病的刮痧疗法

1. 目赤肿痛

目赤肿痛为多种眼科疾患中的一个急性症状，俗称火眼或红眼，常见目睛红赤、畏光、流泪、目涩难睁、眼睑肿胀，可伴头痛、发热、口苦、咽痛，常见于结核性结膜炎、急性流行性结膜炎、急性出血性结膜炎。

【刮痧治疗】

头部：全息穴区——额中带、额顶带前 1/3、顶枕带上 1/3。膀胱经——患侧攒竹、眉冲。

督脉——上星。奇穴——患侧太阳。

胆经——双侧风池。

背部：膀胱经——双侧肺腧、肝腧至脾腧。

上肢：大肠经——双侧合谷至商阳。

肺经——双侧少商。

下肢：胆经——患侧光明至阳辅、侠溪。

【药物辅助治疗参考】

（1）龙胆泻肝丸，维生素 B 类。

（2）白菊花 60 克，煎水熏洗眼外部，每日睡前洗 1 次。

2. 麦粒肿

麦粒肿为眼睑发生局限性硬结，状如麦粒，痒痛并作的病症，俗称针眼。是一种普通的眼病，人人可以罹患，多发于青年人。此病顽固，而且容易复发，严重时可遗留眼睑疤痕。麦粒肿是皮脂腺和睑板腺发生急性化脓性感染的一种病症，分为外麦粒肿和内麦粒肿。

【刮痧治疗】

头部：全息穴区——额中带、额顶带中 1/3、顶枕带中 1/3。

胃经——患侧承泣、四白。

膀胱经——患侧睛明、攒竹。

奇穴——患侧太阳。

胆经——患侧瞳子髎、风池。

背部：膀胱经——双侧肺腧、胃腧。

上肢：大肠经——双侧曲池、合谷。

【药物辅助治疗参考】

线绳或麻绳约30厘米长，醋浸后，在患侧中指第三节中部缠绕1至4圈，松紧适宜，越早越好，6至8小时后解去。适用于麦粒肿初发、红肿疼痛者。

3. 眼底出血

眼底出血是由外伤、结核病、高血压、糖尿病、贫血、视网膜血行障碍、视网膜静脉周围炎等病引起的一种眼病。特征为视力突然减退，轻者如隔云雾视物，重者仅辨明暗，或时见红光满目，或一片乌黑。

【刮痧治疗】

头部：全息穴区——额中带、额顶带后1/3、顶枕带下1/3。

督脉——百会。

膀胱经——患侧睛明、攒竹。

奇穴——患侧太阳。

胆经——患侧瞳子髎、风池。

背部：督脉——大椎至陶道。

膀胱经——双侧肝腧至肾腧。

下肢：脾经——双侧血海、三阴交。

肝经——双侧太冲。

【药物辅助治疗参考】

六味地黄丸，知柏地黄丸，龙胆泻肝丸。

4. 近视

近视为远看不清楚，喜欢把书报置近于眼前处阅读。如不戴眼镜，在近距离工作或阅读时，易产生肌性视疲劳，出现视物双影，眼肌痛，头痛恶心等症。假性近视、远视及各种原因引起的视力减退，皆可照此刮痧治疗。

【刮痧治疗】

头部：全息穴区——额中带、额顶带后1/3、顶枕带下1/3。

膀胱经——双侧睛明、攒竹、眉冲。

胆经——双侧瞳子髎。

奇穴——印堂、双侧太阳。

胆经——双侧风池。

三焦经——双侧翳风。

背部：膀胱经——双侧肝腧至肾腧。

上肢：大肠经——双侧合谷。

下肢：胆经——双侧光明至阳辅。

5. 耳鸣、耳聋

耳鸣的表现为经常的或间歇性的自觉耳内鸣响，声调多种，或如蝉鸣，或如潮涌，或如雷鸣，难以忍受。鸣响或有短暂，或间歇出现，或持续不息。耳鸣对听力多有影响，但在早期或神经衰弱及全身疾病引起的耳鸣、常不影响听力。耳聋表现为听力减退，或完全丧失。根据发病原因的不同，有由听力逐渐减退、而至全聋者，有突然发生耳聋者，有发于双侧者，有只发一侧者。神经性耳鸣、神经性耳聋、中耳炎皆可照此刮痧治疗。

【刮痧治疗】

头部：全息穴区——额旁二带（左侧）、额顶带后1/3、顶颞后斜带下1/3（患侧）。

胆经——患侧悬颅至听会、风池。

三焦经——患侧角孙至翳风。

背部：膀胱经——双侧肾腧至气海腧。

腹部：任脉——气海至关元。

上肢：三焦经——患侧外关、中渚。

【药物辅助治疗参考】

（1）谷维素，耳聋左慈丸。

（2）芥菜子 30 克，捣碎，药棉包成小球，每晚睡前，分塞两耳内，次晨更换，适用于两耳暴鸣，病程短者。

6. 过敏性鼻炎

过敏性鼻炎常阵发性鼻，软腭局部发痒，或连续反复发作性喷嚏，分泌物多，出现大量清水涕。如继发感染，分泌物可呈粘脓性，间歇性，发作性鼻塞。暂时性或持久性嗅觉减退和消失。可伴头昏、头痛、慢性咳嗽、注意力不集中、精神不振等。

【刮痧治疗】

头颈部：全息穴区——额中带、额旁二带（左侧）、顶枕带中 1/3。

大肠经——双侧口禾髎至迎香。

奇穴——印堂、双侧上迎香。

胆经——双侧风池。

督脉——风府至大椎。

背部：膀胱经——双侧肺腧至脾腧。

上肢：大肠经——双侧合谷。

肺经——双侧尺泽至列缺。

下肢：胃经——双侧足三里至条口。

【药物辅助治疗参考】

（1）麻黄碱苯海拉明滴鼻液滴鼻，适用于因过敏所致慢性鼻炎。

（2）辛芩冲剂，开水冲服，一次 20 克，一日 3 次。

7. 鼻窦炎

鼻窦炎以鼻流腥臭脓涕、鼻塞、嗅觉减退为主症，常伴头痛，中医称之为"鼻渊"、"脑漏"等。急慢性鼻窦炎皆可照此刮痧治疗。

【刮痧治疗】

头部：全息穴区——额中带、额旁一带（双侧）。

奇穴——印堂。

督脉——百会。

胆经——双侧风池。

奇穴——双侧上迎香至大肠经——双侧迎香。

膀胱经——双侧攒竹。

背部：膀胱经——双侧胆腧至脾腧。

上肢：大肠经——双侧合谷。

肺经——双侧列缺至太渊。

下肢：脾经——双侧阴陵泉至三阴交。

【药物辅助治疗参考】

（1）藿胆丸，龙胆泻肝丸，鼻窦炎丸。

（2）滴鼻灵滴鼻。

8. 鼻出血

鼻出血又称鼻衄，是临床常见症状之一，多因鼻腔病变引起，也可由全身疾病所引起，偶有因鼻腔邻近病变出血经鼻腔流出者。鼻出血多为单侧，亦可为双侧；可间歇反复出血，亦可持续出血；出血量多少不一，轻者仅鼻涕中带血，重者可引起失血性休克；反复出血则可导致贫血。多数出血可自止。

【刮痧治疗】

头部：全息穴区——额中带、额旁一带（患侧）、额顶带后1/3。

督脉——上星。

胆经——双侧风池。

大肠经——患侧迎香至禾髎（出血时禁用，平时用于预防）。

背部：膀胱经——双侧肺腧至胃腧。

上肢：大肠经——双侧三间至二间。

下肢：脾经——双侧血海、三阴交。

肝经——双侧太冲至行间。

【药物辅助治疗参考】

（1）用棉球蘸1%麻黄素生理盐水塞入鼻腔，适用于出血较少者。

（2）云南白药。

（3）大蒜捣如泥，贴敷涌泉穴，适用于各种原因所致的鼻出血。

9. 牙痛

牙痛为牙齿疼痛，咀嚼困难，遇冷、热、酸、甜等刺激，则疼痛加重，或伴龋齿，或兼牙龈肿胀，或有龈肉萎缩，牙齿松动，牙龈出血等症状。牙神经痛、牙龈炎、下颌关节炎皆可照此刮痧治疗。

【刮痧治疗】

头部：全息穴区——额中带、额顶带中1/3。

胃经——患侧下关、大迎至颊车。

督脉——水沟至兑端。

上肢：大肠——对侧温溜、合谷至二间。

下肢：肾经——双侧太溪至水泉。

胃经——双侧内庭。

【药物辅助治疗参考】

西瓜霜外敷患处。

10. 咽喉肿痛

咽喉肿痛是指咽喉部红肿疼痛的症状。在多种外感及咽喉部的疾病中可出现此症，本症又有"喉痹""喉喑"等名，急慢性喉炎、扁桃体炎、咽炎可照此刮痧治疗。

【刮痧治疗】

头颈部：全息穴区——额中带、额旁一带（双侧）。

胆经——双侧风池。

任脉——廉泉、天突。

胃经——双侧人迎。

背部：督脉——大椎。

膀胱经——双侧大杼至肺腧。

上肢：大肠经——双侧曲池、合谷。

肺经——双侧尺泽、列缺。

下肢：胃经——双侧丰隆、冲阳。

肾经——双侧太溪至水泉。

【药物辅助治疗参考】

四季润喉片、六神丸或喉症丸。

小儿疾病的刮痧疗法

1. 百日咳

百日咳是小儿常见的一种急性呼吸道传染病。病程较长，缠绵难愈，以阵发性发作、连续性咳嗽，咳后伴有吸气性吼声为特征。每日发作数次至数十次不等，故亦名"顿咳"。小儿感冒咳嗽，肺炎、支气管炎咳嗽可照此刮痧治疗。

【刮痧治疗】

头颈部：全息穴区——额中带、额旁一带（双侧）。

奇穴——双侧百劳。

背部：督脉——大椎至身柱。

膀胱经——双侧风门至肺腧。

胸部：任脉——天突至膻中。

前胸——由内向外刮。

肺经——双侧中府。

上肢：肺经——双侧尺泽至太渊。

大肠经——双侧合谷。

下肢：胃经——双侧丰隆。

肝经——双侧蠡沟。

【药物辅助治疗参考】

（1）百部10克，水煎取汁加糖适量，每日服3次，连服7～10天。

（2）鲜车前草30克，捣汁，开水冲服。

（3）新鲜鸡胆汁1毫升，白糖适量调匀，分2次早晚口服。

2. 小儿腹泻

小儿腹泻是指小儿大便次数增多，便下稀薄，或如水样，多由于饮食不当或肠道内感染所致。小儿腹泻四季皆可发生，尤以夏秋两季为多见。

【刮痧治疗】

头部：全息穴区——额旁二带（双侧）。

背部：膀胱经——双侧脾腧、肾腧、大肠腧至小肠腧。

腹部：任脉——建里至水分。

胃经——双侧天枢。

肝经——双侧章门。

下肢：胃经——双侧足三里、内庭。

【药物辅助治疗参考】

（1）肉豆蔻3克研细末，每次取0.3克，开水冲服。

（2）胡萝卜煮烂捣泥加水服。

（3）绿豆面适量，用鸡蛋清和成面饼状，贴敷囟门处。每晚贴1次，次晨取下。

3. 小儿消化不良

小儿消化不良主要表现为纳呆厌食、饮食不化、腹满胀痛、嗳腐呕吐乳食、大便腥臭。小儿营养不良、生长发育缓慢、肠寄生虫病可照此刮痧治疗。

【刮痧治疗】

头部：全息穴区——额旁二带（双侧）。

背部：督脉——大椎至悬枢。

膀胱经——双侧脾腧至三焦腧。

腹部：任脉——中脘至气海。胃经——双侧天枢。

肝经——双侧章门。

上肢：奇穴——双侧四缝。

下肢：胃经——双侧足三里。脾经——双侧公孙。

【药物辅助治疗参考】

（1）小儿化食丸，加味保和丸，启脾丸，健脾丸。

（2）鸡内金，焙干研末，取1至2克开水冲服，每日3次。

4. 小儿遗尿

小儿遗尿指3周岁以上的小儿，睡眠中小便自遗。俗称尿床。多因肾气不足，膀胱寒冷，下元虚寒，或病后体质虚弱，脾肺气虚，或不良习惯所致。仰面平卧体位睡觉这种不良习惯引起遗尿的，不需服药，纠正办法是用布带于小儿腰背后作一大结以使仰卧时不适而转为侧卧。

【刮痧治疗】

头部：全息穴区——额顶带后1/3、额旁三带（双侧）。

督脉——百会。

背部：督脉——身柱至命门。

膀胱经——双侧肾腧至膀胱腧。

腹部：任脉——关元至曲骨。

下肢：胃经——双侧足三里。脾经——双侧三阴交。

肾经——双侧太溪。

【药物辅助治疗参考】

（1）桑螵蛸3克，炒焦研末，加白糖少许，每日下午以温开水调服，连服10日。

（2）益智仁10克，醋炒研末，分3次开水冲服。

（3）五倍子、何首乌各3克研末，醋调敷于脐部。每晚1次，连用3至5日。

5. 小儿腮腺炎

腮腺炎是由腮腺炎病毒引起的一种急性传染病，可见发热，耳下腮部肿胀疼痛，故又有"蛤蟆瘟"、"大头瘟"、"痄腮"之称。好发于冬春季，故中医也叫"温毒发颐"。

【刮痧治疗】

头部：全息穴区——额中带、额旁二带（患侧）、顶颞后斜带下1/3（患侧）。胃经——患侧大迎至颊车。

背部：膀胱经——双侧肺腧至胃腧。

上肢：大肠经——患侧曲池、合谷。三焦经——患侧外关。

肺经——双侧少商。

下肢：胃经——双侧丰隆。

【药物辅助治疗参考】

（1）板蓝根冲剂。

（2）仙人掌去净刺及皮，捣烂敷患处。

（3）夏枯草、板蓝根适量水煎频服，连服2～4天。

6. 小儿抽搐

小儿抽搐中医叫"小儿惊厥"或"小儿惊风"。发病时四肢抽搐，伴高热、神昏。发病急骤的叫"急惊风"，可见于脑炎及其他传染性或感染性疾病。手足徐动，发病缓慢，不伴高热神昏的叫"慢惊风"，见于缺钙、脱水、营养不良等。凡抽搐病因已明确诊断者，及大脑发育不全、脑性瘫痪皆可照此刮痧治疗。

【刮痧治疗】

头部：全息穴区——额中带、额顶带后1/3、顶颞前斜带（双侧）、发热加额旁一带（双侧）。督脉——人中、前顶、大椎。

上肢：大肠经——双侧合谷。

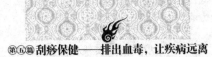

下肢：胆经——双侧阳陵泉。肝经——双侧太冲。肾经——双侧涌泉。

【药物辅助治疗参考】

（1）紫雪丹或安宫牛黄丸，清开灵，用于急惊风。

（2）理中丸，小儿健脾丸，活性钙等，用于慢惊风。

美容保健的刮痧疗法

刮痧，是盛行于我国民间的一种治疗、保健方法，刮痧美容借助刮痧板，通过一定的手法，将力作用于脸、颈部及其他部位的肌肤及深部组织，以达到美容、健体的目的，是一种特殊的物理疗法。其作用主要在以下几方面：

刮痧对皮肤的作用

刮痧的机械作用，使皮下充血，毛细孔扩张，秽浊之气由里出表，体内邪气宣泄，把阻经滞络的病源呈现于体表；使全身血脉畅通，汗孔张开，而达到痧毒从汗出而解。同时，可使皮脂分泌通畅，皮肤柔润而富有光泽，肤色红润，皱纹减少，还可以消耗过多的脂肪，加快代谢和有助于减肥。

刮痧对血管的作用

刮痧术通过经络腧穴刺激血管，改变血管内的血流运动，使人体周身气血迅速得以畅通，病变器官和受损伤的细胞得到营养和氧气的补充，气血周流，通达五脏六腑，平衡阴阳，可以产生正本清源、恢复人体自身愈病能力的作用。

刮痧对人体免疫功能的作用

刮痧可以促进正常免疫细胞的生长、发育、提高其活性，同时刮痧出的痧象可趋向吸引淋巴细胞、白细胞和其他免疫细胞向出痧部位靠近，从而对病毒、细菌起到吞噬作用。此外，刮痧可使人体的组织胺、类组织胺及乙酰胆碱分泌增多，使其携带氧气和血红蛋白的数目相应增加，从而使免疫细胞得到足够的营养补给。这些都有助于人体自身免疫系统功能的提高。

刮痧对消除疲劳、增强体力的作用

在超负荷工作和大的活动量之后，人的肌肉由于过度紧张而收缩，使肌肉内代谢的中间产物——乳酸大量积聚，人就会感到全身疲劳、肌肉酸疼。这时，通过刮痧可以部分转化这些中间产物，比如可使 1/5 的乳酸氧化成二氧化碳和水，4/5 的乳酸还原成能量物质，从而使全身肌肉放松，肌张力降低，人因此消除疲劳和恢复机体的工作能力。

面部刮痧养颜美容，通过刮拭面部的经络来疏通气血，改善微循环，清除沉淀在皮肤深层的毒素及其他代谢产物，增加细胞营养供应，促进新陈代谢，使皮肤表面的分泌功能和清洁过程不断加强。

在刮痧美容的过程中，根据经络、脏腑、阴阳的表里关系，可以判断出病变部位。针对病变部位刮拭躯干四肢有关的经穴和全息穴区，出痧排毒，活血化瘀，疏通了经络，增强了脏腑功能，改善了内分泌，从根本上治疗和缓解色斑、痤疮等障碍性疾病，使皮肤保持润泽有弹性，延缓皱纹的产生，使人们恢复靓丽容颜，并有益于全身健康。

1. 美白

美白从健康做起。以中医经络的观点来看，身体的健康状况会反映在脸部，若是体内经络的脉气不通，脸部皮肤自然暗沉、发黄，色块不均。一个不懂保养的人，在步入中年之后，会发觉脸色失去年少时的白净、光彩，成了名副其实的"黄脸婆"。脸部除了净白以外，还得要透亮，才是健康的表现。

脸部要净白，要抓住两个重点：

（1）身体要健康，尤其是要保持脸上的穴道畅通。

（2）防晒要做好。

脸部美白方法除了搽防晒保养品，搽美白精华液、美白霜，勤敷美白面膜，打美白针，吃美白食物以外，最快速、有效、易学、实用的方法，就是脸部刮痧、拍打、按摩。

脸部净白刮痧方法：

（1）脸上有6条阳经，可以整脸刮痧，刮到脸部酸痛感消失即可停止。脸部刮痧前，脸要洗干净，抹上滋润物。

（2）刮痧板与脸部呈90度角，轻轻地让力道下沉2～3厘米，力道不能浮，刮到脸上的气节。

额头部位由下往上，从眉毛到发际刮，整个额头部位都要刮到。

两颊以鼻子为中心点，横向刮痧，由上到下，由内往耳朵方向刮痧。

人中也要刮痧，这里是子宫、卵巢的反射点，刮痧手法与刮脸颊部位相同。

下巴同样横向刮痧，以下巴中间、鼻子下为中心点，往左、右两边单方向刮痧。

面部肌肤上斑点瑕疵、发黄晦暗等问题也可以用刮痧来治疗。因为刮痧刺激肌肤经络与腧穴，可以使脸部气血流畅，加速肌肤的新陈代谢，增强皮肤对营养成分的吸收，让体内毒素由血管或毛孔排出体外。

【操作方法】

第一步，清洁肌肤。用温水洁面，包括使用洁面乳、喷雾等。

第二步，涂抹介质。

第三步，刮痧。

【气滞血瘀型斑的刮痧】

经脉：督脉、足阳明胃经、足厥阴肝经、手少阴心经。

主穴：百会、风池、印堂、四白、颧髎、上关、太阳。

大椎、大杼、肝腧、胆腧、太冲。

配穴：面部 口禾髎、巨髎、阳白、头维。

身体 神门、内关、三阴交、足三里、肾腧。

刮痧方法：先通经脉，每次主穴均选头面部穴位平补平泻；根据皮损部位加选面部配穴，一般用平补平泻法。

2. 防皱

防皱去皱，是指预防或消除面部或颈部的皱纹。皱纹是皮肤老化最初的征兆，皱纹进一步发展，就要增加皮肤弹性，以保持皮肤的平滑。

传统的鱼形刮痧板刮按面部穴位，可以有韵律地刺激皮肤组织、肌肉和神经，促进血液循环。当血液循环变得顺畅，氧气和营养成分就会被及时运送到各个皮肤组织，新陈代谢也随之加快。因此刮痧可以增加皮肤与肌肉的弹性，改善局部的血液循环，增加皮肤光泽，保持皮肤水分，使皱纹平展。坚持使用神奇的刮痧板刮脸术，每天晚上用刮痧板进行1分钟的脸部刮拭，就能让护肤效果事半功倍，起到激活面部细胞活力的醒肤奇效，令你呈现自然均衡的健康肤色。从而实现"岁月不留痕"的愿望。

刮痧去皱主要有四种常用的方法：

（1）紧致脸部轮廓

将鱼形刮痧板紧贴两颊，沿脸颊轮廓线轻轻向耳部刮按，反复10次。有助于提升脸部线条，不让双颊有下垂赘肉。

（2）顺畅血液循环

将瓷勺放在耳朵后面的凹陷处（耳下腺）轻轻敲打，反复40次。节奏轻快的敲打能让脸部血液和淋巴循环更顺畅。

（3）提升眼尾线条

将刮痧板自眼尾向太阳穴轻轻刮按，反复5次。有助于提拉眼角肌肤，避免眼角下垂、眼尾细纹丛生等问题。

（4）缓解压力

将刮痧板自印堂向神庭刮拭，再刮痧整个额头，可缓解因压力过大产生的头晕、头痛、抬头纹等。

3. 减肥

人体肥胖的原因，其一是食欲好、食量大、吸收佳，而运动量小；其二是脾气虚，运化功能减弱，致使运化水湿功能低下，能量代谢发生障碍，湿聚而成痰，湿和痰（即指多余的水分与脂肪）不断蓄积，则形成形体肥胖。中医认为脂肪为一种"痰"，即为一种湿气，因为肥胖的人多半喜欢吃甜食、饮料、冰品，导致湿气留驻，造成脂肪聚积。

刮痧的机械作用，使皮下充血，毛细孔扩张，秽浊之气由里出表，体内邪气宣泄，把阻经滞络的病源呈现于体表；使全身血脉畅通，汗腺充溢，而达到开泄腠理、痧毒从汗而解。同时，可使皮脂分泌通畅，皮肤柔润而富有光泽，肤色红润，皱纹减少，还可以减少脂肪，加快代谢和有助于减肥。坚持对肥胖的局部进行刮痧，对各种原因的局部肥胖均有减肥效果。

【刮痧减肥的选穴与方法】

减肥刮痧力度要适中，每天刮1至2次。若按力大、刮拭时间长，必须涂刮痧润滑剂保护皮肤，而且抹上少许的油膏或乳液以作为润滑剂，可以避免肌肤因过度摩擦而产生不适，甚至于出现破皮的状况，刮痧时力量也可以避免下得太重。

背部：膀胱经——双侧肺腧、脾腧、肾腧。

胸腹部：任脉——膻中、中脘、关元。

上肢：肺经——双侧孔最至列缺。

大肠经——双侧曲池。

下肢：胃经——双侧丰隆。脾经—双侧三阴交。

肥胖的局部：直接刮拭肥胖的局部，应使按压力传导到皮下组织，促其被动运动，有利于加强新陈代谢，消除局部的水分和脂肪，达到减肥目的。

脸部：①自头顶处直线往下刮至鼻尖处 ②自鼻侧顺着法令纹往下刮 ③自眼窝下方经过颧骨往下刮至颈部。

颈部：①自左右耳后下刮至肩膀 ②自下巴下刮至喉结。

手臂：①自肩处往下刮至手掌 ②自手腕往下刮至腋下。

背部：①由颈部由上往下，分三边刮至两肩及脊中 ②自腋下多肉处往下刮至腰部 ③从脊中与两侧脊骨分三次由上往下刮。

臀部：①自臀部多肉处往下刮 ②自腰部往下刮至臀部底处。

腰围：①自腰部分前、侧、后三次往下刮 ②小腹自肚脐往下刮。

大腿：①自大腿外侧多肉处往下刮至膝关节 ②自大腿内侧关节往上刮。

小腿：①自膝关节外侧往下刮至脚踝 ②自小腿内侧脚踝往上刮至膝关节。

手掌：①自拇指关节往下刮至腕关节 ②自中指下方往下刮至手腕 ③自小拇指顶端往下刮至腕关节 ④掌中心顺时针方向刮。

脚底：①自脚掌凹处又外侧往内刮至脚掌中心 ②自脚掌中心直线往下刮。

4. 美目

每个人都向往拥有一双年轻、美丽和动人的眼睛。然而，眼睛却是面部最容易衰老的部位。因为眼部皮下的皮脂腺与汗腺分布最少，是人体皮肤最薄的部位，极易产生皱纹。一旦皱纹形成，往日的那充满青春活力的神采便日渐消失，随之而来的是面容衰老无华。所以，平时要更加注意呵护自己的双眼。

眼部皱纹由浅至深分为三种：由角质层缺水引起的干燥纹；因角质层缺水引起有棘层细胞萎缩而产生的线状纹（通常称鱼尾纹）；由真皮层纤维老化所产生的深皱纹。

眼部刮痧可促进眼部血液循环，刺激穴位，帮助眼部气血运行，改善眼部黑眼圈、

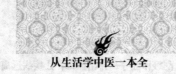

眼袋、皱纹、皮肤松弛，下垂现象，令眼部皮肤紧实、富有弹性。因此眼部刮痧适合有黑眼圈，眼袋、眼角下垂及鱼尾纹等表现的人群。

【精油刮痧美目的基本手法及程序】

（1）手握刮痧板，治疗时厚的一面朝向手掌，保健时薄的一面朝向手掌。

（2）刮痧板与刮试方向保持90～45度进行刮痧。

（3）刮痧时应用力均匀，刮痧部位尽量拉长。

【程序】

（1）卸妆、洗脸。

（2）在眼部均匀涂抹精油。

（3）眼部刮痧。

（4）眼膜（根据眼部皮肤问题上膜）。

（5）洁面。

【日常护理小建议】

（1）脸部保养品有时会含强效的活性成分，对眼部可能会造成过敏现象，所以我们建议最好使用专为眼部设计的保养品。

（2）必须克服平时的一些不良习惯，如喜欢皱眉、眯眼、熬夜及面部表情过于丰富等。其次要多喝水，经常食用一些胶质性物质，如猪蹄、鸡爪等，以保持皮肤的滋润。

5. 美颈

颈部是头颅连接躯干的枢纽，支撑着整个头部的重量，又经常暴露在外面，与人接触时，看见颜面，便会看见颈部。人们工作和休息时的不良姿势会使颈部较早地出现脂肪沉积和皱纹。此外，不当的肢体运动也会造成颈部皮肤的老化，激烈体育运动压迫脊椎也会造成颈部皮肤的纹理松弛。从40岁起，人体颈部皱纹会明显增多，皮肤脱水现象越来越明显。祖国医学认为颈部老化是由于脾胃亏虚，气血化生不足，颈部皮肤失于涵养，或由于过食肥甘味厚，聚湿生痰，阻塞脉络，气血不能荣养颈部肌肤，导致皮肤松弛老化。

刮痧美颈的选穴：大椎穴、大杼穴、人迎穴、足三里、扶突穴。

随症加减：脾胃亏虚者加足太阳膀胱经脾腧、胃腧穴。

【刮拭方法】

（1）患者取坐位，术者位于患者对面。嘱患者稍微仰头，在颈部涂抹刮痧介质，然后从上而下用平补平泻手法刮拭人迎穴、扶突穴，刮至皮肤出现红色痧痕为止。

（2）患者取俯卧位，术者站于患者侧面，在背部均匀涂抹刮痧介质后，自上而下刮拭大椎穴、大杼穴，刮至皮肤出现紫红色痧痕为止。

（3）患者取仰卧位，术者站于患者侧面，在小腿部均匀涂抹刮痧介质后，自上而下刮拭足三里穴，刮至皮肤出现紫红色痧痕为止。

颈部有长、短、粗、细之分，它和整个身材与头部必须协调相称，才能显得健康美丽。而颈部减肥健美操能使颈部的肌肉得到活动，祛除多余的脂肪并使之健美。

【具体练习方法如下】

（1）坐在凳子上，两臂自然下垂，头先向左摆，然后向右摆，这样左右摆动10次。

（2）坐在凳子上，挺起胸部，头先向下低，以下颌骨接触胸部为止，然后尽量向后仰头，脸朝上，停5秒钟后再低头，如此反复做10次。

（3）坐在凳子上，胸部挺起，向左右摇摆下颌，先轻后重，连续做10次。

（4）坐在凳子上，胸部挺起，先将颈部尽量向上伸，再将颈部尽量向下缩，使颈部肌肉先伸长后缩短，连续做10次。

（5）坐在凳子上，身体不动，头部先从左边尽量向后扭，扭至不能再扭为止，然后再从右边尽量向后扭，扭至不能再扭为止，这样连续做10次。

（6）身体俯卧在床上，将头部努力上抬，再慢慢降下来至平直状态，停留片刻再慢慢上抬，如此重复，直到不能坚持时止。

坚持练习颈部减肥健美操，可使脖子多余脂肪消除，皮肤富有弹性，并保持青春迷人的活力。同时，它能促使头皮血液畅通，对头发生长和脑髓的滋润都会产生良好的效果。

6. 丰胸

丰胸是指丰满女性的乳房及增加胸部肌肉的健美。乳房是成熟女性的第二性征，丰满的胸部是构成女性曲线美的重要部分。女性的乳房以丰盈有弹性、两侧对称、大小适中为健美。

中国医学认为，乳房发育不良属于萎症范围，自古先贤强调治萎当先治脾，中医丰胸处理原则主要以调理气血循环，改善肠胃机能并滋养肝肾为主。乳头属足厥阴肝经，乳房属足阳明胃经，肝主气机疏泄，胃主运化水谷精微，所以乳房的发育、丰满与人的情志是否舒畅、气血运行是否通达有密切关系。肝气旺盛，乳头自然硬挺，脾胃功能好，乳房自然丰满，要治疗乳房萎缩疾病，自然要以注重脾胃功能及补气养血为先，此外，乳房发育不良与内分泌失调及荷尔蒙的分泌有关，更须加以温补肾阳增强免疫功能，因此多方面的调理才能达到最理想的效果。如因产后哺乳而塌陷变形，需以补气回阳，活血通络为主，配合全身其他的症状，辨证论治对症下药，再配合施以针灸及物理能量经络理疗效果会更好。刮痧用于乳房的美容保健重在肝肾脾胃等脏腑经络。

刮痧时取经外奇穴乳四穴（在乳头为中心的垂直水平线上，分别距乳头二寸），足阳明胃经足三里穴，足太阴脾经三阴交穴，足厥阴肝经太冲穴。

患者取仰卧位，术者站于患者侧面，在刮拭部位均匀涂抹刮痧介质后，自外向内用泻法刮拭乳四穴，再刮足阳明胃经足三里穴，足太阴脾经三阴交穴，足厥阴肝经太冲穴。刮至局部皮肤出现红色斑点为止。刮拭乳四穴时手法应稍轻。

【注意事项】

患者应选用合适的文胸，过松会导致乳房下垂，过紧则会造成乳房附近的血液循环不良。

7. 纤腰

腰部曲线是身体曲线美的关键，腰身若恰到好处，即使胸不够丰满，臀不够翘，视觉上仍给人曲线玲珑、峰峦起伏的曲线美感。反之，就会显得粗笨。

正常情况下，腰围与臀围之比率应约为 0.72。如果比率低于 0.72，就属于标准的梨形身材，如果比率高于 0.72，即为苹果型身材，若达到 0.8，则是典型水桶腰了，用手轻轻一捏就会捏起赘肉，这时的体型已是"红灯"高悬，危险已在招手：苹果型腰身更易患心脏病，比率越高，危险越大，尤其是脂肪聚集在腰、腹部的人，该注意了。

女性腰、腹部最易囤积脂肪。使用腰部的刮痧方法，再加上正确的健美锻炼、控制饮食、良好的生活习惯等，就可以逐渐减轻体重，使人变得轻盈苗条。

【刮痧瘦腰的选穴】

天枢穴、足三里穴、大横穴、腰阳关、脾腧穴、胃腧穴、腰腧穴。

【刮拭方法】

（1）患者取俯卧位，术者站于患者侧面，在刮痧局部均匀涂抹刮痧介质后，采用泻法，自上而下刮拭脾腧穴、胃腧穴、腰阳关、腰腧穴，刮至皮肤出现紫红色痧痕为止。

（2）患者取仰卧位，术者站于患者侧面，在刮痧局部均匀涂抹刮痧介质后，自上而下刮拭天枢穴、大横穴、足三里穴，刮至皮肤出现痧痕为止。

【其他纤腰的方法】

法则一：纤腰运动——健身行动。

加强腰部运动，锻炼腰肌，对抗腰部脂肪，并配合全身运动，消耗脂肪，达到健美身形的目的。下面教你几招细腰动作，只要天天坚持，就会拥有迷人身段。

躺卧屈膝：平躺，双手放两侧，膝盖呈90度，吐气并将膝盖拉往右肩，反复，再拉往左肩，重复 10 次，锻炼后腰肌肉。

仰卧支腰：仰躺，双手掌托盆骨，支起下身及腰部，足尖挺直，背、头及两臂着地；左右脚交替向头部屈下，膝盖不弯曲，重复进行。锻炼腰、腹部。

法则二：纤腰食法。

合适的健身运动，再配合合理饮食，才能收到事半功倍之效果。

（1）多吃高纤维的食品。纤维可以减缓食品施放出能量，从而减弱脂肪在体内的聚集。每天纤维的摄入量应该为 20 ~ 25 克。水果，蔬菜，谷物都是很好的选择。

（2）多吃豆制食品。豆制类食品也是很好的低脂食物。并且富含维生素和蛋白质。每天应注意摄入适当的豆制品，如：豆腐、豆浆、豆奶等。

（3）多吃些蛋白质少吃些脂肪。蛋白质可以提高你的新陈代谢率，因为你的身体在消化蛋白质的时候需要消耗能量。每摄入 100 克蛋白质，要消耗 25 克，实际摄入量为 75 克。否则，每 100 克脂肪只能消耗 10 克，将有 90 克留在体内。

（4）多吃富含 B 族维生素的食物。维生素被称为维持生命的营养素，可见维生素的作用，在维生素中有些维生素是机体脂肪代谢的必需参与者，如 B 族维生素，它在减肥过程中可发挥如下的作用：一是通过促进氧化和全身新陈代谢，来帮助实现控制体重的目的；二是直接调节和增强新陈代谢，全面提高骨骼、肌肉发育水平，促进脂肪代谢，直接具有减肥作用。

法则三：纤腰定律——良好生活习惯。

平时保持挺胸收腹之态。看一看舞蹈演员的优美体型，她们平时走路都是这种姿势，让腰、腹部肌肉处于紧张状态，更好消耗脂肪，帮助锻炼体形。一有空就搓揉腰腹部，特别是晚上临睡前。

纤纤细腰是所有女性的渴望。炼出美丽腰际线，才能更好彰显你的靓丽身姿和窈窕身段。努力吧，为了迎接阳光下的美丽，多花点心思，杨柳小蛮腰就会追随着你。

8. 美腿

小腿粗的女性烦恼都是一样的，夏天穿裙子不好看，冬天穿靴子也不好看。但是瘦腿那么难，搞不好，还会让腿越来越粗壮了。下面我们就和大家分享一种很流行的极其简单的瘦腿方法——"刮痧瘦腿法"。用这个方法坚持一个月以后小腿围开始变瘦，两三个月以后都能瘦 3 至 6 厘米。

刮痧瘦腿使用工具

（1）瘦身精油：要想效果好，瘦腿的最快方法是用纤体瘦身精油，目前主流的瘦身精油是由杜松、葡萄柚、天竺葵、红花油、胡萝卜子，这几种成分组成的，因为他们具有分解脂肪、排除体内毒素和去水肿的功效。

（2）刮痧板：水牛角或者其他材料制成的刮痧板。如果没有刮痧板，也可以用家用的饭勺、瓷梗、木梳子的背面等来代替，只要边缘圆滑，不会刮破你的皮肤即可。

刮痧瘦腿操作方法

先在腿上涂上瘦身精油，坐在床上或者沙发上，腿自然曲起，让小腿处于最自然放松的状态，然后用刮痧板从膝盖到脚跟，每天刮 20 分钟（或是左右腿各 100 下）。刮拭时注意方向和把握力度。

（1）方向：从膝盖弯根开始，向下刮，每次只能刮一个方向。（如果有下肢静脉曲张或水肿，则必须从下往上刮，以改善血液循环，否则相反方向会越来越严重。没有的话，两个方向皆可，但是当然还是由下至上好，使得疲惫了一天的腿放松，血液循环有所改善。）

（2）力度：一定要相对大力度快速的刮！（当然也是越使劲越好，要在自己能承受的范围，只要坚持刮了就能有效果。）

刮痧瘦腿要注意的小细节

（1）刮之前一定要涂抹润滑作用的油比如：刮痧油、橄榄油、精油（建议用瘦身精油，因为瘦身精油本身就有消脂的功效，加配合刮痧就是事半功倍）。

（2）刮痧瘦腿刮完之后，用餐巾纸把没吸收的油擦拭干净。

（3）刮痧瘦腿后饮用热水一杯，可适当补充消耗的水分，防止头晕疲劳，还能促进新陈代谢，加快代谢物的排出。

（4）刮痧瘦腿时不要着凉，刮完后不要碰冷水，不要洗澡，最好是洗完澡刮痧之后就睡觉。

（5）刮痧瘦腿每天一次就可以了。

（6）如果出现紫点那是刮出痧来，说明身体有小小的毛病，稍稍停几天就会下去（个人体质不同，有些人是刮不出痧的）。

（7）不能带痧刮，出了痧后要停到痧退才能再刮。

（8）来月经的前三天身体不宜刮痧瘦腿，可以暂缓。

（9）饮食注意：如果你不是全身肥胖想减肥的话，饮食上没有什么特别注意的，只要少吃油腻、含糖量高的食物就行，如果能配合晚餐少吃一些，可以瘦得更快。

（10）加强效果：本方法也可以用于瘦大腿（刮大腿部位就行），刮痧瘦腿以后，可以做一些瘦腿瑜伽动作，拉伸肌肉，或者是空中踩单车动作，或者是躺着，双腿靠墙高举10分钟左右，效果会更明显。

9. 消除面部瑕疵

酒渣鼻的刮痧方法：涂刮痧油后，用面刮法从至阳穴开始向下刮至命门穴。再用双角刮法刮拭两侧同水平段的夹脊穴。再刮膀胱经。每次刮拭 10 ~ 15 厘米长，每个部位刮 15 ~ 20 下，刮拭过程中遇到疼痛点、不顺畅处、有结节的部位做重点刮拭。中医认为酒渣鼻与脾胃湿热有关。刮拭脾胃的脊椎对应区，可以调节脾胃功能，有健脾和胃、清热利湿的功效。

痤疮的刮痧方法：在督脉大椎穴均匀涂抹刮痧油。然后用面刮法先重点刮拭大椎穴，然后从大椎穴上面开始向下刮，一直刮到至阳穴（两肩胛骨下缘连线与背部正中线相交点）为止。最后用双角刮法刮拭椎穴到至阳穴两侧夹脊穴处，再用面刮法刮拭两侧同水平段的膀胱经。每次刮拭 10 ~ 15 厘米长，每个部位要刮 15 ~ 20 下，只要毛孔张开，或有痧出现就可以停止刮拭。刮拭过程中注意寻找疼痛点、不顺畅以及有结节的部位，并做重点刮拭。

中医认为痤疮与体内心肺热盛，热毒积聚有直接的关系。心肺脊椎对应区部位同时也是大椎穴、膈腧穴、心腧穴、肺腧穴所在的部位。刮拭心肺的脊椎对应区，可以调节心肺功能，对于体内热盛者有清肺活血解毒的功效，体内热毒清解，面部痤疮自然减轻或消失。

黄褐斑的刮痧方法：按照中医的基本理论，黄褐斑较常见的可分为三型，肝气郁结型、脾土亏虚型、肾水不足型。

刮痧时使用水牛角板，蘸取红花油进行。肝郁型选择肝腧、太冲、血海、足三里，脾虚型选择胃腧、脾腧、足三里、血海，肾虚型选择肾腧、照海、足三里、血海。黄褐斑是指颜面出现面积大小不等的斑片，小的如钱币大小，或蝴蝶状；大的满布颜面如地图。颜色呈黄褐色或淡黑色，平摊于皮肤上，摸之不碍手。黄褐斑多对称分布于颧、颊、额、鼻、口周、眼眶周围，界线明显，压之不褪色，表面光滑，无鳞屑，无痒痛感。引起黄褐斑的因素很多，主要有内分泌因素、物理性因素、化学性因素、炎症性因素、营养性因素等。长期的精神紧张、慢性肝功能不良、结核病、癌瘤、慢性酒精中毒等，均可诱发黄褐斑。

10. 乌发美发

坚持头部保健刮痧，可以迅速改善头皮血液循环，逐渐增加头发的营养成分。配合其他部位经穴的刮拭，不但可以促进毛发生长，还可间接调整脏腑功能，增强机体免疫

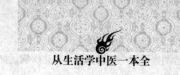

力。方法与步骤：

全头：每天刮拭全头 2 至 3 次。

侧头部：刮板竖放在头维至下鬓角处，从前向后下方刮至耳后发际处。

前后头部：以百会穴为界，将头顶部分为前后两部分。先由顶至前额发际处，从左至右依次刮拭，再由顶至后颈发际处，从左至右依次刮拭。

因头皮部分有毛发覆盖，为达到刺激效果，宜用刮板凸起面边缘大力刮拭，可以将以上部位用刮板角部依次重复刮拭，以加强效果。

【选穴】

背部：膀胱经——双侧肺腧、肾腧。

下肢：胃经——双侧足三里。脾经——双侧血海。

> **小提示**
>
> 中医认为"发为血之余"，肾"其华在发"。头发的好坏与气血、脏腑功能密切相关。肾气充足，气血旺盛，则发润泽。经常刮拭全头部，直接改善头部的微循环，使新陈代谢旺盛，头皮细胞活化，头部气血充盈畅达。发根得到充足的氧气和各种营养成分的补充，则毛发生长加快、毛干粗壮、发根坚固、发质柔软而有光泽，并能减少脱发和头皮屑，促进白发转黑。
>
> 人体所有的阳经都上达于头部，头部经络对全身各系统有整体调控作用。经常刮拭全头部，刺激头部经络穴位，还可畅达全身的阳经，疏通全身的阳气。配合膀胱经和胃经、脾经有关腧穴的刮拭，可增强脏腑功能，以助化生精血，润泽毛发。

11. 鼻部刮痧

刮拭鼻部以两手大拇指的指背中间一节，相互擦热后，分别刮拭鼻梁两侧 32 次；用食指自上而下刮鼻梁 16 次；分别用两手食指刮拭鼻尖各 16 次，然后用两手食指点压刮拭鼻翼两侧的迎香穴 32 次。此法可疏通经络，增强局部气血流通，有效预防感冒和鼻病。

气功健鼻《内功图说》中有三步锻炼健鼻功法。两手拇指擦热，刮拭鼻关 36 次；然后静心意守，排除杂念，二目注视鼻端，默数呼吸次数 3 ~ 5 分钟。晚上睡觉前，俯卧于床上，暂去枕头，两膝部弯曲，两足心向上，用鼻深吸清气 4 次，呼气 4 次，最后恢复正常呼吸。本法可润肺健鼻，预防感冒和疾病，还有强身健体的作用。

刮鼻部的穴位有：鼻通、迎香、素髎。

刮面颊部的穴位：巨髎、颊车。

刮痧美容，还要和排毒结合起来。要达到美容最佳效果，首先要进行排毒，把肠壁上的宿便排除掉，因为这些积存物在肠内发酵，就产生毒素。这种毒素，可使人致病，加速人的老化。服用清肠食品，可清除体内毒素和废物，从而清除面部的青春痘、黑斑、色素的生长因素，达到皮肤健美、美容的功效。

12. 唇部刮痧

面部是人体美最集中体现的部位，其中口唇的美学地位极其重要。优美的唇形态可以展示人的端庄、淳厚、秀丽、高雅和无限魅力。口唇及周围有众多的表情肌分布，其灵活、微妙细腻的运动，可将一个人的欢乐、愉快、甜蜜、深情、幽默、惊讶、愤怒等内心情感变化表现得淋漓尽致。因此有人认为美学重要性甚至可与"心灵的窗口"眼睛并驾齐驱。

医学美容专家认为女性美唇标准应为上唇 8.2 毫米，下唇 9.1 毫米，男性比女性稍厚 2 ~ 3 毫米，唇厚度的年龄变化很明显，40 岁以后唇厚度明显变薄，另外人种不同唇厚度也不同，非洲人的口唇较厚，北欧、北美人较薄。一般认为上、下唇中央厚度分别在 8 ~ 12 毫米以上为厚唇。

刮唇部刮痧选取的穴位有人中、承浆、地仓。左手按压地仓穴，由右往左侧唇上刮至人中穴到地仓穴，右手按压右侧，由左手往右侧唇上刮至人中穴到地仓穴，双手握刮痧板，板尖处轻提下巴3秒再轻放。刮拭过程中遇到疼痛点、不顺畅处、有结节的部位做重点刮拭。

> **小提示**
>
> 通过口唇的颜色可以辨别人体的多种疾病。比如：口唇润红则提示脾胃功能良好。上唇颜色焦枯或暗红为大肠病变。泛白的唇色为血虚的特征。上唇苍白泛青为大肠虚寒。下唇绛红为胃热。下唇苍白为胃气虚寒。唇色暗黑而浊者为消化系统功能失调，时见便秘、腹泻、头痛、失眠、食欲不振等。口唇乌暗则提示脾胃功能衰弱。口唇青紫为心血瘀滞、机体缺氧和药物中毒的征象，常伴有面色暗红或淡青，胸闷不舒或时有刺痛，心慌气短等症状，舌有瘀斑、瘀点。下颌部位与额头均晦暗无光泽为肾气虚。

刮痧调理亚健康

底蕴深厚、历史悠久的民间刮痧疗法广为人知，尤其是知道刮痧对头痛、颈椎病、肩周炎、腰腿痛、肠胃病等常见病疗效显著，但是很多人都不知道正确的刮痧方法还可以促进新陈代谢，给细胞补氧祛瘀，增加活力，对于改善亚健康状态是既简便，又有效的好方法。

亚健康状态是疾病的预警信号

亚健康状态是人体处于健康和疾病之间的过渡阶段，这个阶段是一个从量变到质变的发展过程。此时脏腑器官活力逐渐降低，反应能力减退、适应能力下降，会出现各种各样的不适症状。有人经常感到全身乏力，头昏、头痛、胸闷、心慌、气短、容易疲倦、精力难集中，或者腰背颈肩酸痛、食欲减退、失眠多梦、耳鸣、体虚易感冒、出汗、心烦，到医院多次检查却无明显器质性改变，这个时候就可以判断为亚健康状态。

亚健康时所出现的症状是疾病的预警信号，亚健康是疾病的前期，如不及时治疗，其中半数以上可能会发展为高血压、冠心病、糖尿病等器质性疾病。

产生亚健康的原因

据国内专家研究，亚健康状态的产生可能与微循环紊乱有关，主要是因为血黏度增大，血液在流经微循环时速度减慢、流通不畅，营养物质交换不全，代谢产物瘀积不出，造成微循环障碍，使组织器官的细胞得不到充足的氧气和营养素的供应，细胞活力减低，免疫功能下降，而引起身体上的各种不适及心理上的异常感觉。微循环障碍的部位不同，产生亚健康的原因和疾病的部位就有所区别。微循环障碍在中医上属于"经脉气血不通畅"，微循环障碍轻者出现亚健康状态，重者出现疼痛、发热，炎症反应或功能障碍等各种不同性质、不同脏腑的疾病。

现代人们饮食饮食结构的改变，肉、蛋、奶摄入量过多，再加上生活节奏紧张，运动量减少，体内代谢产物排出缓慢，内热积聚，所以血粘度增大、微循环障碍者不断增多，致使亚健康状态的人也越来越多，并已从中老年人群扩展到部分青年人。

刮痧改善亚健康状态的机理

我们知道，活血化瘀、活化细胞、排毒解毒、迅速改善微循环是刮痧疗法的特点。而活血化瘀、降低血液黏度，可以改善微循环障碍，避免由亚健康向疾病的转化，也是保持健康体魄的有效方法。

只要有微循环障碍，毛细血管的通透性就会出现紊乱，在微循环障碍的部位刮拭时，刮板向下的压力及摩擦会迫使瘀积的有害代谢产物从毛细血管壁渗漏出来，存在于皮下肌肉组织之间，所以刮拭后就一定会有痧出现。微循环的程度和痧的颜色密切相关，轻度的微循环障碍会出少量的红色、紫红色的痧点；重度的微循环障碍会出较多的暗青色、青黑色的痧斑。刮拭出痧就是排除内毒素，从而解除局部的血脉瘀滞，降低血液黏度，疏通经络，改善微循环。气血由阻滞变为通畅后，组织器官的细胞得到了充足的氧气和营养素的供应，活力增强。

刮痧疗法不仅能有效改善亚健康，如选择具有改善亚健康脏腑作用的相关经络穴位和全息穴区刮拭，则能更快地提高机体免疫力、使脏腑调节功能恢复正常。

刮痧改善亚健康状态的优势

经络全息刮痧发不仅能治疗各科常见病、多发病，对改善亚健康状态有独到之处。

首先，改善亚健康状态疗效迅速。用保健刮痧的方法选择刮拭人体皮肤上与各脏腑器官相连接或相对应的全息区域，可以活血化瘀、降低血液黏度、改善微循环状态。刮痧疗法排出内毒素，改善微循环是在刮拭的瞬间实现的，因此改善亚健康状态疗效迅速。而通常内服中西药物改善微循环，排出体内毒素，需要一个缓慢的过程。

其次，可以根据出痧的颜色和面积的大小确定亚健康状态的轻重程度，还可以根据出痧的经络穴位和全息穴区判断出功能减弱的脏腑器官，这有助于针对每个人的特点刮拭不同的部位，提高免疫功能，调节脏腑功能，改善症状。

第三，刮痧治疗只在皮肤表面进行，不需服用任何药物，没有副作用。

最后、刮痧操作简便易学，即使没有医学基础知识，只要认真学习，便可以掌握其中的技巧。

刮痧改善亚健康状态的具体方法

如果想用保健刮痧法来发现和改善亚健康状态，就需要经常刮拭头部、胸腹部、手足部位的经脉和各脏腑器官的全息穴区，定期刮拭背部脏腑器官的体表投影区和脊椎对应区。如发现刮拭后的区域出现异常的疼痛等感觉或者出痧明显，就可以根据出现疼痛和痧的部位来判断亚健康的有无和严重程度。然后进行重点区域的刮拭治疗，刮拭的时间和部位可以根据自己的生活工作情况灵活掌握。刮拭部位还可以参考教材，根据不同的症状，按图索骥找到有相关治疗作用的刮拭部位。然后就可以通过刮痧及时净化体内环境，清洁经络，促进新陈代谢，改善微循环，活化细胞，增强脏腑功能，提高人体免疫力，有效改善亚健康状态。

下面我们从亚健康的各种不适症状来了解刮痧预防和治疗亚健康的具体方法：

1. 快速缓解大脑疲劳

中医认为疲劳与五脏失调密切相关，如腰腿酸软多与肾相关，气短乏力多与肺相关，不耐劳多与肝相关，神疲多与心相关，肢体疲劳多与脾相关。因此治疗亚健康疲劳应以调节五脏为关键。

刮头部：①以百会穴为起点分别向四神聪方向轻刮，每一方向刮拭 10 ～ 20 次，也可用梳刮法以百会为中心向四周放射刮拭。②以刮痧板的一个角点压按揉百会、太阳、天柱穴，每穴按揉 1 ～ 3 分钟。③用直线刮法自风府穴至身柱穴刮 10 ～ 20 次，重点刮拭大椎穴。④用弧线刮法刮拭颈部侧面的胆经，从风池穴刮至肩井穴，每侧刮拭 20 ～ 30 次。

刮背部：用直线法刮拭脊柱两侧的膀胱经，重点刮拭心腧、脾腧、胃腧、肾腧，每一侧刮拭 10 ～ 20 次。

刮四肢：①用直线法刮拭前臂外侧大肠循行区域，合谷穴、曲池穴、手三里穴可以用点压法、按揉法。②用直线法刮拭心包经的内关穴，然后刮拭小腿外侧胃经的足三里穴、脾经的血海穴、三阴交穴，每侧刮拭 10 ～ 20 次。

2. 改善睡眠

中医将失眠归于"不寐"、"不得眠"的范围，认为多由七情所伤，即恼怒、忧思、悲恐等而致心肾不交、肝郁化火所致。刮痧可以养心安神、疏肝解郁、放松身心，从而改善失眠。

刮头颈部：①用双板从额头中部分别向左右两侧发际头维方向刮拭，用轻手法刮拭 10 ～ 20 次，用角点压按揉神庭、头维、印堂、鱼腰等穴位。②从太阳穴绕到耳上再向头侧后部乳突和风池方向刮拭，每一侧刮拭 10 ～ 20 次。③以百会穴为起点分别向四神聪方向刮拭，每一方向刮拭 10 ～ 20 次。④用刮痧板的角点压按揉风池穴、安眠穴等。

刮背部：①用直线法刮拭脊柱正中线督脉循行区域，从大椎穴刮至至阳穴 10 ～ 20 次。②用直线法刮拭大杼穴至膈俞，每侧刮 20 ～ 30 次，以出痧为宜。③刮拭神道、心俞穴。

刮拭四肢：①用直线法刮拭前臂内侧心经循行区域，每一侧刮拭 10 ～ 20 次，重点刮神门穴。②用直线法刮拭小腿内侧的脾经循行区域，从阴陵泉刮至三阴交，每一侧 10 ～ 20 次，点压按揉三阴交穴。

3. 缓解视疲劳

视疲劳是一种眼科常见病，主要是由于人们平时全神贯注看电脑屏幕时，眼睛眨眼次数减少，造成眼泪分泌相应减少，同时闪烁荧屏强烈刺激眼睛而引起的。它所引起的眼干、眼涩、眼酸胀，视物模糊甚至视力下降直接影响着人的工作与生活。

【刮痧治疗】

刮拭后头部：用厉刮法刮拭后头部顶枕带下 1/3 视神经对应区。用单角刮法刮拭风池穴。

刮拭面部经穴：将少量美容刮痧乳涂在刮痧板边缘，用垂直按揉法按揉睛明穴后，用平刮法从内眼角沿上眼眶经攒竹穴，鱼腰穴缓慢向外刮至瞳子髎穴，再从内眼角沿下眼眶经承泣穴缓慢向外刮至瞳子髎穴，各刮拭 5 ～ 10 下，或以平面按揉法按揉各穴位 5 ～ 10 下。

常用眼部刮痧保健的穴位有鱼腰、攒竹、瞳子髎、睛明、承泣等。

【刮痧要点提示】

眼部刮痧不可用刮痧油，应少量使用美容刮痧乳，并避免刮痧乳进入眼内。

【护眼小提示】

（1）调整好光线

在微弱的灯光下阅读，不会伤害眼睛，但若光线未提供足够的明暗对比，将使眼睛容易疲劳。应该使用能提供明暗对比的柔和灯光，不要使用直接将光线反射人眼睛的电灯。

（2）适时休息

如果你连续在电脑前工作 6 ～ 8 小时，应每 2 ～ 3 小时休息一次。喝杯咖啡、上个厕所、或只是让眼睛离开电脑 10 ～ 15 分钟。

（3）调整电脑屏幕的亮度

电脑屏幕上的字体及数字就像小灯泡，直接将光线打入眼睛，容易引起眼眼疲劳。因此，需要调降屏幕的亮度，并调整明暗对比使字体清晰。

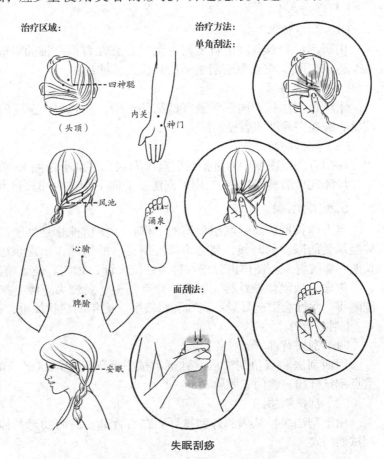

失眠刮痧

（4）让眼睛好好休息

缓解眼睛疲劳的最佳方式是让眼睛休息。比如一边打电话，一边闭着眼睛。用茶水敷眼部，将毛巾浸入小米草茶中，躺平，将此温暖的毛巾敷在眼部10～15分钟。这将消除眼睛的疲劳，但小心勿将茶水流眼睛。同时在浸入毛巾前，先让小米草茶冷却一会儿。

（5）用手热敷眼部

摩擦双手，直至它们发热为止。然后，闭上双眼，用手掌盖住眼圈，勿压迫双眼，盖住即可。深缓地呼吸，并想象黑暗。每天这样做20分钟，有助于减轻眼部疲劳。

（6）经常眨眼

每天特意地眨眼300下，有助于清洁眼睛，并给眼睛小小的按摩。

（7）危险警讯

当你眼睛痛或对光敏感时，应立即去看眼科医生。

4. 心慌气短

心慌气短中医又称之为"惊悸""怔忡"，是自觉心中跳动不安的一种症状，可见之于冠心病、高血压、风心病、肺心病、心功能不全、各种心律失常、心脏神经官能症等多种功能性或器质性心脏病以及贫血、甲亢患者。

根据中医传统理论，心悸可分为心血不足，心气虚弱，阴虚火旺，痰火上扰，气滞血瘀五种类型，故其饮食宜忌的原则也应有所选择。心血不足型：常表现为心悸不宁，面色少华或萎黄，夜寐不安，或多梦，胆小善惊。此类患者宜食具有养血安神作用的食物，忌食辛辣香燥食品。心气虚弱型：常感心悸气短，动则出汗或自汗，面色㿠白、倦怠乏力、胃纳减少，或四肢不温，舌淡苔白。宜常食用温阳益气之物，忌食生冷滋腻物品。阴虚火旺型：经常心悸而烦，咽痛口干，手足心热，夜寐不安而烦躁，或有盗汗，舌红少苔。宜食生津养阴安神食品，忌食香燥辛散之物。痰火上扰型：常感心悸心慌，胸闷不安、烦躁不眠、头晕口苦，或痰多恶心、舌苔黄腻。

【刮痧治疗】

（1）刮拭背部

用面刮法和双角刮法自上而下刮拭心脏在背部脊椎的对应区（第4至8胸椎及两侧3寸宽的范围），重点用面刮法刮拭心俞穴、神堂穴。

（2）刮拭胸部

用单角刮法从上向下缓慢刮拭胸部正中，从膻中穴至巨阙穴，再用平刮法从内向外刮拭心脏在左胸部体表投影区。

（3）刮拭肘窝经穴

用拍打法以适度的力量拍打肘窝少海穴（肘窝小指侧）、曲泽穴（肘窝正中）、尺泽穴（肘窝拇指侧）。用面刮法从上向下刮拭太渊穴，也可平面按揉内关穴。

5. 焦虑烦躁

当人体长期的高强度超负荷的工作，会使精神总是处于高度紧张的状态，当超过了神经承受的限度的时候，就会难以控制自己的情绪，出现焦虑、烦躁、忧郁。不良情绪长期不能缓解，会使体内分泌与神经系统失调，影响其他脏腑器官的生理功能。

焦虑、烦躁会导致胁肋胀痛、食欲不振、免疫力下降，加速衰老；男性会出现性功能障碍，女性会引起月经不调和乳腺增生、更年期症状加重，面部出现黄褐斑等。

【刮痧治疗】

（1）刮拭背部

用面刮法和双角刮法从上到下刮拭中背部肝胆同水平段的督脉、夹脊穴和膀胱经。重点刮拭肝俞、魂门、胆俞穴。

（2）刮拭胸胁部

用平刮法缓慢从内到外刮拭肝胆在右背部及右胁肋部的体表投影区，重点从内向外刮拭期门穴。

【刮拭要点提示】

刮拭肝胆体表投影区要按压力大，速度缓慢，寻找并重点刮拭疼痛、结节等阳性反应部位。

6. 颈肩酸痛、僵硬

中医认为颈肩酸痛是由于颈肩部气血瘀滞所致。刮痧疗法可以舒筋通络，活血化瘀，促进局部新陈代谢，使原本僵硬的肌肉放松，调整亚健康状态。

【刮痧治疗】

刮颈肩部：

（1）用直线刮法刮拭督脉，从风府穴到大椎穴，刮膀胱经，从玉枕、天柱到大杼、风门，从后发际上，棘突双侧分别由上向下刮拭，每一侧刮 15 ～ 20 次。

（2）用弧线刮法刮拭足少阳胆经，由风池及乳突根部从上向下，经过肩井，刮向肩端，每侧刮 15 ～ 20 次。

刮背部：

用直线刮法刮拭膀胱经，从玉枕经天柱、大杼、风门、肺腧到厥阴腧。刮拭肩中腧、天髎至膏肓、天宗，每侧刮 15 ～ 20 次。

刮四肢：

（1）沿手阳明大肠经，从肩髃过曲池到合谷，刮 15 ～ 20 次。点压按揉合谷穴。

（2）用直线刮法沿足阳明胃经循行线刮拭，从足三里到条口，每一侧刮 15 ～ 20 次。

7. 腰酸背痛

在所有的慢性疼痛病患中，腰酸背痛的病患占了最高的比例，现代生活中，上班族最容易患腰酸背痛，罪魁祸首是坐的时间太久。久坐不动，使得整个躯体重量全部压在腰骶部，压力分布不均，会引起腰、腹、背部肌肉下垂或疼痛。另外，固定姿势或姿势不正也可引起腰酸背痛。

【刮痧治疗】

刮痧时先涂刮痧油，让患者肌肉放松，使刮板的钝缘与皮肤之间呈 45 度夹角，用腕力和臂力，顺着一个方向刮。

刮痧方向的一般原则是由上而下、由内而外。以刮痧部位出痧后呈现微红色或紫红色的痧点、斑块为度。

刮拭为督脉、足太阳膀胱经的循行部位为主为主。着重刮拭阿是穴、水沟、阳陵泉、委中、膈腧、次髎、夹脊。

8. 下肢酸痛

膝关节是人体所有关节中负担最重且运动量很大的关节，最易劳损和出现运动损伤，所以下肢酸痛以膝关节酸痛最为多见。中医认为，膝为筋之府，肝主筋，肾主骨，下肢酸痛、沉重与肝肾不足，筋皮骨弱有关。肾阳不足，气血虚弱，不能抵御寒邪侵袭；肝血虚，血不荣筋，导致下肢膝关节筋脉气血不足或气滞血瘀而酸痛、沉重。

【刮痧治疗】

用面刮法从上向下刮拭督脉命门穴，膀胱经肾腧穴、志室穴、髋部环跳穴。

用点按法点按膝眼穴，用面刮法从上向下刮拭膝关节周围的 6 条经脉，从膝关节上 3 寸的部位刮至膝关节下 3 寸的部位。

小提示

膝眼：在膝关节肿侧面，髌骨之下髌韧带两侧的凹陷中，左右腿共 4 穴。

环跳：股骨大转子与尾骨尖连线的外 1/3 处。

志室：位于第 2 腰椎棘突下旁开 3 寸。

肾腧：位于第 2 腰椎棘突下旁开 1.5 寸。

命门：位于第 2 腰椎棘突下凹陷中。

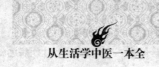
9. 手足怕冷

手足冰凉是机体亚健康的典型表现，同时还有身体怕冷、精力减退、易疲劳、气温低时容易出现手足冻疮等症状。中医认为手足发凉是体内阳气不足。阳虚者，心肾活力不足，气虚血弱，气血虚而血脉不充盈或气血运行不畅。因为手足距离心脏较远，故而手脚冰凉。手脚冰冷者平时应多吃温热活血的食物，多穿保暖的衣服，多做手脚的运动。

【刮痧治疗】

刮拭全手掌。用刮痧板凹槽刮拭各手指，由指根部至指尖，刮至手指发热。再用面刮法刮拭全手掌各全息穴区至手掌发热。并可用面刮法或用平面按揉法重点刮拭手腕部阳池穴、手掌心劳宫穴。

刮拭全足掌。用面刮法刮拭足底的各全息穴区以及足趾，刮至足底发热。

注意：如手足掌皮肤干燥，可以先涂少量美容刮痧乳再刮拭，以保护皮肤。

> **小提示**
>
> 手足是整体的缩影，手掌、足掌部位有与全身各脏腑器官相对应的全息穴区。手足发凉、怕冷是体内脏腑阳气不足，血液流动缓慢的表现。当刮拭手掌和足掌感觉发热时，说明局部血流加速，血液循环畅通。根据生物全息理论，经常刮拭手足不但可以促进手足部位的血液循环，改善手足凉、怕冷的症状，还有促进各脏腑器官血液循环，有效增强各脏腑功能的保健作用。

10. 防病保健——增强免疫力

最简便的增强免疫力的方法就是经常刮痧每日刮拭 7 个强壮穴位 1～2 次，可以增强免疫力。用单角刮法刮拭百会穴、涌泉穴，用点按法刮拭人中穴，用平面按揉法或面刮法刮拭合谷穴、内关穴、足三里穴、三阴交穴。

每日刮拭双足掌心以及足侧、足背，从踝部刮至足趾尖。

每日刮拭双手背和手掌，从腕部刮到手指尖，再用刮痧板的凹槽依次刮拭各手指。每日刮耳，先刮耳窝，再刮拭耳轮以及耳背。

这 4 种方法，可以根据自己的时间选择 2～3 种即可。如刮拭时间短暂可以不涂刮痧油，四肢穴位和手背、足背，如刮拭时间长，应涂刮痧油。

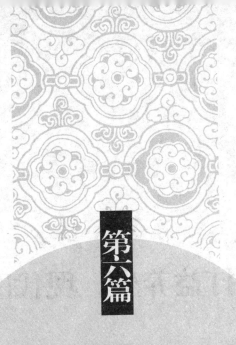

第六篇

拉筋拍打，
国人健康长寿
的保健之法

第一章

拉筋拍打益养生，现代医学有验证

经筋与肌学——中西医殊途同归

从字体分析来看，经筋的"筋"字是会意字，因此，可以通过分析它的部首来推断出它代表的具体意义。筋字从竹、从力、从月（肉）旁：竹者节也，说明为筋之物可以有竹节样的外形变化；从力，指出了随着筋出现竹节样外形变化的同时，可以产生力量；从月（肉）旁者，则更明确了筋是肉性组织。由此得出结论：在人体中，筋可随人的意志伸缩变形并产生力量，是牵拉肢体产生相应活动的组织。正如《说文解字》所说："筋者，肉之力也"，《灵枢·经脉》也说"骨为干，筋为刚"，都是对运动肌的描述。

而西医认为，骨骼肌都附着于骨骼上，其越过一个或多个关节，当肌肉收缩时，则牵引远端的肢体沿关节的某个运动轴活动而产生运动。其肌腱均附于关节周围，正如《素问·五脏生成篇》所："诸筋者皆属于节"。其肌腹由肌纤维组成，维持着肌肉的外形，居两关节之间，正是"其所结所盛之处，则唯四肢溪谷之间为最"。由此可知，筋肉包绕了关节，又隆盛于两关节之间，正是："连缀百骸，故维络周身，各有定位"，因此可以明确得出结论：中医的"筋"就是西医的"骨骼肌"。

只有明确"筋"在人体的具体所指，才能分析筋的生理、病理及易患疾病。每块肌肉都是一个器官，除肌组织外，还有结缔组织、血管、神经等分布。骨骼肌由中间部分的肌腹和端部附着于骨面上的肌腱两个部分构成，此外还有筋膜、滑囊液、腱滑液鞘、滑车、籽骨等肌肉附属组织。在肌组织中，受到主动收缩力或被动牵拉力时，其应力点基本在肌的起止点（即肌在骨骼上的附着点）处，中医称作筋结点。这里也正是劳损并引起关节痹痛的重要部位。而在该部位的附属组织更首当其冲，是劳损最早发生的部位，筋结点反复损伤，尤其有"横络"形成时，则称之为结筋病灶点。某些特殊易磨损的部位，如肱二头肌长头肌腱沟处，因肌腱受肱骨大小粗隆及其上附着的横韧带的限制，也是常出现结筋病灶的部位。与此相同，神经纤维管、骨性纤维管、腱鞘、滑液囊、滑车、杆骨等也是容易出现结筋病灶点的部位。

此外，中医之所以在"筋"前加上"经"字，构成经筋理论，是因为十二经筋是十二经脉所络属的筋肉组织，正如《针灸学》所说："十二经筋是十二经脉之气结聚于筋肉关节的体系，是十二经脉的外周连属部分。"十二经筋与十二经脉循环分布相似，却各有不同，前文对此已有较为详尽的解析，此处就不再累述。

经筋与韧带学——束骨利关节

中医的"脏象"理念指的是以象（功能）推导其脏（组织结构）的方法，正所谓"脏藏于内，而象于外"。简单点说，就是在人们掌握一定的规律之后，可以根据人体的表象来推断它内在的功能和存在价值。而这个规律，就是指"经筋"。

《黄帝内经》在《素问·痿论》指出："宗筋主束骨而利机关者也。""利机关"即运转关节，"束"是约束的意思，束骨指的是人体骨骼的关节联结问题，这便涉及西医解剖学的韧带学内容。现代医学认为，骨与骨之间借纤维结缔组织、软骨或骨组织相联结，形成不动、微动和可动关节。关节的主要结构有关节面、关节囊和关节腔。关节的辅助结构有滑膜皱襞、韧带、关节盘、关节盂缘等。其中骨间的纤维结缔组织、关节滑膜皱襞、韧带、关节盂缘等均同于经筋病学的范畴。

具体来说，关节囊是结缔组织构成的膜囊，附着于关节的周围，密封关节腔。其外层为纤维层，厚且坚韧。在运动范围较小或负重较大的关节中，均较厚而且紧张，有的部分明显增厚而形成韧带。衬附于纤维层内曲、关节韧带及通过关节内肌腱表面，其周边附着于关节软骨边缘，这是滑膜层。滑膜表面常形成许多突起，多附着在关节囊附着部附近，有的形成皱襞突入关节腔，形成滑膜皱襞。有的滑膜层还穿过纤维层呈囊状向外膨出，形成黏液囊，常介于肌腱与骨面之间，起到减轻摩擦损伤的作用。关节盂缘为纤维软骨环，底部较宽，附着于关节窝的周缘。

正是这些呈索状、短板状或膜状，附着于两骨的表面，有相当的韧性和坚固性的纤维结缔组织，使得人体的骨骼之间紧密相连，充分发挥着"束骨利关节"的功效。

经筋与运动力线——牵一筋而动全身

《黄帝内经》认为，经筋主束骨而利机关，即主人体百骸的连接与关节运动。人体自身的肌肉收缩即可产生躯体在空间的位置改变，这就是运动。运动是人生存所必需的生理活动，但非生理的运动却可能造成肌肉及其相关组织的损伤。

从现代医学的角度来分析，人体运动是由自身的肌肉主动收缩而产生的，也就是说，自身肌肉收缩所产生的力，由肌肉本身传递到肌两端与骨相联结的结合点上，从而使其跨越的关节产生活动，从而出现肢体的运动。同理，当损伤性的肌肉收缩时，也会在肌肉的两端（即起止点）施加同样的力，故而也会造成肌肉起止点的损伤。虽然，由于解剖结构不同，可以先在某一端出现，或表现得比较显著，但反复、长期的非生理的肌收缩，往往会使两端受力点受伤，因此，当肌肉附着的一端出现关节疼痛时，常常在肌肉另一端附着点也会伴有轻重不等的损伤。这样，就出现了在痹痛关节远端的疼痛点。将两点相连，则成为一条痛点连线。而这一连线，也恰恰是该肌肉的运动力线。

由此可知，人体的任何一个活动都不是一块肌肉所能完成的。除上述主动肌的运动损伤外，一般都会牵及相关的其他辅助这一运动的肌组，甚至要累及参与这一运动的所有肌群，从而出现极长的损伤线。例如：一个投掷运动，它不仅有握肌肌组的参与，还要有屈肌肌组参与，屈肘、屈肩收腹、下肢蹬地、弹跳等一系列主动肌的顺序参加。这样，一个投掷运动的损伤，常常会沿这条超越局部的力线出现病痛。而这些痛点或力线，恰恰与《灵枢·经筋》对十二经筋从四末至头身的整体性描述一致。因此，我们不难看出，经筋更重要的临床意义在于它是对人体运动力线的深刻总结和描述。这种描述，从生理上概括出参与同项运动的肌肉组分布规律；在病理发展过程中，又是病痛传变的潜在扩延线。这种规律性总结，可以称作点线规律。说得简单一点，也就是牵一筋而动全身。

此外，任何运动都需要固定肌的参与。固定肌是指那些起着固定原动肌起或止点所附着骨骼作用的肌群。比如，在屈肘举臂过程中，首先要固定肩胛骨，继而固定肱骨。只有这样才能发挥肱二头肌、肱肌的屈肘功能。固定肩胛骨是由肩带的前伸、后缩肌群和上下回旋肌群同时收缩完成的，还涉及肩胛提肌、菱形肌、冈上肌、冈下肌、前锯肌、胸小肌。由于协同肌都居于主动肌两侧，因此，协同肌损伤的痛点就分布于主动肌力线的两旁。将这些病痛点与主动肌力线上痛点相连，则往往形成一个"面"，由此，经筋劳

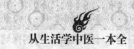

损扩延的过程还可以由"线到面"，这又可称作线面规律。

运动时也少不了拮抗肌——那些与主动肌相对抗的肌肉群就是"拮抗肌"，它们与主动运动相反。然而，正是借助拮抗肌的主动弛缓或"伸展"，使主动运动平稳，节制其运动过度，防止出现急跳或痉挛运动。由此可见，不协调的运动和劳损性伤害，不仅损伤主动肌，而且可以损及拮抗肌和固定肌。由于拮抗肌分布在肢体对侧面，当其损伤时，其病状会出现在肢体对侧，使痹痛症状向立体方向发展，即"由面到体"。"由面到体"的逐渐进展规律可称为面体规律。

十二经筋正是总结了这种临床疾病传变规律，且从生理分布和病理发展角度，进行了高度概括和总结：手足三阳经筋分布于人体躯干与四肢背侧（阳面）；手足三阴经筋分布于人体躯干与四肢前面（阴面）。反映了前（阴）、后（阳），即整体的身前、身后经筋的生理与病理关系。足三阴经筋以厥阴居中，太阴居前，少阴居后，反映了下肢内侧"面"的经筋生理与病理关系。足三阳经筋以少阳居中，太阳居后，阳明居前，反映了下肢、躯干背侧"面"的生理与病理关系。手三阴经筋以厥阴居中，太阴居前，少阴居后，反映了上肢内侧"面"的生理与病理关系。手三阳经筋以少阳居中，太阳居后，阳明居前，反映了上肢背侧、头颈部"面"的生理与病理关系。十二经筋循行线则分别反映了"线"的生理与病理关系，而每个筋结点和结筋病灶点，则反映"点"的生理与病理关系。

因此，结合中西医的观点，可以得出这样的结论：十二经筋是以 12 条运动力线为纲，对人体韧带学、肌学及其附属组织生理和病理规律的概括和总结，充分论证了其"牵一筋而动全身"的重要意义。

第二章

小心筋缩伤人，它就潜伏你身边

深入了解经筋的系统

结合中西医来看，经筋系统是对人体肌肉与韧带的规律性总结，尽管中国的古医家没有详尽记述全部的肌肉与韧带，而是以天地之数概括。正如《素问·气穴》记载："肉之大会为谷，肉之小会为溪……溪谷三百六十五穴会。"而在《素问·五脏生成篇》也说："人有大谷十二分，小溪三百五十四名。"总以1岁365天之数概括之。而从西医来看，人有肌肉600块，与运动有重要关系的约150块，其大小、深浅各不同形，古人所指仅是其中表浅且易于观察的那部分肌肉而已，且以天文之数泛指其繁。

具体来说，就筋肉韧带而言，经筋主要包括大筋（刚筋、谷、触肉）、小筋（溪，柔筋）、宗筋、膜筋、缓筋、维筋、肌、分肉等，充分体现了其"束骨利关节"的功效。具体分析如下：

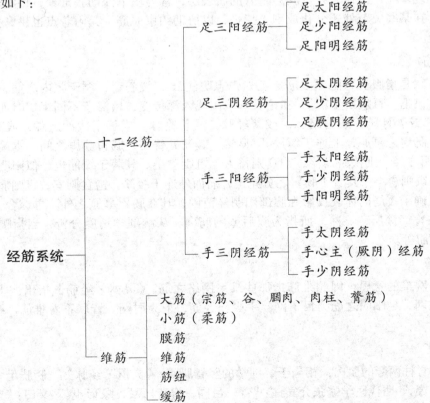

1. 大筋

大筋指的是人体那些粗大的肌肉，盛于辅骨之间，起着约束关节的作用，多分布于手足项背，直行而粗大，成为十二经筋的主体。因其粗大刚劲，充分体现了"筋为刚"的性质，故又称作刚筋。刚筋会聚，其问若谷，如群山围合形成山谷，也称为谷。谷内是气血营卫会聚流行之处；因其肌肉高突，形象显露，又称为大肉。

2. 小筋

人体上那些细小的肌肉被称为小筋，它们属刚筋之支，而横者细小交错，有维系诸筋、辅助及联络各筋的作用，是十二经筋支别横络的部分，多分布于胸腹头面。因其质地柔细，故又称柔筋。细小之筋相维，如平缓小丘相并，其间形成浅沟小溪，故又称溪。溪间也是气血营卫涌流之所，犹经脉之有维络。

3. 宗筋

宗，是总的意思，宗筋就是指多条大筋会聚而形象高突、肌力刚劲的肌肉，亦即大筋、大谷、胭肉，其分布特点更能体现诸筋的"束骨而利机关"的功能。宗筋由大筋汇集而成，是劳动损伤的好发部位，是防治经筋痹痛的关键肌群，也是拉筋的主要关注点。

4. 膜筋

膜筋指人体那些片状的肌肉，或包绕在肌肉外层的筋膜。某些肌肉起始部不是以点状起始，而是呈片状分布，这样不仅增宽了肌肉的附着面，而且各部肌束受力也因之分散。这种分布有利于肌肉多方向发挥功能，但也会产生受力点的转移，在运动当中，某一受力点的承受力可能会相对加重，这样也就较易损伤。

膜筋的另一种形式就是肌膜，包绕在肌肉外层的膜状组织可称之为肌鞘，它由深筋膜与肌外膜共同组成。肌鞘有保护肌肉的作用，如刀入鞘，使肌肉在鞘内运动，免受肌外组织的干扰。尤其是对不同运动方向的肌束，使之得到保护，减少磨损。但肌鞘常与深部的骨组织附着，使之相对固定。运动过程中，肌肉的伸缩活动与相对固定的肌鞘的活动不同步时，常会造成肌肉与肌鞘的相互磨损，尤其是在其间有神经、血管穿行的地方，常是出现牵拉、损伤之处。膜筋附着的肌表层，常与皮下深筋膜汇聚，将整个肌体包绕起来，在某些关节处还分化成副支持带，以协助约束肌筋，其附着点也易磨损，产生结筋病变。

5. 缓筋

缓筋，就是指腹后壁隐藏之筋。正如张志聪注云："缓筋者，循于腹内之筋也。"缓筋首见于《灵枢·百病始生篇》，在论及邪气由浅入深传变，留滞于不同组织时而提出，其原文为："或著孙脉，或著络脉，或著经脉，或著输脉，或著于伏冲之脉，或著于膂筋，或著于肠胃之募原，上连于缓筋。"显然，缓筋处膂筋、肠胃膜厥之间。本篇又云："其善于阳明之经，则挟脐而佸，饱食则益人，饥则愈小。其著于缓筋也，似阳明之积，饱食则涌，饥则愈小。其著于肠胃之募原也，痛而外连于缓筋，饱食则安，饥则痛。"本段又一次明确了缓筋的体表投影在腹部阳明经范围，其在肠胃募原之外。再综合上段所论，缓筋在膂筋深层，显然，所指为腹后壁的筋肉。从解剖学角度分析，当指腰大肌、腰方肌、髂肌等。

6. 维筋

维，是网维的意思，因此维筋指那些维系网络之筋。《灵枢·经筋》指出："足太阳之筋为目上网；足阳明之筋为目下网；手少阳经筋，下为肘网。皆联系着维筋，维筋多指腱膜。"

7. 膂筋

膂筋指脊柱两旁的肌肉，相当于解剖学的竖脊肌等。《灵枢·经脉》："膀胱足太阳之脉……入循膂。"明代医学家张介宾注："膂，吕同，脊背曰吕，象形也。"又曰："夹脊两旁肉。"显然，膂筋是对背部粗大筋肉的称谓。

总之，经筋是沿人体运动力线分布的大筋、小筋、宗筋、缓筋及网络维系各条经筋、膜筋等的概括，经筋的分布除了有"结""╲"的特点，各条经筋又相互联系，相互影响。因此，人们在拉筋时即便只拉一个肌肉群，也可能对其他经筋产生影响，进而影响人体全身。

经筋养生基础：人体结构平衡

经筋医学认为，人体的平衡结构是指人体结构要达到上下平衡、左右平衡、阴阳平衡、五行平衡等。人体结构一旦失去平衡，就可能在不平衡的地方产生酸、麻、胀、痛等现象。

中医学认为，人体所产生的酸、胀、麻、痛其实是一种信号，表明人体某些器官功能的衰退。也就是说，酸、胀、麻、痛等症状表示着筋肉、骨骼结构平衡的紊乱，也就是筋肉、骨骼结构上出现了不平衡。经筋、骨骼结构平衡紊乱后，势必影响经脉和五脏六腑的正常结构与功能，临床上早期表现出各种不适的亚健康症状，继而引发组织器官功能衰退，严重者出现功能障碍性疾病，甚至诱发筋性内脏病。也就是说，一旦一条经筋的某些部位结构出现破坏，如损伤、粘连或者出现筋结等问题，整条筋都会受到影响，若不及时纠正和救治，相关联经筋的结构也会逐渐受到影响，所以治疗的最终原则是进行整体施治、重点修复。通过全身松筋、疗筋、理筋、养筋使经筋结构恢复整体平衡，使功能达到最佳状态。

因此，经筋养生的基础就在于维护人体结构平衡，通过论述局部不平衡原因，并透过手法调理，将不均整、不平衡的结构修饰平衡，使得体内代谢顺畅，气血通行，机体的各项功能自然能恢复正常，酸、麻、胀、痛等现象也就消失了。

一旦经筋结构恢复平衡后，机体结构才能真正达到上下平衡、左右平衡、阴阳平衡、五行平衡，从而使五脏六腑的机能达到最佳状态。人体结构只要平衡，就没有所谓"病"的症状出现，也就使人体恢复了"健康状态"。这也是筋性内脏病以及筋性原因引起的各种疼痛问题、功能障碍等真正能够解决的根本原因。

经筋养生重在未病先防

《黄帝内经》中说："上医治未病，中医治欲病，下医治已病。"自古以来，防病胜于治病都是中医养生的一大原则。从自然规律来说，任何事物都是从无到有、从弱到强的一个过程，疾病也不例外。任何疾病的发生都是从未病到已病，从未成形到已成形。按照现代医学的说法，就是任何一个器质性的病变都是从非器质性的阶段发展而来，病情的发生必须有一个转化的过程。在非器质性的阶段治疗是比较容易的，而一旦进入器质性的阶段，治疗就困难多了。

然而，在现实生活中，防病难于治病，因为未病阶段的身体机能、感官处于不自觉状态下，疾病还在耐受的范围内，因此身体不容易感觉有太明显的不适，因此易被人们忽视。而在已病阶段，身体机能、感官开始进入自觉状态，疾病已超越耐受的范围，身体开始出现明显的不适症状，人们才开始积极求医治疗。

然而，当病变已明确显现时，人体的器官已受到一定损害，即便医治好了，也需要一段时间恢复元气。正如《素问·四气调冲大论》中所说："是故圣人不治已病治未病，不治已乱治未乱，此之谓也。夫病已成而后药之，乱已成而后治之，譬犹渴而穿井，斗而铸锥，不亦晚乎！"而且，任何病变都有征兆，人们只要对身体出现的一些心悸、胸闷、失眠、虚汗、气短、眩晕、后背痛等小状况加以重视，并可以通过拉筋等方式来舒筋活络，保持体内的气血畅通，就能够达到中医"治未病"的目的。

要想通过拉筋等舒筋活络的方式来防病治病，首先要善于识病。也就是说，经筋诊断可依身体整体结构的变化，再论局部机体后续的延伸；亦可直接以四肢末端论整体结构，至整体的病因病理；任何病变在身体的某一部位都有明显的线索可以遵循，且其线

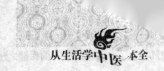

索均有相对应的线索存在。因为身体结构为求平衡，在对应的地方产生了所谓的作用（病因），而在两相对应的中间形成压力（自觉不适）。辨明病因之后，通过采取相应的舒筋活络方法，往往能达到"手到病自除"的功效。

因此，人们应时时拉筋，以便舒筋活络，气血畅通，身体自然不会受到疾病的侵袭。

身体酸、麻、胀、痛，就是筋缩了

在中医古籍中，筋症被分为筋断、筋走、筋弛、筋强、筋挛、筋萎、筋胀、筋翻及筋缩等。筋缩是其中之一，但其含义和解释并不清楚，对于这些病症的临床记载并不多，中外医学书籍亦难找到详细的论述。筋是中医的旧称，西医统称为肌腱、韧带、腱膜等；缩，有收缩和痉挛的意思。简单来说，筋缩就是筋的缩短，因而令活动受限。每个人身上都有一条大筋，从颈部开始引向背部，经腰、大腿、小腿、脚跟至脚心。解剖学里没有提及这条大筋，它就像经络穴位，并无有形的位置，但当你接受治疗时，就体会到这条筋的存在。

成年人即使有筋缩，一般对生活都暂时没有太大影响，所以感到腰、背痛时也不会想到是因为筋缩的缘故，其实这正是筋缩的先兆，只是他们根本不认识这种病症。西医的物理治疗科、脊椎神经科、骨科对筋缩病没概念，所以很多病人曾看过中、西医的不同科，结果只能得到很多不同的病因及病名，医生不懂何谓筋缩，当然亦无法有效地治疗了。

要知道，人的一生就是一个由软到硬的过程，刚生下来时柔软无比，随着年龄的增加，人们身体的柔韧性日益变弱，到了人死后身体则完全硬邦邦的，这种由软变硬的过程就是筋缩。筋缩了，则导致十二经筋不通，也导致与经筋运行轨迹类似的十二经脉堵塞，并最终导致整个经络系统的堵塞，人们就会出现种种疾病的症状，比如颈紧痛、腰强直痛、不能弯腰、背紧痛、腿痛及麻痹、不能蹲下、长短脚等，尤其是脚跟的筋有放射性的牵引痛，步法开展不大，要密步行走；髋关节的韧带有拉紧的感觉，大腿既不能抬举亦不能横展，转身不灵活，肌肉收缩、萎缩，手不能伸屈（手筋缩短），手、脚、肘、膝时有胀、麻、痛感，活动不顺等。

既然知道筋缩会引发种种疾病，人们就要善于拉筋的养生法，把筋拉开，使筋变柔，令脊椎上的错位得以复位，重回"骨正筋柔，气血自流"的健康状态。此外，拉筋还可以打通背部的督脉和膀胱经，并改善大腿内侧的肝脾肾三条经，有效治疗女性的痛经、月经不调、色斑、子宫肌瘤、乳腺增生等疾病。

因为筋缩，人们衰老；因为衰老，人们筋缩

上文说人体就是一个由软变硬的过程，这个过程就是筋缩的过程，因此可得出结论：筋缩是人体衰老的原因，也是人体衰老的结果。也就是说，筋缩可以导致衰老，衰老也可以导致筋缩，二者互为因果。

一般来说，人的衰老主要有眼花、耳聋、腰驼、背弓、腿僵、浑身没劲等特征，这些在老年人身上是极为普遍的特征。自古以来，那些长寿老人的身上都较常人晚出现或少出现这些特征，任何人看到一个高龄老人眼不花、耳不聋、腰不驼、背不弓、腿脚灵活、浑身轻松，都会认为老人还能活很长时间。从中医角度来分析，衰老与精气虚衰、气血失常有关。而十二经筋不仅连缀百骸，还分布于眼、耳、口、鼻、舌、阴器等部位，并在一定程度上维系着这些器官的正常功能活动。正如中医常说的"骨正筋柔，气血自流"，筋柔骨健，自然能在一定程度上延缓人体衰老。

西医将人体的筋当成一种间质纤维，据此提出了"间质纤维衰老说"，来解释人体衰老的原因。西医认为，在老人的机体中，形成纤维细胞的氧供应不足，影响到需氧的脯氨酸羟化过程，因而造成老人的胶原组成成分脯氨酸含量低下，胶原纤维形成不良，不

但胶原纤维数目减少，而且韧性差，溶解度低，弹力纤维合成减少，更新迟缓，存留者逐渐老化，最终导致了人体衰老。

此外，老年人的一些主要脏器，如肝、肾等细胞衰老萎缩、消失，器官因之缩小变形，其支撑承托的网状纤维失去支撑承托的内容，并受张力的影响发生合并、黏着、胶原化，使萎缩的器官质地变硬，也是人体衰老的一种原因。

中国一些俗语也能说明经筋与人体衰老的关系，比如"人老腿先衰"。意思是说，人老了，双腿往往会弯曲、僵硬，行动不便，这说明衰老的次序是从腿开始的。而我们腿上的筋腱生在皮肤之内、肌肉之间、骨骼之外，有连接肌肉和骨骼的作用。因此俗语说："竹从叶上枯，人从脚上老，天天千步走，药铺不用找。"也就是说，人们要想健康长寿，就要勤于动腿动脚，经常活动，使腿脚的经络畅通，经筋舒展。

此外，说明拉筋有益于长寿的民间俗语还有许多，比如"筋长一寸，力大千斤"，"常练筋长三分，不练肉厚一寸"，"锄头能壮筋骨，汗水能治百病"，"经常晒太阳，筋骨强如钢"，"运动强筋骨，吐纳肺腑良"，"久行伤筋，久立伤骨，久坐伤肉，久卧伤气"，"老人多摇扇，筋骨更舒展"，"老筋长，寿命长"这些都说明筋其实就是指人体的柔韧性，如果人体的柔韧性很差，那么与之相对应的人的关节、血管、肌肉、韧带、骨骼等状况也不好，人又怎么能健康呢？

因此可知，人们只有天天拉筋，保持人体的柔韧性，那么才能达到《黄帝内经》所说的"筋长一寸，寿延十年"的养生境界。

> **小提示**
>
> 我国著名国学大师南怀瑾老先生提倡从中国传统文化中提取养生智慧，比如他在关于太极拳与道功论述中，就提到了筋长与寿命的关系，原文如下：
>
> "太极拳主要的重点，还有腰的运动，即注重身体下半截的生命力，道家讲任督两脉是人体的主要生命线，尤以督脉为阳，自后脑脑下垂体区延伸，到下颈项部位，开始分支散为两支经脉于脊椎两侧，至腰下尾闾又合而为一，至会阴复再分支，行于两足，下达足底，故练拳的人，久久练至两腿足筋越练越柔，则自然长寿，一般人年纪越老，因体内石灰质增加，胶质减少，经络萎缩，两腿愈来愈蜷缩，走路老态龙钟，连头颈都没有弹性，倦态毕露。练拳的人，则锻炼筋骨，使之柔韧，隐伏有病痛的部位，亦可由麻木而渐知酸痛，而渐复正常。练拳打坐能知觉腰酸背痛，亦是好现象的开始，以后即恢复自然，萎缩的筋脉亦拉长，每拉长1分，即有年轻1岁左右之妙用，当然这是假说的数字。"

小心！爱运动的人也筋缩

人们知道运动员为了挑战生理极限，常常做出剧烈的运动，因此时常发生肌腱拉伤的事情。因此，人们认为经常运动可能拉伤肌腱，却不可能筋缩。其实，这是一种错误的观点。要知道，即便一个人几十年来经常打球、游泳，他还是有可能会出现筋缩症状。

这些爱运动的人要找到筋缩的原因，首先要问自己3个问题：做运动前是否先做热身运动？是怎样做热身运动的？是否认真做了拉筋舒展运动？

要知道，对于那些经常运动的人来说，他们觉得自己筋骨活络，因此常常忽视了运动前的热身运动，只是随便动动手脚、挥挥手臂，几分钟了事。更有甚者，运动前根本不做热身运动。这是非常错误的做法。不要以为电视里的国家运动员比赛前就不做热身运动，而只是随便甩甩手脚了事，其实他们早在进入赛场之前就做好了一切必需的关节、肌肉、筋腱等热身运动，因此到了运动场只是再松一松而已。

此外，在做热身运动时要尽量激活全身肌肉，避免进行单调重复的热身运动，而使得某些部位频繁运动，却导致其他部位不能平衡。另外，游泳前一定要进行一段时间的热身运动，因为有时由于游泳池内水温太低，也容易引起筋缩。

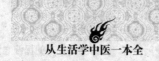

筋缩可能带来的十五种症状

　　当人体筋缩后，可能导致如腰背痛、腿痛及麻痹等种种症状，严重者还会导致长短脚。一般来说，如果你发现一些人的站立姿势很特别：屈膝、屈髋、胸部微微向前倾，臀部则微微向后，不能站直，走路时步法无法开展，这就是典型的严重筋缩症状。

　　专家总结了拉筋正骨的经验，将筋缩可能出现的症状归纳为如下 15 种：

（1）颈紧痛；

（2）腰强直痛；

（3）不能弯腰；

（4）背紧痛；

（5）腿痛及麻痹；

（6）不能蹲下；

（7）长短脚；

（8）脚跟的筋有放射性的牵引痛；

（9）步法开展不大，密步行走；

（10）髋关节的韧带有拉紧的感觉；

（11）大腿既不能抬举亦不能横展；

（12）转身不灵活；

（13）肌肉收缩／萎缩；

（14）手不能伸屈（手筋缩短）；

（15）手、脚、肘、膝时有胀、麻、痛感，活动不顺。

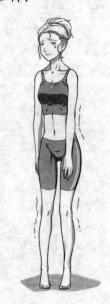

生活中的九种筋缩场景，你知道吗

筋缩症状之一：弯不下腰

　　弯腰也是人们生活中的常见动作之一，体育课上，学生们也经常做通过弯腰并将手指尖或手掌贴住地面的方式来拉筋，作为运动前的热身运动。因此，要检验自己有没有筋缩症状，只需要看自己能不能弯下腰来。一般来说，筋缩症患者常常感觉腰背疼痛，东西掉到地上，想拣起来，却因为不能弯腰，拣不了。此症状常见于静坐于办公室的人群，较少出现在长期运动和从事体力劳动的人身上。

筋缩症状之二：蹲不下来

　　如果一个人连腰都弯不了，就更不可能下蹲了。不能下蹲的筋缩症状往往出现在老年人群身上，但随着现代生活中运动的逐步减少，

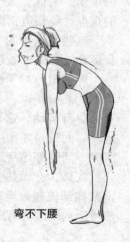

弯不下腰

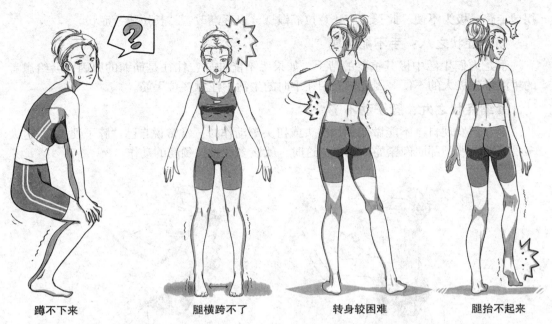

蹲不下来　　　　　腿横跨不了　　　　　转身较困难　　　　　腿抬不起来

一些懒于运动的"宅男"、"宅女"身上也可能出现不能下蹲的筋缩症状。尤其是家里的厕所是蹲厕时，这些筋缩患者的生活就会面临极大的不便。

筋缩症状之三：腿横跨不了

要想知道自己有没有筋缩，不妨试着蹲蹲马步，如果发现腿不能横跨，也就说发现两腿张不开，这就说明你筋缩了，需要适当拉筋恢复身体柔韧性。

筋缩症状之四：转身较困难

近几年流行拉丁舞，许多人在学习舞蹈的过程中常常发现自己转身较困难，这可能不是你技巧生疏的原因，而可能是你筋缩了。这是因为许多人从事办公室工作，容易导致身体僵硬，出现筋缩。此时，就要多练扭腰功等随时来拉筋。

筋缩症状之五：腿抬不起来

生活中，人们常常会遇到上台阶的事情，有些人能一步跨好几个台阶，而有些人连上一个台阶都困难，抬不起腿来，这就是筋缩的症状，平时要注意多拉腿筋。

筋缩症状之六：密步行走

在传统的审美观里，女子宜小碎步行走，以体现其温婉细腻的女人味；男人宜大步向前，体现男人的豪迈之气。然而，生活中，许多男人也小碎步行走，这不一定是他女性化的表现，也可能是因为筋缩导致步伐开展不大，只能小步行走。此时就要多拉腿筋。

筋缩症状之七：长短腿

有些人生下来就一条腿长，一条腿短，人们将这种症状称为"长短腿"，然而，有些人是因为患上筋缩症，导致"长短腿"，不得不一瘸一

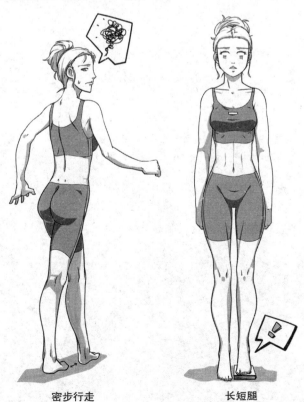

密步行走　　　　　　长短腿

拐地走路，极为不便。此类人宜注意拉筋锻炼，以逐渐改善"长短腿"症状。

筋缩症状之八：手不能伸屈

手是人们生活中极其重要的帮手，如果手不能伸屈，往往是筋缩的原因，会给患者的生活带来极大的不便。因此，人们在平时的生活中注意多拉手筋。

紧缩症状之九：脖子动不了

当人们发现自己不能做低头、摇头或扭头等动作时，常常说自己"脖子硬了"，这大多是筋缩导致颈部肌肉紧痛的原因，这时，就该多做做拉颈筋的动作。

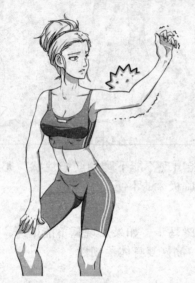

手不能伸屈

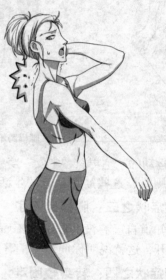

脖子动不了

第三章

拉筋，让筋肉的"哭脸"变"笑脸"

防治筋缩症的最好办法——拉筋

中医认为，筋缩是衰老的象征。在老年人身上出现筋缩，大多是一种自然的衰老现象，使用外在方式来拉筋也不可能改变身体逐渐衰老的事实。然而，现在的许多人年纪轻轻也出现了弯腰困难、不能下蹲、转身不灵活、脖子僵硬等筋缩症状，给自己的生活造成了极大的不便。

而且，这些症状在西医的医学仪器那里往往查不出具体的病因，因此医生们常常拿它们没办法。其实，这些患了筋缩症的年轻人应该向专业的中医正骨医师求救，他们会告诉你一种最简单最有效的疗养方法——拉筋，并针对患者身体上的不同症状来进行相对应的拉筋，改变患者身体上的这种不正常的衰老现象，帮助患者重新找回健康活力。

有许多人也会提出疑问："拉筋？中医典籍中没有提到过这一疗法啊！"要知道，中医虽然没有专门针对筋缩的疗法，但各种撑拉的方法在习武、气功、瑜伽锻炼中一直存在。道家有一种说法："筋长一寸，寿延十年。"所以长寿者通常都有一副柔软的筋骨。而且，通过许多事实证明，许多疑似腰椎间盘突出的患者确实在专业中医师施行的一系列拉筋正骨疗法后恢复了健康。

此外，专家还认为："拉筋过程中，一般医师认为当患者感觉到筋被拉紧疼痛时便要停止，以免拉伤筋肌。其实正是因为筋缩了，不易拉开，所以愈紧愈要拉开，不然它就愈缩愈紧了，它被拉过痛点后就会松多了。但也不是不顾一切拼命拉！很多病人经拉筋后，步履轻快了、腰背酸痛亦减轻、舒缓，甚至消失。没病痛的人想避免筋缩就可每天拉筋。平日坚持拉筋就是最好的保健法之一。"

综上所述，人们可得出一个结论：要想身体少病痛，就要避免筋缩，要想避免筋缩，就要每天都拉筋。

腰酸背痛腿抽筋，并非缺钙而是寒邪伤人

现在许多人都认为腰酸背痛腿抽筋是缺钙引起的，于是补充五花八门的钙，吃了也不见好转，其实这种情况不是缺钙，而是寒邪伤人的典型特征。

抽筋在医学术语上叫痉挛，这个在寒的属性里叫收引。收引，就是收缩拘急的意思。肌肤表面遇寒，毛孔就会收缩；寒邪进一步侵入经络关节，经脉便会拘急，筋肉就会痉挛，导致关节屈伸不利。因为寒是阴气的表现，最易损伤人体阳气，阳气受损失去温煦的功用，人体全身或局部就会出现明显的寒象，如畏寒怕冷、手脚发凉等。若寒气侵入人体内部，经脉气血失去阳气的温煦，就会导致气血凝结阻滞，不畅通。我们说不通则痛，这时一系列疼痛的症状就出现了，头痛、胸痛、腹痛、腰脊酸痛。

因此，我们在养生的时候，要特别注意防寒。寒是冬季主气，寒邪致病多在冬季。因而冬季应该注意保暖，避免受风。单独的寒是进不了人体的，它必然是风携带而入的。所以严寒的冬季，北风凛凛，我们出门要戴上棉帽，围上围巾，就是为了避免风寒。

值得注意的是，冬季外界气温比较低，人容易感受到寒意，在保暖上下的工夫也会大一些，基本上不会疏忽。而阳春三月，"乍暖还寒时候"，古人说此时"最难将息"，稍微一不留神，就会着凉，伤寒了。因而春季要特别注意着装，古人讲"春捂秋冻"，就是让你到了春天别忙着脱下厚重的棉衣。春天主生发，万物复苏，各种邪气在这时候滋生。春日风大，风中席卷着融融寒意，看似脉脉温吞，实则气势汹汹，要特别小心才是。

那么，炎炎夏日，人都热得挥汗如雨，也需要防寒吗？当然需要。夏天我们经常饮食凉的食物和饮料，如冰镇西瓜、冰镇啤酒、冰激凌、冰棍等，往往又在空调屋里一待一天。到了晚上，下班出门，腿脚肌肉收缩僵硬，腿肚子发酸发沉，脑袋犯晕，甚至连走道都会觉得别扭，感觉双腿不像是自己的。这时候寒邪就已经侵入你的体内了。

如果你真的腰酸背痛腿抽筋了，也不要急着补钙，这里先教给大家两个小窍门，试一试再说：

1. 芍药甘草汤

腰酸背痛其实是肌肉酸痛，腿抽筋是筋脉痉挛。脾主肌肉，肝主筋脉，肌肉和筋脉有了问题，就要找准主因，调和肝脾。芍药性酸，酸味入肝，甘草性甘，甘味入脾，因而这味芍药甘草汤被誉为止痛的良药，并且一点都不苦口。芍药甘草汤配制容易，芍药和甘草这两味药在一般的中药店都能买到，取白芍 20 克、甘草 10 克，或用开水冲泡，或用温火煮，可当茶水饮用。注意，这里说的芍药、甘草一定要用生白芍、生甘草，不要炙过的，炙过的药性就变了。

2. 按揉小腿

小腿抽筋的时候，以大拇指稍用力按住患腿的承山穴，按顺、逆时针方向旋转揉按各 60 圈；然后，大拇指在承山穴的直线上擦动数下，令局部皮肤有热感；最后，以手掌拍打小腿部位，使小腿部位的肌肉松弛。几分钟甚至几秒钟后，小腿抽筋症状即可消失。不过，这个标虽然暂时除了，病根还在，由表及里，本还没有痊愈。敲打按揉一些经络穴位，固然可以散结瘀阻、活络气血，但从病因根本上来论，还是要把寒彻底地从体内祛除，这样你才能身轻如燕，健步如飞。

拉筋的疗效：祛痛、排毒、增强性功能

拉筋主要具有祛痛、排毒、增强性功能这 3 种直接疗效，还具有许多间接疗效。那么，拉筋为什么具有如此神奇的功效呢？主要有以下 3 个原因：

1. 疏通十二经脉

中医认为，十二经筋的走向与十二经络相同，故筋缩处经络也不通，不通则痛。这是因为在拉筋时，人体的胯部、大腿内侧、腘窝（膝后区的菱形凹陷）等处会产生疼痛感，这是筋缩的症状，则相应的经络不畅。而通过拉筋，可使僵硬的部位变得柔软，增强人体柔韧性，腰膝、四肢及全身各处的痛、麻、胀等病症因此减缓或消除，重回"骨正筋柔，气血自流"的健康状态。

2. 打通背部的督脉和膀胱经

在武侠电影中，主角常常因为打通了任督二脉而使得武功突飞猛进，由此可见任督二脉的重要性。而且，中医的经络学说也认为，督脉是诸阳之会，元气的通道，此脉通则肾功加强，而肾乃先天之本，精气源泉，人的精力、性能力旺盛都仰赖于肾功能的强大。此外，督脉就在脊椎上，而脊髓直通脑髓，故脊椎与脑部疾病有千丝万缕的联系。任督二脉在人体上是个循环的圈，各种功法要打通的任督二脉即是此意。

任脉指的是膀胱经，它是人体最大的排毒系统，也是抵御风寒的重要屏障。也就是说，膀胱经通畅，则风寒难以入侵，内毒随时排出，肥胖、便秘、粉刺、色斑等症状自然消除、减缓。而且，膀胱经又是脏腑的腧穴所在，即脊椎两旁膀胱经上每一个与脏腑同名的穴位，疏通膀胱经自然有利于所有的脏腑。从西医角度来看，连接大脑和脏腑的主要神经、血管都依附在脊椎及其两边的骨头上。疏通脊椎上下，自然就扫清了很多看得见的堡垒、障碍和看不见的地雷、陷阱。

3. 改善肝脾肾三条经

中医认为，大腿内侧的肝脾肾3条经通畅，则人的性功能强悍。如果这3条经络不畅，容易导致生殖、泌尿系统病，比如阳痿、早泄、前列腺炎、痛经、月经不调、色斑、子宫肌瘤、乳腺增生等。而通过拉筋，尤其是拉腿筋，则能充分改善这3条经堵塞不通的状况，也能在一定程度上治疗男性疾病和妇科疾病。

既是治疗也是诊断，一举两得的拉筋

拉筋这种养生方式之所以备受推崇，不仅是因为它的简单可行性，更是因为它既有治疗又有诊断的特征。也就是说，人们通过拉筋时身体部位的疼痛与否，可以诊断身体部位的健康状况。

如果你拉筋时膝痛而不直，则定有筋缩症，筋缩则首先说明肝经不畅，因为肝主筋，而肝经不畅，脾胃也不会好，因肝属木，脾属土，木克土。

如果你拉筋时感到胯部、腘窝痛，说明膀胱经堵塞，腰有问题。而膀胱与肾互为表里，共同主水，凡膀胱不畅者肾经也不会通畅，水肿、肥胖、尿频、糖尿病等皆与此相关。

如果你采用卧位拉筋法时发现：躺下后后举的手臂不能贴到凳面，你可能患上了肩周炎，采取吊树或吊门框拉筋会有较好的疗效。

如果你用拉筋凳拉筋时，发现上举的腿不能伸直，下落的腿悬在空中不能落地，表明筋缩严重，不仅有腰腿痛症，可能内脏也有诸多问题，拉筋迫在眉睫。

由此可见，拉筋可谓是集疾病预防与治疗于一身的"良药"，无论疾病与否，人们都应该天天拉筋，养护健康。

有病后被动拉筋，不如主动拉筋防病

拉筋可分为主动拉筋和被动拉筋。主动拉筋是指人们意识到拉筋对人体的保健作用后，自己主动进行拉筋的行为，在拉筋的过程中不需要他人的协助；同理，被动拉筋是指患者需要在医生或他人的协助下进行的拉筋行为。一般来说，一旦人们需要他人协助来被动拉筋，说明他们的身体已经出现了较为严重的筋缩疾病，自己已无法主动拉筋。简单点说，主动拉筋多为防病时，被动拉筋多为治病时，二者各有优缺点。

1. 主动拉筋

优点：不需要他人帮助，有利于减轻患者对拉筋的心理压力和恐惧，适于人们天天练习，长期保健，持续坚持下来将会取得显著的效果。

缺点：缺乏医生的专业指导，拉筋者的拉筋动作可能不到位，因此拉筋的效果较慢。

2. 被动拉筋

优点：专业医师手法娴熟，可帮助患者拉过痛点，而且拉筋到位的速度较主动拉筋快，效果也较为显著。

缺点：被动拉筋时，患者的心理压力较大，时常因过分恐惧而导致肌肉紧张，影响拉筋的效果，而且，一些患者可能因忍受不了拉筋时突如其来的剧痛而要求停止拉筋，甚至令一些胆小怕痛的患者自此对拉筋产生恐惧感、排斥感。

两相比较之后，可得出一个结论：有病后被动拉筋，不如主动拉筋防病。

拉筋的两大方法——卧位拉筋法和立位拉筋法

在现代社会，科技进步使生活舒适多了，多数人使用电梯、汽车，从而使运动量大大减少，筋缩也因此增加。那些长期坐着工作的白领们，尤其是老板，连一杯水都要职员送到手上，所以筋缩的可能性大增。如果你觉得自己筋缩了，就应该拉一拉筋了。

从拉筋的方式来说，拉筋可分为立位拉筋法和卧位拉筋法。立位拉筋法则是说人们站着拉筋的方法，而卧位拉筋法就是指人们躺在床或长椅上的拉筋方法。下面，我们就来具体介绍两种拉筋法的特点：

1. 立位拉筋法

中医认为，采用立位拉筋法可拉松肩胛部、肩周围、背部及其相关部分的筋腱、韧带，有利于肩颈痛、肩周炎、背痛等症的治疗。一般来说，立位拉筋法主要依赖门框来进行。

【方法】

（1）先选定一个门框，举起双手，尽量伸展开双臂，按住门框上方的两个角。

（2）一脚在前，站弓步，另一脚在后，腿尽量伸直。

（3）身体要与门框保持平行，抬头，平视前方。

（4）保持这个姿势3分钟，换一条腿站弓步，也站立3分钟。可多次重复这个过程，但不宜使身体过于劳累。

2. 卧位拉筋法

卧位拉筋法主要用于拉松腰至大腿膝后的筋腱，拉松大腿内侧韧带及大腿背侧韧带，也有助于拉松髋部的关节，所以卧位拉筋法又称卧位松髋法。一般来说，卧位拉筋法要依赖椅子、茶几或床来进行。

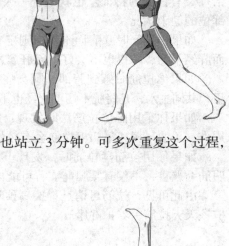

【方法】

（1）将两张安全稳妥、平坦的椅子或是一张茶几摆放近墙边或门框处，或是选择一张两面靠墙边的床。

（2）坐在靠墙边或门框的椅子、茶几、床边上，臀部尽量移至椅子、茶几和床的一边。

（3）躺下仰卧，将靠里面的一条腿（左腿在里则用左腿，右腿在里则用右腿）伸直倚在墙柱或门框上，另一只腿屈膝，让其垂直落地，尽量触及地面，无法触及地面时可用书本等物垫在脚下。

（4）仰卧时，双手举起平放在椅子、茶几或床上，期间垂直落地的腿亦可作踏单车姿势摆动，有利放松髋部的关节。

（5）保持这个姿势10分钟，然后再移动椅子、茶几到另一面墙或门框，或是到床的靠墙的另一边，再依上述方法，左、右脚转换，重做10分钟。

拉筋与压腿、瑜伽、武术、舞蹈的比较

拉筋的方法有很多，人们在进行压腿、瑜伽、武术、舞蹈时也有间接拉筋的功效。但是，压腿、武术、瑜伽、舞蹈等动作的主要目的并非拉筋，因此拉筋的功效比不上专业的拉筋动作好。具体来说，专业的拉筋与压腿、瑜伽、武术、舞蹈等的拉筋功效有这样几个区别：

（1）相较而言，拉筋更为简单、有效，即学即会，对绝大多数各类腰、背、腿痛症患者，可一次性见效，可谓立竿见影。

（2）拉筋的适用面更为广泛，更容易普及，可谓男女老少咸宜，家里、办公室各个场所均可使用，而且有防病、治病、健身的多重功效。

（3）压腿、瑜伽、武术、舞蹈是一种运动，大多时候处于动态，失控受伤的系数较高。相比之下，拉筋处于静态，而且拉筋时间和强度可自己掌握，无论仰卧还是站立式拉筋都不会转动腰部和关节，所以不易拉伤，安全指数较高。

（4）拉筋的主要目的是拉筋，因此将筋拉得更彻底，将从颈椎到腰背、膝后、脚跟、髋关节及大腿内侧的筋全部拉开，对全身病灶和不通的经络有"地毯式轰炸"的扫荡作用。而其他运动多只拉开局部的筋，拉筋效果往往不佳。

（5）拉筋时还可闭目养神，或是听听音乐，可在一定程度上削减人们拉筋的心理压力。

和其他中医外治法相比，拉筋有优势

拉筋的目的在于舒筋活络，从而使得人们恢复"筋柔骨正，气血通流"的健康状态。但是，拉筋并非中医中唯一一种舒筋活络的疗法，针灸、点穴、推拿等疗法也具有类似的功效。然而，和这些中医外治法一比，拉筋还是有不少优势，具体分析如下：

1. 简单易学

众所周知，人们要运用针灸、点穴、按摩、拔罐等疗法来治疗疾病时，必须寻求专业医师的帮助，如果要自己运用，就必须要对中医经络、穴位有一定的了解，较为熟练地掌握经络的走向和原理，以免找错穴位，弄巧成拙，病没治好不说，还可能对人体造成新的损害。而拉筋则是一种人人皆能快速运用的简单疗法，而且见效也较其他中医外治法快。

2. 不需要严格的辅助工具

针灸、点穴、按摩、拔罐等中医外治法对于手法、力度、用具等都有较为严格的要求，稍不注意就会出错，而拉筋则并不一定需要拉筋凳等专业工具，用简单的椅子、茶几和墙壁就能拉筋，可谓男女老少咸宜。

3. 拉筋凳可广泛普及

中医一直没有一种像西医那样普及的保健用具，如听诊器、体温计等，拉筋凳的出现则弥补了这一空白，并能让任何人借此生动地体会中医和经络的原理、疗效，也算是中医历史上的一大进步。

综上所述，对于普通大众来说，拉筋确实是更为简单可行的养生方法。

绝不因小失大，拉筋常见问题全解析

拉筋时也需要注意一些小细节，以免因小失大，不仅没有锻炼出健康，反而损害了自己的身体。下面，我们就来介绍一些拉筋的常见问题：

（1）拉筋前，做点小运动来热身：人们知道在跑步、游泳等运动之前要进行热身，以舒活筋骨，增加身体的柔韧性，减少运动中对身体的意外损伤概率。同理，人们在拉筋前也需要进行一些热身运动，比如小跑步、甩甩手脚、左右转动身体等，目的在于使体温增加，使肌肉与肌腱处在备战的状态，如此拉筋的成效会提高，也可以减少不当拉筋反而受伤的机会。

（2）拉筋时再痛，也要缓慢及深深地呼吸：对于刚刚开始拉筋的人来说，在拉筋时出现疼痛的现象较为常见，要注意忍耐，注意不要暂停呼吸，应该很缓慢及深深地呼吸。因为暂停呼吸、屏气凝神的行为容易使负氧债增加，导致拉筋动作不协调，从而提高了拉筋受伤的概率。

（3）运动前和运动后都别忘拉筋：运动之前，人们都会做一些压腿、踢腿、扭腰等运动来拉筋，以增强身体的柔韧性，减少运动对人体的意外损害。但是，一般人只记得运动之前要拉筋，而当运动后一身疲倦时，只想着坐下休息，没有想到运动后也要拉筋。这是因为人们在运动之后，虽然肌肉酸痛，可是仍然须再缓和地作一次拉筋，如此可使肌肉纤维重新调理，缓解疲劳的速度加快，下一次运动时肌肉的条件也会更好。

（4）拉筋使猛劲，危害很大：拉筋的目的，是在利用肌肉肌腱的弹性及延伸，刺激肌肉梭神经及肌腱感受小体的神经信息，而逐渐地增加伸展的潜力及忍受力。因此，无论是律动式或固定式（连续30秒以上）的拉筋，拉筋的动作都要缓慢而温和，千万不可猛压或急压，尤其忌讳在拉平常拉压不到的筋时，一些人为求速成而猛烈地急压，或别人施加外力帮忙，容易因用力不当，拉伤肌腱，反而对人体造成损害。

（5）别逮着一个肌肉群拉筋：有些人拉筋时只喜欢拉手筋，或是只做拉脚筋的运动，这样就会导致只有一个肌肉群运动，可能影响人体结构的平衡。

从医学的角度来说，对同一个动作，可能有许多肌肉共同组成相同功能的群体，协同地完成动作；但是这些肌肉，因为解剖位置的不同，可能需要靠不同的拉筋动作，才能一一地伸展到；除了协同肌，方向作用相反的拮抗肌也必须对等地拉筋；如果协同肌有拉筋的漏网之鱼，在某一些极限动作便可能完不成而受伤；如果拮抗肌没有一些伸展，则在强烈收缩时失去平衡，也会使之受伤。

因此，人们在拉筋时别总是拉一个肌肉群，而要让身体全方位都享受拉筋的养生保健功效，以维护人体的平衡。

（6）疲劳状态下拉筋是一种伤害：一些人喜欢在自己疲劳时来拉筋，认为其能够舒筋活络，有助于自己恢复精神。其实不然，拉筋时也需要消耗体力，如果在疲劳状态下拉筋，容易给疲惫不堪的身体"雪上加霜"，不仅起不到恢复精神的效果，反而可能导致肌肉拉伤。

因此，人们应避免在疲劳状态下练习拉筋，更不要在疲劳状态下强调拉筋动作到位和动作的规范性，而要根据自身的实际情况有针对性的练习，比如盘腿静坐就是一种很好的休息方法。

（7）拉筋时出现过度呼吸综合征怎么办：有些人在拉筋过程中会出现手脚发麻、冰凉、脸色变青、出冷汗等症状，这就是西医称之为"过度呼吸综合征"的病症。当发现有人出现上述症状时，最佳的处理办法是：用纸袋或者塑料袋罩住患者口鼻，形成封闭系统，约5分钟后症状会消失，患者就能恢复正常。

（8）拉筋的程度宜"酸"不宜痛：拉筋是一个循序渐进的过程，不能使猛力拉筋，以免拉伤肌腱。具体来说，就是要求人们拉筋的程度以感觉有点"张力"或"酸"为宜，绝对不能到"痛"的程度。

从医学的角度来说，拉筋时产生"张力"或"酸"的感觉，是肌肉感觉神经元正确地反映出拉筋的成效；但拉筋到"痛"的感觉，便十分接近受伤的程度了，此时如果再继续拉筋，就可能造成关节和肌肉活动范围过大，容易导致自身的伤病。

更具体一点来讲，是因为每个人的生命都赋予身体两种保护机能，它们都是特殊的神经细胞。一种类型的神经细胞在肌肉过度拉伸时会把信号传递给大脑中枢，第二种神经细胞是保护性机能的一部分，被称为"拉伸反射"，当第二种神经细胞感到某种拉伸动作过快时，大脑中枢神经就反射性地收缩拉伸的肌肉，在肌肉可能被拉伤之前使动作变缓直至终止。当你过度地拉伸一块肌肉，开始产生"拉伸反射"，神经组织就会向大脑发

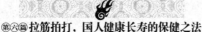
出信号要求停止拉伸或减弱拉伸强度，大脑中枢神经就反射性地收缩拉伸的肌肉，从而使你产生了"痛"的感觉。此时要立即减弱拉筋的强度，直至停止。

总之，为了充分拉伸肌肉（或关节），你必须轻柔舒缓地进行拉筋练习，以避免产生"拉伸反射"。花上三四十秒的时间轻柔地进行拉筋练习直到拉伸的肌肉产生轻微的疼痛，这就是身体允许的最大范围拉伸的临界点，过了这个点，肌肉就可能拉伤。此时宜往回收一点，进入"可拉伸区域"，让疼痛消失，并保持此拉伸姿势 20 ~ 30 秒时间不动（但应力求把此姿势练上 1 ~ 2 分钟），这时要进行浅短呼吸——尽管你需要保持正常的呼吸节奏，最后达到身心的完全放松。你可以 1 分钟后重复此动作，亦可进行下一种练习。

只有这样循序渐进地拉筋，才能真正起到舒筋活络的功效。

小提示

尽管拉筋的动作幅度看似不大，但它毕竟是一种运动，而且在拉腿筋时往往需要消耗拉筋者大量体力，因此有高血压、心脏病、骨质疏松症、长期体弱的患者最好循序渐进地拉筋，不可一开始就太过用力和时间太久。

这是因为有筋缩的人在拉筋时一定会痛，忍受疼痛时心跳加快、血压升高，有骨质疏松的患者慎防骨折、骨裂，体弱者也可能因疼痛而晕厥。总之，老人、病人在拉筋时不宜操之过急，可放一小枕头将头稍稍抬高，以避免血冲脑部。先从最简单的拉筋动作开始，第一天坚持 3 分钟，第二天增加至 5 分钟，第三天增加至 8 分钟……只要长期坚持拉筋，就能取得很好的保健效果。

第四章

拉筋拍打，激发孩子体内的天然大药

从孩子手指就可以看出五脏的健康状况

心经、肝经、脾经、肾经等每个经络都有自己的循行路线，若孩子的某个脏器出了问题，父母是不是必须找出相应的经络循行路线来给孩子按摩呢？

当然不是，孩子的手指可以透露出五脏的健康。在中医里，"脏器"写成"藏器"。中医所说的"藏"，是内藏的意思。有内藏，就有外象。中医认为，一根手指上就会有五藏。为什么这么说？人的手上是有皮毛的，中医理论里，肺主皮毛。所以皮毛的问题都跟肺气有关，像皮肤病，就跟肺气有关。那么皮毛里边裹的是什么呢？是肉，肉跟脾有关，脾主肌肉。肉里面有血，心主血脉。肉里面还有骨头，骨头是肾所主，骨头是最收敛的，是最固敛的一个东西。还有一个东西就是筋，身体要想活动都要由筋来连缀。那么，筋的好与坏跟哪个脏器有关呢？中医认为它跟肝有关，跟肝气有关。肝气实，则手能握，屈伸灵活；肝气虚，则手指软或硬。从小小的手指，中医就可以看出心、肝、脾、肺、肾五藏来。

那么五指和五脏又有怎样的对应关系呢？心经对应中指面，脾经对应大拇指面，肝经对应食指，肺经对应无名指，肾经对应小指。

在孩子健康的时候，给孩子按摩经络可以起到保健的作用；当孩子生病了，心、肝、脾、肺、肾的状况全都体现在5个手指头上，哪个脏腑出问题了，就推相应的手指头，举手之间就能治病。

给孩子按摩经络前，父母要懂得"因时之序"

心经、脾经、肝经、胆经等十二正经是孩子一身最重要的经络，并且每条经都有它当令的时间，也就是值班时间。如果父母能在这个时间帮助孩子按摩相应的经络，保健与治病的效果是最好的。

1. 子时，按摩胆经以避免头痛

胆经是儿童体内循行线路最长的一条经脉，它从人的外眼角开始，沿着头部两侧，顺着人体的侧面向下，到达脚的小趾和小趾旁倒数第二个脚趾（次趾），几乎贯穿全身。

如果孩子的胆经不通畅，就会出现下列症状：皮肤无光泽，口苦，喜叹气，心胁痛不能转身，头痛，腮痛，腋窝肿，脚面外侧发热，胸、胁、肋、大腿外侧、小腿和膝外侧、外踝前及关节都痛，足次趾和小趾不能活动等。

胆经的当令时间在子时，也就是夜里的23点到凌晨1点，在这段时间里，如果父母能给孩子按摩胆经，则可避免出现上述症状。

2. 丑时，肝经当令要保证孩子睡眠

肝经起于大脚趾内侧的趾甲缘，向上到脚踝，然后沿着腿的内侧向上，在肾经和脾经中间，绕过生殖器，最后到达肋骨边缘止。

凌晨1点到3点，即丑时，是肝经的值班时间。在这段时间内父母一定要保证孩子的睡眠，以使孩子的肝气畅通。此外，父母还可以在晚上19~21点的时候，帮孩子按摩心包经，因为心包经和肝经属于同名经，此时按摩心包经也能起到刺激肝经的作用。

3. 寅时，肺经当令，多多按摩不咳嗽

肺经是儿童经络中非常重要的一条经脉，它在寅时当令，也就是凌晨3~5点。孩子一旦肺热或肺寒，气机运行就会受阻，身体就会出现不适，最典型的症状就是咳嗽。因此，肺经是主治孩子咳嗽的经络之源，肺经上的穴位都治咳嗽。不过，孩子偶尔的咳嗽是在清除肺部痰浊，以宣畅气机，但久咳伤肺，会破坏肺脏的正常生理结构。这时，作为父母，就需要及时修补孩子受损的肺脏，最便捷的方法就是在肺经当令之时，按摩刺激它。

4. 卯时，大肠经当令宜排便

大肠经值班是在卯时，也就是早晨5~7点之间，这个时候一般也是孩子上厕所排便的时间。因为早晨5~7点之间，天就亮了，也就是天门开了，与天门相对应的是地门，即人的肛门也要开，所以就需要排便。

孩子便秘与大肠经有密切的关系。大肠经有一个很重要的功能，就是生"津"，这个"津"就是一种向外渗透的力量。之所以发生便秘就是津的力量过于强大，把大肠中的液都渗透出去了，里面的宿便就变得干硬，形成便秘。相反，如果津的力量很弱，液积存的过多，孩子就会拉稀。所以当孩子便秘或拉稀时，父母可以在早上6~7点钟帮孩子按摩大肠经。

5. 辰时，胃经当令，必吃早饭

胃经有两条主线和四条分支，是儿童经络中分支最多的一条，主要分布在头面、胸部、腹部和腿外侧靠前的部分。胃经在辰时当令，就是早晨7~9点之间。一般这段时间父母都非常忙碌，赶着送孩子去上学，自己去上班，但是不管怎么忙，一定要吃早饭，也一定要让孩子吃早饭。因为这个时候，太阳升起来了，天地之间的阳气占了主导地位，人的身体也是一样，处于阳盛阴衰之时，应该适当补充一些阴，而食物就属阴。

6. 巳时，脾经当令按摩脾经治流口水

脾经的循行路线是从大脚趾末端开始，沿大趾内侧（脚背与脚掌的分界线），向上沿内踝前边，上至小腿内侧，然后沿小腿内侧的骨头，与肝经相交，在肝经之前循行，上膝股内侧前边，进入腹部，再通过腹部与胸部的间隔，夹食管旁，连舌根，散布舌下。

孩子胃痛、腹胀、大便稀、饭后即吐、流口水等都和脾经不通有关。父母可以从脾经去治，在脾经当令的时候，即上午9~11点，按摩孩子脾经上的几个重点穴位：太白、三阴交、阴陵泉、血海等。

7. 午时，心经当令宜午睡

心经在午时当令，也就是11~13点这段时间，这段时间是上下午更替、阳气与阴气的转换点。所以说，中午吃完饭后一定要让孩子午睡一会儿。因为我们的身体不可能扰乱天地阴阳的转换，最好还是以静制动、以不变应万变，这样对孩子的身体才有好处。中医讲究顺时养生，不仅是顺应四时，也要顺应一天里的十二个时辰。

8. 未时，小肠经当令

13~15点（未时）是小肠经当令的时间，这段时间小肠经最旺，它的工作是先吸收被脾胃腐熟后的食物的精华，然后再进行分配，将水液归于膀胱，糟粕送入大肠，精华输入脾脏。因此中医里说小肠是"受盛之官，化物出焉"。小肠有热的孩子，这时则会

咳而排气。小肠经当令时，人体主要是吸收养分，然后重新分配，以供下午的消耗。因此，父母应在13点前给孩子用餐，而且午饭的营养要丰富，这样小肠才能在功能最旺盛的时候把营养充分吸收和分配。

9. 申时，膀胱经当令宜督促孩子学习

在中医里，膀胱经号称太阳，是很重要的经脉，它从足后跟沿着后小腿、后脊柱正中间的两旁，一直上到脑部，是一条大的经脉。15～17点为申时，这是膀胱经当令的时段。

在申时，膀胱经很活跃，它又经过脑部，所以此时气血也很容易上输到脑部，所以此时应该督促孩子学习。古语说"朝而授业，夕而习复"，就是说在这个时候温习早晨学过的功课，效果会很好。如果孩子这个时候出现记忆力减退、后脑疼等现象，就是膀胱经出了问题。

10. 酉时，按摩肾经治心烦

在日常生活中，我们会发现孩子志向远大，他们会憧憬着长大了当科学家、发明家，孩子之所以会有这么大的志向是因为其肾精充足。如果自己的孩子小小年纪就萎靡不振，甘于平凡，那可能是肾经不通，父母要及时帮孩子按摩肾经。

肾经的具体循行路线是：由足的最小趾开始，经足心、内踝、下肢内侧后面、腹部，止于胸部。孩子的肾经如果有问题，生理上通常会出现口干、舌热、咽喉肿痛、心烦、易受惊吓等症状。另外，还有心胸痛，腰、脊、下肢无力或肌肉萎缩麻木，脚底热、痛等症状。每天的17～19点，也就是酉时，是肾经当令的时间，如果孩子有上述症状，父母可以考虑在肾经当令之时，帮孩子按摩肾经。

11. 戌时，按摩劳宫穴帮孩子找回自信

心包经是从心脏的外围开始的，到达腋下三寸处，然后沿着手臂阴面中间的一条线，止于中指。在心包经上有一个很重要的穴位——劳宫穴。这个穴位很好找，让孩子自然握拳，其中指所停留的那个地方就是劳宫穴。

19～21点，即戌时，是心包经当令的时间。如果孩子在一些场合觉得紧张，手心出汗、心跳加快、呼吸困难，这时父母不妨帮孩子按按左手的劳宫穴，它可以帮助孩子找回从容自信的感觉。

12. 亥时，敲三焦经防治孩子肥胖

三焦经围着耳朵转了一圈，孩子的耳朵出现疾病通常找它。现在大多数胖人三焦经是阻塞的，而且这种阻塞的情况通常都在他没有真正肥胖的时候就出现了。由于三焦经阻塞，使得经络中的组织液流动出现了障碍，导致垃圾的堆积，长时间的垃圾堆积最终导致了肥胖。

21～23点（亥时），这段时间是三焦经当令。如果孩子有耳部疾病或者是小胖墩，那么父母不妨在此时帮孩子敲打三焦经。

激发孩子体内的天然大药，用推、拿、揉、捏四手法

经络是隐藏在孩子体内的天然大药，那么父母该如何做，才能让孩子体内的天然大药发挥出应有的功效呢？推、拿、揉、捏！

推、拿、揉、捏是按摩儿童经络穴位的四种常用手法，针对不同情况给孩子施与不同的按摩方式，可以让孩子体内的"大药"更好地发挥作用。

1. 推法

推法又包括直推法、旋推法和分推法。所谓直推法，就是用拇指指腹或食指、中指指腹在皮肤上做直线推动；旋推法是用拇指指腹在皮肤上作螺旋形推动；而分推法是用双手拇指指腹在穴位中点向两侧方向推动。

2. 拿法

用大拇指和食指、中指，或用大拇指和其余四指对称用力，提拿一定部位和穴位，

进行一紧一松的拿捏，称为拿法。

3. 揉法

用指端、大鱼际或掌根，在一定部位或穴位上，做顺时针或逆时针方向旋转揉动，即为揉法。

4. 捏法

用拇、食、中三手指捏拿肌肤，称为捏法。

在经络按摩中，除了以上四种，还有按法、摩法、掐法等，用指尖、指腹或掌心，直接按压在穴位上，施以压力，按而留之，称为按法。用手掌掌面或食、中、无名指指面在经络治疗部位上，作环形的有节律的摩转，称摩法。掐法是用指甲或牙签刺激穴位，这类手法通常在成年人身上使用，给儿童按摩一般很少用到。

按摩拍打穴位，提高孩子的抗病能力

所谓穴位，就是经络在体表上的一些点。如果说经络像一条驶往脏腑目的地的公共汽车线路的话，穴位就是中间的停靠站点。父母经常帮孩子按摩经络穴位，可以保持孩子各个脏腑功能的平衡、和谐，使气血畅通，从而提高孩子对外来疾病的抵抗力。

经络穴位是孩子身上的财富，只有它们好好工作，孩子才会健康。所以，父母平时要多给孩子做按摩拍打，不要等孩子生病了，再忙着求医问药。

一般来说，给孩子按摩拍打常用的穴位有 26 个，下面给大家一一列举。

1. 头部的 7 大名穴：攒竹、坎宫、太阳、人中等

（1）攒竹，也叫天门，位于两眉中间至前发际成一直线。在孩子感冒、发热、头痛、精神不好时，父母可给孩子推攒竹。

（2）坎宫，自眉头起沿向眉梢成一横线。孩子外感发热、惊风、头痛时，父母可帮孩子推坎宫。

（3）太阳穴，位于眉后凹陷处。孩子发热、头痛、惊风、目赤痛时，父母可给孩子揉太阳穴。

（4）人中，位于嘴唇和鼻子中沟上中间点。当孩子出现惊风、昏厥、抽搐（主要用于急救）等症状时，可以掐人中。

（5）迎香穴，位于鼻翼中点旁的鼻唇沟中（约 13 厘米处），孩子鼻塞流涕时可揉此穴。

（6）百会，头顶正中线与两耳尖连线的交点。孩子头痛、惊风、遗尿、腹泻等时可揉此穴。

（7）天柱骨，位于颈后发际正中至大椎穴成一直线。推天柱骨，可以帮助孩子改善头痛、呕吐、发热、咽痛等症状。

2. 胸、腹、腰、背部的 6 大名穴：膻中、中脘、天枢等

（1）膻中，位于胸骨上，两乳头连线的中点。孩子有胸闷、咳喘、呕吐等症状时，父母可帮孩子推膻中。

（2）中脘，位于脐上约 10 厘米外。摩中脘可以治疗孩子因脾胃失和而致的腹胀、食欲不振等。

（3）天枢，位于脐旁约 5 厘米外。揉此穴可解决孩子腹胀、便秘、腹泻等问题。

（4）肚角，位于脐下旁开约 5 厘米外。适应于孩子腹痛、腹泻，常用手法是拿法，此法为抑制各种原因引起的腹痛的要法。

（5）七节骨，位于第四腰椎至尾骨端成一直线。推孩子的七节骨可治腹泻、便秘。

（6）龟尾，位于尾椎骨端。揉龟尾可治孩子腹泻、便秘、遗尿等。

3. 手部的 11 大名穴：板门、三关、天河水、劳宫等

（1）四横纹，位于掌面食指、中指、无名指、小指第一指间关节横纹处。可治小儿

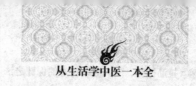

的腹胀、腹痛、气血不畅、消化不良等症。

（2）小横纹，位于掌面、食指、中指、无名指、小指掌指关节横纹处。可治小儿的腹胀、烦躁不安等症。

（3）板门，位于手掌大鱼际平面。可治小儿的食欲不振、呕吐、气喘等症。

（4）内劳宫，位于掌心中，屈指时中指尖所指处。揉内劳宫可治小儿的发热、烦渴、口舌生疮等。

（5）小天心，位于掌根大鱼际与小鱼际交接处。可治小儿的烦躁不安、夜啼、斜视等症。

（6）内八卦，位于手掌面以掌中心为圆心，以圆心至中指根横纹约2/3为半径所形成的圆圈，对掌横纹中点为坎，对中指为离，分为乾、坎、艮、震、巽、离、坤、兑八卦。顺运八卦，可治小儿的咳嗽、气喘、呕吐、肠胃不适等症。

（7）外劳宫，位于手背第三、第四掌骨中间凹陷处，与内劳宫相对。可治小儿的头痛、风寒感冒、肠胃不适、咳嗽、气喘等症。

（8）一窝风，位于手背腕横纹正中凹陷处。可治治小儿伤风感冒、肠鸣腹痛等症。

（9）三关，位于前臂靠拇指侧至肘部成一直线。推三关对小儿的病后体虚、伤风感冒有很好的疗效。

（10）天河水，位于前臂正中内侧、腕横纹至肘横纹成一直线。清天河水可治小儿的发热、怕冷、烦躁不安等症。

（11）六腑，位于前臂靠小指侧，由肘尖至腕部。推六腑可治小儿的高热不退、大便干结、喉咙痛等症。

4. 脚部的 2 大名穴：足三里和涌泉

（1）足三里，位于肢膝眼下三寸约7.5厘米外，两筋间。可治小儿的消化不良、呕吐等。

（2）涌泉，位于足掌心前 1/3 处。可治小儿的发热、夜啼、烦躁、肠胃不适等。

小提示

生活中，对于任何一种身体外伤，我们本能的反应就是去按揉拍打疼痛的地方，这就说明按摩是人类使用的一种重要的康复技术。对孩子而言，按摩拍打不仅能提高他们的免疫力、增强食欲、促进生长发育、保护视力，生病时，父母给孩子正确的按摩拍打，还可以增强孩子自我康复的能力。

按摩拍打的疗效独特而神奇，但这一切都建立在恰当、正确的基础之上。为此，建议父母在给孩子按摩时先掌握以下六点：

（1）孩子身体状况正常时，在两餐之间，既不疲劳也不饥饿的时候是给孩子按摩拍打的最佳时间。如果孩子生病了，家长应在孩子不哭不闹、情绪稳定的时候进行按摩拍打，在孩子哭闹之时，则要先安抚好孩子的情绪，再进行按摩。

（2）父母在为孩子进行按摩拍打时，如果是按腹、揉臂或拍打腹部、臂部时，千万不能在饭后马上进行，以免引起孩子吐奶，或腹部不适。

（3）孩子皮肤娇嫩，父母按摩拍打的力道要轻，即使不断重复揉擦拍打孩子的穴位，也不要抓破皮肤。尤其在夏季，孩子哭闹、皮肤有汗时，更应注意手法的轻重快慢。

（4）给孩子按摩拍打时，要使用油膏或爽身粉等介质，以防按摩拍打时皮肤破损，也可用葱蒜捣汁来散寒解毒，通经助阳。

（5）如果给刚出生的孩子按摩拍打，而家中还有其他孩子，父母绝不可以因为新宝宝的诞生而忽视他们。通常小孩子是非常乐于"帮助"进行按摩拍打的，所以家长不妨让你的孩子们也加入到按摩拍打新宝宝的行列，这样既不会让孩子感到一种被忽略或抛弃的感觉，还能让新宝宝从中受益。

（6）给孩子按摩拍打，关键在于循序渐进，持之以恒，如果做到了这些，孩子一定能健康成长。

不同体质的孩子有不同的按摩方法

给孩子进行保健按摩时要注意，不同体质的孩子应该有不同的按摩方法。

1. 虚型

这种类型的孩子易患贫血和呼吸道感染。此外，面部发黄、少气懒言、神疲乏力、不爱活动、汗多、饭量小、大便溏软是这种类型的孩子的典型症状。给这类孩子常用的按摩手法是推法，具体来说，就是在孩子的5个手指面分别按顺时针方向旋转推动，以补其五脏。

2. 湿型

一般来说，这种类型的孩子特别喜欢吃肥甘厚腻的食物，形体多肥胖，动作迟缓，大便溏稀。所以父母要让他们多食扁豆、海带、白萝卜、鲫鱼、冬瓜、橙子等有健脾、祛湿、化痰功效的食物。按摩手法上要用捏法和推法，具体来说就是每天捏脊5次，推板门200次。

3. 寒型

此类孩子身体和手脚冰凉，面色苍白，不爱活动，吃饭不香，食生冷食物容易腹泻，大便溏稀。父母应每天给孩子捏脊5次，按揉内劳宫100次。对这类孩子饮食调养的原则是温养胃脾，宜多食辛甘温之品，如羊肉、鸽肉、牛肉、鸡肉、核桃、龙眼等，忌食寒凉之品，如冰冻饮料、西瓜、冬瓜等。

4. 热型

这类孩子的典型症状是形体壮实，面赤唇红，喜欢凉的东西，口渴时常爱喝凉水，烦躁易怒，贪吃，大便秘结。这类孩子易患咽喉炎，外感后易高热。平时给孩子清天河水，天河水在孩子前臂内侧正中线，自腕至肘呈一直线，父母用食、中二指沿那条线从孩子的腕推向肘，每次推200次。饮食调养的原则是以清热为主，宜多食甘淡寒凉的食物，如苦瓜、冬瓜、西瓜等。

5. 健康型

这类孩子身体壮实，面色红润，精神饱满，吃饭香，大小便正常。饮食调养的原则是平补阴阳，营养均衡。这样就能使孩子继续保持健康。

总之，父母要根据孩子的体质施与不同的按摩手法，让孩子能更加健康地成长。

改善孩子体质可用摩腹和捏脊

生活中，经常遇到这样的情况：两个孩子吃了同样的东西，一个生病，而另一个却没事。之所以出现这种情况，是因为孩子体质有差异，作为父母，首先要增强孩子的体质。

中医认为，"脾胃为后天之本"、"百病生于气"，要提高小儿防病抗病能力，就需重视调理气机和脾胃功能。而摩腹和捏脊便可以调理脏腑，改善小儿消化功能，大大提高孩子的体质。

1. 摩腹

摩腹起源于唐代孙思邈的养生之道，他在《千金要方》中说："摩腹数百遍，可以无百病。"摩腹，实际上就是对肚脐的一种按摩。肚脐附近的"丹田"，是人体的发动机，是一身元气之本。经常给孩子按摩肚脐，能刺激孩子的肝肾经气，达到祛病的目的。

【方法】

在孩子进食30分钟后开始摩腹，顺时针进行，注意力量一定要轻柔，稍微带动皮肤就可以了。速度不要太快，每分钟30圈就可以了。但要注意的是，孩子腹泻时就要改变摩腹的方向。

2. 捏脊

孩子的身心健康、生长发育是父母最关心的问题。捏脊是促进孩子生长发育、防治多种疾病的妙法。

【方法】

龟尾穴开始边捻动边向上走至大椎穴止。

孩子取俯卧位，父母用双手的拇指、中指和食指指腹捏起脊柱上面的皮肤，轻轻提起，从龟尾穴开始，边捻动边向上走，至大椎穴止。从下向上做，单方向进行，一般捏3～5遍，以皮肤微微发红为度。

捏脊能很好地调节脏腑的生理功能，特别是对胃肠功能有很好的调节作用，可提高孩子抵抗疾病的能力。但给孩子捏脊时一定要注意以下几点：

（1）应沿直线捏，不要歪斜。

（2）捏拿肌肤松紧要适宜。

（3）应避免肌肤从手指间滑脱。

坚持给孩子做摩腹和捏脊，一段时间后，你就会发现孩子胃口好了，身体也变得强壮起来。

捏三提一，有效治疗孩子的厌食症

厌食是大多数孩子的"通病"，父母应耐心对待。然而现在不少年轻的父母在孩子不愿吃饭时，就吹胡子瞪眼，把饭菜在孩子面前一放，凶神恶煞般地命令孩子必须在一定时间内吃完，否则休想吃别的东西，然后像监工一样守在旁边。结果出现两种不愉快的情况：一种是孩子说什么也不愿吃饭，另一种是孩子含着泪水，委屈咽下饭菜。其实，有一点家长忽视了，在吃饭方面的"斗争"中，孩子比家长更富有持久性。

纠正儿童厌食，家长应有充分的思想准备，要经过一个过程，有计划地分步实施。家长应弄清孩子厌食的原因，若确实是食欲不佳，应通过变换口味鼓励孩子适当进食，经过一两顿调整后，孩子的胃口会逐渐恢复。若是孩子习惯问题，家长更应有足够的耐心去纠正，就餐时不宜过分催促，更不能责骂。若孩子的厌食是因为脾出现问题，那这个时候每天给孩子"捏三提一"就可以了。

"捏三提一"是捏脊的一种，从龟尾穴开始，用双手的拇、中、食三指捏起脊柱上面的皮肤，边捻动边向上走，至大椎穴止。捏脊时，捏三下，向上提一次，称为"捏三提一"。

【方法】

让孩子俯卧在床上或大人的大腿上，脱去上衣，暴露整个背部。对从未进行过捏脊的孩子，建议家长先按摩孩子背部，使孩子适应一下，肌肉达到放松状态，当孩子感觉舒适时即可进行捏脊。捏脊时沿脊椎两旁二指处，用两手食指和拇指从尾骶骨（长强穴）开始，将皮肤轻轻捏起，然后将皮肤慢慢地向前捏拿。就这样一边捏一边拿，一直推到颈下最高的脊椎部位（即大椎穴）算作一遍。由下而上连续捏拿3～5遍，此才算一次。第二或第三遍时，每捏三下必须将皮肤向斜上方提起一下。如提法得当，可在第二至第五腰椎处听到轻微的响声。推捏最后，再用双手拇指在腰部两侧的肾腧穴（在第二、三腰椎棘突之间旁开1.5寸）上揉按一会儿。此法最好在晨起进行，每日一次。

捏脊可以改善孩子的体质，增强孩子的脾胃功能，加快胃肠蠕动，促进消化吸收，可以很好地纠正孩子厌食。但要注意的是，每天对厌食的孩子做一次"捏三提一"的捏脊法就行了，不宜多做。因为捏脊本来就可以很好地改善孩子的脾胃功能，而且见效较快，但是做多了刺激量太大，就会起反作用。

此外，纠正孩子厌食，父母切忌与孩子讨价还价，不要以送礼物等形式作为交换条件，否则会引起更难纠正的新问题。

孩子假性近视不用愁，每天多揉三穴

排除遗传近视的原因，大部分的近视原因都是因为孩子不注意用眼卫生，比如灯光照明不良、坐姿不良、常躺着看书、在颠簸的车上读报、课程负担过重、印刷品质量太差、看电视时间过长或距离太近等，也可能因为营养不良、微量元素的缺乏、龋齿等因素造成近视，这些都是近年来近视率不断上升的"罪魁祸首"。

由眼的调节器官痉挛所引起的近视，称假性近视。假性近视一般不需要配戴眼镜。经过及时治疗和注意保护，使睫状肌放松，视力可以恢复正常。但是，如果在假性近视阶段不引起重视，继续发展下去，就会变成真性近视，就必须用配戴眼镜来矫治。

所以，当孩子刚开始出现视力下降的症状时，家长们首先要做的是帮助孩子矫正假性近视，而不是急于给孩子配眼镜。手穴疗法治疗假性近视效果较好，具有养血安神、明目定志、消除痉挛的作用。

这种方法主要是通过按摩或针刺手部特定穴位，经感觉神经传导至内脏和大脑等器官，以达到防治疾病的独特疗法。双手一年四季暴露在外，取穴、按摩或针刺不受季节条件限制，具有方便、灵活的优势。针刺手部穴位治疗假性近视，较为疼痛，有的人不易接受；而采用手穴按摩，基本无痛苦，刺激却能传导到眼部和肝脏，具有标本兼治、见效快的特点，且人人能做，方便适宜。针对假性近视，人们常采用以下手法来治疗。

【方法】

（1）先找到治疗假性近视的有效穴位：掌面无名指第一、二节指骨间关节处的肝穴，掌面手心附近、心包区内的劳宫穴，以及手背侧小指走向下行的腕骨穴。

（2）当过度用眼而导致视力下降时，可轻缓地揉压这三个穴位，每日早、中、晚三次，每次连续揉压 108 下，最后一下按压 10 秒左右。

（3）在实践中，遇到"眼睛感觉特别舒服"的时候，要稍加精心揉压、细细体会。

总之，只要坚持不懈，视力就会慢慢得到恢复。

孩子夜啼不用愁，揉揉按按解烦忧

不少孩子白天好好的，可是一到晚上就烦躁不安，哭闹不止。这就是夜啼的症状，多见于 3 个月以内的幼小婴儿，小孩子夜啼一般有以下几种情况：

1. 生理性哭闹

孩子的尿布湿了、裹得太紧、饥饿、口渴、室内温度不合适、被褥太厚等，都会使小儿感觉不舒服而哭闹。对于这种情况，父母只要及时消除不良刺激，孩子很快就会安静入睡。此外，有的孩子每到夜间要睡觉时就会哭闹不止，这时父母若能耐心哄其睡觉，孩子很快就会安然入睡。

2. 环境不适应

有些孩子对自然环境不适应，黑夜、白天颠倒。父母白天上班他睡觉，父母晚上休息他"工作"。若将孩子抱起和他玩，哭闹即止。对于这类孩子，父母应该把休息睡眠时间调整过来，必要时请医生做些指导。

3. 白天运动不足

有的孩子白天运动不足，夜间不肯入睡，哭闹不止。对这样的孩子白天应增加活动量，因为疲惫晚上自然能安静入睡。

4. 午睡时间安排不当

有的孩子早晨睡懒觉，到了午后 2～3 点才睡午觉，或者午睡时间过早，以致晚上提前入睡，半夜睡醒，没有人陪着玩就哭闹。对于这样的孩子早晨可以早些将其唤醒，将其午睡时间进行适当调整。

5. 身体不适

有些脾虚、心热型孩子经常会在夜间哭闹，父母要知道孩子啼哭的原因，并学会相应的按摩手法。

如果是由身体不适引起的，父母可以对孩子施行一点按摩手法，能有效止住孩子夜啼的症状。

【方法】

（1）补脾经、清心经、清肝经各200次。

（2）孩子取仰卧位，父母用掌心顺时针摩腹、揉脐各3分钟。

（3）按揉足三里穴1分钟。

此外，根据孩子夜啼症状的不同，父母要采取不同的按摩治疗方：

1. 脾虚型

脾虚型孩子的表现症状为夜间啼哭、啼哭声弱、腹痛喜按、四肢欠温、食少便溏、面色青白、唇舌淡白、舌苔薄白等。

【方法】

（1）揉板门300次，推三关50次。

（2）掐揉四横纹10次。

（3）摩中脘穴3分钟。

2. 心热型

心热型孩子的表现症状为夜间啼哭、哭声响亮、面红目赤、烦躁不安、怕见灯光、大便干、小便黄、舌尖红、苔白等。

【方法】

（1）清天河水，推六腑各200次。

（2）清小肠300次。

3. 惊恐型

惊恐型孩子的表现症状为夜间啼哭、声惨而紧、面色泛青、心神不安、时睡时醒、舌苔多等。

【方法】

（1）按揉神门、百会穴各1分钟。

（2）揉小天心100次，掐威灵5次。

（3）掐心经、肝经各50次。

4. 食积型

食积型孩子的表现症状为夜间啼哭、睡眠不安、厌食吐乳、腹胀拒按、大便酸臭、舌苔厚腻等。

【方法】

（1）揉板门、运内八卦各100次。

（2）清大肠300次。

（3）揉中脘3分钟。

推七节骨，让孩子不再夜里"画地图"

一般来说，两周岁以下的孩子容易出现尿床现象，两周岁以上的孩子尿床的情况就逐渐减少了。但如果如果孩子过了五周岁，晚上还要尿床，就是遗尿，引起遗尿现象的原因有以下三种：

（1）睡眠过深。遗尿的儿童晚上都睡得很深。由于睡得太深，以致大脑不能接受来自膀胱的尿意，因而发生遗尿。

（2）心理因素。亲人突然死亡或受伤、父母吵架或离异、母子长期分离、黑夜恐惧受惊等原因均可导致孩子遗尿。

（3）脾胃虚弱。孩子脾胃虚弱，功能紊乱，导致膀胱气化功能失调，从而引起遗尿。

针对遗尿这种情况，父母可采取以下治疗方法：

（1）帮助孩子建立合理的作息时间。不让孩子白天玩得太累，中午睡1～2个小时，晚饭少喝汤水，睡前让孩子小便一次，夜间可叫醒两次，让孩子起来小便。坚持一段时间，形成条件反射，也就养成了习惯。

（2）解除孩子的精神负担。一般来说，孩子3岁以后就开始懂事了，父母应该对孩子劝说、安慰，使孩子知道这是暂时性的功能失调，可以治愈，从而解除精神负担，建立治愈的信心。

（3）如果是脾胃虚弱引起的遗尿，父母就要从健小孩的脾胃做起，前面提到的摩腹和捏脊均有健脾胃的功效。父母还可以用食指和中指自上而下推孩子的七节骨，这也可以有效治愈孩子遗尿。

总之，父母在对待尿床这个问题上不要过多地对孩子斥责、打骂，而应给予体贴和帮助，帮助他逐步学会控制身体，最终解决尿床问题。

小儿流口水，拍打经穴来根治

流口水，也叫流涎，经常发生在3岁以下的孩子身上。刚出生的宝宝是不会流口水的，因为他们的唾液腺不发达，分泌的唾液较少，宝宝嘴里没有多余的唾液流出，加上此时宝宝的主食是奶，对唾液腺的刺激不大。

宝宝流口水常发生于断奶前后。婴儿长到六个月以后，身体各器官明显地发生变化，此时婴儿所需营养已不能局限于母乳，要逐步用米糊、菜泥等营养丰富、容易消化的辅食品来补充。有些母亲用母乳喂养孩子到15个月以上才断奶，断奶后再喂辅食，这样的孩子脾胃就比较虚弱，容易发生消化不良，这时候小儿流涎发生率最高。

此外，宝宝长牙或患口腔黏膜炎症时，也特别容易流口水。因此父母应注意观察宝宝的表现，找出流涎原因，如果是因长牙或口腔黏膜炎症引起的流涎，父母可不必太担心。如果孩子经常流口水，父母就要注意了。

中医认为经常流涎，易耗伤孩子的津液，孩子常因先天不足、后天失调、脾胃虚寒而发病。如果父母给孩子补脾经、肺经、肾经各300次，推三关300次，摩腹3分钟，捏脊3～5遍，效果会很好。

小提示

在给孩子按摩的同时，父母还要注意从饮食上给孩子加以调整。下面两款食疗方对治疗孩子流涎效果很不错。

1.赤小豆鲫鱼汤

【材料】赤小豆100克，鲜鲤鱼1条约500克。

【做法】将赤小豆煮烂取汤汁，将鲤鱼洗净去内脏，与赤豆汤汁同煮，放黄酒少许，用文火煮1小时。取汤汁分3次喂服，空腹服，连服7日。

2.米仁山楂汤

【材料】米仁100克，生山楂20克（鲜的更好），水650毫升。

【做法】文火煮1小时，浓缩汤汁分3次服食（1日），空腹服，连服7日。

治疗小儿咳嗽，多多拍揉这些穴位

小儿脏腑娇嫩，因此极易受到外感、内伤等的侵袭而使肺脏受伤，时常引发咳嗽症状。而孩子咳嗽总好不了，做父母的不免揪心，但医学上尚未研发出治疗咳嗽的一吃就灵的特效药，于是常常会很心疼。这时，父母不妨学习一套经络拍打法，自己在家就可以治好孩子的咳嗽。

一般来说，孩子咳嗽分为外感咳嗽和内感咳嗽，它们的症状不同，所使用的经络拍打方法也有所不同。

1. 外感咳嗽

主要症状有咳嗽有痰、鼻塞、流涕、恶寒、头痛。若为风寒者，兼见痰、涕清色白，恶寒重而无汗。若为风热者兼见痰涕黄稠、汗出、口渴、咽痛、发热。

【方法】

治疗应健脾宣肺，止咳化痰。

（1）推坎宫：眉收至两眉梢成一横线为坎宫穴。操作时，术者用两拇指自眉心向两侧眉梢做分推，30～50次。有疏风解表、醒脑明目的作用，常用于治疗外感发热、头痛等。

（2）下推膻中：膻中穴位于两乳头连线中点，胸骨正中线上，平第四肋间隙。操作时，术者用食指、中指自胸骨切迹向下推至剑突50～100次。具有宽胸理气、止咳化痰的功效，适用于治疗呕吐、咳嗽、呃逆、嗳气等疾病。

（3）揉乳根：操作时，术者以拇指螺纹面按揉两侧乳根穴各30～50次。具有宣肺理气、止咳化痰的功效，适用于治疗咳嗽、胸闷、哮喘等疾病。

（4）揉肺腧：肺腧穴位于第三胸椎棘突下，督脉身柱穴旁开1.5寸。操作时，于两侧的肺腧穴上按揉50次左右。具有益气补肺、止咳化痰的功效，能调肺气，补虚损，止咳嗽，适用于一切呼吸系统疾病。

（5）揉丰隆：丰隆穴位于外踝尖上8寸，胫骨前缘外侧，胫腓骨之间。操作时，揉50次左右。具有和胃气、化痰湿的功效，适用于治疗痰涎壅盛、咳嗽气喘等病症。

若是风寒者可加推三关，风热者可加清天河水，痰多者可加揉小横纹。

2. 内伤咳嗽

主要症状有久咳不愈、身微热、干咳少痰，或咳嗽痰多、食欲不振、神疲乏力、形体消瘦。

【方法】

治疗应健脾养肺，止咳化痰。

（1）补肺经：肺经穴位于无名指末节螺纹面。操作时，术者以拇指螺纹面旋推患儿此穴100～300次。具有补肺气的功效，可治虚性咳喘、自汗、盗汗等症，常与补脾土合用。

（2）运内八卦：内八卦位于手掌面，以掌心为圆心，从圆心至中指根横纹2/3为半径，所作圆周。操作时，术者以拇指顺圆周推动，100～500次。具有宽胸理气、止咳化痰、行滞消食的功效，主要用于治疗痰结咳嗽、乳食内伤等病症。

（3）揉乳根、乳旁：乳旁穴位于乳头外旁开0.2寸。揉两侧此穴30～50次。能宽胸理气、止咳化痰，可治胸闷、咳嗽、痰鸣、呕吐等症。

（4）揉中脘：中脘穴位于前正中线，脐上4寸。操作时，患儿仰卧，术者以掌根揉此穴100～200次。具有健脾和胃、消食和中的功效，可治脾胃升降失调所致诸症，如呃逆、胃痛、腹胀等。

久咳体虚可加用推三关、捏脊，痰吐不利可加用揉丰隆。

此外，父母还应注意多给孩子吃清淡的食物，切忌喂食一切寒凉、甜酸的食物或是鱼、海鲜等发物，以免加重咳嗽症状。

治疗小儿秋季腹泻，捏捏他的脊部经络

每到天气转凉的季节，比如夏天转秋天、秋天转冬天的时节，许多孩子都会因受凉而引发小儿腹泻。一经检查，就会发现，此时的小儿腹泻多由轮状病毒引起，其临床多表现为：大便次数较多，每日五六次，甚则十几次，大便呈蛋花汤样便，或水样便，或溏稀便，或夹黏液。小儿腹泻严重者，常因大量水样便而出现脱水情况，治疗不及时，亦可出现死亡。

中医认为，小儿腹泻是脾胃功能失调或外感时邪所致，这是因为孩子的脾胃很脆弱，承受不住一点侵害，所以很容易腹泻。临床可分为伤食泻、惊吓泻、风寒泻、湿热泻和脾虚泻，小儿秋季腹泻以脾虚泻最为多见。

中医采用推拿捏脊疗法治疗小儿秋季腹泻时，可酌情选用补脾土、揉板门、揉外劳、运内八卦、揉脐、摩腹、按揉足三里等推拿手法，捏脊疗法中运用推拿的推、捻、捏、提、按、抹等手法，配合其他推拿手法与穴位，治疗小儿秋季腹泻有较好的疗效。

【方法】

补脾土：脾土穴在拇指桡侧边缘，医者用左手食、拇指捏住小儿大拇指，用右手指腹循小儿拇指桡侧边缘向掌根方向直推。

揉板门：板门穴在手掌大鱼际平面，医者用右手拇指指腹旋揉小儿手掌大鱼际。

揉外劳：外劳宫穴在小儿手掌背正中，医者用右手食指指腹按揉小儿手掌背中心的外劳宫穴。

运内八卦：内八卦穴在手掌面，以掌心为圆心，从圆心至中指根横纹约2/3处为半径做圆，内八卦穴为一圆圈。医者用左手捏住小儿手指，用右手拇指在小儿掌心做圆圈运动。

揉脐：脐即肚脐，医者用中指指腹或掌根揉之。

摩腹：腹指小儿腹部，医者用四指指腹或全掌放在小儿腹部做圆周运动。

按揉足三里：足三里穴在膝下三寸外侧一寸，医者用拇指或中指指腹在足三里穴做按揉。

捏脊：捏脊时，主要将手法作用于小儿后背的脊柱及两侧，脊柱属中医督脉，主一身之阳，捏脊可调理阴阳，健脾补肾。操作时，医者以双手食指轻抵脊柱下方长强穴，向上推至脊柱颈部的大椎穴。同时双手拇指交替在脊柱上做按、捏等动作，共做六遍。第五遍时，在脾腧、胃腧、膈腧做捏提手法。六遍结束后，用两手拇指在小儿的肾腧穴轻抹三下即可。捏脊疗法在每日晨起或上午操作效果最佳。

因为小儿腹泻时损耗了身体大量水分，因此父母要注意为小儿补充水分，可用口服补液盐给孩子冲水喝，还要忌一切寒凉、厚味的食物，更要忌暴饮暴食。父母最好能带领孩子参加适当的体育锻炼，帮助孩子增强体质，以抵抗病毒的侵袭。

孩子生了鹅口疮，试着揉揉这些经穴

鹅口疮又名"白口糊"，是由白色念珠菌感染引起的。鹅口疮主要发生于长期腹泻、营养不良、长期或反复使用广谱抗生素的婴幼儿。也可经消毒不严被污染的食具如奶瓶、奶嘴感染而得病。临床表现为口腔黏膜附着一片片白色乳凝状物，可见于颊黏膜、舌面及上颚等处，有时可蔓延至咽部，不易擦掉，强行揩去，容易出血。如病变累及食道、气管、支气管、肺泡时，会出现吞咽困难、恶心呕吐、咳嗽、呼吸困难、声音嘶哑等症状。

中医认为，脾开窍于口，口部的疾病多由脾功能失调引起。所以孩子得了鹅口疮，父母可以给孩子清天河水300次，推六腑300次，清肝经300次，清心经300次，清胃经50次，揉板门50次。然后，从横纹推向板门20次，按揉大椎穴1分钟。这也是治疗孩子鹅口疮的常用手法。

如果孩子有如下症状：口腔黏膜布满白屑，白屑周围红晕较甚，伴心烦口渴、面赤、口臭、大便干结、小便短赤、舌尖红、苔黄，则说明孩子心脾郁热，按摩时要用常用手法加清脾经200次，清心经加至500次，推下七节骨300次，按揉心腧、脾腧各1分钟。

如果孩子有如下症状：口腔黏膜布满白屑，周围红晕色淡，伴面色白、身体瘦弱、四肢欠温、口唇色淡、大便溏薄、小便清长、舌质淡、苔白腻，则是脾虚湿盛，按摩时要用常用手法加摩中脘5分钟，补脾经300次，揉板门加至100次，按揉脾腧、胃腧穴各1分钟，按揉足三里穴1分钟。

此外，父母还要注意孩子的口腔卫生，喂母乳的妈妈，喂奶前把乳头擦洗干净，食具应严格消毒。多让孩子饮水，不要给其食用过冷、过热及过硬的食物，以减轻对口腔黏膜的刺激。

小儿发热别着急，拍揉经络祛邪火

小儿发热是婴幼儿十分常见的一种症状，许多小儿疾病在一开始时就表现为发热。发热是机体的一种防卫反应，它可使单核吞噬细胞系统吞噬功能、白细胞内酶活力和肝脏解毒功能增强，从而有利于疾病的恢复。因此，对小儿发热不能单纯地着眼于退热，而应该积极寻找小儿发热的原因，治疗原发病。

中医认为，小儿发热的原因主要是由于感受外邪，邪郁卫表，邪正相争所致。治疗小儿外感发热，一般多采用清肺经、揉太阳、清天河水、推脊等推拿方法。

肺经位于无名指末节，推拿时采用清法，即由手指末端向指根方向直推，连续200～300次；太阳穴位于眉梢后凹陷处，推拿时采用揉法，即以双手中指端按揉此穴，连续30～50次；天河水位于上肢前臂正中，推拿时用食指和中指，由腕部直推向肘，连续100～200次；推脊是指用食指和中指在脊柱自上而下直推，连续100～200次。通过这些手法，可以疏通经络，清热解表，从而达到退热目的。

对小儿长期低热，中医认为是由于久病伤阴而产生的虚热。治疗可采用揉内劳宫、清天河水、按揉足三里、推涌泉等推拿方法。内劳宫位于手掌心，推拿时采用揉法，连续100～200次；清天河水方法同上；足三里穴位于下肢胫骨前嵴稍外处，推拿时用拇指端在该穴按揉，连续50～100次；涌泉穴位于足掌心前正中，推拿时用拇指向足趾方向直推，连续50～100次。通过这些推拿方法，可以调节脏腑功能，引热下行，清退虚热。

推拿方法简便，患儿没有痛苦，没有任何副作用，家长可以自己操作。在小儿发热时，建议家长不妨试一试。

远离噎食威胁，做孩子最好的急救师

孩子发生噎食时，不少家长首先会想到去医院，殊不知，如果噎食造成窒息，四分钟内不解决往往会因严重缺氧、心跳停止而死亡。因此，家长掌握急救方法，第一时间进行急救更有效。

1. 3岁以内的婴幼儿发生噎食时

【方法】

（1）拍击背部5次

把宝宝脸朝下放在你的一只胳膊上，保持宝宝的头低于他的身体，用手指支撑宝宝的下颌，用掌根部连续拍击宝宝的背部中央5次。检查宝宝的嘴，取出食物。

（2）按压胸部5次

如果拍击背部失败，就要把宝宝转过来，头部依旧保持低位。把两个手指放在胸骨上，恰好位于乳头之间的虚线下，向上按压5次。

2. 3 岁以上的孩子发生噎食时

【方法】

（1）拍击背部 5 次

让孩子向前倾斜，用掌根部连续拍击孩子肩胛骨之间的部位 5 次。如果孩子比较小，可以让他坐在你的大腿上，保持头低于身体的位置，拍击他的背部。检查孩子的嘴，取出食物。

（2）按压胸部 5 次

如果呼吸道依旧堵塞，就用一只拳头抵在孩子的胸骨下半部，用另外一只手握住拳头，用力向内向上推压。每间隔 3 秒钟推压一次，一共重复 5 次。检查孩子的嘴，取出食物。

（3）按压腹部 5 次

如果孩子依旧无法呼吸，握紧拳头抵在孩子的上腹部中央，用另外一只手握住拳头，用力向内向上按压 5 次。检查孩子的嘴，取出食物。

（4）重复以上 3 个步骤的动作

如果腹部按压也失败了，就要重复背部拍击、胸部按压和腹部按压 3 次，并立刻叫急救，一直重复这个循环动作直到救护车到达。

第五章

天天用点拉筋拍打法，女人健康少烦恼

解决妇科问题，从拉筋开始

中医认为，任何疾病的治疗着重在调整全身功能，临证时必须运用四诊八纲认真地进行辨证分析，分清脏、腑、气、血、寒、热、虚、实，然后确定治疗原则。治疗妇科疾病时要注意，妇女以血为主，血赖气行，脏腑是气血生化之源。由于妇女生理上数伤于血，以致气分偏盛，性情易于波动，常影响于肝；饮食失调，忧思劳倦，易伤脾胃；素禀不足，早婚多产，房事不节，常损伤肾气。因此，脏腑功能失常，气血失调，便引发诸多妇科疾病。

找一张人体解剖图来仔细看，你就会发现人体的五脏六腑等内脏器官都挂在脊椎上，而脊椎的任何一节出现筋缩或者错位，与其相应的脏腑就会出问题，身体相应部位就会出现酸、痛、麻、胀等不适症状。如果从中医经络图上看，脊椎骨正中是督脉，其两侧是膀胱经，从上到下分布着脏腑腧穴，如肺腧、心腧、肝腧、胃腧、脾腧、肾腧、膀胱腧等，如果督脉和膀胱经上的某部分出问题，与此关联的脏腑就会出问题，反之亦然。十二筋经的走向与十二经络走向相同，凡筋缩和错位之处则相应经络也不通，所以用拉筋法治疗筋缩和错位完全符合中医理论。

由此可知，拉筋法治疗妇科病并非空穴来风，而是卓有成效的保健方法。从医学的角度来看，妇科病患者的问题主要出自腰椎、骶椎的筋缩及错位，一旦错位，则与其关联的心、肾、肝、脾四条经络受阻，相应的子宫、卵巢、膀胱等生殖和泌尿系统也会有问题。如果患者每天拉筋二十分钟，令骶椎、腰椎乃至盆腔区的筋被拉松、错位的骨节复位，则被堵的经络自然打通，相应病症就会减缓或消失。

但要注意是，对于轻微的不适症状，人们可在家里或办公室通过练习一些拉筋保健方法来缓解、治疗，但对于一些错位严重的筋伤症状，则要找受过专门正骨培训的人复位，并配合相应的饮食治疗。

经期头痛按摩三穴补充气血

经前期出现头痛，为经前期紧张综合征的症状之一。经前期紧张综合征的常见表现有——头痛、乳房胀痛、手足或面部水肿、注意力不集中、精神紧张、情绪不稳，重者有腹胀、恶心或呕吐等症状。症状可在经前7～14天开始出现，经前2～3天加重，经期内症状明显减轻或消失。经期出现头痛的原因是气血亏虚、经络不畅，因为本身体质较差，经前或经后气血会更虚，头脑营养跟不上，所以就会出现头痛。可见，要想避免经期头痛，最根本的办法就是补充气血。而补充气血最好是按揉足三里、太阳穴和印堂。

足三里是阳明胃经的合穴，其矛头直指头痛，只要每天坚持按揉足三里就能达到制止头痛的目的。除了按揉足三里，还要按揉太阳穴和印堂部位。

建议你每天早上 7 ~ 9 点按揉或艾灸两侧足三里 3 分钟。月经前 7 天开始，分别推前额，按揉太阳穴和印堂 2 分钟，直至月经结束，在这段时间内最好不要吃生冷食物。

中医认为，公鸡、螃蟹、虾等食物能动风而使肝阳上亢加剧头痛发作，所以饮食要力求清淡、新鲜，避免辛辣、刺激之物，学会控制自己的情绪，保证充足的睡眠，防止过度劳累，这对预防该病的发作有重要作用。

此外，要防止经期头痛，就要避免吃含奶酪丰富的食品，如牛奶、冰激凌、腌制的肉类，以及咖啡、巧克力等，因为这些食物均能诱发头痛，还要避免过度运动或劳累，以防经血过多、经期延长或闭经。

善用拍打法，女人闭经不再是难题

月经，又称月经周期，是每个女人都会遇到的问题，是性成熟女子的一种正常的生理现象，因多数人是每月出现 1 次而称为月经，它是指有规律的、周期性的子宫出血。但若女子年龄超过 18 岁，仍无月经来潮（除暗经外）；或已形成月经周期而又中断达 3 个月以上者（妊娠或哺乳期除外），则是患上了闭经。主要表现为形体瘦弱、面色苍白、头昏目眩、精神疲倦、腹部硬满胀痛、大便干燥、忧郁恼怒等。

中医将闭经称为经闭，多由先天不足，体弱多病，或多产房劳，肾气不足，精亏血少；大病、久病、产后失血，或脾虚生化不足，冲任血少；情态失调，精神过度紧张，或受刺激，气血不畅；肥胖之人，多痰多湿，痰湿阻滞冲任等引起。现代女性由于生活、工作压力过大等，也可引起月经不调，甚至闭经。

女性在闭经后，千万不要紧张，只要每天坚持按揉关元、气海、三阴交、足三里、血海等穴位就可以把病治好了。

【方法】

1. 病人仰卧位

（1）点按关元、气海、三阴交、足三里、血海，每穴约 1 分钟。

（2）摩法。医者两手掌指相叠，以肚脐为中心，沿着升、横、降结肠，按顺时针方向按摩 5 分钟，以腹部有热感为宜。

（3）拿提法。医者两手掌指着力，分别置于腹部两侧，自上而下、自外向内沿任脉将腹部肌肉挤起，然后两手交叉扣拢拿提，反复施术 7 次。

2. 病人俯卧位

（1）点按肝腧、肾腧、膈腧、胃腧，每穴约 5 分钟。

（2）推揉法。医者两手指掌分别置于背、腰骶部膀胱经和督脉上，边推边揉反复施术 3 分钟。

（3）擦法。医者两手交替进行，一手全掌着力置于腰骶部及八髎穴处，反复擦摩至皮肤微红、有热感为宜。

经穴按摩治疗功能失调引起的闭经，效果尚佳，但必须与早期妊娠鉴别。

需要注意的是，如果患者是由严重贫血、肾炎、心脏病、子宫发育不全、肿瘤等引起的闭经，则不宜采取以上手法治疗，而应咨询专业医师进行相应的专业治疗。

多多拍打带脉，不再烦恼带下病

一般来说，女性自身的泌雌性激素会分泌白带滋润阴道，正常的白带应该是透明、色微白、无异味，一般在月经结束后的量比较大，且不会使女性产生任何不适的感觉。但如果女性阴道分泌物明显增多，色黄、气味腥臭，则是白带异常的表现，极可能患上了带下病。带下病是女性健康的"晴雨表"，如不及时治疗会引发多种妇科炎症，如盆腔炎、宫颈炎、附件炎、子宫内膜炎等。

中医认为，带下病多是由饮食不节，劳倦过度，或忧思气结，损伤脾气，或房事不节，年老久病，损伤肾气，脾肾不能运化水湿，带脉失约，以及恣食厚味酿生湿热，或情志不畅，肝郁脾虚，湿热下注，或感受湿毒、寒湿等引起。因此在治疗时主张根据不同病症表现选取不同的组穴，按压穴位以健脾益肾、清热利湿的目的。当然，不管引起带下病的原因是什么，在治疗时都离不开带脉和足太阴经穴。

1. 湿热下注

带下量多，色黄绿如脓，或挟有血液，或混浊如米泔，臭秽；阴中瘙痒，口苦咽干，小便短赤；舌红苔黄，脉滑数。

选取穴位：中极、阴陵泉、下髎。

2. 肾阳亏虚

带下清冷，量多，色白，质稀薄，终日淋漓不断；小腹冷，大便溏薄，小便清长，夜间尤甚；舌淡苔白，脉沉迟，尺脉尤甚。

选取穴位：肾俞、关元、命门、次髎。

3. 脾虚湿困

带下量多，色白或淡黄，质黏稠，无臭味，淋漓不断；伴面色暗黄，纳少便溏，精神疲倦，四肢倦怠；舌淡苔白腻，脉缓弱。

选取穴位：气海、脾俞、阴陵泉、足三里。

4. 阴虚挟湿

带下量不甚多，色黄，质黏稠或有臭气；阴部干涩不适，或灼热感，五心烦热，腰膝酸软，头晕耳鸣，失眠多梦；舌红，苔少或黄腻，脉细数。

选取穴位：肾俞、太溪、次髎、阴陵泉。

总之，只要女性养成良好的卫生习惯，做好自身的清洁工作，并避免不洁性行为，定期进行妇科检查，就能有效预防带下病。

治疗不孕症，按压穴位就能让你如愿以偿

当育龄妇女结婚2年以上，丈夫生殖功能正常，夫妇同居有正常性生活且未采取避孕措施，仍然不见怀孕迹象，就可能是女性患上了不孕症，主要是因为女性卵巢功能低下或卵巢内分泌障碍、黄体功能不全，以及下丘脑、垂体、卵巢之间内分泌平衡失调所致。中医认为不孕症与肾的关系密切。肾虚不能温煦胞宫，或肾虚精血不足、肝郁气血不调，皆致胞脉失养而致不孕。

按压疗法可根据不同病症表现选取组穴。

1. 肾阳亏虚

婚后不孕，月经后期或闭经，经量少色淡，腰脊酸软，形寒肢冷，小腹冷坠，头晕耳鸣。舌淡苔白，脉沉迟。

按压穴位疗法：取任督脉、足少阴肾经经穴进行治疗。

按压手法要求：力度逐渐加大，动作平稳和缓，按患处或穴位深处，每穴按压时间要稍长，可持续按压30～60秒，并可逆时针揉动，穴下刺激感要小，以达补虚祛病之效。

选用穴位：肾俞、气海、关元、命门、阴交、曲骨、太溪、照海。

2. 肝郁血虚

婚后不孕，经行先后不定期，经血紫红有块，量少，面色暗黄，胸胁乳房胀痛，情志不畅。舌淡苔薄白，脉细弦。

按压穴位疗法：取足厥阴肝经、足太阴脾经、足阳明胃经穴进行治疗。

按压手法要求：力度逐渐加大，动作平稳和缓，抵患处或穴位深处，每穴按压时间要稍长，可持续按压 30 ~ 60 秒，并可逆时针揉动，穴下刺激感要小，以达补虚祛病之效。

选用穴位：关元、气户、子宫、太冲、肝腧、中极、足三里、三阴交。血虚身热加血海；头晕心悸者，加百会、神门。

3. 瘀滞胞宫

经期错后，经行涩滞不畅，小腹隐痛，经血夹有紫块。舌质暗或有紫斑，苔薄黄，脉滑或涩。

按压穴位疗法：取任脉、足太阴脾经、足阳明胃经穴进行治疗。

按压手法要求：用力适中，平补平泻，可按不同方向旋转揉动，每穴按压 10 ~ 40 秒，穴下要有一定刺激感，以产生治疗效果。

选用穴位：中极、气冲、丰隆、气海、血海。

总之，当女性怀疑自己患上不孕症后，应到专业的医院进行专业的检查确认，切不可妄下结论从民间搜集一些偏方来试用，更不可因身体不好而随便对身体进行一次大滋补。

更年期综合征，按压三阴交穴最可靠

更年期是女性生殖功能由旺盛到衰退的一个过渡阶段。这是一个雌激素水平下降的阶段，是生育期向老年期的过渡期。更年期妇女由于卵巢功能减退，垂体功能亢进，分泌过多的促性腺激素，引起植物神经功能紊乱，会出现月经变化、生殖器官萎缩、骨质疏松、心悸、失眠、乏力、抑郁、多虑、情绪不稳定、易激动等症状，称为更年期综合征。

在更年期，妇女可出现一系列的生理和心理方面的变化。多数妇女能够平稳地度过更年期，但也有少数妇女由于更年期生理与心理变化较大，被一系列症状所困扰，影响身心健康。因此每个到了更年期的妇女都要注意加强自我保健，保证顺利地度过人生的这一转折时期。自我保健的最佳方法就是按压三阴交穴位。

三阴交位于内踝上 3 寸处，胫骨后缘。女性朋友对于这个穴位应该予以高度重视，对它进行经常刺激，可以治疗月经不调、痛经等妇科常见病症。

在饮食上，对于更年期有头昏、失眠、情绪不稳定等症状的女性，要选择富含 B 族维生素的食物，如粗粮（小米、麦片）、豆类和瘦肉、牛奶。牛奶中含有的色氨酸，有镇静安眠功效；绿叶菜、水果含有丰富的 B 族维生素。这些食品对维持神经系统的功能、促进消化有一定的作用。此外，要少吃盐（以普通盐量减半为宜），避免吃刺激性食品，如酒、咖啡、浓茶、胡椒等。

外阴瘙痒症——按压穴位让你的阴部舒服清爽

当女性的外阴部或阴道内出现瘙痒，甚则痒痛难忍的症状，却又没有原发性皮肤损害，这就是外阴瘙痒症，属中医"阴痒""阴门瘙痒"等范畴。主要表现为阴部瘙痒，严重者会波及会阴、肛门甚则大腿内侧，患者常伴有精神疲惫、憔悴、情绪急躁、高度神经质。外阴白斑所致者更是奇痒难忍，并伴有皮肤及黏膜变白、变粗或萎缩，较易引起癌变。中医认为本病发生的病因病机，主要是肝、肾、脾功能失常，常见的如肝经湿热症。

按压疗法可根据不同病症表现选取组穴。

1. 肝经湿热

阴部瘙痒，胸闷不舒，口苦咽干，带下量多，色黄稠，烦躁失眠，小便黄赤。舌红苔黄腻，脉弦数。

按压穴位疗法：取任脉、足太阴脾经、足厥阴肝经穴。

选用穴位：中极、蠡沟、曲泉、曲骨、阴陵泉、行间、水道。

2. 肝肾阴虚

阴部干涩奇痒，灼热疼痛，或带下量少，色黄腥臭，伴头晕、耳鸣目眩、腰酸、五心烦热、口干咽燥。舌红苔少，脉细无力。

按压穴位疗法：取任脉、足少阴肾经、足太阴脾经穴进行治疗。

选用穴位：中极、下髎、血海、阴陵泉、三阴交、太溪、冲门。奇痒者加神门、止痒穴。

要想预防外阴瘙痒症，女性在平时要注意维护外阴部的清洁卫生，使用专门的洗液清洗，而不要用肥皂清洗外阴。此外，在外阴瘙痒时切忌搔抓和摩擦患处，以免抓破皮肤引起细菌感染，同时还要在饮食方面忌辛辣，并保持平静的情绪。

按揉气海、关元和血海，治疗慢性盆腔炎最有效

当女性常常出现低热、易疲乏、精神不振、身体不适、失眠、下腹部坠胀、疼痛及腰骶部酸痛等症状，且持续时间较长，这可能是慢性盆腔炎的征兆，而且容易在劳累、性交后及月经前后加剧。此外，患者还可出现月经增多和白带增多。

慢性盆腔炎可以通过穴位特效疗法来缓解和治疗。

【方法】

患者仰卧，双膝屈曲，先进行常规腹部按摩数次，再点按气海、关元、血海、三阴交各半分钟，然后双手提拿小腹部数次。痛点部位多施手法。

患有慢性盆腔炎的女性在生活中还要注意几个方面：

（1）注意个人卫生。加强经期、产后、流产后的个人卫生，勤换内裤及卫生巾；避免受风寒，不宜过度劳累；尽量避免不必要的妇科检查，以免扩大感染，引起炎症扩散。

（2）多喝水，多吃清淡的食物。多食有营养的食物，如鸡蛋、豆腐、赤豆、菠菜等。忌食生、冷和刺激性的食物。

（3）经期避免性生活。月经期忌房事，以免感染。月经期要注意清洁卫生，最好用消毒卫生巾。

太冲和膻中穴是乳腺疾病的克星

近年来，随着乳腺疾病发病率的日益升高，越来越多的女性开始关注自身的乳房健康。一般来说，乳腺病都会有乳房包块的症状，但并非所有摸起来像包块的感觉都意味着患了乳腺疾病。青春期未婚的女子可能因发育尚未完成，因此导致乳腺的腺体和结缔组织有厚薄不均的现象，于是摸起来有疙疙瘩瘩或有颗粒状的感觉，这大多是正常的。而对于青春发育期后的妇女来说，如果乳房新长出了包块，就应及时去医院检查，以免延误治疗。

从中医的角度看，乳腺系统疾病都是肝经惹的祸。肝经经过乳房，当情绪不好，肝气郁结，气不通畅，影响乳络，各种乳腺病就发生了，比如乳腺炎、乳腺增生甚至是癌变等。因此，治疗乳腺疾病首先要疏通肝经，让心情好起来。下面我们就分别介绍一下乳腺炎和乳腺增生的经络疗法。

1. 患了乳腺炎，用太冲和膻中来治

做妈妈是女人一生莫大的幸福，但也经常会面临这样的情况：给宝宝喂奶一个月左右，乳头就开始皲裂、胀痛，感觉特别疼，不敢喂奶，一喂奶就感觉很疼，严重时都不敢碰，一碰就胀疼。其实这就是乳腺炎的症状，一般以初产妇较多见，发病多在产后3～4周。如不及时处理，则易发展为蜂窝组织炎、化脓性乳腺炎。

如果你不小心得了乳腺炎，一定要及时采用按摩和辅助疗法进行治愈，以防疾病恶化。

【方法】

坚持每天 15 ~ 17 点按揉太冲和膻中穴 3 ~ 5 分钟，然后捏拿乳房，用右手五指着力，抓起患侧乳房，一抓一松揉捏，反复 10 ~ 15 次，重点放在有硬块的地方，坚持下去就能使肿块柔软。

按摩之外，还有热敷疗法。将仙人掌或者六神丸捣碎加热后外敷 5 分钟。

女性朋友还要常备逍遥丸。感到乳房胀痛时，吃上一袋。平时用橘核或者玫瑰花泡水喝，也可以疏理肝气。

此外，哺乳时期的新妈妈要穿棉质内衣，因为很多化纤材料的内衣，易引起乳房炎症。

2. 按压行间和膻中，可有效防止乳腺增生

乳腺增生在成年女性中极为常见，多见于 25 ~ 45 岁女性，其本质上是一种生理增生与复旧不全造成的乳腺正常结构的紊乱，症状是双侧乳房同时或相继出现肿块，经前肿痛加重，经后减轻。在我国，囊性改变少见，多以腺体增生为主，故多称乳腺增生症。

很多患了乳腺增生的女士非常紧张，生怕和乳腺癌挂上钩。其实，大可不必这么紧张，由乳腺增生演变成癌症的概率很小，只要注意调整自己的情绪，舒缓压力，再配合一些按摩治疗，乳腺增生是不会威胁健康的。

【方法】

每次月经前 7 天开始，每天用手指按压两侧行间穴 2 分钟，或者从行间向太冲推，临睡前按揉膻中 2 分钟，或者沿着前正中线从下向上推。月经来后停止。可以解除乳房胀痛，防止乳腺增生。

此外，女性还应保持良好的生活习惯，适当发泄压力，改善心理状态，并注意防止乳房部的外伤，才能有效预防乳腺疾病的发生。

内分泌失调，从三焦经寻找出路

当女性身体常常出现肌肤干燥、暗淡无光、月经紊乱、带下异常、乳房松弛、局部肥胖、失眠多梦、情绪波动、烦躁忧虑等情况时，多是内分泌失调的表现，而内分泌失调不仅仅影响容貌，还可能威胁女性健康。

那如何让内分泌回归平衡状态呢？不妨揉揉自己的三焦经，三焦经是人体健康的总指挥，它主一身之气，是调气的一个通道。比如有人内分泌失调，但不能检查出具体患病原因和确切的结果，这时就可以调一下三焦经，以保证身体正常运行。三焦经的循行路线，是从无名指外侧指甲旁边 1 厘米开始，然后顺着手背、顺着胳膊的背部上头，到耳旁绕一圈，最后到眉毛旁边。下面就介绍几个容易操作的穴位。

1. 液门（荥水穴）

即津液之门，在无名指、小指缝间。此穴最善治津液亏少之症，如口干舌燥、眼涩无泪。"荥主身热"，液门还能解头面烘热、头痛目赤、齿龈肿痛、暴怒引发的耳聋诸症。此穴还治手臂红肿、烦躁不眠、眼皮沉重难睁、大腿酸痛等症。

2. 中渚（腧木穴）

此穴在手背侧，四、五掌骨间。腧主"体重节痛"，木气通于肝，肝主筋，所以此穴最能舒筋止痛，腰膝痛、肩膀痛、臂肘痛、手腕痛、坐骨神经痛，都是中渚穴的适应证。此穴还可治偏头痛、牙痛、耳痛、胃脘痛、急性扁桃体炎。此外，四肢麻木、腿脚抽筋、脸抽眼跳等肝风内动之症，都可掐按中渚来调治。

3. 外关（络穴）

此穴非常好找，在腕背横纹上 2 寸。外关即与外界相通的门户，胸中郁结之气可由此排出，外感风寒或风热可由此消散。此穴络心包经，因此外关可以引心包经血液以通经活络，可治落枕、肩周炎、感冒、中耳炎、疟腮、结膜炎。此穴更善调情志病，与胆

经阳陵泉同用，有逍遥丸之效。与胆经丘墟穴配伍，有小柴胡汤之功。此穴还能疏肝利胆、散郁解忧，可治月经不调、心烦头痛、厌食口苦、胸胁胀满、五心烦热、失眠急躁之症。若脚踝扭伤，用力点按外关穴，可即时缓解症状。平日多揉外关穴，还可以防治太阳穴附近长黄褐斑和鱼尾纹，以及青少年的假性近视。外关穴功效众多，且又是防止衰老的要穴，不可小视。

4. 支沟穴

此穴在外关上 1 寸，所以与外关穴的功用较为类似，也可疏肝解郁、化解风寒，同时还善治急性头痛、急性腰扭伤、胆囊炎、胆石症、小儿抽动症。古书皆言其善治便秘，但其最为特效是治疗"肋间神经痛"，俗称"岔气"。当岔气时，用拇指重力点按支沟穴，即时见效。

失调性子宫出血，这些穴位是重中之重

功能失调性子宫出血，是指内外生殖器无明显器质性病变，由于神经内分泌系统调节紊乱而致月经周期紊乱、经量过多、经期延长，甚至不规则阴道流血，属中医学"崩漏"范畴。主要表现为月经周期紊乱、经期延长、出血量多。经血量多，暴下如冲者为崩；经血淋漓不尽，持续出血者为漏。

中医认为其病因为虚、热、瘀。青春期女性先天不足，肾气稚弱；更年期肾气渐衰，房劳多产或不当之手术伤肾；久病及肾，肾气虚则封藏失司。其病机为冲任损伤，不能约制经血，按压疗法可根据不同病症表现选取组穴。

1. 气不通血

经血量多，骤然下血，或淋漓不断，色淡质稀红。伴神疲气短，面色㿠白无华，舌淡白，脉沉弱。

按压穴位疗法：取任脉、足太阴脾经穴进行治疗。

按压手法要求：力度逐渐加大，动作平稳和缓，抵患处或穴位深处，每穴按压时间要稍长，可持续按压 30 ~ 60 秒，并可逆时针揉动，穴下刺激感要小，以达补虚祛病之效。

选用穴位：关元、隐白、脾腧、足三里、三阴交。

2. 肾阴亏虚

经乱，血时少时多，色鲜红、质稍黏稠。伴头晕耳鸣，心悸失眠，五心烦热，舌红苔少，脉细无力。

按压穴位疗法：取任脉、足少阴肾经穴进行治疗。

按压手法要求：力度逐渐加大，动作平稳和缓，抵患处或穴位深处，每穴按压时间要稍长，可持续按压 30 ~ 60 秒，并可逆时针揉动，穴下刺激感要小，以达补虚祛病之效。

选用穴位：肾腧、关元、三阴交、太溪、阴谷、内关、次髎。

3. 血热内扰

经血量多，色深红或紫红，质稠。伴烦躁易怒，面赤头晕，口干喜饮，尿黄便结，舌红苔黄，脉数。

按压穴位疗法：取任脉、足厥阴肝经穴进行治疗。

按压手法要求：用力略大，时间要稍短，每穴按压时间约持续 5 ~ 30 秒。浅表处穴位可采用间歇按压法，即一压一放，各 2 ~ 3 秒钟，穴下要有较强的刺激感，可顺时针点压揉动。

选用穴位：关元、太冲、然谷、血海、水泉。

加减：血热甚者，发热恶寒，加大椎、曲池泻热。

4. 瘀滞胞宫

经血漏下淋漓，或骤然血崩、量少色暗有瘀块。伴小腹刺痛、痛有定处，舌紫暗，脉涩。

按压穴位疗法：取任脉、足阳明胃经经穴进行治疗。

按压手法要求：用力略大，时间要稍短，每穴按压时间持续 5 ~ 30 秒，浅表处穴位可采用间歇按压法。即一压一放，各 2 ~ 3 秒钟，穴下要有较强的刺激感，可顺时针点压揉动。

选用穴位：关元、气冲、太冲、地机、交信。

加减：腹痛拒按者，加合谷、中极、四满。

除了穴位按摩外，要预防功能失调性子宫出血，就要避免精神过度紧张，保持情绪愉快，做到有劳有逸，既不可过劳，又要适当参加体育锻炼；饮食当富含营养、多样化，不可偏嗜过嗜，尤其是寒凉、辛燥、肥甘之品。

轻拍轻揉三大穴，妊娠期的呕吐立刻停

大多数女性在怀孕 6 周后，都会有孕吐的症状，它也被称为"妊娠呕吐"或"妊娠反应"。一些女性的孕吐现象尤其严重，达到吃什么吐什么、不吃也吐、甚至吐出胆汁的程度。这主要是因为女性在妊娠的时候，为了肚子里的宝宝，孕妇的阴血都下行到冲任养胎，最后脾胃气血偏虚，胃气虚不能向下推动食物，反而会往上跑，所以不想吃东西，甚至厌食，营养跟不上就会发生头晕、浑身无力的症状。

针对女性严重孕吐的症状，除了咨询专业的医师外，还可采取经络拍打的方法来有效健脾胃，把胃气拉下来。而健脾胃最好的办法就是按揉足三里、内关和公孙穴。

足三里是胃的下合穴，跟胃气是直接相通的，按揉这里可以将胃气往下导。所以，平时用手指按揉足三里或者艾灸都可以了。

内关是手厥阴心包经的络穴，按揉它能使身体上下通畅。内关穴位于前臂内侧正中，腕横线上方两横指、两筋之间。公孙是足太阴脾经的络穴，按揉它能调理脾胃，疏通肠道，肠道通畅了，胃气也就跟着往下走了，另外，跟它相通的冲脉正是妊娠呕吐的关键所在。

公孙穴位于脚内缘，第一跖骨基底的前下方，顺着大脚趾根向上捋，凹进去的地方就是。

因此，我们建议每天早晨按揉足三里 3 分钟，下午 5 ~ 6 点按揉内关穴和公孙穴 4 ~ 5 分钟，长期坚持一定会得到很好的效果。

此外，为了减轻女性妊娠者孕吐的症状，宜为她们准备易消化、清淡的饮食，可多吃粥、豆浆、牛奶、藕粉、新鲜的蔬菜水果等富含碳水化合物、蛋白质、维生素的食物，并注意有规律地少食多餐。同时避免进食过于油腻、滋补的食物，以免增加对胃肠道的刺激。

第六章
男人补肾壮阳，用好拉筋拍打这个秘方

拉筋拍打，让男人活得更健康

许多男人一过了 35 岁，就感觉自己身体上会出现或多或少的一些毛病，如腰膝酸软，经常感冒，一感冒最少也要半个月才完全好，也就是说，他们往往很难维持精、气、神俱佳的一种心理、生理状态。这其实就是人体内部经络堵塞，出现筋缩等衰老现象的征兆。针对这些症状，最好的治疗方法不是大肆补充饮食营养，而是要适当拉筋拍打，恢复经筋的韧性和经络的通畅，使体内气血畅通，精、气、神自然良好。

一般来说，对于近不惑之年的男人们来说，拉筋拍打的保健方法主要有以下几个功效：

1. 有效改善睡眠状态

许多不惑之年的男人们都存在较大的心理压力，因此容易出现睡眠质量差的情况，晚上总睡不踏实，一有响动就醒，严重者就整晚整晚地失眠，这严重影响他们的日常生活。此时，不妨在早上起床后练练扭腰功：将腰向左 20 转、向右 20 转，重复三次，稍微休息一下，再重复以上动作两次。只要坚持练习，失眠等睡眠问题就会自然消失。

2. 强健腰腿健康

不惑之年的男人们除了容易出现睡眠问题外，还容易出现腿脚酸软的毛病。许多人认为这是肾虚所致，于是大补特补，却效果不甚明显。其实，这是筋缩的典型症状，只要经常练习拉筋拍打的保健法，腿脚酸软的毛病往往会有明显改善。

3. 减少季节性感冒

不惑之年的男人们身体素质大多开始变差，于是便容易在季节转换罹患季节性感冒，而且恢复较慢。如果平时多注意拉筋保健，季节性感冒的困扰则要小得多。

4. 保持身体的暖度

不惑之年的男人们往往会觉得：人一上了年纪，身体就开始虚起来，一虚起来，就容易怕冷，尤其是在寒冷的冬天，即便披上棉被他们也会觉得冷。这多是人体的经络出现了问题，比如，如果一个人左肩、左后脑、左大腿、左膝盖、左脚呈一条线式的畏寒，则多是身体的膀胱经出了问题。此时，人们要注意练习较长时间的拉筋，每天拉筋 15 分钟。同时，还要注意配合拍打，用手将自己的左半身从头后侧一直延伸到脚拍 1.5 小时，重点拍左后脑、左肩、左大腿、左膝盖、左脚背，怕冷的症状就会逐渐消失。

5. 修复颈椎症状

不惑之年的男人们多有颈椎疾患，这是平时生活、工作压力大所致，可寻找专业医师进行相应的正骨按摩手法，就能有效修复颈椎症状。

6. 补肾壮阳

男人们可通过练习扭腰功、撞墙功等拉筋拍打方法有效补养肾阳。

如果说拉筋是地毯式的调理，那么拍打则是地毯式和重点相结合。只要经常练习拉筋拍打法，对身体进行较为全面的调理，自然能使人的精、气、神得到全面改善，消除亚健康或患病的状态。

壮肾补阳，男人就要多多拍打命门

命门穴位于后背两肾之间，第二腰椎棘突下，与肚脐相平对的区域。为人体的长寿大穴。其功能包括肾阴和肾阳两方面的作用。现代医学研究表明，命门之火就是人体阳气，从临床看，命门火衰的病与肾阳不足证多属一致。补命门的药物又多具有补肾阳的作用。

锻炼命门穴可强肾固本，温肾壮阳，强腰膝固肾气，延缓人体衰老。并对阳痿、脊强、遗精、腰痛、肾寒阳衰、四肢困乏、行走无力、腿部水肿、耳部疾病等症有良好的治疗作用。

一般来讲，命门穴的保健方法有两种：

一是用掌擦命门穴及两肾，以感觉发热发烫为度，然后将两掌搓热捂住两肾，意念守住命门穴约 10 分钟即可。

二是采阳消阴法：方法是背部对着太阳，意念太阳的光、能、热，源源不断地进入命门穴，心意必须内注命门，时间约 15 分钟。

丹田、关元和肾腧——冬季的补肾精穴

通常，尿频一个最明显的特征就是"量少次多"。中医学认为，当身体素质下降时，尤其是到了冬季天冷的时候，男性肾气出现虚亏，膀胱会表现出气化无力，膀胱平滑肌的肌纤维张力就会下降，使得膀胱的伸缩性降低，肾关不固，就像大门关不严，所以会出现尿频和尿失禁现象。

祖国传统医学认为，肾为先天之本，生命之源，有藏精主水、主骨生髓之功能，所以肾气充盈则精力充沛，筋骨强健，步履轻快，神思敏捷；肾气亏损则阳气虚弱，腰膝酸软，易感风寒，生疾病等。冬季肾脏机能正常，可调节肌体适应严冬的变化，否则，会使新陈代谢失调而引发疾病。所以，冬季注意对肾脏的保养是十分重要的，可采取一些按摩拍打穴位的方法来补肾。

（1）揉按丹田：两手搓热，在腹部丹田处按摩 30 ~ 50 次。丹田乃人之真气、真精凝聚之所，为人体生命之本。此法常用，可增强人体的免疫功能，提高人体的抵抗力，从而达到强肾固本的目的，有利于延年益寿。

（2）按揉关元、太溪和肾腧：每天晚上临睡前，先泡脚 1 小时，然后按揉两侧太溪穴，每穴 5 分钟，然后艾灸关元 5 分钟，再艾灸两侧肾腧 5 分钟。

冬天除了要坚持按摩护肾外，还要多吃益肾食品。因为肾虚有阴虚、阳虚之分，进补时对症用膳，方可取得显著效果。肾阳虚可服羊肉粥、鹿肾粥、韭菜粥等温肾壮阳之物；肾阴虚宜服海参粥、地黄粥、枸杞粥等滋补肾精之品。

此外，中医学认为，肢体的功能活动包括关节、筋骨等组织的运动，皆由肝肾所支配，故有"肾主骨，骨为肾之余"的说法。善于养生的人，在冬季更要坚持体育锻炼，以取得养筋健肾、舒筋活络、畅通气脉、增强自身抵抗力之功效，从而达到强肾健体的目的。

精神性阳痿找准肩外腧和手三里来拍打

男性往往被看做职场、家庭中的支撑力量，他们身上多背负着来自各方面的沉重压力，时常在不安、焦虑中生活，许多男人因此出现了精神性阳痿的症状。其主要表现为：

夫妇感情冷淡、焦虑、恐惧、紧张，对性生活信心不足，精神萎靡、性交干扰及过度疲劳等。

一般来说，患精神性阳痿者，城市远比农村中要多，三四十岁的男人更易患此病，随着生活节奏的加快，许多20多岁的青年男性也有患精神性阳痿的。

从医学的角度来分析，人类各种各样的精神因素和心理因素问题都会干扰大脑活动中枢的正常反射过程。大脑皮质的高级神经中枢大部分时间处于抑制状态，以保证人的其他正常活动，如果大脑皮质抑制作用增强，可以累及性功能的全部环节，也可以只影响性功能的某一个特定的阶段和部位。若累及勃起中枢，就表现为阳痿。

因此，治疗精神性阳痿必须除去焦躁，使身体血液畅通无阻，使身体和精神都舒畅，指压肩外腧和手三里就可奏效。

肩外腧位于背部第一胸椎和第二胸椎突起中间向左右各4指处。指压此处对体内血液流畅、肩膀僵硬、耳鸣非常有效。指压要领是保持深吸气状态，用手刀劈。在劈的同时，由口、鼻吐气，如此重复20次。

手三里位于手肘弯曲处向前3指。指压此处除对精神镇定有效之外，对齿痛、喉肿也很有效。要领同前，重复10次。

另外，指压上述两穴时，最好先将手搓热，以便收到治疗精神性阳痿的效果。

性欲减退不用愁，只需拍揉仙骨穴

随着生活节奏的加快，许多男人往往承受着过重的精神压力，因此造成了现代的年轻男性普遍性欲减退的现状，尤其是那些有了孩子的夫妇们，他们的性生活由每周一次到两周一次，甚至于到一个月一次，这种对性产生倦怠感的男性有许多。这是由于现代社会压力大、工作繁忙、人际关系复杂等原因所致，可以说是文明病的一种。

但是，如果这种情况持续扩大，夫妻之间必然会亮起红灯，这并不单是夫妇之间的问题，还势必会导致家庭内部混乱，并引发更多的问题。所以，夫妻间性生活的和谐对家庭的稳定、婚姻的美满具有非常重要的作用。

那么如何增强性欲呢？中医认为，提高性欲以指压仙骨穴最为有效。仙骨位于尾骨上方3厘米处，它能促进性荷尔蒙分泌，增强性欲。位于仙骨上方2厘米左右之处的穴位，只要加以指压，对消除疲劳有莫大功效。

指压仙骨穴时，一面缓缓吐气，一面强压3秒钟，如此重复10次，每日不间断，则必能使你精力复生。若想增强性欲，还要学会改变生活，如规律饮食，尽早消除疲劳，保持健康的情绪，等等。还可以配合着吃点金匮肾气丸和六味地黄丸。

此外，人们可通过缓解彼此的视觉疲劳来改善男性性欲减退的症状，比如，定期更换卧室内的壁纸、地毯、窗帘、床单等，营造一个全新的环境，有助于刺激性欲中枢，从而在一定程度上刺激性欲。

男性早泄，试着拍打气海、命门两穴

中医学认为，早泄的原因虽然很多，不过最根本的原因还是虚损（肾、心、脾虚）和肝胆湿热。当然，如果是心理性早泄，则不在这个范围之内，因此中医提倡的穴位疗法其实也是针对这些早泄的根本原因入手的。

家庭穴位按摩法主要包括以下几个方面：

（1）自我保健疗法：点按两侧三阴交，轮流进行，点按时做收腹提肛动作。每日1～2次，每次30～40分钟。

（2）坐式疗法：患者取坐式，闭目放松，取上星、百会、通天、肩井、中府、神门、劳宫等，手法采用点、按、揉、拿、震颤等手法，每次30～40分钟。

（3）俯卧式疗法：患者取俯卧式，腰带松开，闭目，全身放松。取穴为心腧、肝腧、肾腧、命门、阳关、环跳、昆仑、委中。手法应用点、按、揉搓、拍打、震颤等手法。每日治疗 30～40 分钟，每周 5 次，坚持治疗 1 个月。

（4）仰卧式疗法：患者取仰卧式，闭目，全身放松。取穴为中脘、气海、关元、中极、天枢、足三里、三阴交、涌泉。采取点按、点揉、搓拿、点切等手法。每次 30～40 分钟，每周 5 次，1 个月为 1 疗程。

早泄，无论是功能性的还是器质性的，治疗都重在预防。夫妻双方要加强性知识的教育，了解女性性高潮较男性出现较晚的生理性差异。偶然发生早泄，不要埋怨男方，夫妻之间要互相体谅，积极治疗。

另外，在日常生活中要积极参加体育锻炼，以提高身心素质；调整情绪，消除各种不良心理，性生活时要做到放松；切忌纵欲，勿疲劳后行房，勿勉强交媾；多食一些具有补肾固精作用的食物，如牡蛎、胡桃肉、芡实、栗子、甲鱼、文蛤、鸽蛋、猪腰等。但阴虚火亢型早泄患者，不宜食用过于辛热的食品，如羊肉、狗肉、麻雀、牛羊鞭等，以免加重病情。

> **小提示**
>
> 人们还可采取针刺穴位疗法来治疗早泄。
>
> （1）针刺足少阴肾经的穴位和督任二脉的穴位，比如涌泉、肾腧、气海、关元、三阴交、命门。由于针刺有比较明显的痛感，因此每日即可，也可以隔日 1 次，每次留针 30 分钟。以上穴位可轮流应用，10～14 次为 1 疗程。
>
> （2）耳针疗法。耳针可取肾、神门、精宫、内分泌等穴，每次选用 2～3 穴，用皮内针埋藏，3～5 天更换 1 次。耳针早泄疗法不如第一种有效，不过也推荐早泄患者尝试。
>
> 当然，必须在专业医师处，由其进行针灸。

治疗遗精，多多按摩丹田和肾腧穴

许多男性都遭遇过遗精的情况，它是指男子不因性交而精液自行泄出的症状，成年未婚男子或婚后夫妻分居者，每月遗精 1～2 次属正常生理现象。但是，若未婚青年频繁遗精，或婚后在有性生活的前提下仍经常遗精，或中老年男子白日滑精，那就是病态了。频繁遗精会使人精神萎靡不振，头昏乏力，腰膝酸软，面色发黄，影响身心健康。

遗精又有梦遗与滑精之分。梦遗是指睡眠过程中有梦，醒后发现有遗精的症状。滑精又称"滑泄"，指夜间无梦而遗，甚至清醒时精液自动滑出的病症。

经络疗法对增强体质、调整神经功能、治疗遗精有独特的功效。

【方法】

1. 按摩丹田和肾腧穴

用双手手指分别依顺时针与逆时针方向反复轻轻按摩丹田穴和肾腧穴，通过按摩这两个穴位，可以帮助调整和改善性功能。

2. 常做提肛运动

每天晚上临睡前，不妨做收缩肛门的动作，酷似强忍大便的样子，每次做 48～64 次。收缩时吸气，放松时呼气，动作宜柔和，缓慢而富有节奏，用力均匀。持之以恒，长期坚持下去必有效果。

3. 练练站桩的功夫

众所周知，站桩是练习武术的基本功，可以锻炼腿部力量，但是站桩能治病恐怕有些人就不知道了。下面就教给大家具体的练习方法：挺胸直腰，屈膝做 1/4 蹲（大腿与小腿之间的弯曲度为 120°～140°），头颈挺直，眼视前方，双臂向前平举，两膝在保持姿势不变的情况下，尽力向内侧夹，使腿部、下腹部、臀部保持高度紧张，持续半分

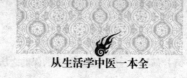

钟后走动几步，让肌肉放松后再做。如此反复进行6次。每天早晚各做一回。随着腿力的增强，持续时间可逐渐延长，重复次数亦可逐渐增加。

此外，为了防治遗精，人们还应建立起良好的生活习惯，尽量做到戒除手淫、早睡早起、用热水洗脚、内裤要宽松、不要憋小便等，同时要坚持锻炼身体，多吃清淡的水果。

治疗慢性前列腺炎，按压前列腺体就行

慢性前列腺炎是一种发病率非常高（4%～25%）的疾病，接近50%的男子在其一生中的某个时刻将会遭遇到前列腺炎症状的影响，尤其在一些特殊人群如酗酒者、过度纵欲者、性淫乱者、汽车司机、免疫力低下者中存在高发现象。由于其病因、病理改变、临床症状复杂多样，并对男性的性功能和生育功能有一定影响，严重地影响了患者的生活，使他们的精神与肉体遭受极大的折磨，甚至有人丧失治愈的信心。

其实，此病并非不可治愈，下面就向大家介绍一种操作简便的按摩疗法，以求促进患者病体早日康复。

【方法】

1. 他人帮助按摩

便后，清洁肛门及直肠下段即可行按摩治疗。患者取胸膝卧位或侧卧位，医生用食指顺肛门于直肠前壁触及前列腺后，按从外向上、向内、向下的顺序规律地轻柔按压前列腺，同时嘱患者做提肛动作，使前列腺液排出尿道口，并立刻小便。

2. 患者自我按摩

患者取下蹲位或侧向屈曲卧位，便后清洁肛门及直肠下段后，用自己的中指或食指按压前列腺体，方法同前，每次按摩3～5分钟，以每次均有前列腺液从尿道排出为佳。按摩时用力一定要轻柔，按摩前可用肥皂水润滑指套，以嗑药减少不适。每次按摩治疗至少间隔3天以上。如果在自我按摩过程中，发现前列腺触痛明显，囊性感增强，要及时到专科门诊就诊，以避免病情加重。

此外，要防治慢性前列腺炎，人们在饮食上宜清淡易消化，并少食多餐，还应注意多吃富含维生素的食品，比如新鲜蔬菜和水果，忌食烟酒及刺激性食物。

第六章

老人养生靠经络，善用拉筋拍打更长寿

最适合老人的"三一二"经络保健锻炼法

有些老年人尽管七八十岁了，但身体依然很健康，耳不聋、眼不花，腰腿硬朗，爬山比小伙子爬得还快，他们中的许多人都得益于"三一二"经络保健锻炼法，这是一种健康、长寿、健身兼顾的养生方法，非常符合中医"内病外治"的医学原理。只要坚持练习"三一二"经络保健锻炼法，老年人们就能吃饭香、睡觉香，腿脚有劲，天天都健康。

【方法】

第一步：每天按摩"三"个穴位。

按经络学说原理，按摩合谷、内关、足三里这三个穴位。我们知道，合谷是大肠经上的原穴，内关是心包经上的络穴，而足三里是胃经的要穴，也是人体重要的保健大穴，经常按摩这三个要穴，可以激发相关经络，促进五脏六腑健康运转，有病治病、无病防病。每天早晚坚持按摩这三个穴位，直至穴位有酸、麻、胀的感觉。每次按摩后，会觉气血通畅，浑身舒适。

第二步：每天进行"一"次腹式呼吸，即意守丹田的腹式呼吸锻炼法。

腹式呼吸除了活跃小腹部的九条经络、充实先天后天之气外，还增加肺泡通气量和直接对腹腔的自然按摩作用，从而促进这些脏器的经络气血的活动，增强这些脏器的功能。进行腹式呼吸锻炼时宜取坐位，全身放松，舌舔上颌，双目微闭，鼻吸口呼，排除杂念。每分钟呼吸 5 次左右，坚持 5 ~ 10 分钟。然后缓缓睁开双目，双手搓面数十次。长期坚持，定会觉得浑身轻松舒畅。

第三步：多参加以"二"条腿为主的体育锻炼。

进入中老年后，最好采取一种以两条腿为主的适合于个人的体育活动，使人体维持健康水平。因为人的两腿各有足三阴、三阳六条正经运行。这 12 条经脉，加上奇经八脉，包括主管人体活动的阴跷和阳跷，主管阴阳平衡的阴维和阳维等。两条腿的活动，自然地激发了这近 20 条经脉的经气。另外，腿部的肌肉运动也必须通过神经的反射作用引起上肢躯干和全身运动，并刺激心血管呼吸中枢，增加心脏的输出量和肺的通气量，使全身气血的畅通，脏腑的功能达到一种平衡。

老年人可根据自己的体力和爱好选择太极拳、各种健身武术、跑步、散步以及各种室内健身运动，如中老年迪斯科、各种保健操等，都可以达到强身健体的目的。

小提示

老年人在日常生活中应该做到"七少"，只有这样才能够健康长寿，颐养天年。

少食：老年人不能每顿饭都吃得很饱，因为吃得过饱，就会使血液长久地集中于

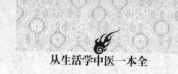

肠胃上，导致其他脏器相应缺血和处于抑制状态，人就会产生困倦感，甚至会诱发胆囊病、糖尿病、肥胖病，导致早衰。

少怒：在七情中，怒是最强烈的一种情绪，发怒会使气机不畅，出现气逆和气滞，引起心脑血管病。

少坐：俗话说"久坐伤肉"，长时间保持坐着的姿势，就会使脉络瘀滞，气血不畅，导致下肢萎缩、肿胀、脉管痉挛而出现皮肤青紫、行走困难等。

少言：少言并不是说要老年人不要说话，而是不要大声说话或者喋喋不休，如果长时间大声说话，就会使人中气不足，影响呼吸器官的功能，不利于健康。

少欲：在生活中，我们每个人都会有物质上、精神上的需要和追求，但我们必须从实际出发，切勿脱离主、客观条件，甚至想入非非，那样我们最终会因失望而产生痛苦，导致忧思成疾而影响健康，所以老年人应该减少个人私欲。

少色：这就要求老年人在生活中要寡欲以养精，如果好色纵欲，不但会引起性机能衰退，使人精疲力竭，还会造成机体的内分泌紊乱，导致多种疾病的发生。

少卧：保证充足的睡眠有利于身体健康，但是在睡眠时间上也要有节制，如果长时间卧床休息，就会损伤阳气，肠胃消化力减弱，身体的抵抗力随之衰减，而容易得病。

甩手——简简单单的拉筋妙方

对于老年人来说，甩手运动是一种便于操作的保健方法。甩手运动的特点是"上虚下实"，也就是要求人们在甩手时动作柔和，精神集中，两手摇动。这样可以改变体质上盛下虚的状态，使下部兼顾，上身轻松，疾病自去。正如"甩手歌"里所唱："脚踏实肩下沉，上三下七有恒心，能去头重脚轻病，精力充沛体轻松。"

要想甩手有拉筋的功效，必须要遵守一定的原则，正如"甩手十六诀"中所要求的："上宜虚，下宜实，头宜悬，口宜随，胸宜絮，背宜拔，腰宜轴，臂宜摇，肘宜沉，腕宜重，手宜划，腹宜质，胯宜松，肛宜提，跟宜稳，趾宜抓。"

下面，我们就来具体介绍甩手功的动作要点：

（1）身体站直，集中精神，眼睛向前看，两脚分开，与肩同宽，左右肩轻松自然，双手自然下垂。

（2）整个脚底平贴地面站立，脚趾抓紧地面，如太极拳之马步。

（3）上身尽可能地放松，然后使用腕力，将手掌轻轻地张开，慢慢上举至与肩同高，再用力向后甩，高度尽可能高。

（4）开始甩手可先做20～50次，以后逐渐增加次数。速度要缓，以保持呼吸顺畅。

甩手运动不局限于老年人，任何人都可操作。当然，对老年人和久坐伏案者更适宜。

在甩手过程中，能积极活动肩、肘关节，促使手臂振动，活动筋骨，有助于人体经络气血的循环与通畅，对心肺健康十分有益。甩手还能增进记忆力、消除精神压力，可起到镇静、安神、稳定情绪的功效，有益于人体内的阴阳平衡。

老年人可持之以恒加以锻炼，每日1次或3次皆可，甩手的数量也可多可少，视每个人的体力而定，量力而行。

小提示

为了健身益寿，老年人常用跑步等方式锻炼身体，但这些户外运动容易受到天气或场地条件的限制，下面介绍一种既简便又不受限制的健身办法——抖动法。

这种方法的基本姿势是站立，挺胸，两眼微闭，双脚分开与肩同宽，全身放松，排除杂念，以脚跟和膝盖为轴，带动浑身上下各部位的肌肉和内脏的抖动。抖动频率和时间可因人而定，一般可做20分钟，最长不超过半小时。只要没有不适之感，抖动快慢和持续时间长短，都不会产生副作用。

早晚散散步，也是老年人的一种松筋方

散步是一种非常适合老年人的健身方法，适当的散步，可以起到延年益寿、舒经活络的作用。一般来说，老年人散步主要有以下几种方法：

（1）普通散步法：其速度每分钟 60 ～ 90 步，每次 20 ～ 40 分钟。此法适合于有冠心病、高血压、脑溢血后遗症和呼吸系统疾病的老年人。

（2）快速散步法：其速度每分钟 90 ～ 120 步，每次 30 ～ 60 分钟。此法适合于身体健康的老人和有慢性关节炎、胃肠疾病、处于高血压恢复期的患者。

（3）反臂背向散步法：即行走时把两手的手背放在两侧后腰部，缓步背向行走 50 步，然后再向前走 100 步。这样一倒一前反复走 5 ～ 10 次。此法适合于有轻微老年痴呆症、神经疾病患者。

（4）摆臂散步法：走路时两臂前后做较大幅度的摆动。每分钟行走 60 ～ 90 步。此法适合于有肩周炎、上下肢关节炎、慢性气管炎、轻度肺气肿等疾病的老年人。

（5）摩腹散步法：步行时两手旋转按摩腹部，每分钟 30 ～ 50 步，每走一步按摩一周，正转和反转交替进行，每次散步时间 3 ～ 5 分钟。此法适合于有肠胃功能紊乱、消化不良等胃肠疾病的老人。

需要注意的是，散步健身必须持之以恒，长年坚持，方能显效。既可以晨起散步，也可以在每日晚餐后半小时以后去散步，从缓步前行中获得健康和快乐。

常打太极拳，松活筋骨又延年

太极拳适合任何年龄、性别、体形的人练习，它对人体健康的促进作用是综合而全面的。长期坚持练习太极拳，对于防病抗衰、益寿延年有着不可估量的作用。

练太极拳，必须懂得很多基本功，做到"放松"、"气道通畅"。肺主一身之气，肺气调则周身气行，故练功必须令肺气顺，不可使气道结滞，所以说练拳不可闭气、使力，要以放松、沉气为主，并配合呼吸、开合等。这些要求使得练太极拳的人们在练拳过程中注意放松并调整呼吸，每次练习后心情舒畅、精神饱满，而且身体微微出汗，促进体内新陈代谢，起到祛病强身的健身功效。具体而言，太极拳有以下功效：

（1）腰为一身之主宰，两足有力，下盘稳固，虚实变化，皆由腰转动，故曰："命意源头在腰际。"练太极拳时，腰的转动幅度大，带动胃、肠、肝、胆、胰做大幅度转动。同时，深、长、细、匀的呼吸，横膈肌活动范围的扩大，对于肝、胆起到按摩作用，可以消除肝脏瘀血，可改善肝功能。同时，加强胃肠的蠕动，促进消化液的分泌，进而改善整个消化系统，对治疗胃肠方面的慢性疾病，效果非常明显。

（2）太极拳是哮喘患者治疗和康复的最好方法之一。用太极拳治疗哮喘时，锻炼者两臂、手腕、肩、背、腹等全身肌肉都放松，柔和的动作会使人感到轻松愉快、心情舒畅，从而使哮喘病人情绪稳定；神经系统的兴奋和抑制过程得到很好的调节，有助于减轻或避免哮喘发作。常打太极拳对保持肺组织的弹性、胸廓的活动度、肺的通气功能，以及氧与二氧化碳的代谢功能均有积极的影响。

（3）太极拳加大人体下部运动量，有利于避免上盛下衰的"现代病"。人一旦年过四十，肝肾易亏，犹如根枯而叶黄。浇水灌肥应从根部着手，滋肝补肾，乃是养生保健的秘诀。除了服用一些食品和药品外，重要的是加强人体丹田部位和下肢的运动。因为人体丹田与命门之间（即小腹部位），正是人体吸收的各种营养转化为精血最关键、最根本的部位，所以增强小腹、腰、裆部位及下肢运动正是促进人体消化吸收和气血循环运行的最基本的环节。腰脊和腿部强健，自然血脉流畅，精神旺盛，长久不衰，从而消除或避免"上盛下衰"诸症。

所谓"上盛下衰"是中医术语，指的是老人肝肾两亏、阴虚阳浮而出现的血压升高、心虚失眠、畏寒怕冷、四肢发凉、食滞便秘等症候群。患者看上去红光满面，并无病容，

但因下元虚亏，两脚发软，走路时间一长，足后跟痛，膝关节发硬，腰酸背疼，浑身乏力。

此外，练太极拳还有利于人的心理健康，能够消除烦闷、焦虑、孤独和忧郁，对有心理障碍的人来说是一味难得的良药。

老年人练气功可减少疾病的发生

无论是预防还是治疗，或者只是日常的保健，比起有毒副作用的药物来讲，气功不失为老年人的首选。

1. 练气功能延缓人体脏器的衰老

人到中年脏器开始衰老，人到老年脏器老化或发生病变，其中一个主要原因是血液循环受阻。例如胆固醇高、血脂高、血液黏稠度高、血管粥样硬化等均可造成动脉硬化、血循环不畅等，这些都属于祖国医学中气滞血瘀的范围。练气功可以降低人的血液黏稠度、降低胆固醇、血脂，可以增强人体内脏的功能，延缓人体脏器的衰老。

2. 练气功能提高人的免疫能力

练气功到一定程度，口中津液增加，唾液中含多种免疫细胞，能增强人的免疫力。经过科研检测发现，练气功的人与不练气功的人相比，血液中各种免疫细胞增加，人体免疫能力增强。这些实验可以证明，人通过练气功能减少感冒、感染和老年疾病发生是有科学根据的。

3. 练气功能通经络排病气

不少练气功者都有过气冲病灶的反应，例如有头痛的患者，练功中气通经络时会感到病处有胀、跳等感觉，经络通时有人会明显感到一股暖流沿经络走向通过，从此头痛症消失了。长期练功的没有疾病的人在用仪器（经络探测仪）测试时比不练气功者或有病的人经络要畅通得多，这说明练功可以使经络更畅通。有病的人经络不畅通的部分多，通过练功可以逐步使经络逐渐畅通，这样人就会痊愈。

小小一分钟，保健好轻松

老年人在早晨苏醒后不必立即起床，可闭目养神，在床上慢慢做一些保健动作，不仅可有效预防心脑血管疾病，而且能增强各器官功能。

（1）手指梳头1分钟：用双手手指由前额至后脑勺，慢慢梳理，可增强头部的血液循环，增加脑部血流量，防脑部血管疾病，使发黑又有光泽。

（2）轻揉耳轮1分钟：用双手指轻揉左右耳轮至发热舒适，因耳朵布满全身的穴位，这样做可使经络疏通，尤其对耳鸣、目眩、健忘等症，有防治之功效。

（3）转动眼睛1分钟：眼球可顺时针和逆时针运转，能锻炼眼肌，提神醒目。

（4）拇指揉鼻1分钟：轻叩牙齿和卷舌，可使牙根和牙龈活血并健齿。卷舌可使舌活动自如且增加其灵敏度。

（5）伸屈四肢1分钟：通过伸屈运动，使血液迅速回流到全身，供给心脑系统足够的氧和血，可防急慢性心脑血管疾病，增强四肢大小关节的灵活性。

（6）轻摩肚脐1分钟：用双手掌心交替轻摩肚脐，因肚脐上下是神厥、关元、气海、丹田、中脘等各穴位所在位置，尤其是神厥能预防和治疗中风。轻摩也有提神补气之功效。

（7）收腹提肛1分钟：反复收缩，使肛门上提，可增强肛门括约肌收缩力，促使血液循环，预防痔疮的发生。

（8）蹬摩脚心1分钟：仰卧以双足根交替蹬摩脚心，使脚心感到温热。蹬摩脚心后可促使全身血液循环，有活经络、健脾胃、安心神等功效。

（9）左右翻身1分钟：在床上轻轻翻身，活动脊柱大关节和腰部肌肉。

若要老人安，涌泉常温暖

我国现存最早的医学著作《黄帝内经》中说："肾出于涌泉，涌泉者足心也。"意思是说：肾经之气犹如源泉之水，来源于足下，涌出灌溉周身四肢各处。所以，涌泉穴在人体养生、防病、治病、保健等各个方面都显示出了它的重要作用。经常按摩这个穴位，能活跃肾经内气，引导肾脏虚火及上身浊气下降，具有补肾、疏肝、明目、颐养五脏六腑的作用。可以防治老年性哮喘、腰腿酸软无力、失眠多梦、神经衰弱、头晕、头痛、高血压、耳聋、耳鸣、大便秘结等多种疾病。

正所谓："若要老人安，涌泉常温暖。"利用刺激涌泉穴养生、保健、防病治病的方法有很多，归结起来可分为三类：一是用药物烘烤、熏洗；二是用灸疗、膏贴；三是用各种按摩手法或其他的物理性方法。

下面是几种临床常用的治疗方法：

（1）用热盐水浸泡双侧涌泉穴。热水以自己能适应为度，加少许食盐，每日临睡觉前浸泡 15 ～ 30 分钟。

（2）用艾灸或隔药物灸，每日一次，至涌泉穴有热感上行为度。

（3）用按摩手法推搓、拍打涌泉穴。这个方法需每晚用热水洗脚后坐在床边，将腿屈膝抬起放在另一条腿上，膝心歪向内侧，先用右手按摩左脚心，再用左手按摩右脚心，转圈按摩，直到局部发红发热为止。按摩时动作要缓和连贯，轻重要合适，刚开始时速度慢一点，等适应后逐步加快和加长时间。另外，也可以将双手搓热，然后搓两脚心，横搓、竖搓均可以，搓 80 ～ 108 下，也可更多一些。哪怕在洗脚或睡觉时两脚脚面与脚心交叉搓摩，也有一定的作用。

当然第一种最正规的方法收效最好。但无论用哪种搓法，都要注意两脚按摩次数的适度和程度的均衡。

老年人保健要从"头"做起

人到老年，皮脂腺萎缩，尤其是头部，由于和外界环境接触最多，因而不少疾病都是从"头"而生的。所以老年人养生应从"头"做起。

头发："发，血之梢也"，经常梳头有益于促进头部血液循环，增加头发的营养，平时应多吃含铁较多的食物。此外，老年人皮脂分泌相对减少，平时一星期洗一次头就可以了，不宜使用碱性过多的肥皂。

面部：经常用双手按摩面部，可促进血液循环，增加机体的抵抗力。最好每天早、中、晚各以双手按摩面部一次，这样持之以恒，可以减少面部皱纹的产生。

口腔：老年人应每天早晚各刷牙一次，每天上下叩齿 15 次左右。

鼻部：每天用双手大拇指按摩鼻翼，一天两次，每次 50 下左右，坚持不懈，可防感冒或减轻感冒症状。

眼部：经常将眼球向上下左右转动，坚持眨眼，可使视力衰退延缓。在室外可以凝视远处，有目的地观察某一景物。

耳部：内层和外层都要轻轻揉捏，久而久之，可保持听力，并增加防冻能力。

骨质增生，拍打肾经加泡热水脚

骨质增生是中老年的常见病和多发病，40 岁以上的中老年人发病率为 50%，60 岁以上为 100%，也就是说，每个人进入老年阶段基本上都将罹患此病。而且，近年来骨质增生发病趋向年轻化，30 岁左右的青年患有骨质增生的也为数不少。

严格说来，骨质增生不是一种病，而是一种生理现象，是人体自身代偿、再生、修复和重建的正常功能，属于保护性的生理反应。单纯有骨质增生而临床上无相应症状和体征者，不能诊断为骨质增生症。只有在骨质增生的同时，又有相应的临床症状和体征，且两者之间存在必然的因果关系，才可诊断为骨质增生症。

骨质增生症属中医的"痹证"范畴，亦称"骨痹"。

中医认为"肾主藏精，主骨生髓"，若肾经精气充足则身体强健，骨骼外形和内部结构正常，而且不怕累，还可防止小磕小碰的外伤。而"肝主藏血，主筋束骨利关节"，肝经气血充足则筋脉强劲有力，休息松弛时可保护所有骨骼，充实滋养骨髓；运动时可约束所有骨骼，避免关节过度活动屈伸，防止关节错位、脱位。如果肾经精气亏虚，肝经气血不足，就会造成骨髓发育不良甚至异常，更严重的会导致筋脉韧性差、肌肉不能丰满健硕。没有了营养源泉，既无力保护骨质、充养骨髓，又不能约束诸骨，防止脱位，久之，关节在反复的活动过程中，便会渐渐老化，并受到损害而过早、过快地出现增生病变，所以防治骨质增生就要常敲肝肾两经。

骨质增生是肾经所主的范围，肾经起点在足底。中医认为热则行，冷则凝，温通经络，气血畅通，通则愈也。敲肾经及热水泡脚就可以产生温通经络、行气活血、祛湿散寒的功效，从而达到补虚泻实、促进阴阳平衡的作用。所以敲肾经及热水泡脚是预防和辅助治疗骨质增生的好方法。

另外，除了常敲经络，平时还要注意避免长期剧烈运动。因为，外伤是造成人体组织增生的重要因素。人体有了外伤，其外伤部位的软骨组织同样会受到伤害，并有可能导致软骨组织的病变或坏死，致使骨端裸露而增生。

走路是预防骨质增生症的主要举措，走路可以加强关节腔内压力，有利于关节液向软骨部位的渗透，以减轻、延缓关节软骨组织的退行性病变，以达到预防骨质增生症的目的。但应避免做以两条腿为主的下蹲运动，对于老年人膝关节来说摩擦力太大，易于使骨刺形成，骨刺刺激关节囊，很容易引起关节肿胀。

还要注重日常饮食，平衡人体营养的需要。专家认为，阴阳平衡、气血通畅是人体进行正常生理性新陈代谢的基础。人体正气虚弱，经络不畅，势必导致气血凝涩而成病变。

此外还要预防寒凉，《黄帝内经·痹论篇》说："风寒湿杂至，而为痹也……以冬遇此病为痹也。"所以，保暖对预防骨质增生也是非常重要的。